Duplex venös

Klinik:	**Etikettenfeld** falls kein Etikett vorhanden:
Station:	Name:
Tel.:	Vorname:
Datum:	Geb.-Datum:
Arzt:	Station:

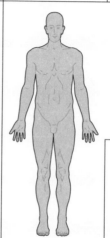

Klinische Angaben:

Fragestellung:

Duplex-Befund venös:

Beurteilung:

---------------   ---------------------
Datum   Untersucher

Thomas Wuppermann
Ultraschallkurs Gefäße

Ultraschallkurs Gefäße

Nach den Richtlinien von DEGUM und KBV

Herausgegeben von
Thomas Wuppermann

Mit Beiträgen von
Ernst Beinder, Alfred Bunk, Florian Capell, Olaf Dittrich, Ernst-Jörg Evers, Rainer Haerten, Jörn Hagemann, Gert Hetzel, Michael Mück-Weymann, Wilhelm Müller, Elke Naumann, Barbara Nonnast-Daniel, Sebastian Schellong, Manfred Schneider, Christian-Georg Stief, Hubert Stiegler, Thomas Wuppermann

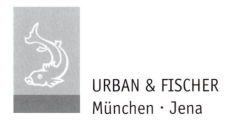

URBAN & FISCHER
München · Jena

Zuschriften und Kritik an:
Urban & Fischer
Lektorat Medizin
Karlstraße 45
D-80333 München

Herausgeber:
Prof. Dr. med. Thomas Wuppermann
Direktor d. Angiologischen Klinik
(Max-Ratschow-Klinik)
des Klinikums
Heidelberger Landstraße 379
64297 Darmstadt

Wichtiger Hinweis für den Benutzer:
Die Erkenntnisse in der Medizin unterliegen laufendem Wandel durch Forschung und klinische Erfahrungen. Herausgeber und Autoren dieses Werkes haben große Sorgfalt darauf verwendet, daß die in diesem Werk gemachten therapeutischen Angaben (insbesondere hinsichtlich Indikation, Dosierung und unerwünschten Wirkungen) dem derzeitigen Wissensstand entsprechen. Das entbindet den Nutzer dieses Werkes aber nicht von der Verpflichtung, anhand der Beipackzettel zu verschreibender Präparate zu überprüfen, ob die dort gemachten Angaben von denen in diesem Buch abweichen und seine Verordnung in eigener Verantwortung zu treffen.

CIP erhältlich von der British Library.

Alle Rechte vorbehalten
1. Auflage 2000
© 2000 Urban & Fischer Verlag · München · Jena
ISBN 3-437-21820-4

00 01 02 03 04   5 4 3 2 1

Das Werk einschließlich aller seiner Teile ist urheberrechtlich geschützt. Jede Verwertung außerhalb der engen Grenzen des Urheberrechtsgesetzes ist ohne Zustimmung des Verlages unzulässig und strafbar. Das gilt insbesondere für Vervielfältigungen, Übersetzungen, Mikroverfilmungen und die Einspeicherung und Verarbeitung in elektronischen Systemen.
Um den Textfluß nicht zu stören, wurde bei Patienten und Berufsbezeichnungen die grammatikalisch maskuline Form gewählt. Selbstverständlich sind in diesen Fällen immer Frauen und Männer gemeint.

Planung: Dr. med. Thomas Hopfe, München
Lektorat: Dr. med. Sabine Tatò, München
Redaktion: Susanne C. Bogner, Dachau
Herstellung: Petra Laurer, München
Zeichnungen: Henriette Rintelen, Velbert
Umschlaggestaltung: prepress|ulm GmbH, Ulm
Satz und Reproduktion: Typodata, München
Druck: Appl, Wemding
Bindung: Großbuchbinderei Monheim

Aktuelle Informationen finden Sie im Internet unter der Adresse: http://www.urbanfischer.de

Klaus Alexander (Hannover)
und
Arnost Fronek (San Diego)

ist dieses Buch in Dankbarkeit und Verehrung gewidmet

Vorwort

Die Ultraschalluntersuchung von Blutgefäßen ist nicht nur in der Angiologie, sondern inzwischen auch in vielen anderen Disziplinen zu einem wichtigen diagnostischen Werkzeug geworden. Das Gesamtwissen hierzu ist inzwischen so komplex, daß in Teilgebieten bereits mehrere detaillierte Monographien erschienen sind.

Im Gegensatz dazu ist das Leitmotiv dieses Buches nicht die wissenschaftliche Spezialisierung. Vielmehr soll interessierten Kolleginnen und Kollegen mit diesem Buch dabei geholfen werden, die Ultraschalluntersuchung von Gefäßen in der täglichen Praxis zu erlernen.

Die Auswahl der dargestellten Gefäßregionen ist durch die Vorgaben der DEGUM und der Kassenärztlichen Bundesvereinigung für Doppler- und Duplexkurse der Gefäße bestimmt. Das Zusammenwirken von hochentwickelter Technik mit alltäglicher Untersuchungspraxis macht den besonderen Reiz der Ultraschalldiagnostik an Gefäßen aus. Deshalb wird einerseits besonderes Gewicht auf klare, wenn auch teilweise vereinfachte Darstellung der Ultraschallanatomie, des Untersuchungsablaufs, der Fehlerquellen und der Dokumentation gelegt.

Auf der anderen Seite werden die wichtigsten physikalischen, technischen und physiologischen Fakten, möglichst ohne mathematisches Beiwerk, so einfach wie möglich erklärt. Die Darstellung wird von prägnanten Abbildungen begleitet.

Beide Teile, Theorie und Praxis, wurden der Lesbarkeit halber deutlich getrennt, obwohl sie in einem jahrelangen freundschaftlichen Dialog zwischen Ingenieuren und Ärzten zusammengewachsen sind.

Allen, die mitgeholfen haben, dieses schwierige Konzept zu verwirklichen, gilt mein besonderer Dank.

Der Firma Siemens bin ich für die Unterstützung bei der Herstellung vorzüglicher Abbildungen zu großem Dank verpflichtet.

Die Hilfe von Frau Christiane Ohlmeyer bei der sprachlichen Vereinheitlichung der Texte will ich ausdrücklich hervorheben.

Dem Urban & Fischer Verlag, insbesondere der Lektorin des Buches, Frau Dr. med. Sabine Tatò, gilt mein Dank für die Geduld, den guten Rat und die vorzügliche Ausstattung.

Darmstadt, Herbst 1999 *Thomas Wuppermann*

INHALT

A Theoretischer Teil

1. Physik und Technik 3
   GERT HETZEL

2. Physiologie und Pathophysiologie des Blutflusses 21
   MICHAEL MÜCK-WEYMANN UND THOMAS WUPPERMANN

B Praktischer Teil

3. Hirnversorgende Gefäße 37
   SEBASTIAN SCHELLONG UND MANFRED SCHNEIDER

4. Venen und Arterien des Schultergürtels, der Arme und der Finger 77
   HUBERT STIEGLER

5. Aneurysmen an peripheren Extremitätenarterien und Dialysefisteln 103
   BARBARA NONNAST-DANIEL UND MANFRED SCHNEIDER

6. Gefäße des Abdomens und des Retroperitoneums 121
   SEBASTIAN SCHELLONG, ALFRED BUNK UND BARBARA NONNAST-DANIEL

7. Fetomaternales Gefäßsystem und fetale Echokardiographie 149
   ERNST BEINDER

8. Penile Gefäße 169
   JÖRN H. HAGEMANN UND CHRISTIAN G. STIEF

9. Becken- und Beinvenen 183
   THOMAS WUPPERMANN

10. Becken- und Beinarterien 211
    THOMAS WUPPERMANN, FLORIAN CAPELL, OLAF DITTRICH, ERNST-JÖRG EVERS,
    WILHELM MÜLLER UND ELKE NAUMANN

C Ausblick

11. Neue technische Entwicklungen und deren Anwendung in der
    Gefäßdiagnostik 237
    RAINER HAERTEN UND THOMAS WUPPERMANN

Sachregister 249

Autoren

Priv.-Doz. Dr. med. Ernst Beinder
Universitäts-Frauenklinik
Universitätsstraße 21-23
91054 Erlangen

Dr. med. Alfred Bunk
Klinik für VTG-Chirurgie
Universitätsklinik „Carl-Gustav-Carus"
Fetscherstraße 74
01307 Dresden

Dr. med. Florian Capell
Institut für Radiologie, Klinikum Darmstadt
Grafenstraße 9
64283 Darmstadt

Dr. med. Olaf Dittrich
Angiologische Klinik des Klinikums
Heidelberger Landstraße 379
64297 Darmstadt

Dr. med. Ernst-Jörg Evers
Angiologische Klinik des Klinikums
Heidelberger Landstraße 379
64297 Darmstadt

Dr. rer. nat. Rainer Haerten
Siemens AG, Bereich Medizinische Technik
Anschrift privat:
Auf der Höhe 13
91341 Röttenbach

Jörn Hagemann
Urologische Klinik
Medizinische Hochschule Hannover
Carl-Neuberg-Straße 1
30623 Hannover

Dipl.-Ing. Gert Hetzel
Med. LD US Siemens AG
Postfach 3260
91050 Erlangen

Dr. rer. biol. hum. Michael Mück-Weymann, M.A.
Klinik f. Psychotherapie und Psychosomatische Medizin
Technische Universität Dresden
Universitätsklinik „Carl-Gustav-Carus"
Fetscherstraße 74
01307 Dresden

Dr. med. Wilhelm Müller
Angiologische Klinik des Klinikums
Heidelberger Landstraße 379
64297 Darmstadt

Dr. med. Elke Naumann
Angiologische Klinik des Klinikums
Heidelberger Landstraße 379
64297 Darmstadt

Priv.-Doz. Dr. med. Barbara Nonnast-Daniel
Klinikum Universität Erlangen/Nürnberg
Medizinische Klinik IV
Breslauerstraße 201
90471 Nürnberg

Priv.-Doz. Dr. med. Sebastian Schellong
Arbeitsbereich Angiologie
Medizinische Klinik III
Universitätsklinik „Carl-Gustav-Carus"
Fetscherstraße 74
01307 Dresden

Dr. med. Manfred Schneider
Arbeitsbereich Angiologie
Medizinische Klinik II
Universitätsklinik „Carl-Gustav-Carus"
Fetscherstraße 74
01307 Dresden

Prof. Dr. med. Christian-Georg Stief
Urologische Klinik
Medizinische Hochschule Hannover
Carl-Neuberg-Straße 1
30623 Hannover

Dr. med. Hubert Stiegler
7. Medizinische Abteilung / Angiologie
Krankenhaus München Schwabing
Kölner Platz 1
80804 München

Prof. Dr. med. Thomas Wuppermann
Direktor d. Angiologischen Klinik
(Max-Ratschow-Klinik)
des Klinikums
Heidelberger Landstraße 379
64297 Darmstadt

A
THEORETISCHER TEIL

1 PHYSIK UND TECHNIK

GERT HETZEL

INHALT

- I Allgemeiner Teil 3
  - Dopplereffekt 3
  - Dopplerformel 4
  - Dopplerverfahren 4
- II Spezieller Teil 5
  - 1 Spektrale Dopplerverfahren 5
    - CW- und PW-Doppler 5
    - Demodulation und Spektralanalyse . 6
    - Quadratur-Phasendetektor 6
    - Wandfilter 8
    - Nulldurchgangsdetektor 8
    - Fragen 9
  - 2 Ultraschallschnittbild-(B-Bild-) und Duplextechnik 10
    - Definition der Duplextechnik (Duplex-Mode) 10
    - Ultraschallschnittbild (B-Bild) . 10
    - Ursachen für Reflexionen 10
    - Artefakte in B-Bild und Doppler . 11
    - Einstellungen und Grenzen des Pulsdopplers 12
    - Fragen 14
  - 3 Farbdoppler 14
    - Farbdopplerverfahren 14
    - Autokorrelation 15
    - Farbdopplerprozessor 16
    - Farbdopplerbildrate 17
    - Systematische Farbänderung 17
    - Powerdoppler 18
    - Fragen 19

> Wir alle kennen den Dopplereffekt aus dem täglichen Leben. So wird das Signal der Sirene eines Krankenwagens zu helleren Tönen (höheren Frequenzen) verschoben, wenn sich das Fahrzeug auf den Beobachter zubewegt. Entsprechendes bemerken wir bei dem sich entfernenden Fahrzeug (zu niedriger Tonhöhe). Zu dem Zeitpunkt, in dem das Fahrzeug am Beobachter vorbeifährt, ist die Änderung am deutlichsten wahrnehmbar (Abb. 1-1).

Um den Dopplereffekt besser zu verstehen, ist das folgende gedankliche Experiment hilfreich: Wir befinden uns am Meerufer, an dessen Strand kontinuierlich die Wellen auflaufen. Stehen wir etwas vom Ufer entfernt im Wasser, so fühlen wir die ankommenden Wellen an unserem Körper mit einer bestimmten Häufigkeit/Zeiteinheit (Frequenz). Gehen wir den Wellen entgegen, so treffen die Wellen in kürzeren Zeitabständen und damit häufiger pro Zeiteinheit (höhere Frequenz) auf unseren Körper. Gehen wir mit den Wellen zum Ufer, so berühren sie uns nur seltener (niedrigere Frequenz). Im Extremfall, wenn wir mit gleicher Geschwindigkeit wie die Wellen dem Strand zueilen könnten, würden uns keine Wellen mehr treffen, die Eintrefffrequenz wäre

I ALLGEMEINER TEIL

DOPPLEREFFEKT

Die Basis für alle Dopplerverfahren stellt der *Dopplereffekt* dar. Er ist benannt nach seinem Entdecker, dem Physiker Johann Christian Doppler (1803–1853). Dieser beobachtete, daß das Licht der Sterne, die sich auf die Erde zu bewegen, in Richtung Blau, d.h. zu kürzeren Wellenlängen bzw. höheren Frequenzen verschoben wird. Entsprechend wird das Licht der sich von der Erde entfernenden Sterne in Richtung Rot verändert.

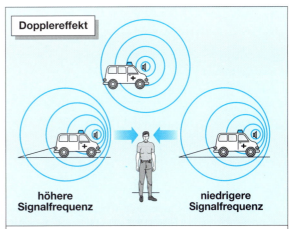

Abbildung 1-1 Dopplereffekt: bekannt aus dem Alltag. (Mit freundlicher Genehmigung der Siemens AG Medizinische Technik.)

Null. Gehen wir direkt den eintreffenden Wellen entgegen, so ist die Eintrefffrequenz der Wellen am höchsten, schräg zur eintreffenden Wellenfront erreichen uns die Wellen entsprechend dem Winkel weniger häufig. Die beobachtete Wellenfrequenz hat sich somit jedesmal geändert, obwohl die Ausbreitung der Wellen gleich geblieben ist.

> Die Änderung der Wellenfrequenz ist abhängig von der Richtung und der Geschwindigkeit des Beobachters in Relation zur einlaufenden Wellenfront.

Beim Einsatz von Dopplerverfahren zur medizinischen Diagnostik sind es die Erythrozyten in den Blutgefäßen, die sich auf den Schallkopf mit unterschiedlichen Blutflußgeschwindigkeiten zu- bzw. von ihm wegbewegen. Die von den Erythrozyten reflektierten und auf den Schallkopf zurücktreffenden Echosignale weisen gegenüber der ursprünglich ausgesendeten Frequenz eine geringe Frequenzverschiebung auf, die von Größe und Richtung der Flußgeschwindigkeit abhängt.

DOPPLERFORMEL

Bei der medizinischen Anwendung mittels Ultraschall wird die Frequenzverschiebung Δf, die das von den Erythrozyten reflektierte Echosignal gegenüber der Frequenz f des Sendesignals erfährt, durch die Dopplerformel in Abbildung 1-2 beschrieben.
Hierbei ist c die Schallgeschwindigkeit (im Mittel 1540 m/sec im Gewebe), v die zu bestimmende Blutflußgeschwindigkeit und Θ der Einstrahlwinkel zur Achse des Gefäßes. Der Faktor 2 berücksichtigt, daß beim Echoverfahren der Dopplereffekt zweimal wirksam wird: einmal beim Eintreffen des vom Schallkopf ausgehenden Sendesignals an den bewegten Blutkörperchen, zum zweiten beim Empfang der von diesen zurücklaufenden Echos am Schallkopf.

Dopplerformel

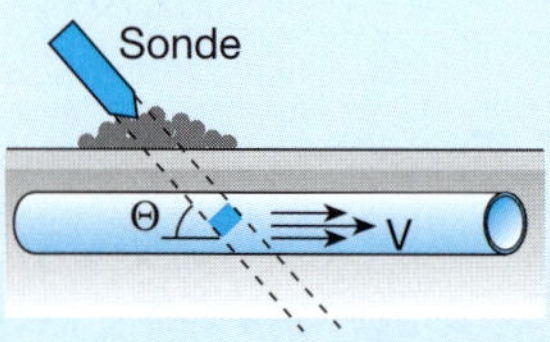

$$\Delta f = 2 \cdot \frac{f}{c} \cdot v \cdot \cos\Theta$$

Δf : Dopplerfrequenz
f : Sendefrequenz
c : Schallgeschwindigkeit
v : Flußgeschwindigkeit
Θ : Einstrahlwinkel zur Gefäßachse

Abbildung 1-2 Dopplerformel zur Berechnung der meßbaren Frequenzverschiebung Δf in Abhängigkeit von Blutflußgeschwindigkeit und Einstrahlwinkel. (Mit freundlicher Genehmigung der Siemens AG Medizinische Technik.)

Die Frequenzverschiebung Δf – im folgenden auch *Dopplerfrequenz* genannt – ist ein direktes Maß für die Flußgeschwindigkeit v.
Bei einer gegebenen Größe von v ist *Δf um so größer, je höher die Sendefrequenz f ist.* Da, bedingt durch die Meßtechnik, der Erfassung von Δf nach oben und nach unten Grenzen gesetzt sind, läßt die Dopplerformel folgende Zusammenhänge erkennen:

> Zur Messung von hohen Geschwindigkeiten v ist die Wahl einer niedrigen Sendefrequenz f vorteilhaft, für niedrige Geschwindigkeiten sollte f möglichst hoch gewählt werden.

Δf hängt ferner vom Einstrahlwinkel Θ ab: Δf ist am größten bei möglichst parallel zur Gefäßachse einfallendem Schallstrahl.
Bei senkrechtem Einfall ist $\cos\Theta = 0$, und es wird kein Dopplersignal registriert.

> Zur Bestimmung der Geschwindigkeit v aus der Dopplerfrequenz Δf muß der Winkel Θ im B-Bild gemessen und eine Winkelkorrektur durchgeführt werden (s. Abschn. II, 2 „Einstellungen und Grenzen des Pulsdopplers").

Die im Echosignal aus dem Blutgefäß enthaltene Frequenz f wird durch den Dopplereffekt um Δf erhöht oder erniedrigt, entsprechend der Richtung des Blutflusses (*bi-direktioneller Doppler*). Bei der Auswertung der Echosignale, die zum Dopplerspektrum bzw. zum Farbdopplerbild führen, werden in der Regel Flußgeschwindigkeiten in Richtung auf den Schallkopf zu im Dopplerspektrum als positiv dargestellt und im Farbdopplerbild rot kodiert, während sie im Falle der Flußrichtung vom Schallkopf weg negativ bzw. blau dargestellt werden. Diese Darstellung ist meist invertierbar, d.h. die spektrale Darstellung ist bezüglich oben und unten, die Farbdarstellung bezüglich der Farbkodierung umkehrbar.

> Auch im Falle der aktivierten Invertierung ist aber die eindeutige Richtungszuordnung per Anzeige im Monitorbild gesichert.

Die im Ultraschallfrequenzbereich von 2–8 MHz und bei physiologischen Flußgeschwindigkeiten gemessenen Dopplerfrequenzen Δf liegen im Hörbereich von 50 Hz bis 15 kHz und sind damit als Audiosignal dem Ohr direkt zugänglich.

DOPPLERVERFAHREN

In der Medizintechnik gelangen prinzipiell verschiedene Dopplerverfahren zum Einsatz, die sich bezüglich Informationseinzugsgebiet, Ergebnisdarstellung und Interpretation unterscheiden (Abb. 1-3).

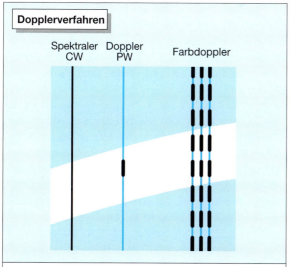

Abbildung 1-3 Verschiedene Dopplerverfahren. (Mit freundlicher Genehmigung der Siemens AG Medizinische Technik.)

> Hinsichtlich des Informationseinzugsverfahrens kann zwischen eindimensionalen und zweidimensionalen Verfahren unterschieden werden.

Bei den eindimensionalen Verfahren wird das Gefäß von einem Einzelschallstrahl geschnitten und die Flußgeschwindigkeit nur längs dieser Schallstrahlrichtung gemessen. Diese Information wird meist in der spektralen Verteilung dargestellt, man spricht daher hier von dem *spektralen Dopplerverfahren*.

> Das Informationseinzugsgebiet des spektralen Dopplers kann beim eindimensionalen Verfahren umfassen:
> *Information aus der gesamten Tiefe*
> *des Schallstrahls*   ⇒ CW-Doppler
> *Information von einem bestimmten Ort*
> *auf diesem Strahl*   ⇒ PW-Doppler
> Beim *Farbdoppler* wird der Blutfluß in einem *zweidimensionalen Einzugsgebiet* mittels vieler Schallstrahlen erfaßt.

Auf diesen befinden sich viele Meßtore, an denen jeweils die Dopplerfrequenz errechnet wird. Die so erhaltene Information wird dem B-Bild farbkodiert überlagert, entweder über das gesamte B-Bild oder nur über einen Ausschnitt desselben Farbfensters.

II SPEZIELLER TEIL

1 SPEKTRALE DOPPLERVERFAHREN

CW- UND PW-DOPPLER

CW- und PW-Doppler unterscheiden sich zwar in der Art der Signalgewinnung, gleichen sich aber in der Signalverarbeitung und der spektralen Darstellung des Ergebnisses. Im *CW-Betrieb* (continuous wave) werden im Schallkopf zwei getrennte Kristalle eingesetzt, von denen der eine kontinuierlich sendet, während der zweite gleichzeitig kontinuierlich die eintreffenden Echosignale empfängt (Abb. 1-4).

> Durch den kontinuierlichen Betrieb des CW-Dopplers ist eine Zuordnung des Entstehungsorts eines Echos entlang des Schallstrahls nicht möglich. Andererseits bietet das Verfahren den Vorteil, daß auch sehr hohe Flußgeschwindigkeiten eindeutig erkannt werden können.

Der *PW-Doppler* (pulsed wave) trägt dem Bedürfnis Rechnung, Flußgeschwindigkeiten an einem bestimmten Ort selektiv zu messen. Zum Senden und Empfangen dient ein gemeinsamer Kristall im Schallkopf, der wie beim B-Bildverfahren Folgen kurzer Impulse in den Körper sendet. Nach der Laufzeit T des Impulses zum gewünschten Ort der Dopplermessung und zurück wird das Meßtor für den Empfang der Echos für kurze Zeit geöffnet. Größe und Tiefenlage des Meßtors werden vom Untersucher unter Sichtkontrolle im B-Bild oder im Farbdopplerbild eingestellt (Abb. 1-5).

Die Laufzeit T bestimmt das kürzest mögliche Zeitintervall zwischen zwei aufeinanderfolgenden Sendepulsen. Die *Pulswiederholfrequenz* PRF (Puls-Repetitions-Frequenz) für den Sendepuls kann deshalb nicht höher als $1/T$ gewählt werden, ohne die eindeutige Tiefenzuordnung zu gefährden.

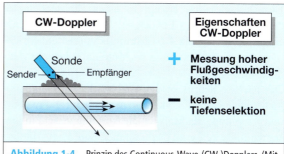

Abbildung 1-4 Prinzip des Continuous-Wave-(CW-)Dopplers. (Mit freundlicher Genehmigung der Siemens AG Medizinische Technik.)

Physik und Technik

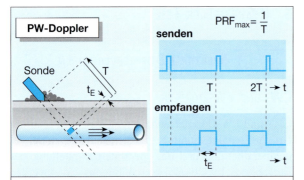

Abbildung 1-5 Prinzip des Pulse-Wave-(PW-)Dopplers (Mit freundlicher Genehmigung der Siemens AG Medizinische Technik.) T = Zeitdauer zwischen zwei Sendepulsen (Laufzeit), t_E = Öffnungszeit des Dopplertors (Empfangszeit), PRF_{max} = maximale Pulswiederholfrequenz.

> Da die in der Praxis benutzten PRF-Werte ebenfalls im Bereich der gemessenen Dopplerfrequenz Δf liegen, wird der Vorteil der Tiefenselektion beim PW-Doppler durch die Unsicherheit bei der Auswertung höherer Flußgeschwindigkeiten erkauft.

Besonders groß ist die Unsicherheit bei Überschreitung des maximal nutzbaren Geschwindigkeitsmeßbereichs; dies führt beim PW-Doppler wie auch beim Farbdoppler zum *Aliasing* (= Alias-Effekt). Hierauf wird in Abschnitt II, 2 „Einstellungen und Grenzen des Pulsdopplers" detaillierter eingegangen.

Demodulation und Spektralanalyse

Das von dem bewegten Blutkörperchen zum Schallkopf zurückkehrende Ultraschallecho beinhaltet ein Signal der Frequenz f, das mit den Dopplerfrequenzanteilen Δf moduliert ist. Der erste Schritt zur Gewinnung der Geschwindigkeitsinformation aus dem Echosignal ist die *Demodulation*, welche die Trennung des Dopplersignals (der Dopplerfrequenz Δf) von der Referenzfrequenz f (= Sendefrequenz) durchführt.

Die Demodulation erfolgt in einem Phasendetektor durch Mischung des Echosignals mit einem Referenzsignal der Frequenz f ($\approx$ Multiplikation), Gleichrichtung und Tiefpaßfilterung ($\approx$ Mittelung über ein Zeitintervall).

Der nächste Schritt ist die Analyse der im Dopplersignal enthaltenen Frequenzen Δf nach ihrer Frequenz und Amplitude als Maß für die Verteilung der Flußgeschwindigkeiten v im Meßvolumen und deren Häufigkeit. Diese Spektralanalyse wird durch das mathematische Verfahren der *Fast-Fourier-Transformation (FFT)* ermöglicht.

Die Spektralanalyse, die im FFT-Prozessor durchgeführt wird, zerlegt den zeitlichen Amplitudenverlauf des demodulierten Signals in seine harmonischen Doppleranteile, ähnlich wie das menschliche Gehör einen Akkord in einzelne Töne aufzulösen vermag (Abb. 1-6).

> Als Ergebnis wird neben den im Echosignal enthaltenen Dopplerfrequenzen Δf auch deren Amplitude gewonnen. Sie ist ein Maß für die Häufigkeit der im Meßvolumen während des gegebenen Zeitintervalls aufgetretenen Flußgeschwindigkeiten, d.h. der Anzahl der Blutkörperchen mit der jeweiligen Geschwindigkeit. Auf den Akkord bezogen entspricht die Amplitude der Lautstärke des jeweiligen Tons.

Das Dopplerspektrum auf dem Bildschirm zeigt die Verteilung der Dopplerfrequenzen Δf bzw. der Flußgeschwindigkeiten v in ihrem zeitlichen Verlauf (Abb. 1-7). Die Amplitude der Dopplerfrequenz ist zu jedem Zeitpunkt durch die Helligkeit der Bildpunkte im Spektrum repräsentiert.

> Das Dopplerspektrum erlaubt die Analyse des zeitlichen Verlaufs von maximaler, häufigster („mode"), minimaler und mittlerer Dopplerfrequenz bzw. Flußgeschwindigkeit.

Die Frequenzauflösung und die zeitliche Auflösung im Spektrum hängen von der Zahl der Abtastungen (z.B. 64, 128, 256 Abtastungen) ab, die zur Berechnung des FFT-Algorithmus herangezogen werden. Je höher die Anzahl der Berechnungskomponenten ist, desto feiner ist die Frequenzauflösung des Spektrums.

Quadratur-Phasendetektor

Bis hierher wurde der Verarbeitungsweg vom Ultraschallecho aus dem Gefäß zum Dopplerspektrum auf dem Bildschirm behandelt, ohne die Richtung des Flusses relativ zum Schallkopf zu beachten. Die berechnete Dopplerfrequenz Δf läßt zunächst nicht erkennen, ob sich die Signalfrequenz – abhängig von der Flußrichtung – erhöht oder erniedrigt hat. Der *Quadratur-Phasendetektor* nutzt die Phasenverschiebung zwischen Echosignal und Referenzsignal nicht nur zur Erfassung von Flußgeschwindigkeiten, sondern auch zur Bestimmung der Flußrichtung: Ein Ultraschallecho von Blutkörperchen, die sich auf den Schallkopf zu bewegen, hat eine erhöhte Signalfrequenz, und folglich läuft es dem Referenzsignal in der Phase voraus. Bei Bewegungen vom Schallkopf weg ist die Signalfrequenz erniedrigt und das Echosignal läuft dem Referenzsignal hinterher.

Im Quadratur-Phasendetektor wird das Echosignal zum *einen* mit dem vom Oszillator erzeugten Referenzsignal

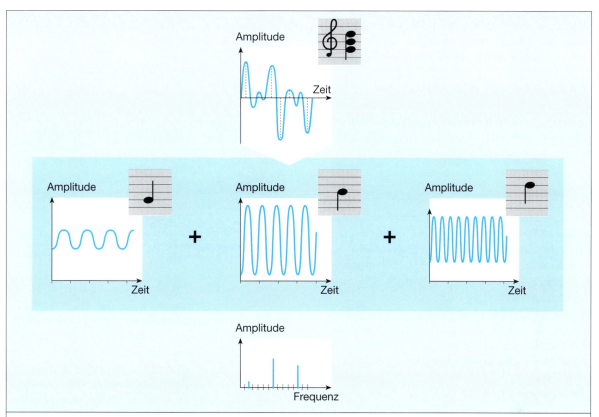

Abbildung 1-6 Fast-Fourier-Transformation als Rechenverfahren zur Ermittlung der Frequenzanteile eines Zeitsignals. (Mit freundlicher Genehmigung der Siemens AG Medizinische Technik.)

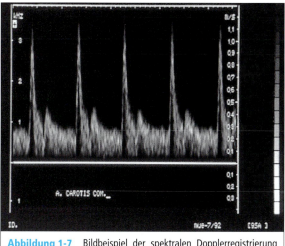

Abbildung 1-7 Bildbeispiel der spektralen Dopplerregistrierung (A. carotis communis).

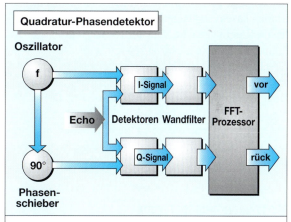

Abbildung 1-8 Quadratur-Phasendetektor zur Demodulation des Dopplersignals und der Ermittlung der Strömungsrichtung. (Mit freundlicher Genehmigung der Siemens AG Medizinische Technik.)

direkt gemischt. Das Mischsignal wird auch *I-Signal* (*In-Phase*) genannt. In einem *zweiten*, dem *Quadratur-* oder *Q-Kanal*, wird das Echosignal mit dem um *90°* *phasenverschobenen* Referenzsignal gemischt. Am Ausgang wird das Q-Signal erhalten. Bei Fluß auf den Schallkopf zu führt das I-Signal um 90° vor dem Q-Signal. Umgekehrt eilt bei Fluß vom Schallkopf weg das Q-Signal dem I-Signal um 90° voraus (Abb. 1-8).

1 Physik und Technik

> Durch den Vergleich von I- und Q-Signal trennt der nachfolgende FFT-Prozessor die gewonnene spektrale Dopplerinformation in *Vorwärts*- und *Rückwärts-Information*.

Im Dopplerspektrum wird in der Regel vorwärts gerichteter Fluß auf der positiven Frequenzachse und rückwärts gerichteter Fluß auf der negativen Achse dargestellt (s. Abb. 1-7). Eine Invertierung ist möglich (s. Abschn. I „Dopplerformel").

Wandfilter

Der Wandfilter ist ein Hochpaßfilter zwischen Demodulator und FFT-Prozessor. Er hat die Aufgabe, niederfrequente Rauschanteile im Dopplerspektrum, die auch in unbewegtem Gewebe entstehen, zu unterdrücken und langsame Gefäßwandbewegungen, die bei der Dopplermessung erfaßt werden könnten, aus dem Dopplerspektrum zu eliminieren.

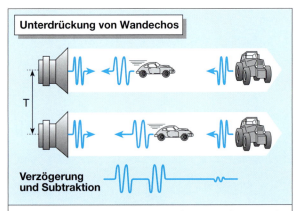

Abbildung 1-9 Beim selektiven Wandfilter wird Information, die sich von Abtastung zu Abtastung zuwenig verändert, unterdrückt. (Mit freundlicher Genehmigung der Siemens AG Medizinische Technik.)

> Die Einstellung des Wandfilters, die je nach Anwendungsgebiet variabel ist, begrenzt die niedrigste noch erfaßbare Dopplerfrequenz Δf und damit die kleinste, meßbare Flußgeschwindigkeit v.

In einem speziellen Wandfilter werden die Dopplersignale I und Q für die Zeit T zwischen zwei aufeinanderfolgenden Sendeimpulsen gespeichert (verzögert) und von den entsprechenden Dopplersignalen des nächsten Sendeimpulses subtrahiert. Bei hoher Geschwindigkeit ist die Phasenverschiebung zwischen den beiden Signalen und damit auch die Signaldifferenz so groß, daß das Signal als Dopplersignal akzeptiert wird. Bei geringer Geschwindigkeit ist die Phasenverschiebung so gering, daß das Subtraktionssignal so klein wird, daß es als Dopplersignal verworfen wird (Abb. 1-9). Diese Methode wird insbesondere beim Farbdopplerverfahren zur sauberen Trennung von Flußinformation im Farbbild und Gewebeinformation im überlagerten B-Bild eingesetzt.

Nulldurchgangsdetektor

In einem einfachen CW-Dopplergerät wird zu jedem Zeitpunkt anstatt der rechenaufwendigen Ermittlung der gesamten spektralen Information lediglich eine *dominierende Geschwindigkeit* ausgewertet, die meist einer mittleren Geschwindigkeit entspricht. Diese ergibt sich aus der Messung des jeweiligen Zeitintervalls T_i zwischen den Nulldurchgängen des Dopplersignals und der Umrechnung dieser Zeiten T_i in Frequenzen nach der Formel $f_i = 1/T_i$. Die Darstellung erfolgt in Form einer Kurve. Problematisch ist diese Auswertemethode des *Nulldurchgangsdetektors* insbesondere bei breitbandigen Spektren. Diese Kurven des Nulldurchgangsdetektors können nur sehr bedingt mit Auswertekurven des spektralen Dopplers verglichen werden (Abb. 1-10 und 1-11).

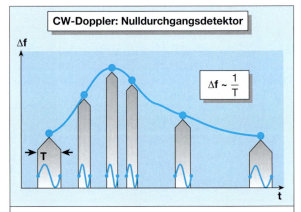

Abbildung 1-10 Beim Nulldurchgangsdetektor wird anhand des Zeitintervalls zwischen zwei Nulldurchgängen des Dopplersignals die „dominierende" Frequenz errechnet. (Mit freundlicher Genehmigung der Siemens AG Medizinische Technik.)

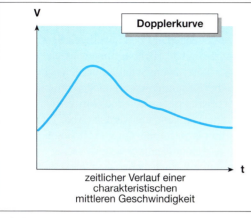
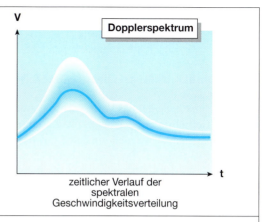

Abbildung 1-11 Darstellung der Dopplerinformation als Kurve (Nulldurchgangsdetektor) oder Spektrum (Fast-Fourier-Transformation FFT). (Mit freundlicher Genehmigung der Siemens AG Medizinische Technik.)

FRAGEN

1. Welche spektralen Dopplerverfahren kennen Sie?
   a) CW-Doppler
   b) PW-Doppler
   c) Farbdoppler
   d) Powerdoppler
2. Der CW-Doppler besitzt folgende Eigenschaften:
   a) Tiefenselektion
   b) Aliasing bei zu hohen Geschwindigkeiten
   c) Limitationen in der maximalen Pulswiederholfrequenz (PRF)
3. Der PW-Doppler besitzt folgende Eigenschaften:
   a) Tiefenselektion
   b) Aliasing bei zu hohen Geschwindigkeiten
   c) Limitationen in der maximalen Pulswiederholfrequenz (PRF)
4. Die FFT-Transformation liefert als Information:
   a) Frequenz
   b) Verteilung der Geschwindigkeiten über die Breite des Dopplertors
   c) Richtung
   d) Amplitude
5. Das Dopplerspektrum liefert als Information:
   a) Verlauf der Frequenzen über der Zeit
   b) Verteilung der Geschwindigkeiten über die Breite des Dopplertors
   c) Richtung der Strömung
   d) Amplitude der Frequenzen über der Zeit
   e) Die Amplituden der Frequenzen entsprechen der Anzahl der Blutkörperchen mit einer bestimmten Geschwindigkeit.
   f) Die Frequenzen hängen von der Reflektivität der Blutkörperchen ab.
6. Die Dopplerformel lautet:
   a) $\Delta f = 2\, f/c\, v$
   b) $\Delta f = 2\, f/c\, v \cos\Theta$
   c) $\Delta f = f\, c/2v \sin\Theta$
   d) $\Delta f = v/2\, c \cos\Theta$
7. Der Wandfilter
   a) zeigt Wandbewegungen an
   b) erlaubt die gezielte Analyse der Wandbewegungen mittels Doppler
   c) unterdrückt störende langsame Bewegungen
8. Die Dopplerarbeitsfrequenz wird beim PW-Doppler
   a) immer so hoch wie möglich gewählt
   b) immer so tief wie möglich gewählt
   c) wird zur Erfassung hoher Flußgeschwindigkeiten möglichst hoch gewählt
   d) wird zur Erfassung höchster Flußgeschwindigkeiten möglichst niedrig gewählt
   e) wird zur Erfassung niedrigster Flußgeschwindigkeiten so hoch wie möglich gewählt

RICHTIGE ANTWORTEN

1. a + b
2. keine
3. alle
4. a, c + d
5. a, c, d + e
6. b
7. c
8. d + e

2 Ultraschallschnittbild-(B-Bild-) und Duplextechnik

Definition der Duplextechnik (Duplex-Mode)

Duplextechnik bedeutet das Vorhandensein zweier verknüpfter Betriebsarten (Modes). Im Zusammenhang mit Doppler handelt es sich zunächst um das B-Bild und den PW-Doppler. Im B-Bild befindet sich eine Markierung für die Stelle, an welcher die Pulsdopplerinformation entnommen wird (Dopplertor). Das Dopplertor ist innerhalb des B-Bildes verschiebbar und in seiner Größe veränderbar. Hier ist meist auch die Ultraschallstrahlrichtung ersichtlich. Im Duplexbetrieb wird zusätzlich zum B-Bild das spektrale Dopplersignal aus diesem Dopplertor abgeleitet und über der Zeitachse in das Monitorbild eingeblendet (Abb 1-12).

> Das B-Bild liefert die anatomische Orientierung über Gefäßselektion und Gefäßverlauf und ist notwendig zur korrekten Plazierung des Dopplertors. Im Dopplertor erlaubt die Anzeige der Strahlrichtung eine korrekte Winkelkorrektur bei der Messung von Geschwindigkeiten.

Ultraschallschnittbild (B-Bild)

Das Ultraschallschnittbild (B-Bild) beruht wie das Echolot in der Seefahrt oder die Orientierung der Fledermäuse auf dem *Puls-Echoprinzip*. Dem Schallkopf werden vom Gerät kurze elektrische Impulse zugeführt. Er wandelt diese elektrischen Signale in mechanische Schallwellen um, die in das Gewebe hineinlaufen (longitudinale Wellen). An Stellen unterschiedlicher Impedanz werden diese Ultraschallwellen (teilweise) reflektiert, gelangen zurück zum Schallkopf (Sonde) und werden dort unter gleichzeitiger Berücksichtigung ihrer Schallaufzeit bezogen auf den jeweiligen Sendeimpuls in elektrische Signale (Echos) umgewandelt. Bei Annahme einer konstanten Schallausbreitungsgeschwindigkeit und bei bekannter Ausbreitungsrichtung können die Echos ortsrichtig in einen elektrischen Speicher (Scanconverter) eingebracht werden (Abb. 1-13).

Wird von Impuls zu Impuls Ort und Richtung des akustisch aktiven Schallwandlerzentrums variiert, so bildet die Gesamtmenge benachbarter Ultraschallstrahlen eine Schnittfläche durch den menschlichen Körper. Je nach Schallkopfart und hieraus resultierender Anordnung der ausgesandten und empfangenen Schallstrahlen gelangt man zu unterschiedlichen Formaten für die Schnittflächen. Nach deren Außenkontur unterscheidet man *Linear-, Konvex-, Sektor- oder Trapezabtastung* (Scan) (Abb. 1-14).

Mittels des Scanconverters erscheinen die Ultraschallbilder, ihrer zugrundeliegenden Ultraschallzeilenstruktur entledigt, gewandelt in einer definierten Norm (z.B. Videonorm oder SVGA) auf dem Monitor.

> Insbesondere bei Duplex-, aber auch bei Farbdoppleranwendungen, ist die Schallausbreitungsrichtung bezüglich ihres Winkels zur Flußrichtung von essentieller Bedeutung und muß gegebenenfalls bei der Beurteilung der Dopplerinformation berücksichtigt werden.

Ursachen für Reflexionen

Reflexionen (Echos) entstehen immer an Stellen, an denen die Ultraschallwelle von einer akustischen Impedanz auf eine andere akustische Impedanz trifft (Grenzschichten). Diese Reflexionen führen zu Echos, welche

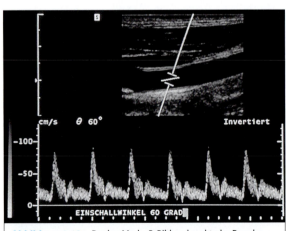

Abbildung 1-12 Duplex-Mode: B-Bild und spektraler Doppler.

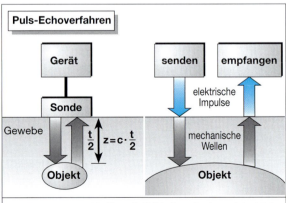

Abbildung 1-13 Die Ultraschallbildgebung basiert auf dem Puls-Echoverfahren. (Mit freundlicher Genehmigung der Siemens AG Medizinische Technik.)

SPEZIELLER TEIL

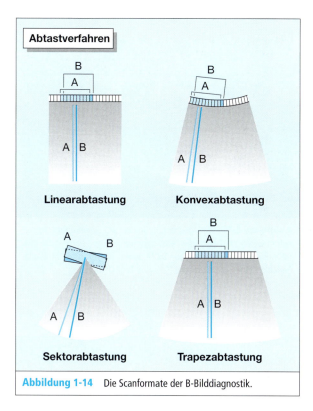

Abbildung 1-14 Die Scanformate der B-Bilddiagnostik.

Tabelle 1-1	Werte akustischer Impedanzen im menschlichen Körper.
Medium	Impedanz ($10^8 \times Ns/m^3$)
Lebergewebe	1,59
Wasser	1,49
Luft	0,00041
Knochen	3,75–7,8

Ist der Impedanzunterschied *groß* (Dichte und/oder Schallgeschwindigkeit stark verändert), so erhalten wir eine starke Reflexion, ein Echo großer Amplitude, im B-Bild einen *helleren Grauwert*. Da dieser Impedanzsprung die Welle weitgehend reflektiert, läuft nur noch eine Welle geringerer Intensität weiter ins Gewebe. Tiefer liegende Echos werden bei gleichem Impedanzunterschied vergleichsweise schwächer (dunkler) dargestellt. Typische Impedanzwerte sind aus Tabelle 1-1 ersichtlich. Für Weichteilgewebe (in der Tabelle stellvertretend Lebergewebe) sind die Werte von Geschwindigkeit, Dichte und damit auch Impedanz nahe bei den Werten von Wasser und nicht sehr unterschiedlich voneinander. Im Weichteilgewebe entstehen somit geringere Ultraschallechos.

dem Impedanzunterschied direkt proportional und stark winkelabhängig sind. Ist der *Impedanzunterschied gering*, so läuft die Welle im wesentlichen ungeschwächt weiter ins Gewebe, der reflektierte Teil ergibt ein Echo kleiner Amplitude und im B-Bild erscheint ein Echo mit *dunklerem Grauwert* (Abb. 1-15).

ARTEFAKTE IN B-BILD UND DOPPLER

Starke Impedanzsprünge können zu den im B-Bild bekannten Artefakten führen.
Das bekannteste Artefakt ist das *Schallschattenartefakt*. Hierbei sind im B-Bild Bereiche hinter starken Reflektoren (z.B. Steinen) aufgrund der intensiven Abschwächung der weiterlaufenden Welle deutlich dunkler dargestellt.
Beim Doppler und Farbdoppler werden Informationen um den Faktor 100 bis 1000 schwächer als im B-Bild ausgewertet (Erythrozyten). Daher wirkt sich beim Doppler und Farbdoppler die Abschwächung durch vorgelagerte starke Reflektoren wesentlich stärker aus.

> Ist ein starker Reflektor, z.B. eine verkalkte Plaque, vorgelagert, so kann dies der Grund dafür sein, daß dahinter überhaupt kein Doppler- bzw. Farbflußsignal ableitbar und somit keine Aussage über den Blutfluß möglich ist (Abb. 1-16).

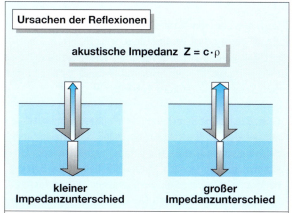

Abbildung 1-15 Ultraschallechos entstehen an Orten unterschiedlicher akustischer Impedanzen. (Mit freundlicher Genehmigung der Siemens AG Medizinische Technik.)
c = Schallgeschwindigkeit, ρ = Dichte des Gewebes.

Einen weiteren aus dem B-Bild bekannten Artefaktkomplex stellen die *Mehrfachreflexionen* dar. Ursache hierfür ist meist ein annähernd senkrechtes Auftreffen des Ultraschallstrahls auf Grenzflächen mit großem Impedanzunterschied. Im B-Bild sehen wir häufig Nahbereichsstrukturen, die auf diese Weise in Gefäße

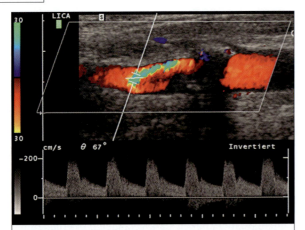

Abbildung 1-16 Abschattungsartefakt durch einen kalzifizierten Plaque. (Mit freundlicher Genehmigung von Dr. M. Jenett, Institut für Röntgendiagnostik, Universität Würzburg [Direktor: Prof. Dr. D. Hahn].)

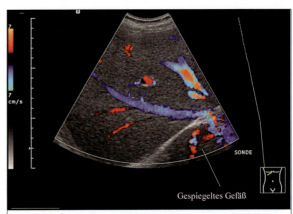

Abbildung 1-17 Spiegelartefakt: In dem am Diaphragma gespiegelten Gefäß wird auch die Farbdopplerinformation dargestellt. (Mit freundlicher Genehmigung von Dr. M. Jenett, Institut für Röntgendiagnostik, Universität Würzburg [Direktor: Prof. Dr. D. Hahn].)

gespiegelt werden. Beim Farbdoppler erscheinen gelegentlich in tiefere Regionen gespiegelte Mehrfachreflexionen von starken Gefäßen. Da der Laufweg immer vergleichbar ist, gelingt es hier auch im gespiegelten Pseudogefäß, das Dopplergefäß spektral abzuleiten.

Auch *Spiegelungen* an reflektierenden Grenzflächen sind bei den Dopplerverfahren in gleicher Weise wie im B-Bild zu beobachten. So sind die in Abbildung 1-17 demonstrierten Gewebe wie Flußphänomene hinter dem Diaphragma auf Reflexionen vorgelagerter Strukturen am Diaphragma zurückzuführen.

EINSTELLUNGEN UND GRENZEN DES PULSDOPPLERS

Im Rahmen des Duplexbetriebs bietet der Pulsdoppler in Verbindung mit dem B-Bild die Möglichkeit zur anatomisch exakten Positionierung und Dimensionierung des Dopplertors sowie zu einer geeigneten Winkelkorrektur anhand des Gefäßverlaufs.

Winkelkorrektur

> Aus der gemessenen spektralen Verteilung der Dopplerfrequenzen berechnet das System mit Hilfe der Dopplerformel bei Angabe des Dopplerwinkels die Geschwindigkeitsverteilung. Dazu muß der Anwender im B-Bild den Einstrahlwinkel Θ zwischen Ultraschallstrahl und Gefäßachse bestimmen.

Die Zuverlässigkeit dieser Winkelkorrektur hängt stark von der Größe des Einstrahlwinkels ab. Der Einfluß des Meßfehlers bei der Winkelmessung ist bei kleinen Winkeln Θ gering, bei großen dagegen erheblich. Die Tabelle 1-2 zeigt Korrekturfaktoren und Korrekturfehler in Abhängigkeit vom Einstrahlwinkel bezogen auf einen Winkelschätzfehler von nur $\pm 3°$.

Tabelle 1-2 Dopplerwinkelkorrektur.

Winkel Θ (°)	Korrekturfaktor $\frac{1}{\cos\Theta}$	Korrekturfehler* (%)
30	1,15	± 3
45	1,41	± 6
60	2,00	± 9
72	3,24	± 15
75	3,86	± 21
80	5,76	± 30

$$V \sim \frac{\Delta F}{\cos\Theta}$$

* bei ± 3° Winkelfehler

> Eine zuverlässige Berechnung der Flußgeschwindigkeit ist nur bei kleinen Einstrahlwinkeln möglich. In vielen Standardsituationen sind Gefäße jedoch nur mit größeren Einstrahlwinkeln zugänglich. In diesen Fällen ist die Berechnung von Geschwindigkeitsverhältnissen (*Indizes*) zur Analyse der hämodynamischen Situation vorteilhaft, da diese winkelunabhängig sind und eine exaktere Beurteilung erlauben.

Aliasing und Null-Linienverschiebung

> Beim gepulsten, spektralen Doppler wie auch bei der Autokorrelationsmethode des Farbdopplers bestimmt der Effekt des Aliasing die obere Grenze der Flußgeschwindigkeit, welche eindeutig gemessen werden kann.

Aliasing ist vom Film her vertraut: Die Speichenräder einer vorwärtsfahrenden Kutsche scheinen sich rückwärts zu drehen.

Der gepulste Doppler mit der Taktfrequenz PRF (s. Abschn. II, 1 „CW- und PW-Doppler") entspricht der Aneinanderreihung von Einzelbildern zum Film: Aus zwei im Zeitabstand T aufgenommenen Bildern kann der Betrachter nicht erkennen, ob das Rad sich um 225° vorwärts oder um −135° andersherum (*alias*) dreht. Bei einer Bildfolge interpretiert das menschliche Gehirn die Bewegung stets als minimal. Es wird also die Drehrichtung als gegenläufig interpretieren, sobald die Drehung zwischen zwei Bildern größer wird als die halbe Periode, d.h. 180° (Abb. 1-18).

> Die maximale Frequenz, die ohne Aliasing erfaßt werden kann, wird auch *Nyquist-Grenze* genannt und beträgt beim direktionellen Doppler $^{PRF}/_2$ in beiden Flußrichtungen.

Im Bild des Dopplerspektrums ist Aliasing daran zu erkennen, daß *positive* Frequenzen oberhalb der Nyquist-Grenze als *negative* Frequenzen am unteren Rand des Spektrums erscheinen. Durch Verschieben der Bezugsachse für die Flußrichtung nach unten oder oben (*Null-Linienverschiebung* [base line shift]) kann der Meßbereich für eine Richtung bis zur zweifachen Nyquist-Grenze erweitert werden, jedoch unter Verzicht auf die andere Flußrichtung (Abb. 1-19).

Die Dopplerformel gibt Aufschluß über die maximal ohne Aliasing erfaßbare Flußgeschwindigkeit: Die Pulswiederholfrequenz PRF ist (bei voller Nutzung der Null-Linienverschiebung) die maximal detektierbare Dopplerfrequenz (Abb. 1-20). Die Wahl der PRF hängt auch von der gewünschten Untersuchungstiefe ab (Laufzeit im Gewebe). Die maximale Geschwindigkeit fällt deshalb mit zunehmender Tiefe. Sie ist auf der anderen Seite um so höher, je niedriger die Sendefrequenz gewählt wird (Dopplerformel).

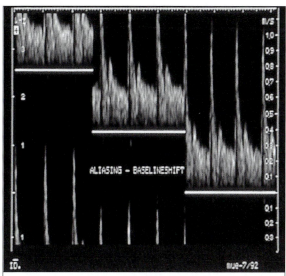

Abbildung 1-19 Bei Geschwindigkeiten, die eine den Meßbereich überschreitende Dopplerfrequenz bewirken, ist der Aliasing-Effekt zu beobachten. Die Null-Linienverschiebung ermöglicht bei unidirektionellen Flüssen eine Erweiterung des maximalen Meßbereichs. (Mit freundlicher Genehmigung der Siemens AG Medizinische Technik.)

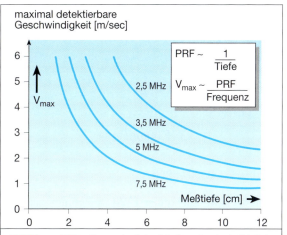

Abbildung 1-20 Die maximal detektierbare Geschwindigkeit ist abhängig von der Lage des Informationseinzugsgebiets und der benutzten Dopplersendefrequenz. (Mit freundlicher Genehmigung der Siemens AG Medizinische Technik.)
PRF = Pulswiederholfrequenz, v_{max} = maximal detektierbare Geschwindigkeit.

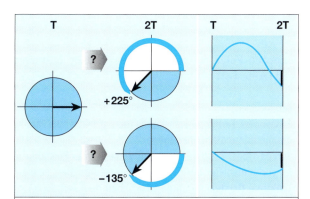

Abbildung 1-18 Aliasing: Eine Phasendrehung über 180° hinaus ist äquivalent zu einer Rückwärtsdrehung. (Mit freundlicher Genehmigung der Siemens AG Medizinische Technik.)

1 PHYSIK UND TECHNIK

FRAGEN

1. Was bedeutet Duplex-Mode?
   a) B-Bild und spektraler (PW-)Doppler
   b) B-Bild und CW-Doppler
   c) B-Bild und Farbdoppler (Farbduplex)
   d) Farbdoppler und (spektraler) Doppler
2. Was bedeutet Simultanbetrieb?
   a) Die in Frage 1 genannten Modes befinden sich gleichzeitig in Realtime.
   b) Es werden mindestens zwei der in Frage 1 genannten Modes auf dem Bildschirm angezeigt, einer davon in Realtime.
3. Für welche Verfahren ist es wichtig, die Richtung der benutzten Ultraschallstrahlen zu kennen?
   a) PW-Doppler
   b) CW-Doppler
   c) Farbdoppler
4. Welches sind die wichtigsten Artefakte beim PW-Doppler und Farbdoppler?
   a) Laufzeitartefakt
   b) Mehrfachreflexion
   c) Abträufartefakt
   d) Spiegelung
   e) Aliasing
5. Welche prinzipiellen Einschränkungen besitzt der PW-Doppler?
   a) Die maximale PRF (Puls-Repetitions-Frequenz) ist limitiert.
   b) Die maximale ohne Aliasing meßbare Geschwindigkeit ist limitiert.
   c) Die maximale PRF hängt von der Tiefe des Dopplertors ab.
   d) Die maximale ohne Aliasing meßbare Geschwindigkeit hängt von der Dopplersendefrequenz ab.
   e) Die maximale ohne Aliasing meßbare Geschwindigkeit hängt von der B-Bildsendefrequenz ab.
6. Wie ist die Nyquist-Grenze ($F_{Nyquist}$) definiert?
   a) Die Nyquist-Grenze ist die Frequenz, bei der noch kein Aliasing auftritt.
   b) $F_{Nyquist} = PRF_{max}$
   c) $F_{Nyquist} = \frac{PRF}{4}$
   d) $F_{Nyquist} = \frac{PRF}{2}$
7. Durch welche Einflußfaktoren ist die maximale detektierbare Geschwindigkeit beim PW-Doppler im wesentlichen definiert?
   a) Die maximale detektierbare Geschwindigkeit ist durch die maximale PRF begrenzt.
   b) Die maximale PRF hängt von der Tiefe des Dopplertors ab.
   c) Größere Tiefe bedingt eine niedrigere maximal meßbare Geschwindigkeit.
   d) Geringere Tiefe bedingt eine niedrigere maximal meßbare Geschwindigkeit.
   e) Die maximale Geschwindigkeit wird durch die benutzte Dopplersendefrequenz limitiert.
   f) Höhere Dopplersendefrequenz bedeutet höhere maximal meßbare Geschwindigkeit.

RICHTIGE ANTWORTEN

1. a, b + c
2. a
3. a, b + c
4. b, d + e
5. a, b, c + d
6. a + d
7. a, b, c + e

3 FARBDOPPLER

FARBDOPPLERVERFAHREN

Während beim spektralen PW-Doppler der zeitliche Verlauf der Geschwindigkeitsverteilung an einem vorgewählten Ort gemessen wird, analysiert das Farbdopplerverfahren die Flußgeschwindigkeit an einer Vielzahl von Meßorten, die über das ganze Schnittbild oder einen Teil davon verteilt sind. Das Ergebnis ist die räumliche Verteilung der *mittleren Geschwindigkeit* und ihrer Richtung im durchströmten Gefäß in einer zeitlichen Folge, welche durch die Bildrate bestimmt wird (Abb. 1-21).

> Definitionen:
> *Farbduplex:* Farbdopplerverfahren (dem B-Bild ist die Farbdopplerinformation überlagert)
> *Triplex-Mode:* Zusätzlich zum Farbduplex ist der Pulsdoppler vorhanden (Tor des PW-Dopplers im Farbduplex sowie spektrale Darstellung unter oder neben dem Farbduplexbild) (Abb. 1-22)
> *Simultaner Triplex-Mode:* Farbduplex und PW-Doppler sind beide in Realtime (quasi simultan) aktiv.

Spezieller Teil

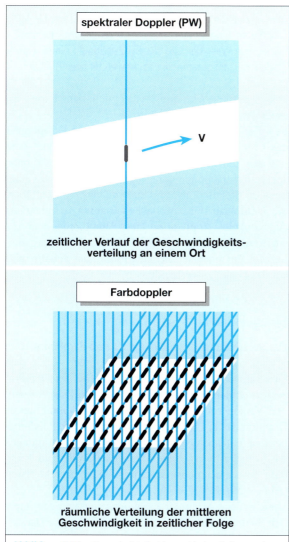

Abbildung 1-21 Der prinzipielle Unterschied zwischen spektralem Doppler und Farbdoppler ist im Informationseinzugsgebiet und in der Art der Dopplerinformation begründet. (Mit freundlicher Genehmigung der Siemens AG Medizinische Technik.)

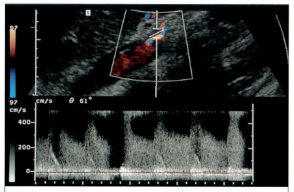

Abbildung 1-22 Triplex-Mode: B-Bild, spektraler Doppler und Farbdoppler.

Autokorrelation

Beim Farbdoppler wird im Gegensatz zum spektralen Doppler nicht die Fast-Fourier-Analyse, sondern – neben einigen wenigen anderen Algorithmen – von der Mehrzahl der Gerätehersteller das Autokorrelationsverfahren eingesetzt.

> Während die FFT-Analyse eines Dopplerspektrums (eine vertikale Linie des Spektrums) das Ergebnis aus der Berechnung von 64, 128 oder 256 Abtastinformationen aus dem Meßtor, d.h. von einem Ort, darstellt, werden beim *Autokorrelationsverfahren* jeweils die Dopplersignale im Farbfenster entlang einer Bildzeile, d.h. an *vielen Orten entlang der Farbzeile,* zu *zwei* oder mehr Abtastzeitpunkten verglichen (korreliert).

Für einen jeden Bildpunkt (*Pixel*) aus dieser Zeile läßt sich das Verfahren mit Hilfe der I- und Q-Signale wie folgt beschreiben: Der periodische Verlauf der Signale I und Q am Ausgang des Phasendetektors ist das Maß für die Dopplerfrequenz. Dabei folgt das Q-Signal dem I-Signal um 90°, wenn das Blut auf den Schallkopf zuströmt. Überträgt man die Signalamplituden in ein I-Q-Diagramm, so bilden sie einen Vektor der Größe U und der Richtung Φ, der die Phase zwischen Echosignal und Referenzsignal beschreibt. Bei der Abtastung zu den Zeitpunkten T, 2T, 3T, ... dreht sich der Vektor und nimmt die Phasenwinkel Φ_0, Φ_1, Φ_2, ... an. Bei der Autokorrelation werden die Vektoren zweier benachbarter Abtastungen verglichen und die Differenz der Phasenwinkel ausgewertet (Abb. 1-23). Zwischen den Abtastungen T und 2T beträgt diese Differenz $\Delta\Phi_1$,

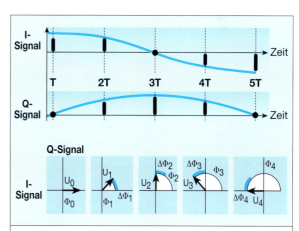

Abbildung 1-23 Autokorrelation: Ermittlung der Vektoren zu jedem Sendeimpuls. (Mit freundlicher Genehmigung der Siemens AG Medizinische Technik.)
$\Delta\Phi$ = Phasendifferenz, Φ = Phasenwinkel, U = Vektorgröße.

zwischen 2T und 3T ist sie $\Delta\Phi_2$, usw. Diese Phasendifferenz $\Delta\Phi$ ist ein unmittelbares Maß für die Dopplerfrequenz und damit über die Dopplerformel ein Maß für die Flußgeschwindigkeit: Je höher die Dopplerfrequenz ist, desto schneller erfolgt die Änderung des Phasenwinkels, desto größer ist $\Delta\Phi$. $\Delta\Phi$ hängt aber auch von der Pulsfolgefrequenz (PRF = $^1/_T$) ab: Je höher die PRF, desto schneller erfolgt die Abtastung, desto geringer ist $\Delta\Phi$.

Der Algorithmus der Autokorrelation besteht in einer geeigneten Multiplikation der Vektoren benachbarter Abtastungen. Das Ergebnis ist ein Autokorrelationsvektor der Größe R_1 und des Winkels $\Delta\Phi_1$. Für die Abtastungen zu den Zeitpunkten T und 2T ist R_1 das Produkt von U_0 und U_1, und $\Delta\Phi_1$ die Differenz der Phasenwinkel Φ_0 und Φ_1.

Um die Zuverlässigkeit der Bestimmung von $\Delta\Phi_1$ zu erhöhen, wird die Autokorrelation über z.B. 4–16 Abtastpaare wiederholt und die einzelnen Autokorrelationsvektoren zu einem Summenvektor addiert.

Der resultierende Phasendifferenzwinkel $\overline{\Delta\Phi}$ ist ein Mittelwert, welcher der *mittleren Flußgeschwindigkeit* v proportional ist (Abb. 1-24). Während die Größe des Summenvektors für die weitere Signalverarbeitung des Farbdopplers weitgehend unbedeutend ist, wird die Größe und das Richtungsvorzeichen von $\overline{\Delta\Phi}$ zum farbkodierten Bild von Richtung und Größe der mittleren Geschwindigkeit weiterverarbeitet. Die Standardabweichung der Einzelwerte $\Delta\Phi_1$ vom Mittelwert $\overline{\Delta\Phi}$ beschreibt die Streuung der zu einem Zeitpunkt registrierten Geschwindigkeiten und kann als Indikator für den Grad der Turbulenz im Farbdopplerbild dargestellt werden.

> Die Anzahl der bei der Berechnung einer Farbzeile berücksichtigten Abtastungen (z.B. 4–16 Sendepulse) ist durch geeignete Wahl der „zeitlichen Mittelung", einem Farbdopplereinstellparameter, vom Anwender beeinflußbar.

Hohe „zeitliche Mittelung" ermöglicht hohe Farbsensitivität bei reduzierter Bildrate.

Es sei darauf hingewiesen, daß auch beim Farbdoppler das Ergebnis vom Einstrahlwinkel Θ beeinflußt wird und den gleichen Kriterien und Korrekturen wie beim spektralen Doppler unterliegt. Beim Einsatz eines linearen Schallkopfs zur Untersuchung von Gefäßen, die parallel zur Hautoberfläche verlaufen, ist eine leicht angewinkelte Applikation des Schallkopfs oder ein elektronischer Schwenk der Schallstrahlrichtung notwendig, um einen senkrechten Einfall des Schallstrahls auf das Gefäß zu vermeiden.

FARBDOPPLERPROZESSOR

Die Verarbeitung des Echosignals zum Farbdopplerbild beginnt – wie beim spektralen Doppler – mit dem Quadratur-Phasendetektor. An die Stelle des FFT-Prozessors treten jedoch der Autokorrelationsprozessor und Verzögerungsglieder, in denen die demodulierten Dopplersignale I und Q für die Dauer einer Pulsfolgeperiode T gespeichert werden. Den Ausgangssignalen wird ein Farbwert zugeordnet, der Größe und Richtung der gemessenen Geschwindigkeit charakterisiert (Abb. 1-25).

Verschiedene Arten der Farbkodierung sind gebräuchlich. In der Gefäßdiagnostik wurde häufig eine Darstel-

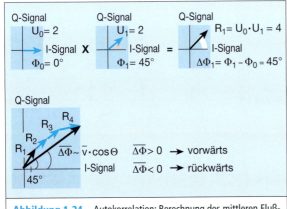

Abbildung 1-24 Autokorrelation: Berechnung des mittleren Flußgeschwindigkeitsvektors. (Mit freundlicher Genehmigung der Siemens AG Medizinische Technik.)
$\Delta\Phi$ = Phasendifferenz, Φ = Phasenwinkel, R = Größe des Flußgeschwindigkeitsvektors.

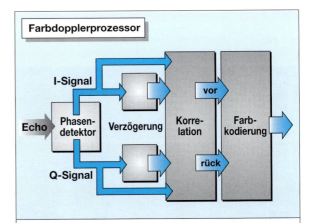

Abbildung 1-25 Der Farbdopplerprozessor ermittelt die Flußinformation durch Berechnung der Autokorrelation aus den Signalen des Quadratur-Phasendetektors. (Mit freundlicher Genehmigung der Siemens AG Medizinische Technik.)

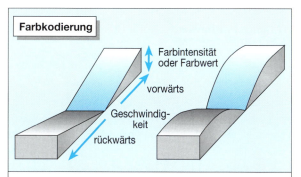

Abbildung 1-26 Die Flußinformation wird beim Farbdoppler im einfachsten Falle mit einer Kodierung von rot nach blau dargestellt. (Mit freundlicher Genehmigung der Siemens AG Medizinische Technik.)

lung mit Hilfe einer rot-weißen bzw. blau-weißen Farbkodierung benutzt, wobei rot-weiß die Flußrichtung auf den Schallkopf zu und blau-weiß die vom Schallkopf weg kennzeichnet. Eine heute mehr verbreitete Farbskala benutzt rot-gelb in die eine und blau-türkis in die andere Richtung. Die Farbskalen können linear oder komprimiert dargestellt werden, wobei letztere die Erkennung höherer Geschwindigkeiten im Flußprofil erleichtern (Abb. 1-26). Der Turbulenzgrad der Strömung kann zusätzlich durch eine Beimischung von grün im höheren Geschwindigkeitsbereich (in beiden Flußrichtungen) realisiert werden.

FARBDOPPLERBILDRATE

Ähnlich wie beim B-Bild hängt die mit dem Farbdoppler erreichbare Bildrate von der Bildtiefe und der Zeilenzahl im Bild ab. Im Vergleich zum B-Bild ist die Bildrate im Farbdoppler jedoch deutlich geringer, weil jede Bildzeile mehrfach abgetastet werden muß, z.B. 4–16mal (s. Abschn. II, 3 „Autokorrelation").

> Mit Hilfe der Einschränkung des Farbfensters (Ausschnitt für das Farbbild) auf geringere Tiefe und Breite kann dem Verlust an Bildrate durch Zuschaltung des Farbdopplers entgegengewirkt werden. Eine Verringerung der Zeilenzahl im Farbfenster (Farbzeilendichte reduziert) führt ebenfalls zu einer Erhöhung der Bildfrequenz.

Bei paralleler Verarbeitung mehrerer Farbzeilen gleicher Sendeimpulssequenz kann mittels eines höheren elektronischen Aufwands zusätzlich die Bildfrequenz erhöht werden.
Eine ausreichend hohe Bildrate ist erforderlich zur Beurteilung der Hämodynamik des Blutflusses.

SYSTEMATISCHE FARBÄNDERUNG

Richtungsbedingte Farbänderung

Ändert sich der *Gefäßverlauf* bezüglich der Einstrahlrichtung des Ultraschalls, so kommt es durch die Winkeländerung gemäß der Dopplerformel (s. Abschn. I „Dopplerformel") bei gleichen Geschwindigkeiten zu unterschiedlichen Farbsättigungen, ja zum Farbumschlag ⇒ *Pseudoflußbeschleunigung.*
Dies wird bei paralleler Abtastung eines gebogenen Gefäßes deutlich erkennbar (Abb. 1-27). An Stellen, wo der Ultraschallstrahl senkrecht zum Gefäß steht, ist eine schmale Zone ohne Farbe (hier schwarz) zu erkennen, da dort keine Dopplerverschiebung meßbar sein kann (Dopplerformel: $\Theta = 90°$, d.h. $\cos \Theta = 0$).
Bei der Untersuchung eines geradlinig verlaufenden Gefäßes mittels eines konvexen oder sektorförmigen *Abtastformats* (Konvexschallkopf, Sektorschallkopf) kommt es aufgrund der verschiedenen Einstrahlrichtungen in verschiedenen Bildpartien ebenfalls zu systematischen Farbänderungen (Abb. 1-28).
Distal von Stenosen werden zum Teil *Turbulenzen und Verwirbelungen* beobachtet, die durch Bereiche vieler nahe beieinander befindlichen Flußrichtungsänderungen imponieren. Im Farbbild erscheinen zahlreiche verschiedenfarbige Inseln, die schwarz umrandet sind.

Geschwindigkeitsbedingte Farbumschläge – Farbaliasing

Überschreitet die Flußgeschwindigkeit im Gefäß den im Geschwindigkeitsmeßbereich eingestellten Maximalwert in einer Flußrichtung, so wird diese höhere Geschwindigkeit in eine hohe Geschwindigkeit in der Gegenrichtung fehlinterpretiert. Der Effekt entspricht dem Aliasing beim PW-Doppler (s. Abschn. II, 1 „CW-

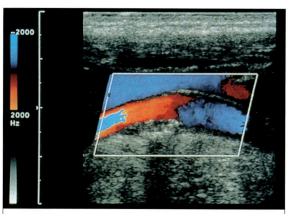

Abbildung 1-27 Richtungsbedingte Farbänderung in einem gebogenen Gefäß.

1 Physik und Technik

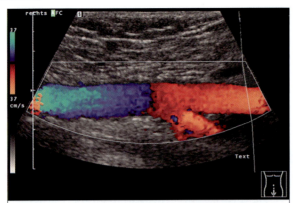

Abbildung 1-28 Richtungsbedingte Farbänderung: Konvexschallkopf. (Mit freundlicher Genehmigung von Dr. M. Jenett, Institut für Röntgendiagnostik, Universität Würzburg [Direktor: Prof. Dr. D. Hahn].)

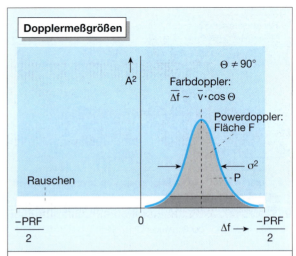

Abbildung 1-29 Powerdoppler: Die Informationen aller Frequenzanteile werden betragsmäßig summiert und als Farbpixel präsentiert. (Mit freundlicher Genehmigung der Siemens AG Medizinische Technik.) A = Dopplersignalamplitude, Δf = mittlere Dopplerfrequenz, Θ = Einstrahlwinkel, P = Power, PRF = Pulswiederholfrequenz, σ^2 = Varianz, $\bar{v}$ = mittlere Flußgeschwindigkeit.

und PW-Doppler"). Diese Farbumschläge erfolgen immer über die Farben hoher Geschwindigkeiten, z.B. weiß oder gelb (s. Abb. 1-27).

POWERDOPPLER

Beim Powerdoppler (auch Transparent Energy Mode T.E.M. genannt) gelangt der Energieinhalt des Dopplersignals an jedem Bildpunkt als Farbinformation zur Darstellung. Die Richtung des Flusses bleibt unberücksichtigt.
Während beim Farbdoppler der Phasenwinkel des durch den Autokorrelationsalgorithmus errechneten Vektors herangezogen wird (s. Abschn. II, 3 „Farbdopplerverfahren"), benutzt der Powerdoppler nur die Beträge dieser Vektoren. Für die Berechnung des Energieinhalts aller Strömungsanteile bedarf es außerdem noch der Integration der Vektorinformation über ein Zeitintervall. Hieraus resultiert die zeitlich gemittelte Darstellung des Powerdopplers (gegebenenfalls Nachzieheffekt). Abbildung 1-29 zeigt den Unterschied zwischen Farbdoppler und Powerdoppler.

> Während der Farbdoppler an jedem Bildpunkt die mittlere Flußgeschwindigkeit $\bar{v} \cdot \cos \Theta$ zeigt, liefert der Powerdoppler die Information aller Geschwindigkeitsanteile (Energie über ein Zeitintervall) an diesem Bildpunkt (Fläche in Abbildung 1–29).

Die Bezeichnung Transparent Energy Mode weist darauf hin, daß die Power-(Energie-)Information dem B-Bild derart hinzugefügt wird, daß (wie beim Farbdoppler) in flußfreien Arealen die B-Bildinformation unverändert bleibt (Vorteil: anatomische Orientierung). Der Powerdoppler zeichnet sich durch folgende Vorteile gegenüber den anderen Verfahren aus:

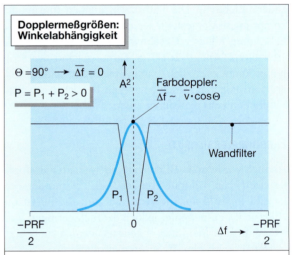

Abbildung 1-30 „Winkelunabhängigkeit" des Powerdopplers: Auch bei senkrechtem Beschallen eines Gefäßes sind Dopplerinformationen vorhanden, die betragsmäßig addiert werden können. (Mit freundlicher Genehmigung der Siemens AG Medizinische Technik.) A = Dopplersignalamplitude, Δf = mittlere Dopplerfrequenz, Θ = Einstrahlwinkel, P = Power, PRF = Pulswiederholfrequenz, $\bar{v}$ = mittlere Flußgeschwindigkeit.

- Der Powerdoppler ist weitgehend *winkelunabhängig*. Obwohl der Powerdoppler auch ein Dopplerverfahren darstellt und somit prinzipiell winkelabhängig sein müßte, gelingt es mit diesem Mode auch, senkrecht zu einem Gefäß noch ein Signal zu erhalten. Die Ursache hierfür liegt darin, daß selbst bei senkrechter Applikation auf dem Gefäß das Spektrum

Spezieller Teil

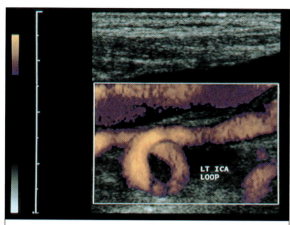

Abbildung 1-31 Der Powerdoppler kann bei schwer verfolgbaren Gefäßverläufen hilfreich sein: Schleife einer A. carotis interna.

Bildpunktvolumen aufweisen und somit noch einen spektralen Anteil liefern (Abb. 1-30).

- Der Powerdoppler kennt *kein Aliasing*, da die Richtung der Geschwindigkeit bei der Berechnung unberücksichtigt bleibt.
- Aufgrund der Integration aller Flußanteile über ein Zeitintervall ist der Powerdoppler *hochsensitiv* bezüglich des Nachweises von Perfusion in einem Gewebebereich. Im Bereich der Angiologie bietet der Powerdoppler Vorteile bei der Fragestellung des Flußnachweises, der Erkennung und Abgrenzung von Plaques (bessere Farbfüllung) sowie bei schwierigen Winkelverhältnissen (Abb. 1-31).

noch breitbandig genug ist, um von Null verschiedene Spektrumanteile aufintegrieren zu können. Es sind immer Elemente des Schallkopfs vorhanden, die einen von 90° verschiedenen Einfallswinkel zum

Literatur

Bogdahn U, Becker G, Schlachetzki F (Hrsg.): Echosignalverstärker und transkranielle Farbduplex-Sonographie. Blackwell Wissenschafts-Verlag, Berlin–Wien 1998.

Haerten R, Mück-Weymann M: Doppler- und Farbdoppler-Sonographie. Siemens AG, Erlangen 1992.

Morneburg H: Bildgebende Systeme für die medizinische Diagnostik, 3. Aufl. Publicis MCD Verlag, Erlangen 1995.

Fragen

1. Was versteht man unter Farbduplex-, Triplex- und simultanen Triplex-Mode?
   a) Farbduplex: Farbdoppler und B-Bild
   b) Farbduplex: Farbdoppler und spektraler Doppler
   c) Farbduplex: B-Bild und eingefärbter spektraler Doppler
   d) Triplex: B-Bild und Farbdoppler und spektraler (PW-)Doppler
   e) Simultaner Triplex: mindestens ein Mode simultan zu einem anderen
   f) Simultaner Triplex: alle Modi in Realtime
2. Ist der Farbdoppler winkelabhängig?
   a) Nein, da der Winkel bei der Autokorrelation herausgerechnet wird.
   b) Ja, da es sich prinzipiell um ein Dopplerverfahren handelt.
3. Wodurch wird die Bildrate beim Farbdoppler im wesentlichen beeinflußt?
   a) Lage und Breite des Farbfensters
   b) Farbdopplersendefrequenz
   c) Zeilendichte
   d) Farbskala
   e) Zeitliche Mittelung
   f) PRF
4. Welche systematischen Farbänderungen kennen Sie?
   a) Farbänderungen sind in jedem Fall ein Zeichen für Änderungen des Blutflusses.
   b) Systematische Farbänderungen können durch gekrümmten Gefäßverlauf oder Schallkopfgeometrie (Konvex-/Sektorschallkopf) entstehen.
5. Wodurch kann es bei einem geradlinig verlaufenden Gefäß zu Farbänderungen kommen?
   a) Schallkopfgeometrie (Konvex-/Sektorschallkopf)
   b) Ablenkung des Blutflusses durch einseitig randständige Hindernisse (z.B. Plaques)
6. Wie kann man Aliasing von Turbulenzen unterscheiden?
   a) Aliasing: Zwischen rot und blau liegt schwarz.
   b) Aliasing: Zwischen rot und blau befindet sich gelb oder weiß.
   c) Turbulenz: Zwischen rot und blau liegt schwarz.
   d) Turbulenz: Zwischen rot und blau befindet sich gelb oder weiß.
7. Welches sind die wichtigsten Eigenschaften des Powerdopplers?
   a) Der Powerdoppler zeigt nur den Fluß als solchen, nicht jedoch die Richtung des Flusses an.
   b) Der Powerdoppler ist „winkelunabhängig".
   c) Der Powerdoppler ist geeignet zur Ermittlung von Blutflußgeschwindigkeiten ohne die Notwendigkeit einer Winkelkorrektur.
   d) Der Powerdoppler kennt kein Aliasing.
   e) Der Powerdoppler besitzt eine höhere Sensitivität als der Farbdoppler.
   f) Der Powerdoppler benutzt mehr Sende-Power zur Erhöhung der Sensitivität.

Physik und Technik

Richtige Antworten	
1) a, d + f	5. a + b
2) b	6. b + c
3) a, c + e	7. a, b, d + e
4) b	

Physiologie und Pathophysiologie des Blutflusses

Michael Mück-Weymann und Thomas Wuppermann

Inhalt

I Allgemeiner Teil	21
1 Hämodynamische Grundlagen	21
2 Widerstandsindizes und Blutfluß	22
Resistance-Index	22
Pulsatilitätsindex	22
Blutdruck, Gefäßwiderstand und Volumenfluß	26
Fragen	27
II Spezieller Teil	27
1 Physiologische Flußprofile	27
Strömungsprofile in den Arterien	27
Strömungsprofile in den Venen	28
2 Funktionelle Veränderungen des Blutflusses	29
Thermoregulation in den akralen Gefäßen	29
Physiologische Regulation in den hirnversorgenden Gefäßen	30
Regulation in der A. carotis externa	31
Verdauungsbedingte Regulation in den intestinalen Gefäßen	31
3 Der Blutfluß in der Stenose und seine Messung	32
Strömungsprofil in der Stenose	32
Bestimmung des Stenosegrads	32
Zusammenfassung	34
Fragen	34

I Allgemeiner Teil

1 Hämodynamische Grundlagen

Im vereinfachten Herz-Kreislauf-Modell werden das Herz als Pumpe und die Gefäße als geschlossenes Röhrensystem dargestellt (Abb. 2-1). Es besteht aus dem (großen) Körper- und dem (kleinen) Lungenkreislauf.

> Im arteriellen Schenkel des großen Kreislaufs wird im Zusammenspiel von schlagendem Herzen und Gefäßwiderstand ein hoher Druck aufgebaut, der im Bereich der Arteriolen und Kapillaren drastisch sinkt. Im venösen Schenkel des großen Kreislaufs und im Lungenkreislauf dagegen sind die Drücke deutlich niedriger. Man spricht daher von Hochdruck- und Niederdrucksystem.

Die rhythmische Pumpe Herz und die Wandelastizität der Arterien unterhalten den Blutfluß in der Gefäßbahn. Die rhythmische Aktion der Pumpe erzeugt eine pulsatile Strömung im arteriellen Schenkel. Während der Systole wird das Blut beschleunigt. Die Wandelastizität der großen Arterien erlaubt eine Umwandlung kinetischer Energie aus der Bewegung der Blutsäule in erhöhte Wandspannung, die dann während der Diastole in Bewegung zurückverwandelt wird. Dieses Phänomen wird als *„Windkesselfunktion"* bezeichnet (Abb. 2-2).

Das Gefäßsystem verzweigt sich von einer großen Schlagader in viele große, kleine und kleinste Arterien, Arteriolen und etwa fünf Milliarden Kapillaren. Auf der venösen Seite vereinigen sich die vielen Venolen und kleinen Venen über größere Venen bis hin zu den beiden Hohlvenen.

> Insgesamt nimmt die Querschnittsfläche der arteriellen Strombahn zu den Kapillaren hin zu, was eine Verminderung der Fließgeschwindigkeiten in der Peripherie zur Folge hat.

Die herzsynchrone Pulsatilität nimmt zum Niederdrucksystem hin deutlich ab (Abb. 2-3).

Die einzelnen Organe werden *in Ruhe* unterschiedlich mit Blut versorgt. Stoffwechselaktive Organe wie das Gehirn, die Leber oder die Nieren erhalten im Vergleich zur ruhenden Skelettmuskulatur sehr viel mehr Blut (Abb. 2-4a).

Unter physischer Belastung steigt jedoch die Muskeldurchblutung deutlich an. Dies wird erreicht durch einen Anstieg von Perfusionsdruck, Herz-Zeit-Volumen und Reduktion des Vasotonus im aktiven Muskelgewebe (Abb. 2-4b). Andere Organe werden gleichzeitig nicht verstärkt durchblutet, was durch einen Anstieg des Vasotonus und damit des Gefäßwiderstands bedingt ist. So ist z.B. die Durchblutung von Gehirn und Nieren

2 PHYSIOLOGIE UND PATHOPHYSIOLOGIE DES BLUTFLUSSES

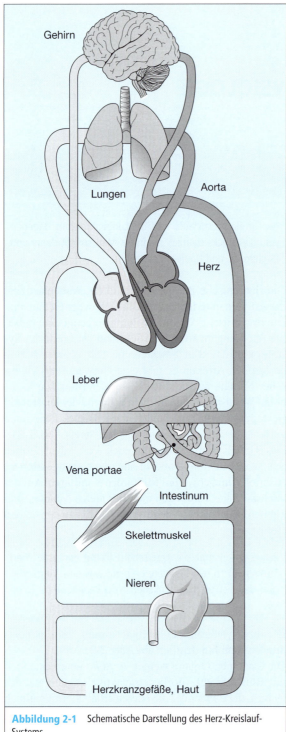

Abbildung 2-1 Schematische Darstellung des Herz-Kreislauf-Systems.

diesem Regelwerk sind vor allem die kleinsten Arterien und Arteriolen, welche ihrer Funktion entsprechend innerviert und an der Oberfläche dicht mit Rezeptoren besetzt den Gefäßwiderstand funktionell verändern (Abb. 2-5).

> Über Änderungen des Gefäßwiderstands wird die Umverteilung des Blutes gemäß funktioneller Bedürfnisse erreicht.

2 WIDERSTANDSINDIZES UND BLUTFLUSS

Mit der Dopplersonographie können Unterschiede und Änderungen des peripheren Gefäßwiderstands durch Widerstandsindizes gemessen werden. Je niedriger die enddiastolische Geschwindigkeit in einer Geschwindigkeitszeitkurve ist, um so größer ist in der Regel der Gefäßwiderstand. Aus den Hüllkurven des Dopplerspektrums können diese Widerstandsindizes bestimmt werden.

RESISTANCE-INDEX

Der Resistance-Index (RI) nach Pourcelot ist als *Zweipunktwert* am einfachsten zu berechnen (Abb. 2-6).

> Er bestimmt das Verhältnis von enddiastolischer (V_{dia}) zu systolischer Geschwindigkeit (V_{sys}), ist vom Dopplerwinkel unabhängig und eine dimensionslose Größe.

Er berechnet sich nach folgender Formel:

$$RI = \frac{(V_{sys} - V_{dia})}{V_{sys}}$$

Beträgt die enddiastolische Geschwindigkeit 0 cm/sec, so errechnet sich ein RI von 1. Ist die enddiastolische Geschwindigkeit halb so groß wie die systolische Spitzengeschwindigkeit, so beträgt der RI 0,5. Da jedoch nur zwei Punkte der Kurve zur Bestimmung herangezogen werden, kann einiges an Information verlorengehen. So können zwei völlig unterschiedliche Kurven den gleichen RI aufweisen (Abb. 2-7).

PULSATILITÄTSINDEX

> Der Pulsatilitätsindex (PI) nach Gosling berücksichtigt als dritten Wert – zusätzlich zu v_{sys} und v_{dia} – die zeitlich gemittelte Geschwindigkeit (time averaged velocity [TAV]). Der Pulsatilitätsindex erhöht die Aussagekraft vor allem bei komplexeren Kurvenformen (Abb. 2-8). Auch er ist vom Dopplerwinkel unabhängig und dimensionslos.

in einem weiten Bereich von Änderungen des systemischen Blutdrucks unbeeinflußt (s. Abb. 2-4).
Zur Abstimmung der *Kreislaufregulation* an die Erfordernisse der einzelnen Organe wirken vasale, nervale und humorale Komponenten zusammen. *Stellglieder* in

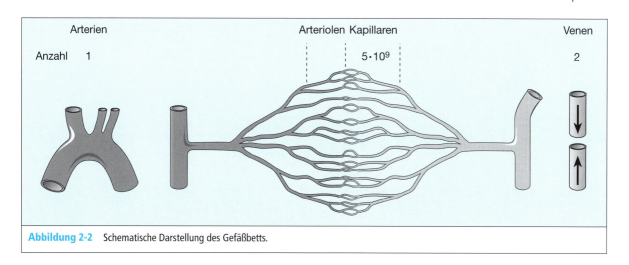

Abbildung 2-2 Schematische Darstellung des Gefäßbetts.

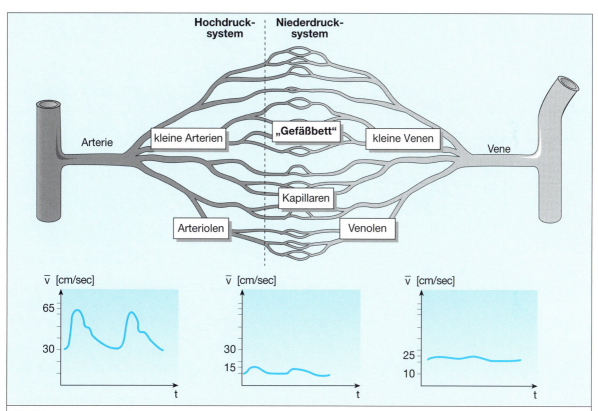

Abbildung 2-3 Im arteriellen Schenkel (Hochdrucksystem) strömt das Blut zum Kapillarbett („Stoffaustausch") und fließt über den venösen Schenkel (Niederdrucksystem) wieder ab. Der linke Kurvenverlauf stellt ein typisches „Niederwiderstandsprofil" (hohe enddiastolische Geschwindigkeit) dar, wie es etwa in parenchymatöse Organe versorgenden Arterien vorliegt. Charakteristischerweise nimmt die „Pulsatilität" von arteriell nach venös deutlich ab. Die mittleren Strömungsgeschwindigkeiten sind im Kapillarbett am niedrigsten, da dort in der Summe (aller Kapillaren) das größte Lumen vorliegt.

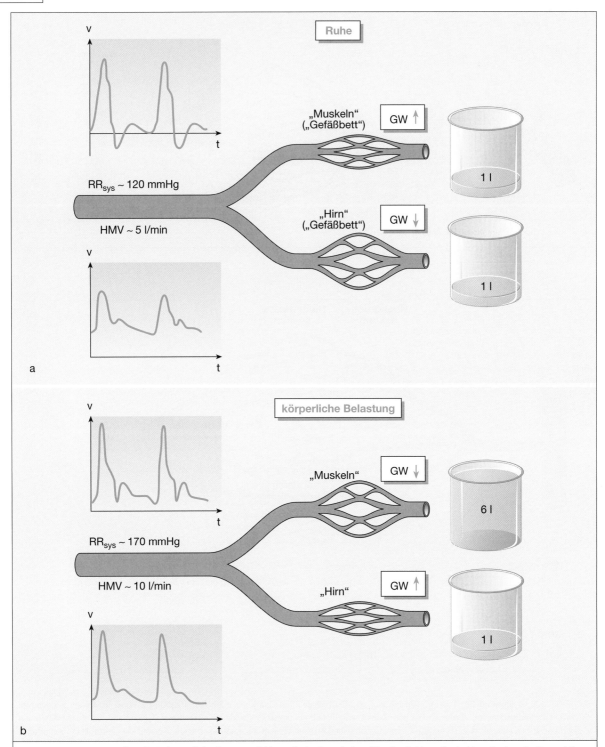

Abbildung 2-4 Unter physiologischen Ruhebedingungen (a) herrscht im Strombahngebiet des Gehirns ein niedriger, in dem der Extremitätenmuskulatur ein hoher Gefäßwiderstand (GW) vor. Entsprechend sind hirnversorgende Arterien durch ein Flußprofil mit hoher, Extremitätenarterien durch ein Flußprofil mit geringer enddiastolischer Flußgeschwindigkeit gekennzeichnet. Zudem findet man bei letzteren einen frühdiastolischen Rückstromanteil.
Bei körperlicher Belastung (z.B. Radfahren) (b) kommt es zu einem Anstieg des Herz-Minuten-Volumens (HMV) und des systolischen Blutdrucks (RR_{sys}). Aufgrund des erhöhten Bedarfs dilatieren die Gefäße im Skelettmuskel, so daß als Zeichen des reduzierten Gefäßwiderstands zunächst der frühdiastolische Rückstromanteil „verlorengeht". Bei längerdauernder oder größerer Belastung kommt es zudem zu einem Anstieg der enddiastolischen Geschwindigkeit. Weil im Gehirn der Volumenfluß auch bei einem Anstieg des Blutdrucks weitestgehend konstant bleibt (Autoregulation), sinkt im Flußprofil der hirnversorgenden Arterien die enddiastolische Geschwindigkeit deutlich ab. t = Zeit, v = Geschwindigkeit.

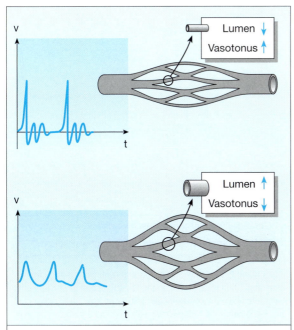

Abbildung 2-5 Stellglieder im Regelwerk der Kreislaufregulation – vor allem kleinste Arterien und Arteriolen – können den peripheren Gefäßwiderstand funktionell verändern. Hierüber kann eine Umverteilung des Blutes gemäß der funktionellen Bedürfnisse des Organismus erreicht werden (s. Abb. 2-4a und b).
t = Zeit, v = Geschwindigkeit.

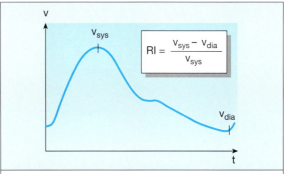

Abbildung 2-6 Aus der Geschwindigkeitszeitkurve kann der Gefäßwiderstand distal der Meßstelle abgeschätzt und diese Schätzung semiquantitativ im Widerstandsindex (RI) ausgedrückt werden.
RI = Resistance Index, t = Zeit, v = Geschwindigkeit, v_{dia} = diastolische Flußgeschwindigkeit, v_{sys} = systolische Flußgeschwindigkeit.

Der PI berechnet sich nach folgender Formel:

$$PI = \frac{(V_{sys} - V_{dia})}{TAV}$$

Der PI für die beiden Kurven in Abbildung 2-7 weist verschiedene Werte auf.

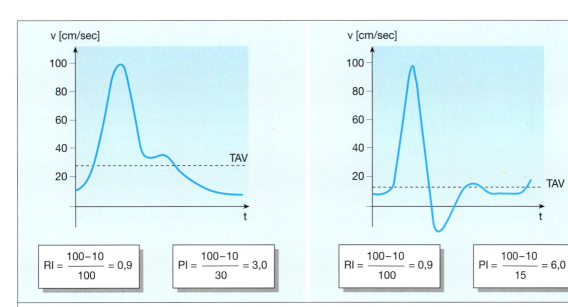

Abbildung 2-7 Der RI stützt sich lediglich auf zwei Meßzeitpunkte einer Dopplerkurve. Daher kann die Aussagekraft des Wertes eingeschränkt sein, weil für ersichtlich unterschiedliche Kurvenformen gleiche RI berechnet werden. Beim Vergleich komplexer Kurvenformen empfiehlt es sich daher, auf den Pulsatilitätsindex (PI) auszuweichen, der zusätzlich die zeitlich gemittelte Geschwindigkeit (time averaged velocity, [TAV]) berücksichtigt (s. Abb. 2-8).
PI = Pulsatilitätsindex, RI = Resistance-Index, t = Zeit, TAV = time averaged velocity, v = Geschwindigkeit, v_{dia} = diastolische Flußgeschwindigkeit, v_{sys} = systolische Flußgeschwindigkeit.

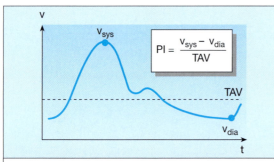

Abbildung 2-8 Berechnung des Pulsatilitätsindex. PI = Pulsatilitätsindex, t = Zeit, TAV = time averaged velocity, v = Geschwindigkeit, v_{dia} = diastolische Flußgeschwindigkeit, v_{sys} = systolische Flußgeschwindigkeit.

BLUTDRUCK, GEFÄSSWIDERSTAND UND VOLUMENFLUSS

Die Zusammenhänge zwischen Gefäßwiderstand, Volumenfluß und Perfusionsdruckgradient können vereinfacht in Anlehnung an das *Ohm-Gesetz* formuliert werden:

$$\text{Volumenfluß} = \frac{\text{Perfusionsdruckgradient}}{\text{Gefäßwiderstand}}$$

Der Blutfluß verhält sich also umgekehrt proportional zum Gefäßwiderstand.

> Eine Erhöhung des Gefäßwiderstands bei gleichbleibendem Perfusionsdruckgradienten führt demzufolge zur Abnahme des Volumenflusses.

Der Gefäßwiderstand ist aber auch vom Gefäßradius abhängig. Aus dem *Hagen-Poiseuille-Gesetz* läßt sich folgender Zusammenhang ableiten:

$$\text{Gefäßwiderstand} \sim \frac{1}{\text{Gefäßradius}^4}$$

Diese Formel läßt erkennen, daß schon kleinste Änderungen des Gefäßdurchmessers, wie sie bei funktioneller Vasodilatation oder Vasokonstriktion vorkommen, große Änderungen des Gefäßwiderstands bewirken, da der Gefäßradius mit der vierten Potenz in die Berechnung eingeht.

Im Verlauf einer Arterienstenose, d.h. bei einer Verkleinerung des Gefäßlumens kommt es zur Geschwindigkeitserhöhung des Blutflusses (Abb. 2-9). Im nachgeordneten Strombahnabschnitt wird dabei der Gefäßwiderstand gesenkt, um eine Minderdurchblutung des Gewebes hinter der Stenose zu vermeiden. Dieser Kompensationsmechanismus versagt jedoch bei zunehmendem Stenosegrad, so daß es schließlich zu einer Minderung des Blutflusses hinter der Stenose kommen kann.

Unter physiologischen Bedingungen bildet sich in ge-

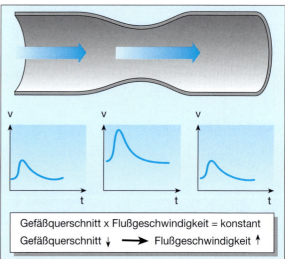

Abbildung 2-9 Schemazeichnung zum Kontinuitätsprinzip: Der Volumenfluß (Q) in einem geschlossenen System (z.B. in einer Röhre oder einer Arterie ohne Abzweigemöglichkeit) ist an jeder Stelle gleich groß und bei Kenntnis der Flußgeschwindigkeit (v) und des offenen Lumens, d.h. der Querschnittsfläche (F) leicht zu berechnen. Es gilt: Q = v × F. Für die im Beispiel sich verengende Röhre kann aus dieser Gleichung geschlossen werden, daß – da Q konstant bleibt – bei reduziertem offenem Lumen die Flußgeschwindigkeit steigen muß. Weitet sich das Lumen wieder auf, so reduziert sich die Geschwindigkeit. Für den Fall einer arteriellen Stenose kann das Kontinuitätsprinzip als einfaches Modell dienen und zur Erklärung der dopplersonographisch beobachteten Geschwindigkeitserhöhung in der Stenose herangezogen werden.
t = Zeit, v = Geschwindigkeit.

radstreckigen Gefäßen eine laminare Strömung des Blutes aus. Dies bedeutet, daß die Geschwindigkeit der Blutschichten von der Gefäßwand zur Gefäßachse hin zunimmt. Die verschiedenen Schichten unterschiedlicher Geschwindigkeit sind in der Fließrichtung parallel zueinander ausgerichtet. Im Geschwindigkeitszeitspektrum findet man daher zu einem bestimmten Zeitpunkt unterschiedliche Geschwindigkeitsanteile vor (Abb. 2-10). Die Ausbildung dieser laminaren Strömung mit verschiedenen Geschwindigkeiten in einem Gefäß hängt im wesentlichen von vier Bedingungen ab, welche in der *Reynold-Zahl (ReZ)* in Zusammenhang gebracht worden sind. Es sind dies die Flußgeschwindigkeit (v), der Gefäßradius (r), die Dichte (ρ) und die Viskosität (η) des Blutes:

$$\text{ReZ} = \frac{(v \times r \times \rho)}{\eta}$$

Wenn die Reynold-Zahl zu sehr ansteigt, bilden sich Turbulenzen aus.

> Hohe Geschwindigkeiten und kleine Gefäßdurchmesser begünstigen die Entstehung von Turbulenzen und kommen z.B. auch in herznahen, gesunden Gefäßen während der Systole (hohe Geschwindigkeit) vor.

Auch im pathologisch verengten Gefäß, d.h. im Bereich einer Stenose, kommt es zu Turbulenzen. Die Stromlinien sind nicht mehr parallel zueinander gerichtet, und das Geschwindigkeitsprofil ist abgeflacht. Die entstehenden turbulenten Strömungen bedeuten hämodynamisch eine Zunahme des Widerstands.

FRAGEN
1. Welche Komponenten sind an der Durchblutungsregulation beteiligt? a) Arteriolen b) Kleine Arterien c) Noradrenalin d) Autonome Nervenfasern e) a, b, c und d sind richtig 2. Was bedeutet ein Anstieg des Resistance-Index nach Pourcelot (RI)? a) Zunahme der Durchblutung b) Zunahme des Gefäßwiderstands c) Abnahme der Durchblutung d) a und b sind richtig e) b und c sind richtig 3. Folgendes trifft *nicht* zu: a) Der PI beschreibt Kurvenformen trefflicher als der RI. b) Der PI wird vom Gefäßwiderstand distal der Meßstelle mitbestimmt. c) Der RI ist vom Dopplerwinkel unabhängig. d) Der PI ist vom Dopplerwinkel unabhängig. e) Der RI ist ein quantitatives Maß für den peripheren Widerstand und hat die Einheit $\frac{N}{cm^2}$.

RICHTIGE ANTWORTEN
1. a **2.** e **3.** e

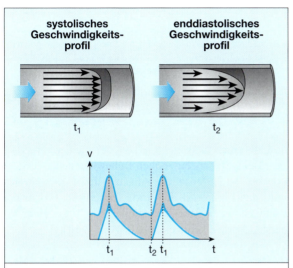

Abbildung 2-10 Ein laminares Flußprofil ist dadurch gekennzeichnet, daß die Geschwindigkeitsvektoren parallel zueinander ausgerichtet sind. Aufgrund von z.B. Scherkräften ist die Fließgeschwindigkeit am Rande niedriger als im Zentralstrom. Das „Dopplerspektrum" (Geschwindigkeits-Zeit-Spektrum) bildet ein Spektrum der zu jedem Zeitpunkt vorliegenden verschiedenen Geschwindigkeitsanteile ab. Zusätzlich zur zeitlichen (Abszisse) und Geschwindigkeitsinformation (Ordinate) wird in der Helligkeit der einzelnen „Pixel" die Häufigkeit des zugehörigen Geschwindigkeitsanteils kodiert. Im schematischen Beispiel sind zwei unterschiedliche Geschwindigkeitsanteile aus dem realen Spektrum herausgegriffen und entsprechenden Geschwindigkeitswerten zu zwei unterschiedlichen Zeitpunkten während eines Herzzyklus zugeordnet.
t = Zeit, t_1 = Zeitpunkt des systolischen Geschwindigkeitsmaximums, t_2 = Zeitpunkt des diastolischen Geschwindigkeitsmaximums, v = Geschwindigkeit.

II SPEZIELLER TEIL

1 PHYSIOLOGISCHE FLUSSPROFILE

Mit Ultraschallmethoden können Flußgeschwindigkeiten in Blutgefäßen gemessen werden. Selbst beim Gesunden existieren in Abhängigkeit vom lokalen Gefäßwiderstand jeweils für die verschiedenen Gefäßregionen typische Varianten der Flußkurven, die jeweils für einen niedrigen oder einen hohen Gefäßwiderstand typisch sind.

STRÖMUNGSPROFILE IN DEN ARTERIEN

> Der Niedrigwiderstandsfluß findet sich in allen organversorgenden Arterien, der Hochwiderstandsfluß ist – unter Ruhebedingungen – typisch für muskelversorgende Arterien. Die Unterscheidung zwischen beiden Flußkurvenformen ist für die Dopplerdiagnostik von zentraler Bedeutung.

Die *A. carotis interna* zeigt eine hohe enddiastolische Flußgeschwindigkeit und eine gering ausgeprägte Inzisur, bedingt durch den niedrigen Gefäßwiderstand (Abb. 2-11).

2 Physiologie und Pathophysiologie des Blutflusses

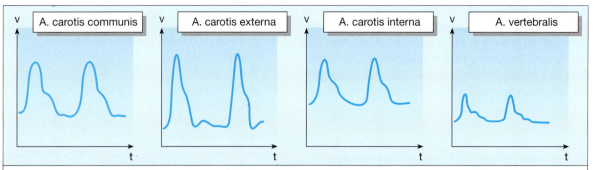

Abbildung 2-11 Schematische Darstellung von Hüllkurven der Halsgefäße. Zu beachten ist das Verhältnis von systolischer Spitzengeschwindigkeit zu enddiastolischer Geschwindigkeit, welches für die hirnversorgenden Arterien etwa 2 zu 1, für die A. carotis externa etwa 4–5 zu 1 beträgt und auf den Gefäßwiderstand distal der Meßstelle hinweist. Je höher der Gefäßwiderstand, desto niedriger die enddiastolische Flußgeschwindigkeit. t = Zeit, v = Geschwindigkeit.

Die *A. carotis externa* dagegen zeigt eine niedrige enddiastolische Flußgeschwindigkeit, einen steilen Anstieg und Abfall bei hohem Gefäßwiderstand (s. Abb. 2-11). Die Unterschiede zwischen beiden Kurven sind bedingt durch die Durchblutungsanforderung verschiedener Versorgungsgebiete beider Gefäße: Das Gehirn ist über die A. carotis interna mit ungefähr 1 l/min sehr viel stärker durchblutet als das Gesicht über die A. carotis externa. Während das Flußprofil der *A. vertebralis* – sie versorgt ebenfalls das Gehirn – dem der A. carotis interna ähnelt, liegt die enddiastolische Flußgeschwindigkeit der *A. carotis communis* in etwa zwischen der von A. carotis interna und externa (s. Abb. 2-11).

Die *Aorta* zeigt unterhalb des Truncus coeliacus biphasische Flußkurven als Zeichen eines „gemischten Widerstands" der abgehenden Gefäße (Abb. 2-12). *Mesenterial- und Nierenarterien* versorgen parenchymatöse Organe mit großem Volumenfluß und haben deshalb einen niedrigen Gefäßwiderstand, während in den Beingefäßen ein hoher Ruhewiderstand vorliegt (s. Abb. 2-12). Distal des Abgangs der A. mesenterica wird das Flußprofil der Aorta triphasisch, wobei der frühdiastolische Rückflußanteil („Dip") das Hochwiderstandsprofil kennzeichnet (s. Abb. 2-12).

Strömungsprofile in den Venen

Die Strömungsprofile der *venösen Flüsse* sind aufgrund der stark lageabhängig schwankenden Drücke deutlich uneinheitlicher als die der Arterien. Die Atmung, das Valsalva-Manöver und die Wadenmuskelpumpe haben ausgeprägten Einfluß auf den normalen venösen Rückstrom.

Bei der Dopplleruntersuchung muß daher mit verschiedenen physiologischen Flußkurven gerechnet werden (Abb. 2-13a bis d). Pathologien des Venensystems bil-

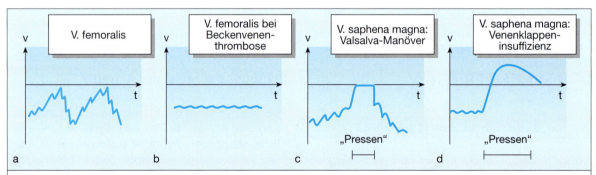

Abbildung 2-13 Die Strömungsprofile venöser Flüsse sind aufgrund der stark lageabhängig schwankenden Drücke deutlich uneinheitlicher als die in Arterien. Atmung, Valsalva-Manöver und Wadenmuskelpumpe haben einen ausgeprägten Einfluß auf den normalen venösen Rückstrom. Pathologien des Venensystems bilden sich dennoch oft deutlich in den „Dopplerkurven" ab. So kann eine Thrombosierung der Bauch- oder Beckenvenen zur Aufhebung der physiologischen atemabhängigen Modulationen des Blutflusses in den Beinvenen führen (a, b). Beim Valsalva-Manöver wird bei Venenklappeninsuffizienz der physiologische Stop des venösen Stroms (c) vermißt und es bildet sich ein pathologischer Rückstrom aus (d). t = Zeit, v = Geschwindigkeit.

| SPEZIELLER TEIL

2 FUNKTIONELLE VERÄNDERUNGEN DES BLUTFLUSSES

THERMOREGULATION IN DEN AKRALEN GEFÄSSEN

Bei warmen bzw. bei kalten Händen zeigen sich sehr unterschiedliche Dopplerflußprofile an der gleichen A. radialis (Abb. 2-14). Die enddiastolische Flußgeschwindigkeit links in Abbildung 2-14 ist deutlich größer als rechts. Zusätzlich zeigt sich rechts ein „negativer" Rückflußanteil.

Bei warmen Händen fließt das Blut über die gesamte Dauer eines Herzzyklus in eine Richtung, während bei kühlen Händen das Blut zunächst in die eine, in der frühen Diastole abwechselnd in die eine und in die andere Richtung fließt. Über einen langen Abschnitt der Diastole wird überhaupt kein Fluß mehr registriert. Welche Phänomene stehen hinter diesen verschiedenen Flußprofilen?

Im oberen Profil der Abbildung 2-14 ist der Gefäßwiderstand distal der Meßstelle niedrig, so daß auch in der Ruhephase des Herzens, angetrieben durch die Energie der elastischen Gefäßwand, kontinuierlich Blut in das

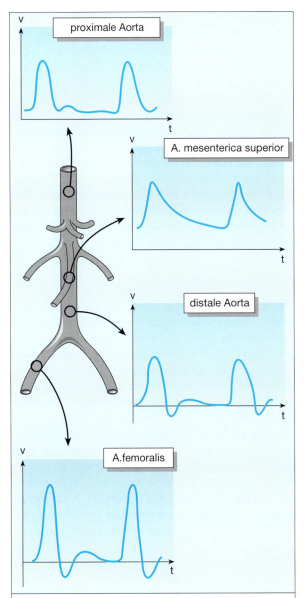

Abbildung 2-12 Die Aorta zeigt unterhalb des Truncus coeliacus biphasische Flußkurven als Zeichen eines „gemischten Widerstands" der abgehenden Gefäße. Mesenterial- und Nierenarterien versorgen parenchymatöse Organe mit großem Volumenfluß und haben deshalb einen niedrigen Gefäßwiderstand, während unter Ruhebedingungen in den Beingefäßen ein hoher Gefäßwiderstand vorliegt. Distal des Abgangs der A. mesenterica wird das Flußprofil der Aorta triphasisch, wobei der frühdiastolische Rückflußanteil („Dip") das Hochwiderstandsprofil kennzeichnet.
t = Zeit, v = Geschwindigkeit.

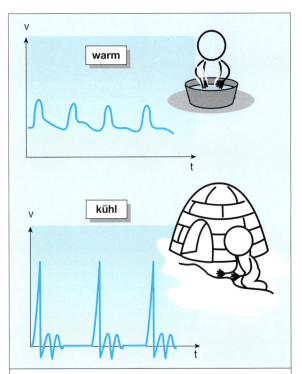

Abbildung 2-14 Bei warmen bzw. bei kalten Händen zeigen sich – beispielsweise an der A. radialis – verschiedenartige Flußprofile als Zeichen des unterschiedlichen peripheren Gefäßwiderstands. Die enddiastolische Flußgeschwindigkeit oben im Bild ist deutlich größer als unten, zusätzlich zeigt sich unten ein Rückflußanteil.
t = Zeit, v = Geschwindigkeit.

den sich dennoch oft deutlich in den Dopplerkurven ab. So kann eine Thrombosierung der Bauch- oder Beckenvenen zur Aufhebung der atemabhängigen Modulationen des Blutflusses in den Beinvenen führen, beim Valsalva-Manöver bildet sich bei Venenklappeninsuffizienz ein pathologischer Rückstrom aus (s. Abb. 2-13d).

untersuchte Gefäß strömt. Im oberen Bildabschnitt der Abbildung 2-14 – bei kühlen Händen – ist der Gefäßwiderstand distal der Meßstelle hoch. Während der Diastole pendelt das Blut, bedingt durch die alternierende Wandlung potentieller Energie („Gefäßwandspannung") in kinetische Energie („Bewegung der Blutsäule") und umgekehrt, hin und her (Abb. 2-15). Durch Reibungsverluste nimmt die Menge der für diesen Vorgang verfügbaren Energie ab und die Schwingung verläuft gedämpft (s. Abb. 2-15).

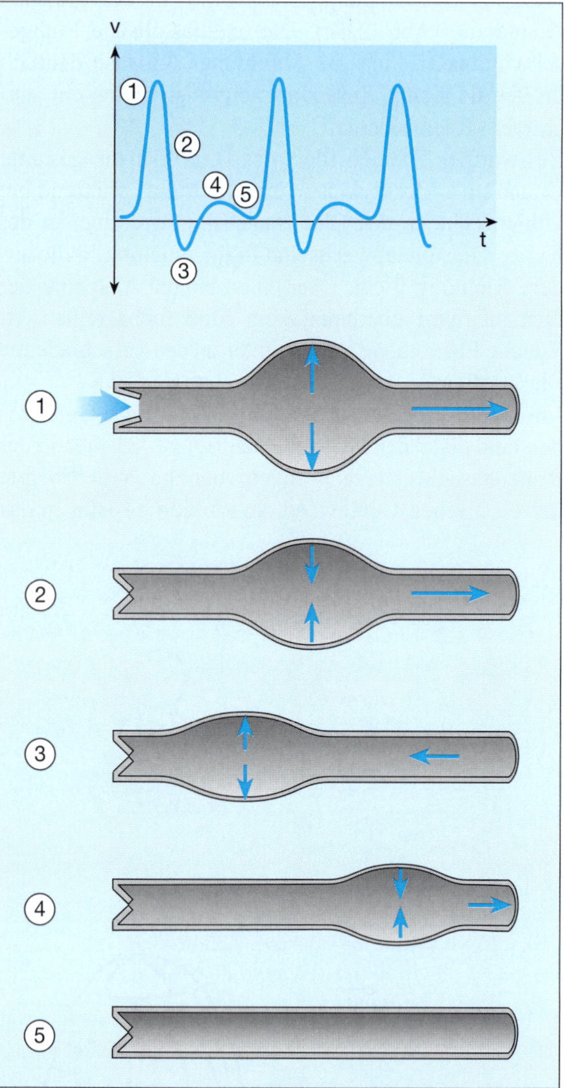

Im Rahmen *thermoregulatorischer Prozesse* kommt es an den Händen – in Abhängigkeit von der Umgebungstemperatur mehr oder weniger häufig – zu kurzdauernden, vasokonstriktorischen Episoden (Abb. 2-16). Diese werden von zentralen Substraten des Vegetativums über sympathische Nervenfasern zu den Gefäßen vermittelt und sind beispielsweise bei diabetischen Patienten mit einer autonomen Neuropathie häufig nicht mehr zu beobachten (s. Abb. 2-16).

PHYSIOLOGISCHE REGULATION IN DEN HIRNVERSORGENDEN GEFÄSSEN

In hirnversorgenden Arterien wird der Blutfluß auch bei verschiedenen physiologischen Belastungen relativ konstant gehalten. Änderungen des systolischen Blutdrucks oder des CO_2-Partialdrucks können daher im Rahmen der notwendigen Regelprozesse die Flußkurven der hirnversorgenden Arterien in ihrer Form beeinflussen (Abb. 2-17a bis d). So führt ein Abfall des CO_2-Partialdrucks zu einem reaktiven Anstieg des Gefäßwiderstands, ein Anstieg des CO_2-Partialdrucks zu einer Reduktion des Gefäßwiderstands, was sich jeweils im Widerstandsindex RI abbildet (s. Abb. 2-17b und c). Ein Anstieg des systolischen Blutdrucks, beispielsweise unter Ergometerbelastung, bedingt einen Anstieg des Gefäßwiderstands und daher des RI (s. Abb. 2-17d).

Abbildung 2-15 Um alternierende Flußverhältnisse, wie sie etwa in der A. femoralis zu beobachten sind, zu erklären, kann man vereinfachend ein Modell des „Pendelns zwischen kinetischen und potentiellen Energiezuständen" heranziehen. Oben im Bild ist der zeitliche Verlauf von Geschwindigkeitsbetrag und -richtung dargestellt. Darunter sind zu verschiedenen Zeitpunkten (1–5) energetische Zustände schematisiert. Horizontale Pfeile charakterisieren Geschwindigkeitsbetrag und -richtung (kinetische Energie), vertikale Pfeile die aufzuwendende Arbeit, um eine Dehnung elastischer Gefäße – das entspricht „Speichern von potentieller Energie" – herbeizuführen. Aus dem Zusammenspiel von Herzkraft und -klappenfunktion, Gefäßdehnung, peripherem Gefäßwiderstand, strömendem Blut und „Reibungsverlusten" kann man sich die alternierenden Strömungsverhältnisse plausibel machen.
t = Zeit, v = Geschwindigkeit.

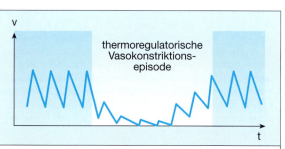

Abbildung 2-16 Über den Sympathikus werden autonome Funktionen an die Gefäße vermittelt. So kommt es beispielsweise bei Umgebungstemperaturen unter 25–28 °C im Rahmen der Thermoregulation an den Akren intermittierend zu vasokonstriktorischen Episoden. Diese sind im zeitlichen Verlauf des Dopplerspektrums deutlich zu sehen. Charakteristischerweise imponiert ein Abfall von systolischer Spitzengeschwindigkeit und enddiastolischer Geschwindigkeit, wobei letztere zumeist gegen „Null" geht. Nach kurzer Zeit (4–10 Sekunden) sind die Gefäße wieder dilatiert.
t = Zeit, v = Geschwindigkeit.

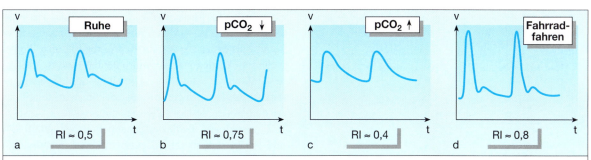

Abbildung 2-17 Geschwindigkeitszeitkurven.
a) Physiologische Geschwindigkeitszeitkurve einer A. carotis interna.
b) Ein Abfall des CO_2-Partialdrucks führt zu einem reaktiven Anstieg des Gefäßwiderstands.
c) Ein Anstieg des CO_2-Partialdrucks führt zu einer Reduktion des Gefäßwiderstands, was sich im Widerstandsindex RI abbildet.
d) Ein Anstieg des systolischen Blutdrucks, beispielsweise unter Ergometerbelastung, bedingt einen Anstieg des Gefäßwiderstands und daher des RI.
pCO_2 = Kohlendioxidpartialdruck, t = Zeit, v = Geschwindigkeit.

REGULATION IN DER A. CAROTIS EXTERNA

Im Flußprofil einer A. carotis externa, welche im wesentlichen Muskulatur, Haut und Knochen des Kopfes versorgt, die in Ruhe geringer durchblutet sind als das Gehirn, liegt die enddiastolische Geschwindigkeit deutlich niedriger als in der A. carotis interna, und zwar bei etwa $1/5$ der systolischen Spitzengeschwindigkeit. Da die A. carotis externa auch einen Ast zur Schilddrüse abgibt, kann bei einer Hyperthyreose der Blutfluß durch die A. carotis externa erhöht sein. In diesem Fall kann die enddiastolische Geschwindigkeit deutlich ansteigen und zur Verwechslung mit der A. carotis interna führen. Auch das Kauen eines „trockenen Brötchens" führt zur Durchflußsteigerung in der A. carotis externa, im wesentlichen bedingt durch einen Anstieg der Durchblutung des Massetermuskels (Abb. 2-18a bis d).

VERDAUUNGSBEDINGTE REGULATION IN DEN INTESTINALEN GEFÄSSEN

Intestinale Gefäße weisen, erkennbar an der jeweiligen Geschwindigkeitszeitkurve des Gefäßes große Unterschiede in der arteriellen Durchblutung auf, was unter anderem auf Verdauungsvorgänge zurückgeführt werden kann. So ist der Blutfluß in der A. mesenterica superior in Zeiten des Hungers gegenüber Phasen aktiver Verdauung reduziert. In einer solchen Ruhephase liegt die enddiastolische Geschwindigkeit deutlich niedriger als während der Verdauungsphase (Abb. 2-19a und b).

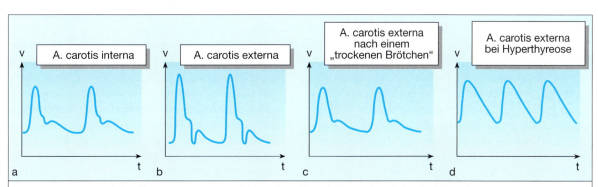

Abbildung 2-18 Im Flußprofil einer A. carotis externa (b) liegt die enddiastolische Geschwindigkeit deutlich niedriger als in der A. carotis interna (a). Das Kauen eines „trockenen Brötchens" führt zur Durchflußsteigerung in der A. carotis externa (c), im wesentlichen bedingt durch einen Anstieg der Durchblutung des Massetermuskels. Da die A. carotis externa einen Ast zur Schilddrüse abgibt, kann auch bei einer Hyperthyreose der Blutfluß durch die A. carotis externa erhöht sein (d). Derartige physiologische und pathophysiologische Durchblutungssteigerungen können zur Verwechslung der A. carotis externa mit der A. carotis interna führen.
t = Zeit, v = Geschwindigkeit.

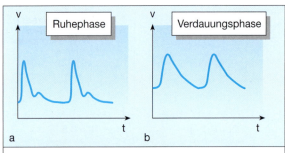

Abbildung 2-19 In der Ruhephase (a) liegt die enddiastolische Geschwindigkeit einer A. mesenterica superior deutlich niedriger als während der Verdauungsphase (b).
t = Zeit, v = Geschwindigkeit.

3 DER BLUTFLUSS IN DER STENOSE UND SEINE MESSUNG

STRÖMUNGSPROFIL IN DER STENOSE

Arteriosklerotische Plaques verengen das Gefäßlumen zur Stenose.
Mit Doppler und Duplex lassen sich Veränderungen der Hämodynamik in diesen Stenosen nachweisen, die einerseits abhängig von der Querschnittsfläche und Lage der Stenose im Lumen sind (exzentrisch/konzentrisch), nicht aber zwangsläufig mit dem Durchmesser des freien Lumens korrelieren müssen. Man kann deshalb aus dem Durchmesser einer Stenose nicht unmittelbar auf die hämodynamische Relevanz schließen.
Die in Stenosen abgeleiteten Flußprofile zeigen
- erhöhte Flußgeschwindigkeiten
- Turbulenzen
- Veränderungen des systolischen Fensters und der Kurvenform
- retrograde Flüsse.

> Erst anhand dieser umfassenden Daten wird das Ausmaß der Stenose beurteilt.

Wie bereits in Abschnitt I, 2 „Widerstandsindizes und Blutfluß" beschrieben, ist das Strömungsprofil in einem geraden Gefäß durch einen laminaren Fluß gekennzeichnet. Im Zentrum des Gefäßes sind die Flußgeschwindigkeiten am höchsten, zur Gefäßwand hin am niedrigsten. Der Blutfluß weist also nicht eine einzige Fließgeschwindigkeit auf, sondern ein Geschwindigkeitszeitspektrum, d.h. viele verschiedene Geschwindigkeiten (s. Abb. 2-10). Das *normale Flußspektrum* zeigt ein sogenanntes „systolisches Fenster", in dem langsame oder retrograde Geschwindigkeitsanteile fehlen, weil in dieser Phase die gesamte Blutsäule stark beschleunigt wird.

Bei *Anstieg der Flußgeschwindigkeit* über eine bestimmte Grenze hinaus, wird der laminare Fluß gestört und es kommt als erstes zur wandnahen Wirbelbildung, die bei weiterem Anstieg zu einem turbulenten Fluß im gesamten Gefäßquerschnitt führt. Die Umwandlung des laminaren Flusses in einen turbulenten Fluß wird durch das Ansteigen der Reynold-Zahl charakterisiert (s. Abschn. I, 2 „Blutdruck, Gefäßwiderstand und Volumenfluß") und macht sich schon bei geringgradigen Stenosen im „Schließen des systolischen Fensters" bemerkbar.

BESTIMMUNG DES STENOSEGRADS

Während der Versuch, Stenosegrade aus dem Röntgenbild oder Ultraschallbild zu bestimmen, wegen des Eingangs des Gefäßradius in die Berechnungsformel in der zweiten Potenz in der Regel selbst bei mittelgradigen Stenosen den Stenosegrad erheblich überschätzt, hat sich bei der Beurteilung von peripheren Gefäßstenosen die Bestimmung des Stenosegrads anhand hämodynamischer Meßwerte allgemein durchgesetzt. Der Stenosegrad kann entweder aus einem Druckgradienten oder aber aus der Messung von Veränderungen des Flußspektrums ermittelt werden.
Die nichtinvasive Messung des Stenosegrads mittels Doppler hat sich zur Untersuchung in der Gefäßperipherie durchgesetzt und kann anhand der Flußbeschleunigung prinzipiell über zwei Wege erfolgen:
- Mit Hilfe der Kontinuitätsgleichung durch *Quotientenbildung*, aus prästenotischem und intrastenotischem Spitzenfluß und Ablesen des Stenosegrads aus einem Nomogramm (Abb. 2-20). Im Bereich von 40 cm/sec bis 200 cm/sec, d.h. zwischen 30- und 90%iger Stenose ist dies die zuverlässigste quantitative Bestimmungsmethode an peripheren Gefäßen. Sie versagt allerdings bei filiformen Stenosen, in denen die Strömungsgeschwindigkeit abfällt ebenso wie bei geringgradigen Stenosen, bei denen sie nicht nennenswert verändert ist.
- Im praktischen klinischen Gebrauch hat es sich eingebürgert, den Stenosegrad aus *Veränderungen des Frequenzspektrums* ohne Verwendung einer Formel halbquantitativ zu schätzen. Die systolische Spitzenfrequenz, die Hüllkurve des Spektrums, die Verbreiterung des Spektrums mit Verschwinden des systolischen Fensters und inverse Frequenzanteile im systolischen Spektrum werden hierzu benutzt. Diese Parameter beruhen jedoch auf Empirie, nicht auf exakter mathematischer Grundlage. Die Spitzenfrequenz entspricht der maximalen Flußgeschwindigkeit im Zentrum des Gefäßes, die Spektralbreite stellt die Häufigkeitsverteilung der Flußgeschwindigkeit in einem Herzzyklus dar, das „systolische Fenster" zeigt den Anteil hoher laminarer Flüsse im Zentrum des Gefäßes an.

Spezieller Teil

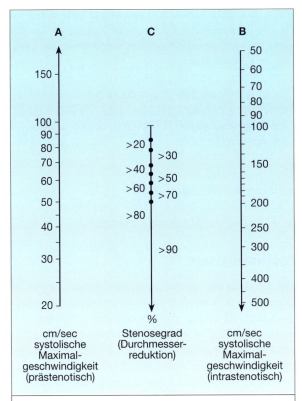

Abbildung 2-20 Nomogramm zur einfachen Stenosegradklassifikation anhand der prästenotischen und intrastenotischen systolischen Maximalgeschwindigkeit. Durch Verbinden der prästenotischen systolischen Maximalgeschwindigkeit (cm/sec, Skala A) mit der systolischen Maximalgeschwindigkeit in der Stenose (cm/sec, Skala B) kann man auf der mittleren Skala C die Stenosekategorie ablesen (minimale angiographische Durchmesserreduktion in Prozent-NASCET).

Bei Anstieg der Strömungsgeschwindigkeit nimmt der Anteil der turbulenten langsamen Frequenzen von der Gefäßwand her zu und der Anteil der laminaren Flüsse im Frequenzspektrum ab. Es kommt zu einer sogenannten Verbreiterung des Frequenzspektrums, d.h. zu einer Abnahme der schnellen laminaren Flüsse und damit des „systolischen Fensters", bis dieses bei hochgradigen Stenosen völlig verschwindet.

Bei weiterer Einengung des Gefäßlumens und Zunahme der Stenose über 90% sinkt die Strömungsgeschwindigkeit ab. Damit wird der Gipfel der Spektralkurve abgerundet, die Spitzenfrequenz sinkt und es treten in der Systole inverse, d.h. in die Gegenrichtung verlaufende Flüsse auf.

Die geschilderten Kriterien erlauben zumindest eine halbquantitative Einschätzung des Stenosegrads in leicht-, mittel- und hochgradig, wobei leichte Stenosen bis zu 25% Einengung, schwere Stenosen von 50–75% und sehr schwere Stenosen von 76–99% Einengung des Gefäßes reichen (Tab. 2-1):

- Beim *Normalfluß* mit unauffälligem Gefäßlumen und glatter Gefäßwand ist das Flußmuster in der A. femoralis wegen des hohen peripheren Widerstands dreiphasisch mit systolischem Vorwärtsfluß, frühdiastolischem Rückwärtsfluß und diastolischem Vorwärtsfluß. Allerdings verschwindet bei erhöhter Wandstarre der Arterie im Senium die dritte Komponente.
- Bei der *bis zu 25%igen Stenose* ist die Verbreiterung des Frequenzspektrums ohne Veränderungen der Flußgeschwindigkeit das entscheidende Kriterium.

Tabelle 2-1 Kriterien der halbquantitativen Bestimmung des Stenosegrades aus dem Frequenzspektrum (nach Jäger und Neuerburg-Heusler).

			Stenosegrad		
	< 25%	25–50%	50–75%	75–95%	95–99%
Spitzenfrequenz (Amplitude)	n	↑ >30%	↑↑ 100–200%	↑↑↑ >300%	↓
diastolische Frequenz	n	n	↑	↑↑	↑↑
Kurvenform	triphasisch	triphasisch	triphasisch, Verbreiterung des Spektrums	Verlust der Rückflußkomponente	monophasisch
systolisches Fenster	n	verengt	fehlt	fehlt	fehlt
systolischer inverser Fluß	n	n	n	↑	↑
Farbduplex	p	p (Turbulenzen)	Aliasing	Aliasing	Aliasing oder Pseudookklusion und poststenotischer Jet

n = normal, ↑ = erhöht, ↓ = erniedrigt, p = pathologisch, pp = hochpathologisch

- Die *25–50%ige Stenose* zeigt eine Zunahme der systolischen Flußgeschwindigkeit bei Verbreiterung des Frequenzspektrums, aber normaler Kurvenform.
- Bei der *50–75%igen Stenose* kommt es zu einer weiteren deutlichen Zunahme der systolischen Spitzengeschwindigkeit um mindestens den Faktor 2. Das Flußmuster ist in der Stenose selbst nur mäßig, jedoch distal davon deutlich verändert. Das Spektrum ist verbreitert und das systolische Fenster verschwunden.
- Bei der *75–90%igen Stenose* ist die Spitzengeschwindigkeit maximal erhöht. Bei Verwendung des gepulsten Dopplers wird regelmäßig Aliasing beobachtet. Die diastolische Flußgeschwindigkeit nimmt deutlich zu. Die Form der Hüllkurve ist verändert mit Gipfelabrundung. Das Spektrum ist verbreitert und das systolische Fenster verschwunden. Proximal und noch ausgeprägter distal der Stenosen nimmt die Flußgeschwindigkeit ab. Die Kurvenform des Spektrums ist monophasisch mit Vorwärtsfluß in Systole und Diastole. Die enddiastolische Geschwindigkeit ist höher als die normale systolische bzw. die prästenotisch gemessene systolische Spitzengeschwindigkeit.

Hilfreich beim Auffinden von *Stenosen* ist der Farbduplex. Das sogenannte „Mosaikphänomen", d.h. das Auftreten von kleinen blauen und roten Farbkodierungen auf engstem Raum im poststenotischen Bereich ist typisch für die hochgradige Stenose. Zur Quantifizierung muß jedoch zusätzlich die Frequenzanalyse eingesetzt werden.

Die Farbdarstellung versagt allerdings bei *filiformen Stenosen*, da bei gleichzeitiger Verwendung des gepulsten Dopplers – und der dabei zur Vermeidung von Aliasing notwendigerweise extrem hoch einzustellenden Puls-Repetitions-Frequenz – die Empfindlichkeit für Farbe zu niedrig werden kann, was möglicherweise wiederum eine scheinbare Auslöschung des Blutflusses nach sich zieht. Das Gefäß scheint verschlossen zu sein, weil keine Farbkodierung mehr gelingt. Nur der poststenotische Jet und Vibrationen im peristenotischen Gewebe, die viele kleine Bewegungsartefakte erzeugen (Konfetti-Phänomen), schützen den Erfahrenen vor der unter Umständen verheerenden Fehldiagnose des kompletten Verschlusses.

> Voraussetzung bei dem Einsatz der Frequenzanalyse sind mehrfache Ableitungen des Spektrums und Bestimmung der Flußgeschwindigkeit bei Einhalten eines Einschallwinkels von unter 60°.

Hauptfehler sind
- zu großer Meßwinkel
- Schallabschwächung an verkalkten Plaques
- Vorliegen einer absoluten Arrhythmie.

ZUSAMMENFASSUNG

Das Ergebnis der Untersuchung von Blutflüssen mittels Ultraschall, insbesondere an Stenosen beruht auf mehreren Kreislauffaktoren, insbesondere dem peripheren Widerstand, welcher spezifische Kurvenformen in den jeweiligen Gefäßprovinzen induziert. Funktionelle Phänomene können das Strömungsprofil erheblich verändern. Bei der Bestimmung des Stenosegrads, der für die Klinik höchste Priorität besitzt, müssen die Einschränkungen der qualitativen und halbquantitativen Einschätzung des Stenosegrads bekannt sein.

Weder im B-Bild (anhand morphologischer Wandveränderungen) noch mittels Farbduplex ist die Bestimmung des Stenosegrads zuverlässig möglich. Hierzu ist ausschließlich das mittels CW- oder PW-Doppler abgeleitete Frequenzspektrum in der Lage.

LITERATUR

Busse, R: Kreislaufphysiologie. Thieme, Stuttgart 1982.
Guyton, AC: Textbook of Medical Physiology. W B Saunders Company, Philadelphia 1986.
Polak FJ: Peripherial Vascular Sonography: A practical Guide. Williams & Wilkins, Baltimore 1991.

FRAGEN

1. In der Stenose nehmen folgende Merkmale zu:
   a) Laminarität des Flusses
   b) Strömungsgeschwindigkeiten
   c) Bandbreite des Geschwindigkeitsspektrums
   d) b und c sind richtig
   e) a und c sind richtig

2. Eine kompensierte Stenose bewirkt poststenotisch
   a) eine drastische Flußreduktion
   b) ein durchwegs laminares Flußprofil
   c) orthograde Rückstromanteile
   d) eine Abnahme des „Dips"
   e) einen Anstieg des RI

RICHTIGE ANTWORTEN

1. d   2. d

B
PRAKTISCHER TEIL

3

HIRNVERSORGENDE GEFÄSSE

SEBASTIAN SCHELLONG UND MANFRED SCHNEIDER

INHALT

- I Allgemeiner Teil 37
  - Ultraschallanatomie 37
  - Allgemeiner Untersuchungsgang 40
- II Spezieller Teil 47
  - 1 Gefäßveränderungen ohne Strombahnhindernis 47
    - Indikation 47
    - Pathophysiologische Grundlagen 47
    - Wertigkeit und Besonderheiten der verschiedenen Methoden 51
    - Fehlerquellen 51
    - Spezieller Untersuchungsgang 51
    - Dokumentation 53
    - Zusammenfassung 53
    - Fragen 54
  - 2 Strombahnhindernisse in den Karotiden 54
    - Indikation 54
    - Pathophysiologische Grundlagen 55
    - Wertigkeit und Besonderheiten der verschiedenen Methoden 56
    - Fehlerquellen 57
    - Spezieller Untersuchungsgang 58
    - Dokumentation 63
    - Zusammenfassung 63
    - Fragen 65
  - 3 Veränderungen der Hirnbasisarterien des vorderen Hirnkreislaufs 65
    - Indikation 65
    - Pathophysiologische Grundlagen 65
    - Wertigkeit und Besonderheiten der verschiedenen Methoden 66
    - Fehlerquellen 66
    - Spezieller Untersuchungsgang 66
    - Dokumentation 68
    - Zusammenfassung 68
    - Fragen 68
  - 4 Strombahnhindernisse im vertebrobasilären Stromgebiet 69
    - Indikation 69
    - Pathophysiologische Grundlagen 69
    - Wertigkeit und Besonderheiten der verschiedenen Methoden 70
    - Fehlerquellen 71
    - Spezieller Untersuchungsgang 71
    - Dokumentation 73
    - Zusammenfassung 74
    - Fragen 75

I ALLGEMEINER TEIL

ULTRASCHALLANATOMIE

Wandaufbau der Arterien

Alle dem Ultraschall zugänglichen hirnversorgenden Arterien gehören zur Klasse der *mittelgroßen Transportarterien muskulären Typs*. Sie weisen den charakteristischen Wandaufbau aus Intima, Media (Muscularis) und Adventitia auf, die jeweils durch eine elastische Faserschicht voneinander getrennt werden (Lamina elastica interna und externa). Diese Dreischichtung findet sich im *Ultraschall-B-Bild* wieder, da die verschiedenen Wandanteile ein unterschiedliches Reflexionsverhalten besitzen und damit gegeneinander Grenzflächen bilden. Ein erster, heller Grenzzonenreflex findet sich zwischen dem Gefäßinhalt und der Intima, ein zweiter, dunkler zwischen der Intima und der Media, und ein dritter, wiederum heller, zwischen der Media und der Adventitia. Letzterer geht ohne scharfe Kontur in das umgebende Bindegewebe über (Abb. 3-1). Die sichtbaren Bänder unterschiedlicher Echogenität repräsentieren zwar nicht die anatomischen Strukturen, in der Summe korreliert ihre Dicke aber durchaus mit der tatsächlichen Wandstärke der Arterie.

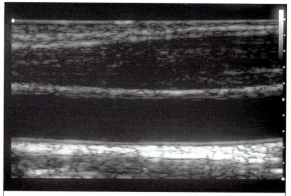

Abbildung 3-1 Normalbefund: Längsschnitt durch eine A. carotis communis mit den typischen Grenzzonenreflexen der Gefäßwand.

3 Hirnversorgende Gefässe

Der Gefäßbaum vom Aortenbogen bis zum Circulus arteriosus Willisii

Das Gehirn wird von vier Zubringerarterien versorgt (A. carotis interna links und rechts, A. vertebralis links und rechts), die an der Schädelbasis durch eine gemeinsame Ringleitung miteinander verbunden sind (Circulus arteriosus Willisii). Diese speist ihrerseits drei Arterienpaare für die verschiedenen Regionen des Großhirns (Aa. cerebri anterior, media, posterior) (s. Abb. 3-17). Mittelhirn, Kleinhirn und Hirnstamm werden von Ästen der Vertebralarterien bzw. der A. basilaris versorgt. Das Auge als Teil des Gehirns wird von einem eigenen Ast der A. carotis interna versorgt (A. ophthalmica).

> Im Ultraschall faßbare Gefäßveränderungen können daher lokalisierbaren neurologischen Defiziten zugeordnet werden.

Umgekehrt darf aber eine solche Zuordnung nur getroffen werden, wenn das in Rede stehende Defizit auch tatsächlich im Versorgungsgebiet der veränderten Arterie liegt.

„Vorderer" und „hinterer" Hirnkreislauf werden getrennt versorgt aus der A. carotis communis bzw. der A. subclavia. Auf der rechten Seite haben beide Gefäßprovinzen mit dem Truncus brachiocephalicus einen gemeinsamen Stamm, links gehen sie getrennt aus dem Aortenbogen hervor.

Strenggenommen nicht zu den hirnversorgenden Gefäßen gehört das Stromgebiet der A. carotis externa, die den Geweben des Gesichts und des Schädels zugeordnet ist. Die Beurteilung ihres Abgangs und ihrer Äste gehört dennoch zur Untersuchung der hirnversorgenden Gefäße, da Kollateralverbindungen zwischen dem „Externa-" und dem „Interna-" (d.h. dem vorderen Hirn-)Kreislauf bestehen (A. maxillaris, A. facialis, A. temporalis). Auch die A. occipitalis kann Kollateralen zum hinteren Hirnkreislauf ausbilden.

Lagebeziehung der Arterien zu anderen Leitstrukturen

Die *Kollateralverbindung* zwischen der *A. supratrochlearis* als Ast der A. ophthalmica und der *A. temporalis bzw. facialis* als Endästen der A. carotis externa findet sich leicht zugänglich im inneren oberen Augenwinkel direkt unter der Haut. Nach gestrecktem Verlauf durch die Orbita bildet sie auf Höhe der Nasenwurzel Kurven oder sogar Schlingen.

Die *Abgänge der hirnversorgenden Gefäße* aus dem Aortenbogen liegen noch im knöchernen Thorax. Sie können daher nur mit Sonden größerer Eindringtiefe durch die obere Thoraxapertur hindurch angeschallt werden (Abb. 3-2). Für den üblicherweise verwendeten linearen Schallkopf werden die Gefäße erst direkt oberhalb der Clavicula sichtbar, wo sie zunächst noch in der Tiefe verlaufen, um erst nach einigen Zentimetern nah an die Körperoberfläche herangeführt zu werden.

Auf der *rechten Seite* ist direkt oberhalb bzw. noch hinter der Clavicula der Truncus brachiocephalicus mit seiner Teilung in die nach kraniolateral verlaufende A. subclavia und die ganz nach kranial verlaufende A. carotis communis zu sehen (Abb. 3-3). Die A. subclavia biegt unmittelbar hinter ihrem Abgang nach lateral und kaudal ab, so daß sie wieder von der Clavicula verborgen wird. In günstigen Fällen können zuvor aber noch die Abgänge der A. vertebralis und der A. mammaria interna, sowie der Truncus thyreocervicalis und der Truncus costocervicalis eingesehen werden (Abb. 3-4).

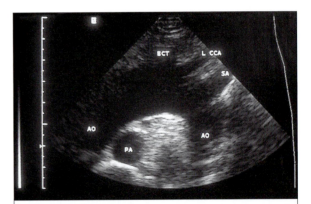

Abbildung 3-2 Sonographischer Aspekt des Aortenbogens mit den Abgängen der supraaortalen Gefäße.
AO = Aortenbogen, BCT = Truncus brachiocephalicus, L CCA = linke A. carotis communis, PA = A. pulmonalis, SA = A. subclavia.

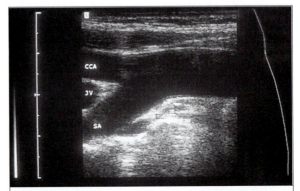

Abbildung 3-3 Längsschnitt durch die Aufteilung des Truncus brachiocephalicus in die A. carotis communis (CCA) und A. subclavia (SA). JV = V. jugularis.

ALLGEMEINER TEIL

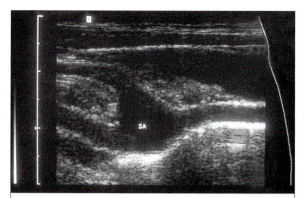

Abbildung 3-4 Querschnitt durch die A. subclavia (SA) mit dem Abgang der A. vertebralis (links unten), A. thoracica interna (rechts) sowie dem Truncus thyreocervicalis (links oben).

Auf beiden Seiten liegt die A. carotis communis zunächst der Schilddrüse lateral an. Sie wird begleitet von der V. jugularis interna, die erst lateral, später aber ventral der A. carotis verläuft.

> Diese Formation ist immer gut zu identifizieren und dient daher als erster Orientierungspunkt für die Untersuchung, von dem aus sich alle anderen Abschnitte der Halsgefäße erschließen lassen.

Weiter kranial folgt auf einer sehr variablen Höhe die Aufteilung der A. carotis communis, die sogenannte „Karotisgabel" (Abb. 3-6). Sie kann so hoch liegen, daß sie zum Teil bereits wieder vom Unterkieferknochen verborgen wird. Dies ist besonders bei Patienten mit kurzem Hals der Fall. In den meisten Fällen sollte sie sich jedoch einwandfrei darstellen lassen, so daß sowohl die A. carotis interna („Interna") wie die A. carotis externa („Externa") in den ersten Zentimetern gesondert beurteilt werden können.

Die A. vertebralis nimmt einen kurzen Weg nach kranial und dorsal durch die Muskulatur des Halses, um dann in ihren knöchernen Kanal in den Bogenfortsätzen der Halswirbel einzutreten. Dort kann sie segmentweise immer wieder eingesehen werden (Abb. 3-5). Der Atlasbogen und der Durchtritt durch das Foramen magnum sind mit dem linearen Schallkopf nicht zu finden. Auf der *linken Seite* sind der Anfangsteil der A. subclavia und damit auch der Abgang der A. vertebralis nicht regelmäßig zugänglich, da die „Verlängerung" dieses Gefäßabschnitts durch den Truncus brachiocephalicus fehlt. Häufig verhindert die Clavicula hier eine Beurteilung.

Variationen der Karotisgabel

Die Karotisgabel hat weder einen festen Bezug zu anderen Geweben des Halses, noch ist ihre Orientierung im Raum immer gleich. Die Lagebeziehung der A. carotis interna und der A. carotis externa zueinander weist vielmehr *große Variationen* auf. Meist verläuft der Anfangsteil der A. carotis externa gestreckt in der Verlaufsrichtung der A. carotis communis, um bereits auf den ersten Zentimetern mehrere Äste abzugeben. Er kann daher als *Bezugspunkt* für den Verlauf der A. ca-

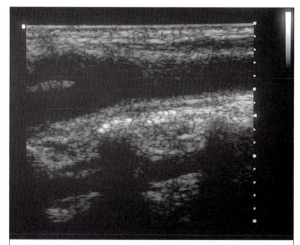

Abbildung 3-5 Längsschnitt durch die Karotisbifurkation mit Aufzweigung der A. carotis communis in die A. carotis interna (oben) und A. carotis externa (unten). Weiter unten im Bild sind die A. und V. vertebralis (zwischen den Querfortsätzen der Halswirbel verlaufend) mit angeschnitten.

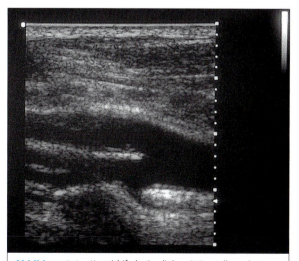

Abbildung 3-6 Karotisbifurkation links mit Darstellung der A. carotis interna (oben) sowie der A. carotis externa (unten), als deren erster Ast die nach kaudal ziehende A. thyreoidea superior gut zu erkennen ist.

rotis interna dienen. Die *häufigste Variante* stellt der dorsolaterale Abgang dar, gefolgt von verschiedenen Graden mehr dorsaler Ausrichtung bis hin zur streng dorsalen Lage. Nur in wenigen Prozent der Fälle ist der Abgang der A. carotis interna anfänglich medialwärts gerichtet. Der ventrale Abgang ist eine große Ausnahme.

Ebenso wie die Lateralität im Verhältnis zur A. carotis externa ist der Abgangs*winkel* der A. carotis interna variabel, so daß sehr gestreckte, aber auch fast rechtwinklige Verläufe beobachtet werden. Bei der Kombination aus dorsalem oder gar medialem Abgang mit großem Winkel kann sich die A. carotis interna gleich zu Beginn so weit von der Oberfläche entfernen, daß ihre Identifikation Schwierigkeiten bereitet.

Der „Bulbus" caroticus

Die Teilungsstelle der A. carotis communis ist mit einer Aufweitung des Gefäßquerschnitts verbunden. Sie erstreckt sich vom Beginn des Auseinanderweichens der Gefäßwände bis in den Anfangsteil der A. carotis interna hinein. Eine *nomenklatorische Unsicherheit* wird dadurch hervorgerufen, daß in der angloamerikanischen Literatur die Aufweitung des Anfangsteils der A. carotis interna als „bulb" bezeichnet wird, während im Deutschen mit „Bulbus" häufig der eigentliche Gabelbereich bezeichnet wird. Dieser kann strenggenommen bis zur Carina noch als Endabschnitt der A. carotis communis aufgefaßt werden.

> Da eine Vereinheitlichung des Sprachgebrauchs nicht ohne weiteres möglich ist, sollte bei der Befundbeschreibung mit eindeutigen Worten klargestellt werden, ob Veränderungen bereits in der A. carotis interna liegen, oder ob sie noch auf den Gabelbereich bezogen sind.

Der Untersucher sitzt hinter dem Kopf des Patienten, das Ultraschallgerät für die linke oder rechte Hand zur Bedienung leicht erreichbar. Alternativ ist die Aufstellung seitlich möglich, wie sie auch für die Untersuchung des Abdomens üblich ist. Für die transkranielle Beschallung empfiehlt sich in jedem Falle die Untersuchung vom Kopfende des Patienten aus.

CW-Doppleruntersuchung der hirnversorgenden Gefäße

Die CW-Doppleruntersuchung der hirnversorgenden Gefäße beginnt mit der Beschallung der Ophthalmikakollaterale im Augenwinkel. Wegen ihrer Lage dicht unterhalb der Haut wird hierzu die 8-MHz-Sonde benutzt. Um den Patienten nicht zu verletzen, wird die mit einem Tropfen Gel versehene Sonde am Kabel gehalten und mit Hilfe ihres geringen Eigengewichts in den Augenwinkel gestellt. Durch Veränderung der Sondenposition am „Zügel" des Kabels wird das Gefäß so lange gesucht, bis das maximale Signal gefunden ist. Die erfolgreichste Schallrichtung weist von unten außen nach oben innen. Ist die optimale Sondenlage erreicht, wird sie durch Abstützen des Daumenballens auf der Stirn fixiert. Die Hand der untersuchten Seite bleibt frei für die Durchführung des Kompressionsmanövers. Im Normalfall findet sich ein auf die Sonde zu gerichtetes ungedämpftes arterielles Signal mit tiefer Inzisur an der Stelle des Aortenklappenschlusses (Abb. 3-7).

Für den *Kompressionsversuch* suchen Zeige- und Mittelfinger die Inzisur im Unterkieferknochen, über welche die A. facialis verläuft. Danach wird die Kuppe des Daumens direkt vor dem Ohr auf den dort tastbaren Puls der A. temporalis gesetzt. Unter fortlaufender Ableitung des Signals aus der Ophthalmikakollaterale werden beide Externa-Äste nun komprimiert, wobei der Daumenballen der die Sonde haltenden Hand das

Allgemeiner Untersuchungsgang

Lagerung des Patienten

> Der Patient wird in entspannter Rückenlage auf der Untersuchungsliege gelagert. Bei höherem Lebensalter oder kardialen bzw. pulmonalen Erkrankungen ist häufig eine leichte Hochlagerung des Oberkörpers erforderlich. Der Kopf sollte allerdings im Verhältnis zum Oberkörper nicht weiter gebeugt werden, um das Untersuchungsfeld nicht einzuengen. Vielmehr sollte der Hals durch Reklination des Kopfes „verlängert" werden. Die Unterstützung durch eine Nackenrolle wird von vielen Patienten als unangenehm empfunden. Die Streckung sollte daher je nach Vermögen von den Patienten aktiv ausgeführt werden.

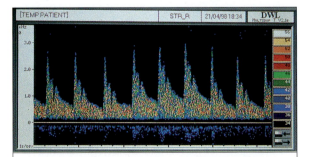

Abbildung 3-7 Normales Strömungsverhalten der A. supratrochlearis bei Kompression der A. facialis und der A. temporalis superficialis: Unter Kompression kommt es ab dem 4. Herzzyklus zu einer Zunahme vor allem der diastolischen Strömungsgeschwindigkeiten.

Ausweichen des Kopfes verhindert. Da beide Hände benötigt werden, muß die Geräteeinstellung vorher erfolgen.

> Beim Gesunden zeigt das Signal der A. supratrochlearis unter Kompression eine Zunahme der systolischen und vor allem der diastolischen Geschwindigkeit (s. Abb. 3-7); gelegentlich bleibt eine Signaländerung auch aus.

Meist muß der Kompressionsversuch mehrfach wiederholt werden, bis eine zweifelsfreie Dokumentation gelingt. Das Einfrieren des Bildes und der Ausdruck erfolgen zweckmäßigerweise durch *Fußschaltung*.

Die *direkte Beschallung* der A. carotis erfordert die Umschaltung auf eine 4-MHz-Sonde (Abb. 3-8). Auf die Haut über dem erwarteten Verlauf der Halsgefäße wird ausreichend Gel verteilt, so daß in jeder Sondenposition eine gute Ankopplung gewährleistet ist. Die Sonde wird mit dem Daumen und allen Langfingern gehalten, wobei die Sondenspitze zwischen dem Ring- und dem Kleinfinger zu liegen kommt. Allein auf diese Weise ist der für eine sichere Sondenführung notwendige Kontakt zwischen der Hand des Untersuchers, der Sonde und dem Hals des Patienten gewährleistet. Die Sonde wird nun so flach wie möglich über die Clavicula gelegt, so daß durch Querverschieben der Sondenspitze das Signal der *A. carotis communis* gesucht werden kann. Ein venöses Signal zeigt eine zu weit laterale Sondenlage an. Das erste verwertbare arterielle Signal wird durch kleine Korrekturbewegungen optimiert. Auf der nun sicher eingestellten A. carotis communis wird die Sonde nach kranial bewegt, bis die Veränderung des Signals anzeigt, daß die Karotisgabel erreicht ist. Das Vorschieben der Sonde in der ursprünglichen Richtung der A. carotis communis führt beinahe immer in die *A. carotis externa*, deren Signal durch erneute Korrektur der Sondenlage optimiert wird. Zur Bestätigung, daß es sich um die A. carotis externa handelt, wird unter fortlaufender Ableitung des Externasignals die A. temporalis vor dem Ohr durch rasch wechselnden Druck rhythmisch komprimiert. Die intermittierende Flußbehinderung überträgt sich retrograd auf das Externasignal und wird hier als Überlagerung sichtbar. Der Kompressionstest gilt als erfolgreich, wenn der diastolische Fluß im Takt der Kompression auf Null zurückgeht (Abb. 3-9). Von dieser Position aus gelingt die Einstellung der *A. carotis interna* am ehesten durch leichtes Kippen der Sonde nach innen unter Beibehaltung der Kontaktstelle, so daß der Schallstrahl nun weiter nach lateral gerichtet ist.

> Das Aufsuchen der A. carotis interna ist der schwierigste Teil der Untersuchung und erfordert Geduld, da ihre Lage sehr variabel ist. Die Schallrichtung muß systematisch und planvoll verändert werden, wobei zunächst die lateral der A. carotis externa gelegenen Varianten und erst zuletzt ein medialer Abgang der A. carotis interna abgesucht werden.

Als Orientierung dient immer wieder das Signal der A. carotis externa. Zum Ausschluß einer Verwechslung dient die erneute rhythmische Kompression der A. temporalis, welche das *Internasignal* unbeeinflußt läßt.

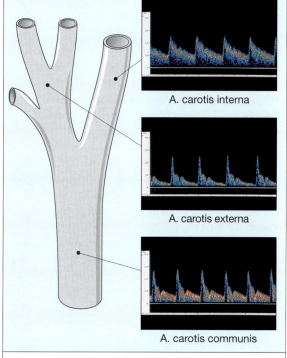

Abbildung 3-8 Normale Dopplerspektren der A. carotis communis, der A. carotis externa und A. carotis interna.

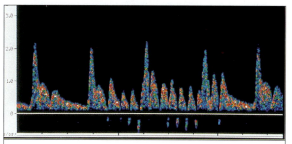

Abbildung 3-9 Verifizierung des Externasignals: Durch rhythmische Kompression der ipsilateralen A. temporalis erhält man typische Artefakte im Spektrum der A. carotis externa.

Von der *A. vertebralis* wird am zuverlässigsten die Atlasschleife erreicht. Sie kann mit der 4-MHz-Sonde von einer dorsolateralen Schallposition aus angeschallt werden. Die Sondenspitze wird senkrecht in die Vertiefung gestellt, die vom Hinterrand des M. sternocleidomastoideus und dem Mastoid gebildet wird. Durch leichte Veränderung der Schallrichtung können sowohl der nach außen wie der nach innen gerichtete Schenkel der Atlasschleife oder auf dem Scheitel beide Anteile abgeleitet werden. Die Richtung des Signals ist daher variabel. Entscheidend für die Befundung ist die *Strömungscharakteristik* (Abb. 3-10). Der *Abgang* der A. vertebralis aus der A. subclavia kann rechts besser als links dargestellt werden. Dazu wird die Sonde gegen die Flußrichtung in das laterale Halsdreieck gestellt. Durch planvolles Absuchen der Region werden anhand der unterschiedlichen Strömungscharakteristik zwischen den hier dominanten venösen Signalen die *A. subclavia* und die *A. carotis communis* identifiziert. In der Nähe des Subklaviasignals findet sich schließlich das charakteristische Signal der A. vertebralis.

Die Untersuchung endet mit der Beschallung der A. subclavia. Die Sonde wird gegen die Strömung in der Vertiefung aufgesetzt, die am Unterrand der Clavicula von den Muskelansätzen der Mm. pectorales major und minor gebildet wird. Zunächst erscheint das Signal der V. subclavia. Durch Ausrichten des Schallstrahls nach weiter kranial und dorsal, gewissermaßen hinter die Clavicula, wird die A. subclavia erfaßt (Abb. 3-11). Grundsätzlich ist bei der CW-Doppleruntersuchung zu beachten, daß schlechte Ableitungen durch eine schlechte Ausrichtung des Schallstrahls hervorgerufen werden. Das Eindrücken der Sonde in die Haut mit dem Ziel, den Abstand zum gesuchten Gefäß zu verringern oder den Kontakt zu verbessern, ist für den Patienten unangenehm und schafft keine Abhilfe.

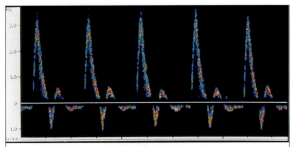

Abbildung 3-11 Typisches Dopplerfrequenzspektrum einer A. subclavia mit normalen, mehrfachen Oszillationen um den Nullpunkt.

Duplexsonographie der extrakraniellen hirnversorgenden Gefäße

Für die Duplexsonographie der extrakraniellen hirnversorgenden Gefäße eignet sich am besten ein linearer elektronischer Schallkopf mit einer je nach Eindringtiefe variablen Frequenz im Bereich von 5–10 MHz. Die Untersuchung beginnt in der reinen *B-Bildtechnik* ohne Hinzunahme von Dopplermodalitäten.

Zuerst wird die *Karotisstrombahn* dargestellt, von unmittelbar supraklavikulär bis hinauf zum Kieferwinkel, und zwar sowohl im Querschnitt wie im Längsschnitt. Auf der rechten Seite wird der Truncus brachiocephalicus und der Abgang der A. subclavia miterfaßt. Die *Befunderhebung* richtet sich auf:

- Lage der Gefäße
- Größe der Gefäße
- Wandbeschaffenheit.

Im *zweiten Durchgang* wird, sofern vorhanden, der Farbmodus hinzugeschaltet, so daß die Strömungsverhältnisse sichtbar werden. Im Querschnitt kann orientierend festgestellt werden, ob das untersuchte Gefäßsegment durchflossen ist und ob bedeutsame Turbulenzen oder Strömungsbeschleunigungen vorhanden sind (Abb. 3-12). Der Schallkopf ist dabei schräg zur Gefäßachse zu halten, damit das Dopplersignal sichtbar wird. Im Längsschnitt kann bei besseren Winkelverhältnissen und guter Adaptation der Farbskala an die vorhandenen Geschwindigkeiten eine feinere Beurteilung erfolgen (Abb. 3-13a).

Erst im *dritten Durchgang* werden aus allen Gefäßsegmenten mit dem *PW-Modus* die Dopplerspektren abgeleitet, so daß nun auch Messungen der Dopplershift bzw. der Geschwindigkeit vorgenommen werden können (Abb. 3-13b).

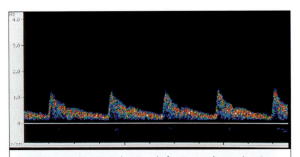

Abbildung 3-10 Typisches Dopplerfrequenzspektrum einer A. vertebralis: Der Vergleich zur Abbildung 3-8 zeigt die Ähnlichkeit zum Internasignal, wobei in der Regel jedoch nur die Hälfte der Amplitude erreicht wird (*cave*: Verwechslung mit der A. carotis interna im CW-Doppler bei Internaverschluß).

> Für verläßliche Ergebnisse ist eine peinlich genaue Winkelkorrektur unerläßlich, die auch off-line am „eingefrorenen" Bild möglich ist.

ALLGEMEINER TEIL

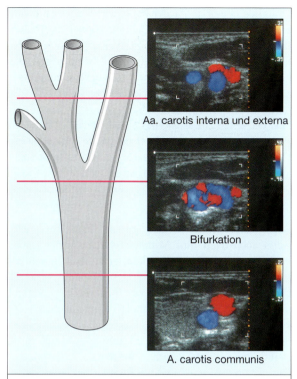

Abbildung 3-12 Farbduplexsonographischer Querschnitt durch die A. carotis:
Unten: Auf Höhe der A. carotis communis (blau), begleitet von der V. jugularis interna (rot); links davon befindet sich der linke Schilddrüsenlappen im Querschnitt.
Mitte: Auf Höhe der Bifurkation mit typischen (physiologischen) Bezirken von Strömungsumkehr (rote Areale).
Oben: Auf Höhe der proximalen A. carotis externa (links) und interna (rechts). V. jugularis ventral der A. carotis interna (rot).

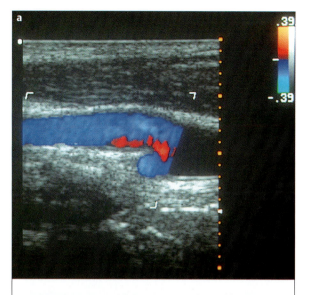

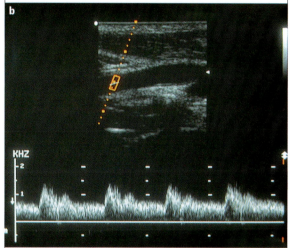

Abbildung 3-13 Normale Perfusion der A. carotis interna.
a) Im Farbmodus mit von der Sonde weg gerichtetem korrektem (blau kodiertem) Signal.
b) Im gepulsten Dopplermodus mit zur besseren Anschaubarkeit invertiertem Signal.

Das besondere Interesse richtet sich auf diejenigen Abschnitte, die im Farbmodus eine Auffälligkeit gezeigt haben.
Nach vollständiger Darstellung der Karotisstrombahn wird die *A. vertebralis* aufgesucht. Dazu stellt man sich erneut einen korrekten Längsschnitt der A. carotis communis dar. Unter Belassung der Kontaktstelle auf der Haut schwenkt man den Schallstrahl nach lateral. In einer Tiefe von 3–4 cm erscheint jetzt das charakteristische Bild der Vertebralgefäße, die jeweils für kurze Abschnitte zwischen den Wirbelbögen sichtbar werden. Kaliberstark und dorsal ist die Vertebralarterie, ventral liegt ihr die kaliberschwächere Vene an (Abb. 3-14). Bei schwierigen anatomischen Verhältnissen können die Gefäße im *Farbmodus* gesucht werden. Allerdings sollte hierzu das Farbfenster von vornherein schräg ausgerichtet werden. Hat man ein Segment der Vertebralarterie identifiziert, wird dort hinein – ebenfalls schräg, gewissermaßen „unter" den nächstgelegenen Wirbelbogen – das Sample Volume des PW-Dopplers gelegt, um ein Frequenzspektrum abzuleiten. Zur Darstellung des Abgangs der A. vertebralis aus der A. subclavia folgt man ihrem Verlauf im Längsschnitt nach proximal. Auf der rechten leichter als auf der linken Seite sieht man die A. vertebralis schließlich in einer „Pfeifenkopf"-artigen Figur aus der A. subclavia hervorgehen (Abb. 3-15). Für dieses Manöver ist der Farbmodus meist eine gute Orientierungshilfe. Aus dem Abgang selbst wird wiederum ein PW-Dopplerspektrum abgeleitet.
Die *A. subclavia* wird direkt unterhalb der Clavicula aufgesucht, und zwar von vornherein in Längsrichtung. Sie liegt kranial und etwas dorsal der Vene.

Hirnversorgende Gefässe

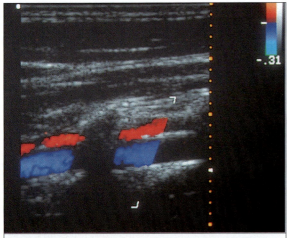

Abbildung 3-14 Normales Farbspektrum der A. vertebralis (blau) und V. vertebralis (rot).

Lediglich bei zirka 5% der Patienten ist auch an dieser Stelle der Knochen zu dick, um ein Signal zu erhalten (Hyperostosis frontalis). Dabei handelt es sich in der Überzahl um Frauen jenseits des 60. Lebensjahrs. Das Fenster der Temporalschuppe wird zu Verständigungszwecken in drei Areale unterteilt (Abb. 3-16).

> Bei der ersten Einstellung des Signals sollte das mittlere Fenster versucht werden, da es die größte Erfolgschance bietet. Erst wenn hier sicher kein Signal abzuleiten ist, sollten der Reihe nach das vordere und das hintere Fenster versucht werden.

Bei entsprechender Übung gilt als Faustregel, daß, wenn auch nach fünf Minuten systematischer Suche kein Signal zu erhalten ist, kein geeignetes Schallfenster zur Verfügung steht.

Die Untersuchung des *vorderen Hirnkreislaufs* beginnt mit einem 10 mm großen Sample Volume in einer Tiefe von 45–55 mm (Abb. 3-17). Das Signal, das an dieser Stelle abzuleiten ist und auf die Sonde zukommt, stammt mit großer Sicherheit aus der *A. cerebri media*. Durch Verringerung der Eindringtiefe bei unveränderter Sondenhaltung läßt sich das Gefäß weiter nach peripher verfolgen, meist bis zu einer Tiefe von 35 mm. Danach läßt man sich von dem Signal durch Vergrößerung der Eindringtiefe zum Circulus arteriosus Willisii leiten. Dieser wird erkennbar daran, daß ein zweites Signal in entgegengesetzter Flußrichtung hinzukommt.

Abbildung 3-15 „Pfeifenkopf"-artiger Abgang der A. vertebralis aus der A. subclavia.
AS = A. subclavia, AV = A. vertebralis

PW-Dopplersuchung der Hirnbasisarterien (transkranieller Doppler)

> Die *Hirnbasisarterien* sind zwar im knöchernen Schädel für den Ultraschall prinzipiell unerreichbar; besonders hohe Sendeleistungen bei der niedrigen Sendefrequenz von 2 MHz erlauben es jedoch, den Knochen an einer Stelle, die besonders dünn ist, zu durchdringen und die reflektierten Signale zu empfangen. Dies ist an der *Temporalschuppe* der Fall, die ein bei verschiedenen Patienten unterschiedlich großes „Schallfenster" bietet.

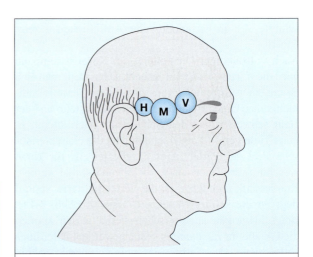

Abbildung 3-16 Graphische Darstellung zur Auffindung der Temporalfenster: Das mittlere Temporalfenster (M) bietet in der Regel den besten Zugangsweg, gefolgt vom vorderen (V) und schließlich hinteren (H) Schallfenster.

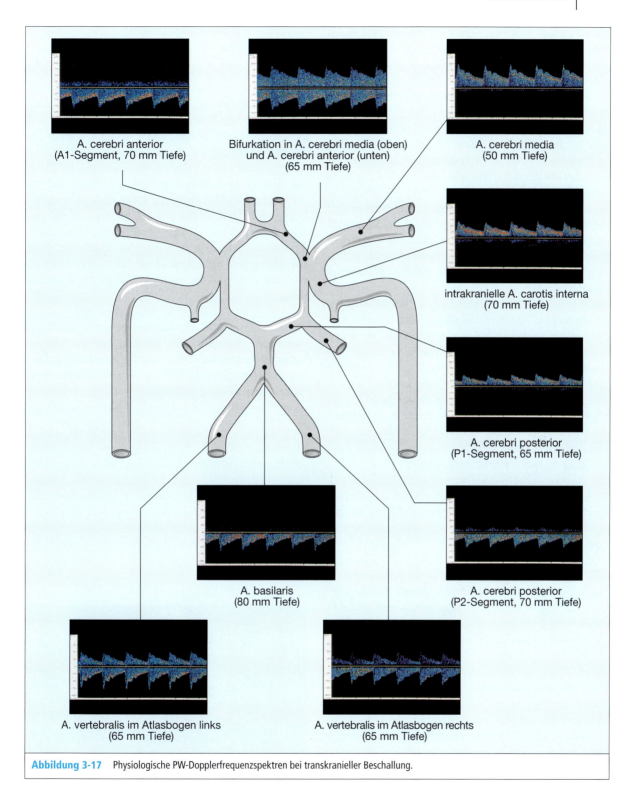

Abbildung 3-17 Physiologische PW-Dopplerfrequenzspektren bei transkranieller Beschallung.

Dabei handelt es sich um die A. cerebri anterior. Die Eindringtiefe beträgt hier meist 65 mm. Durch leichtes Kippen des Schallstrahls nach ventral und kranial kann die A. cerebri anterior bis zu einer Tiefe von 75 mm verfolgt werden. Signale, die aus einer Tiefe von mehr als 75 mm abgeleitet werden, stammen bei entsprechender Schallrichtung bereits von der gegenüberliegenden Seite und sollten nicht mehr bewertet werden.

Nachdem man sich vom Signal hat zurückleiten lassen zum Circulus arteriosus Willisii, kippt man den Schallstrahl leicht nach kaudal, um den *intrakraniellen Abschnitt der A. carotis interna* zu finden. Auch dies gelingt bis in eine Tiefe von 75 mm. Der Karotissiphon ist transtemporal nicht zu beschallen.

Zurück am Circulus arteriosus Willisii wendet man den Schallstrahl schließlich deutlich nach dorsal. Hier stößt man in einer Tiefe von 65 mm auf ein neues Signal, das aus der *A. cerebri posterior* stammt. Da sie in Relation zum Schallstrahl mit ihrem P1-Segment zunächst auf die Sonde zu kommt, danach aber im P2-Segment von der Sonde weg gerichtet ist, kann man das Signal in zwei Richtungen ableiten, direkt auf dem Scheitel auch zur selben Zeit. Beide Anteile sollten sich idealerweise noch für einen weiteren Zentimeter verfolgen lassen.

Abschließend wird transorbital die *A. ophthalmica* beschallt und bis zum Karotissiphon in den Schädel hinein verfolgt, so daß auch dieser Abschnitt der A. carotis interna beurteilt werden kann. Nach Auftragen von genügend Gel auf das geschlossene Auge wird die 2-MHz-Sonde aufgesetzt und so lange in ihrer Lage variiert, bis in 40–50 mm Tiefe ein verwertbares Signal erscheint. Hierbei handelt es sich um die A. ophthalmica. Durch Vergrößerung der Ableittiefe läßt man sich von dem Signal zum Siphon leiten, das in einer Tiefe von zirka 65 mm erwartet werden kann.

Der *hintere Hirnkreislauf* wird transnuchal geschallt (s. Abb. 3-17). Hier kann der Schallstrahl ungehindert durch das Foramen magnum entlang der Hirnbasis ins Schädelinnere gelangen, bis er schließlich auf die Clivuskante trifft.

> Als Untersuchungsposition kommt die Seitenlage des Patienten in Frage oder alternativ die sitzende Position mit dem Rücken zum Untersucher. In jedem Falle muß der Kopf leicht nach vorne gebeugt werden, um die Gefäße dem Schallstrahl ideal zu exponieren.

Die Ableitung beginnt aus einer okzipitalen Position etwas lateral der Mittellinie, aber auf diese zu gerichtet, in einer Tiefe von 55–60 mm. Hier befindet sich die Atlasschleife. Man folgt dem von der Sonde weg gerichteten Signal in die Tiefe. Bei zirka 80 mm kann eine leichte Zunahme der Geschwindigkeiten bemerkt werden. Dies ist die Vereinigung mit der A. vertebralis der Gegenseite zur A. basilaris.

Inzwischen ist der Schallstrahl der Mittellinie angeglichen, so daß man die A. basilaris nun in die Tiefe verfolgen kann. Bis 95 mm ist dies ohne Probleme möglich, eine Tiefe von mehr als 100 mm sollte aber angestrebt werden.

Farbkodierte Duplexsonographie der Hirnbasisarterien

Sowohl von transtemporal als auch von transnuchal ist die farbkodierte Duplexsonographie der *Hirnbasisarterien* möglich. Hierzu wird eine 2- bis 3-MHz-Multifrequenz-Sektorsonde benötigt sowie ein vom Gerät vorgehaltenes *Preset* für die Sendeleistung, die Bild- und die Dopplerparameter. Von transtemporal stellt man sich zunächst ohne Dopplerinformation das B-Bild so ein, daß die Großhirnhemisphäre, die Mittellinie und die Kontur des Mittelhirns zu sehen sind (Abb. 3-18). Die Eindringtiefe ist ausreichend, um auch die Gegenseite mit abzubilden. Nach Hinzuschalten der Farbinformation erhält man einige kleine Areale mit Fluß. Hierbei handelt es sich meist um die *A. cerebri media und/oder anterior* der dem Schallkopf zugewandten Seite.

> Durch minimale Dreh- und Kippbewegungen in allen Achsen sowie Optimierung des Farbgains und der Farbgeschwindigkeit können immer mehr Gefäßsegmente aufgefunden werden, bis sich der Circulus arteriosus Willisii mehr oder minder vollständig darstellt.

Ideal gelingt dies, wenn er auch anatomisch in einer Ebene liegt (Abb. 3-19). Nach sicherer Identifikation der Hirnbasisarterien können aus allen Abschnitten durch Hinzuschalten des PW-Dopplers die entsprechenden Geschwindigkeitsspektren abgeleitet werden. Der *hintere Hirnkreislauf* wird dargestellt durch Aufsetzen der Sonde okzipital in der Mittellinie bei leicht gebeugtem Kopf. Im B-Bild erscheint ein Anschnitt des

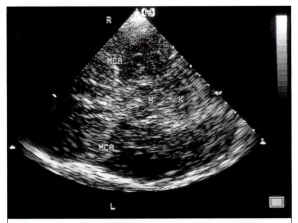

Abbildung 3-18 Normalbefund: sonoanatomischer Aspekt mittels transkranieller Duplexsonographie bei Zugang über das mittlere Temporalfenster.
H = Hirnstamm, K = Kleinhirn, MCA = A. cerebri media.

II SPEZIELLER TEIL

1 GEFÄSSVERÄNDERUNGEN OHNE STROMBAHN-HINDERNIS

INDIKATION

Der *extrakranielle Teil der Karotisstrombahn* ist eines der für den Ultraschall am besten zugänglichen Gefäßsegmente. Da die häufigsten arteriellen Gefäßerkrankungen *systemischen Charakter* haben, kann die sonomorphologische Untersuchung dieses Gefäßsegments der Abschätzung des Schweregrads arterieller Gefäßerkrankungen, insbesondere der *Atherosklerose* dienen.

> Grundsätzlich ist daher bei der umfassenden Untersuchung eines Patienten mit einer arteriellen Gefäßerkrankung die Duplexsonographie der Karotisstrombahn indiziert.

Viel seltener dagegen gibt eine *lokale Beschwerde* oder ein *äußerlich erkennbarer Lokalbefund* Grund zu dieser Untersuchung. Eine *thorakale Aortendissektion* erfordert immer die Darstellung der extrakraniellen hirnversorgenden Gefäße, damit die Ausdehnung der Dissektion genau erfaßt werden kann.

PATHOPHYSIOLOGISCHE GRUNDLAGEN

Die *formale Pathogenese der Atherosklerose* läßt sich in den sonomorphologisch faßbaren Wandveränderungen der A. carotis in groben Umrissen nachvollziehen. Das in Abhängigkeit vom kardiovaskulären Risikoprofil jahre- oder jahrzehntelange Entwicklungsstadium äußert sich als *generalisierte Dickenzunahme der Arterienwand* ohne umschriebene Veränderungen. Später treten *Plaquebildungen* hinzu, deren sehr variable Echogenität Analogieschlüsse zur unterschiedlichen Morphologie nahelegt:

- Am sichersten können vollständig schallundurchlässige Plaques als kalzifiziert angesehen werden (Abb. 3-23a).
- Umgekehrt läßt ein auffallend echoarmer Bezirk auf einen hohen Lipidgehalt schließen.
- Fibrosierte Anteile haben dagegen eine höhere Echogenität.
- Stabile Plaques enthalten oft mehrere dieser Komponenten, und imponieren daher als gemischte Formationen (Abb. 3-23b).
- Instabile Plaqueformationen sind das Wandhämatom, das eine starke Inhomogenität mit überwiegend echoarmen Anteilen auszeichnet, sowie die rupturierte Plaque, die sich als regelrechte Ulzeration in überwiegend echoarmen Bezirken darstellt (Abb. 3-23c),

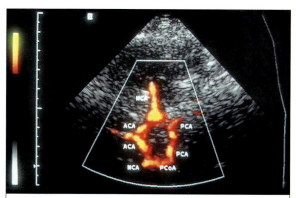

Abbildung 3-19 Darstellung des Circulus arteriosus Willisii (Power-Mode-Einstellung).
ACA = A. cerebri anterior, MCA = A. cerebri media, PCA = A. cerebri posterior, PCoA = A. communicans posterior.

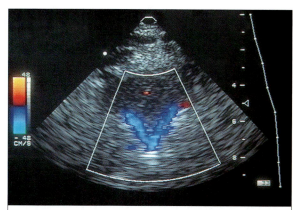

Abbildung 3-20 Farbduplexsonographische Darstellung der distalen Aa. vertebrales und ihres Zusammenflusses zur A. basilaris. Weiter ventral zum Schallkopf gelegen findet sich die A. spinalis anterior im Querschnitt (rot).

Hirnstamms. Nach Hinzuschalten des Farbdopplers entsteht aus den *beiden Vertebralarterien* und der *A. basilaris* eine Y-förmige Figur (Abb. 3-20). Aus allen drei Abschnitten können wiederum die Dopplerspektren abgeleitet werden, wobei die A. basilaris meist nur bis zu einer Tiefe von 90 mm zu verfolgen ist. Vorschläge zur synoptischen Dokumentation der in diesen Untersuchungen erhobenen Befunde enthalten die Abbildungen 3-21 und 3-22.

HIRNVERSORGENDE GEFÄSSE

CW-Doppler-/Farbduplexsonographischer extrakranieller Befund

Name:
Geb.-Datum:
Station:

Datum:
Untersucher:
Befund-Nr.:

Fragestellung:

CW-Doppler:

STR:	rechts		links	
CCA:	rechts	HZ	links	HZ
ECA:	rechts	HZ	links	HZ
ICA:	rechts	HZ	links	HZ
VA:	rechts		links	
SA:	rechts		links	

Farbduplex:

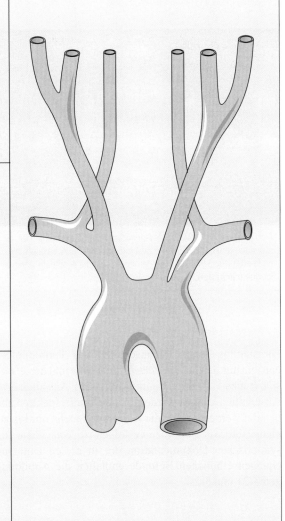

Beurteilung:

....
Unterschrift

Abbildung 3-21 Vorschlag für einen Befundbogen für die extrakraniellen Hirngefäße.

PW-Doppler-/Farbduplexsonographischer intrakranieller Befund

Name: **Datum:**
Geb.-Datum: **Untersucher:**
Station: **Befund-Nr.:**

Fragestellung:

PW-Doppler (cm/sec):

ICA: rechts links
MCA: rechts links
ACA: rechts links
PCA: rechts links
VA: rechts links
BA: links

Farbduplex:

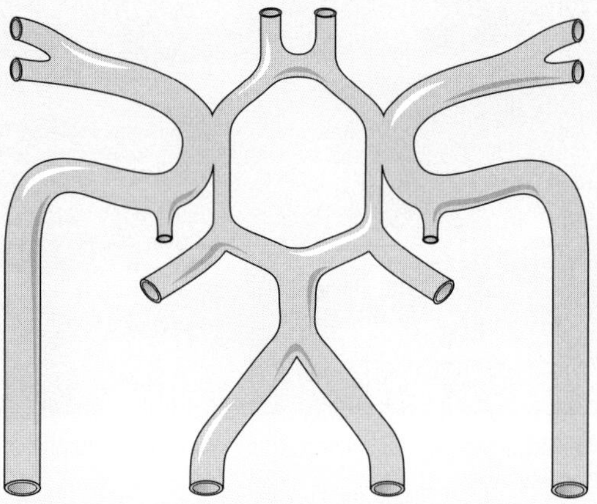

Beurteilung:

Unterschrift

Abbildung 3-22 Vorschlag für einen Befundbogen für die Hirnbasisarterien.

3 Hirnversorgende Gefässe

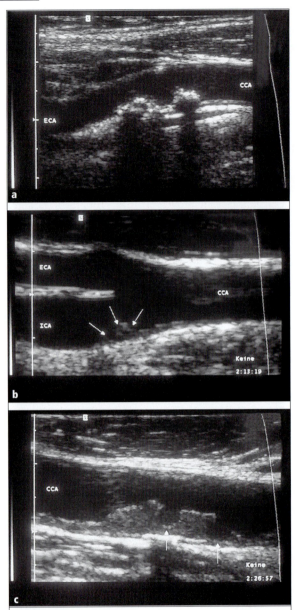

Abbildung 3-23 Charakteristische B-Bildsonomorphologische Plaquebefunde.
a) Hard-Plaque am Übergang von der A. carotis communis (CCA) zur A. carotis externa (ECA) mit den typischen dorsalen Schallschatten.
b) Vorwiegend weiche Plaque mit glatter Oberfläche, echoarmer Binnenstruktur und fehlender dorsaler Schallauslöschung im Bulbus der A. carotis interna (ICA).
c) Gemischte Plaque mit Nachweis zweier tiefer Ulkusnischen.
CCA = A. carotis communis.

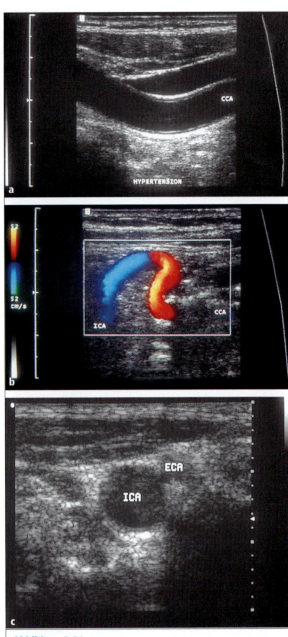

Abbildung 3-24
a) Typische, nach dorsal gerichtete Elongation der A. carotis communis (CCA) bei arterieller Hypertonie.
b) Schleifenbildung der proximalen linken A. carotis interna (ICA). Der Winkel des Knicks beträgt weniger als 90°, daher handelt es sich um ein Kinking.
c) Ektasie der A. carotis interna (ICA).
ECA = A. carotis externa.

gegebenenfalls sogar mit membranartig beweglichen Resten der fibrösen Kappe.
Ein *jahrzehntelanger Hypertonus* bewirkt eine zum Teil erhebliche Längenzunahme der Halsgefäße, bei entsprechender Wandbeschaffenheit auch eine Erweiterung des Querdurchmessers. Die *Längenzunahme* (Abb. 3-24a) wird sichtbar als Schlängelung der Gefäße, die schließlich in Knickbildung (Kinking) (Abb. 3-24b) oder Schleifenbildung (Koiling) übergeht.
Die *Durchmesserzunahme* äußert sich als *Ektasie* (Abb. 3-24c) oder als wahres *Aneurysma*.

Die *Arteriitis temporalis* und der *Morbus Takayasu* sind histologisch als Riesenzellarteriitis mit Befall vorwiegend der Intima und der Media gekennzeichnet. Die Entzündung geht mit einem Wandödem einher. Die Summe dieser Veränderungen äußert sich im Ultraschallbild als homogene, echoarme Verdickung der Wand mit Verlust der Dreischichtung bei erhaltener und glatter luminaler Begrenzung (Abb. 3-25).

WERTIGKEIT UND BESONDERHEITEN DER VERSCHIEDENEN METHODEN

Entsprechend der klinischen Fragestellung ist das Ziel der Untersuchung die Erfassung morphologischer Veränderungen der Gefäßwand. Modalität der ersten Wahl ist daher die *B-Bilduntersuchung*, die nur zur Vervollständigung des Befunds durch die Dopplerinformation – sei es der Farbdoppler oder der PW-Doppler – ergänzt wird. Letztere beantwortet in einem zweiten Schritt die Frage, welche funktionelle Bedeutung die Wandveränderungen für die Blutströmung haben. Beim Erschließen einer komplexen Anatomie kann auch der primäre Einsatz des Farbmodus hilfreich sein, da er die Identifikation von Gefäßquer- und -längsschnitten im Gewebe und ihre Zuordnung zur arteriellen oder venösen Strombahn erleichtert oder gar erst ermöglicht.
Die CW-Doppleruntersuchung ist bei dieser Fragestellung nicht indiziert.

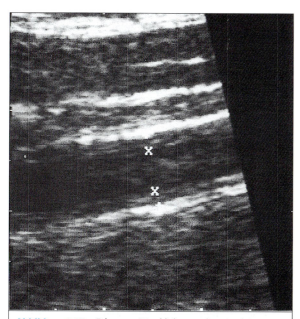

Abbildung 3-25 Echoarme Wanddickenzunahme und Lumenreduktion hier der A. carotis communis bei Takayasu-Arteriitis.

FEHLERQUELLEN

Eine detailgetreue Abbildung der Wandstrukturen der extrakraniellen Karotisstrombahn hängt wesentlich von der Wahl eines geeigneten Schallkopfs ab. In jedem Fall muß ein *linearer Schallkopf mit hoher Sendefrequenz* verwendet werden. Andere Konfigurationen (curved array; niedere Frequenzen) sind ungeeignet.
Die *häufigste Fehlerquelle* ist die ungenügende Identifikation von Wiederholungsechos. Sie werden durch die starken Echogenitätsunterschiede zwischen Gefäßwand und Gefäßinhalt und die meist rechtwinklige Anschallrichtung provoziert. Sie projizieren sich ins Gefäßlumen und werden dort als pathologischer Gefäßinhalt – im Extremfall bis hin zur Dissektionsmembran – gewertet.

> Die Entstehung dieses Artefakts kann gemindert werden durch Bündelung der Sendeenergie (Fokus) auf die Tiefe der schallkopffernen Gefäßwand und die konsequente Zurücknahme der Verstärkung (gain) zum Schallkopf hin.

Die Beobachtung des Pulsationsmusters und die Suche nach weiteren Wiederholungen des Echos im Vielfachen der ursprünglichen Tiefe schützt vor Fehldeutungen. Im Falle von echoarmen Plaques, die in das Gefäßlumen hineinragen, muß allerdings der gain in der dann interessierenden Tiefe gezielt heraufgeregelt werden, um auch geringe Echogenitätsunterschiede zu erkennen. Um so wichtiger ist es, zuvor alle Artefakte als solche identifiziert zu haben.
Eine *weitere Fehlerquelle* liegt in der unzureichenden Zuordnung der gesehenen Wandveränderungen zu den entsprechenden Gefäßabschnitten. Dies ist insbesondere bei komplizierten anatomischen Verhältnissen der Fall. Voraussetzung ist daher das systematische Erschließen der Gefäßanatomie von zentral nach peripher, die alle anlagebedingten Varianten und degenerativ entstandenen Verlagerungen registriert. Hierzu sind oftmals die Dopplerspektren als Unterscheidungsmerkmal erforderlich.

SPEZIELLER UNTERSUCHUNGSGANG

Der Untersuchungsgang folgt dem in Abschnitt I „Allgemeiner Teil" beschriebenen Ablauf (Abb. 3-26). Bei der klinischen Fragestellung nach Wandveränderungen sollte routinemäßig die *Intima-Media-Dicke* (gebräuchliche Abkürzung: IMT [intima media thickness]) gemessen werden. Meßpunkt ist die dorsale Wand der A. carotis communis zirka 1 cm vor der Karotisgabel. Am Meßort dürfen keine umschriebenen Veränderungen im Sinne von Plaques vorhanden sein (Abb. 3-27). Während für wissenschaftliche Zwecke Mittelungen

3 Hirnversorgende Gefässe

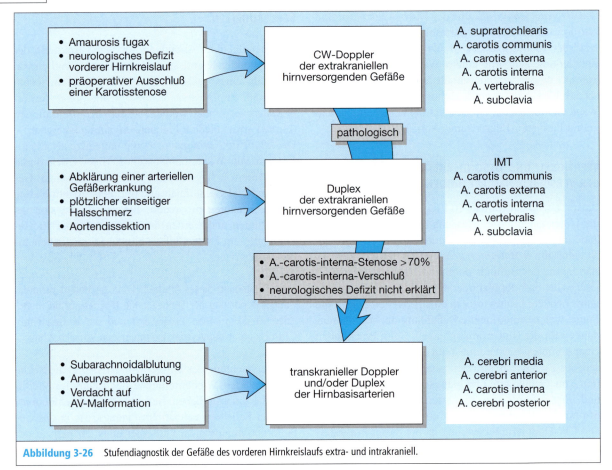

Abbildung 3-26 Stufendiagnostik der Gefäße des vorderen Hirnkreislaufs extra- und intrakraniell.

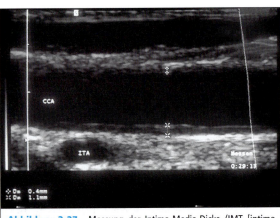

Abbildung 3-27 Messung der Intima-Media-Dicke (IMT [intima media thickness]) in der A. carotis communis (CCA). Die ventrale Wand ist unauffällig, dorsal beträgt die IMT 1,3 mm und ist damit pathologisch.
ITA = A. thyroidea inferior.

aus zehn und mehr Einzelmessungen gefordert werden, reicht für klinische Zwecke eine Mittelung aus drei Messungen aus.

> Bei Patienten unter 50 Jahren liegt der Normwert der IMT um 0,5 mm, für 70- bis 80jährige bei 0,7 oder 0,8 mm. Oberhalb von 1,0 mm ist der Wert eindeutig pathologisch.

Wenn die Wanddicke über eine lange Strecke an die 2 mm heranreicht oder darüber hinausgeht, liegt der Verdacht auf eine entzündliche Gefäßerkrankung nahe. Bei der ersten Darstellung der Karotisstrombahn im *Querschnitt* werden Anlagevarianten, Besonderheiten des Gefäßdurchmessers und des Gefäßverlaufs, die Lagebeziehung zwischen A. carotis externa und A. carotis interna sowie orientierend herdförmige Veränderungen erfaßt. Die Darstellung im *Längsschnitt* dient dann der detaillierten Abbildung von Plaques bezüglich ihrer Ausdehnung und Echogenität.

Insbesondere Gefäße von Patienten mit langjährigem Hypertonus weisen im Durchmesser wie im Verlauf häufig Besonderheiten auf. Der Truncus brachiocephalicus kann deutlich erweitert sein, wobei jenseits von 1,5 cm Durchmesser von einer aneurysmatischen Aufweitung gesprochen wird. Dieser Befund ist in größeren Abständen kontrollbedürftig. Weiter peripher sind aneurysmatische Aufweitungen dieses Ausmaßes wesentlich seltener. Dafür treten Elongation, Kinking und Koiling auf. Jede „Schlängelung" der A. carotis communis oder interna sollte zunächst als Elongation bezeichnet werden. Von einem Kinking wird nur dann gesprochen, wenn der Winkel des „Knicks" kleiner als 90° ist. Das noch seltenere Koiling liegt nur vor, wenn das Gefäß tatsächlich eine komplette Schlinge mit einer Windung von 360° ausführt.

> Alle Knick- und Schlingenbildungen sind Prädilektionsstellen für Wandveränderungen. Sie sind daher besonders genau auf herdförmige Verdickungen zu untersuchen.

Kalzifizierende Plaques sind hier ebenso häufig wie echoarme, gelegentlich sogar mit thrombotischem Material ausgekleidete Abschnitte.

Herdförmige Wandverdickungen dürfen pauschal als „Plaques" bezeichnet werden. Sie müssen zunächst ihrer Lage und Ausdehnung nach einzeln erfaßt, um danach bezüglich ihrer Echogenität charakterisiert zu werden. Besonders sorgfältig muß der Gabelbereich der A. carotis untersucht werden. Immer sollte aber auch die Aufteilung des Truncus brachiocephalicus in die A. carotis communis und die A. subclavia gesondert angeschaut und beurteilt werden.

Alle *pathologischen Gefäßsegmente* werden abschließend daraufhin untersucht, ob sie auch ein *pathologisches Strömungssignal* aufweisen. Am leichtesten geschieht dies im Farbmodus, indem zunächst im Längsschnitt eines unauffälligen Segments, meist in der proximalen A. carotis communis, die Farbe so eingestellt wird, daß sie auch in der systolischen Spitze homogen erscheint. Danach wird das inkriminierte Segment – ebenfalls im Längsschnitt – aufgesucht. An Stellen mit Farbinhomogenitäten befinden sich offenbar Strömungsbeschleunigungen und Turbulenzen, die mit Hilfe des farbgeführten Sample Volumes schließlich im PW-Doppler quantitativ beurteilt werden können. Diese Untersuchungstechnik erlaubt es insbesondere, an großen und nicht durchgehend kalzifizierten Plaques Nischen und Krater zu entdecken. Die Ableitung der Dopplerspektren aus beiden Vertebralarterien und beiden Aa. subclaviae schließt die Untersuchung ab.

DOKUMENTATION

Die Dokumentation eines *Normalbefunds* unter der oben bezeichneten Fragestellung sollte die Karotisgabel im Längsschnitt mit ausgemessener Intima-Media-Dicke beinhalten, sowie jeweils ein geteiltes Bild der A. carotis communis, A. carotis externa, A. carotis interna, A. vertebralis und A. subclavia mit Längsschnitt und PW-Dopplerkurve. Seltene Konfigurationen der Karotisgabel sollten für den Untersucher einer Kontrolluntersuchung erwähnt werden.

Besonderheiten oder Pathologika an Größe, Lage oder Verlauf der Gefäße müssen so plastisch wie möglich beschrieben werden. Pathologische Diameter müssen in zwei senkrecht aufeinanderstehenden Ebenen vermessen und mit einem Ausdruck dokumentiert werden. Bei Kinking oder Koiling muß das betroffene Segment exakt benannt, der Winkel eines Knicks semiquantitativ wiedergegeben und die Richtung eines Koilings angegeben werden. Für jede dieser Formationen muß beschrieben werden, ob sich in dem betroffenen Abschnitt Wandveränderungen oder Wandauflagerungen finden, und ob sich daraus Turbulenzen oder Strömungsbeschleunigungen ergeben. Mindestens eine Ebene – und zwar diejenige mit der für den Verlauf des Gefäßes größten Aussagekraft – wird mit Ausdruck dokumentiert.

Herdförmige Wandveränderungen müssen in folgenden Qualitäten beschrieben werden:
- betroffenes Gefäßsegment
- Längsausdehnung
- Ausdehnung in der Zirkumferenz
- Echogenität
- Besonderheiten der Oberfläche
- Auswirkung auf die Hämodynamik.

Größere Plaqueformationen müssen in zwei senkrecht aufeinanderstehenden Ebenen mit Ausdruck dokumentiert werden. Entzündliche Wandveränderungen müssen im Längs- und im Querschnitt vermessen und als Ausdruck dokumentiert werden; große Sorgfalt ist auf die Beschreibung der Echogenität und der Oberfläche zu legen.

Die kurze Zusammenfassung sollte die zuvor deskriptiv wiedergegebenen Befunde
- qualitativ deuten (Atheromatose, hypertensiv bedingte Veränderungen, Verdacht auf Arteriitis o.ä.)
- als leicht, mittelschwer oder schwer einstufen
- unabhängig davon ihre hämodynamische Bedeutung ausweisen.

ZUSAMMENFASSUNG

Zur vollständigen Untersuchung eines Patienten mit einer arteriellen Gefäßerkrankung gehört die Duplexsonographie der hirnversorgenden Arterien, auch wenn keine neurologische Symptomatik vorliegt. Art und Ausmaß von anlagebedingten Variationen wie von degenerativen oder entzündlichen Veränderungen können mit großer diagnostischer Aussagekraft erfaßt werden.

3 Hirnversorgende Gefässe

Die Untersuchung trägt wesentlich zur Diagnostik der – immer systemischen – Gefäßerkrankung bei. Zusätzlich identifiziert sie bisher unbekannte Risikokonstellationen, die sich aus lokalen Wandveränderungen oder Strombahnhindernissen ergeben.

Fragen

1. Die Intima-Media-Dicke
   a) mißt man 1 cm proximal der Karotisgabel
   b) mißt man an der ventralen Wand der A. carotis
   c) korreliert mit Alter und Geschlecht
   d) korreliert mit der Anzahl der Gefäßrisikofaktoren
   e) korreliert mit dem Risiko eines Schlaganfalls
2. Welche der folgenden Ultraschallsonden eignet sich am besten zur Duplexsonographie der Karotisgabel?
   a) 5 MHz, linear
   b) 3 MHz, curved array
   c) 2 MHz, Sektor
   d) 10 MHz, linear
   e) 5 MHz, curved array
3. Welche Aussagen über Plaques treffen nicht zu?
   a) Die Duplexsonographie gibt eine getreue Abbildung der histologischen Plaque-Morphologie.
   b) Die Karotisgabel ist der bevorzugte Ort atherosklerotischer Plaques.
   c) Kalzifizierte Plaques werfen einen Schallschatten.
   d) Die ulzerierte Plaque ist ein häufiger Bagatellbefund.
   e) Die eingeblutete Plaque hat ein homogenes Echomuster.
4. Welche Aussagen über pathologische Duplexbefunde an der A. carotis sind richtig?
   a) Elongation, Kinking und Koiling sind mit dem Risikofaktor Diabetes verknüpft.
   b) Die Wandverdickung bei Riesenzellarteriitis ist langstreckig und glatt begrenzt.
   c) Es gibt keine dilatative Arteriopathie an der Karotisstrombahn.
   d) Kinking und Koiling können thrombotische Wandauflagerungen mit Knickstenosen aufweisen.
   e) Ein Kinking muß einen Knickwinkel von mindestens 90° aufweisen.

Richtige Antworten

1. a, c, d + e
2. d
3. a, d + e
4. b + d

2 Strombahnhindernisse in den Karotiden

Indikation

Nach einem Strömungshindernis – Stenose oder Verschluß – in der extrakraniellen Karotisstrombahn wird gezielt gesucht, wenn ein *fokales neurologisches Defizit* aufgetreten ist, das dem Versorgungsgebiet der A. carotis interna zuzuordnen ist. Hierzu zählt die *TIA* oder der *ein Residuum hinterlassende* – major oder minor – *Schlaganfall des vorderen Hirnkreislaufs*. Ebenso gibt die *plötzliche, einseitige Sehminderung* Anlaß zu dieser Untersuchung, sei es die lediglich anamnestisch erfragbare Amaurosis fugax oder der Verschluß eines Astes oder des Hauptstamms der Zentralarterie; selbst die venöse Staseretinopathie ist überzufällig häufig mit einer kritischen Durchblutungsminderung der A. ophthalmica vergesellschaftet. Alle anderen Formen von Sehminderung oder Sehbeeinträchtigung, von neurologischen Defiziten wie von uncharakteristischen Hirnleistungsminderungen können nicht durch eine Karotisstenose verursacht werden, und müssen daher auch nicht in dieser Richtung abgeklärt werden. Dasselbe gilt für die blande, d.h., von keinem neurologischen Defizit gefolgte Synkope.

> Ausdrücklich sei festgehalten, daß Schwindel kein Symptom einer Durchblutungsminderung im vorderen Hirnkreislauf ist.

Die zweite Indikation für diese Untersuchung ist die Abklärung von *Strömungsgeräuschen* über den Halsgefäßen, die bei der klinischen Untersuchung aufgefallen sind. Häufig gilt es zu klären, ob ein Strömungsgeräusch über den Karotiden allein durch die Fortleitung von der Aortenklappe oder zusätzlich durch lokale Strombahnhindernisse verursacht wird.
Es hat sich eingebürgert, *vor großen operativen Eingriffen*, insbesondere in der Herz-Thorax-Chirurgie,

routinemäßig nach einer hochgradigen Karotisstenose zu suchen. Die Vorstellung ist, daß während kritischer Phasen der Operation – Narkoseeinleitung, Abklemmen der Aorta oder Blutverlust – der Blutdruck so stark sinkt, daß für die von einer stenosierten A. carotis versorgten Hirnhälfte eine zum Schlaganfall führende Druckminderung resultieren kann. Die vorgeschaltete Sanierung einer Karotisstenose oder eine einzeitige Operation an der A. carotis und beispielsweise an den Koronarien soll dieses Risiko beseitigen.

PATHOPHYSIOLOGISCHE GRUNDLAGEN

> Das häufigste Strombahnhindernis der A. carotis ist die Atheromatose der Karotisgabel mit einer Einengung der ersten Zentimeter der A. carotis interna.

Einengungen des abgangsnahen Abschnitts der A. carotis externa sind ohne Krankheitswert und werden daher im folgenden nur kursorisch erwähnt. Das Voranschreiten der Atherosklerose führt zu einer Verringerung des für den Blutstrom verbleibenden Gefäßlumens, faßbar an Querschnittsreduktion wie an Diameterreduktion. Nach der Kontinuitätsgleichung bedeutet jede *Einengung des Gefäßlumens* eine *Zunahme der Strömungsgeschwindigkeit*, da nur auf diese Weise ein gegebenes Strömungsvolumen innerhalb einer gegebenen Zeiteinheit das Gefäßsegment passieren kann.

> Die Strömungsbeschleunigung in der Stenose äußert sich sowohl als Anhebung der systolischen Maximalgeschwindigkeit, wie der diastolischen Geschwindigkeit, wie auch der mittleren Strömungsgeschwindigkeit.

Die Stenose wirkt damit wie eine Düse, die einen Jet in das poststenotisch normal weite Gefäßlumen hinein erzeugt. Das Auftreffen des Jets in den dann wieder unbehinderten Blutstrom erzeugt Verwirbelungen, die unmittelbar hinter der Stenose eine Art „Strömungschaos" bewirken; dieses enthält Anteile verschiedenster Strömungsgeschwindigkeiten, rückwärts gerichtete Strömungsanteile sowie echte Totwasserzonen mit aufgehobener Strömung. Mit zunehmendem Abstand von der Stenose normalisiert sich der Blutstrom, bis er schließlich seine laminare Charakteristik zurückerhält.

Jede Einengung eines Gefäßsegments, das eine Strömungsbeschleunigung im Verhältnis zu einem benachbarten, nicht eingeengten Segment bewirkt, kann als *„hämodynamisch wirksame Stenose"* bezeichnet werden.

Erreicht die Reduktion des Gefäßlumens ein solches Ausmaß, daß trotz Strömungsbeschleunigung nicht das volle Strom-Zeit-Volumen transportiert werden kann, liegt eine – im hämodynamischen Sinne – *„kritische" Stenose* vor. Ihr Kennzeichen an der A. carotis interna ist, daß sich hinter der Stenose nach dem Aufhören der Verwirbelungsphänomene ein im Vergleich zur Gegenseite geminderter Blutstrom aufbaut, erkennbar wiederum an einer geminderten systolischen Maximalgeschwindigkeit, diastolischen Geschwindigkeit und mittleren Geschwindigkeit. Im Extremfall reißt der Blutstrom an der Stenose regelrecht ab, so daß überhaupt kein nennenswertes Volumen mehr transportiert, sondern nur noch kleinste Blutmengen pro Zeiteinheit nach vorne geschoben werden. Es ist jetzt keine Strömungsbeschleunigung in der Stenose mehr zu erkennen. Diese Kombination aus noch offenem Gefäß, aber praktisch zum Erliegen gekommenem Blutstrom wird als *Pseudookklusion* bezeichnet. Läßt die Einengung überhaupt kein Volumen mehr passieren, liegt eine *vollständige Okklusion* vor, die – einmal eingetreten – sofort von der vollständigen *Thrombosierung* des Gefäßes mindestens hinauf bis zum Abgang der A. ophthalmica gefolgt wird. Die Thrombose geht sehr bald in Organisation über und ist dann irreversibel.

Jede *hochgradige Stenosierung der A. carotis interna* auf einer Seite hat Veränderungen in den Strömungsverhältnissen anderer hirnversorgender Arterien zur Folge:

- Die *Verringerung des Angebotsdrucks im Internakreislauf* bewirkt an den Anastomosen zwischen Interna- und Externakreislauf eine relative Vermehrung des Angebotsdrucks im Externakreislauf. Das Signal an der Wasserscheide der Ophthalmikakollaterale verändert daher seine Charakteristik. Je nach dem Zustand des Kräfteverhältnisses resultiert eine Verminderung des diastolischen Flußanteils, ein Pendelfluß mit diastolischer Rückwärtsbewegung, ein Nullfluß oder ein mehr oder minder starker retrograder Fluß während des gesamten Herzzyklus. Jedes dieser Signale ist ein Zeichen der Strömungsverminderung im Internakreislauf und damit pathologisch.
- Wenn eine *kritische Stenose der A. carotis interna* vorliegt, läßt sich die Verminderung des Internaflusses bereits in der A. carotis communis ablesen, indem überwiegend der diastolische Flußanteil zurückgeht; beim Internaverschluß fehlt er vollständig. Das Signal der A. carotis communis gleicht sich dem der A. carotis externa an.
- Bei einer *Pseudookklusion* oder beim *Internaverschluß* kann die Ophthalmikakollaterale zum hirnversorgenden Gefäß mit einem nennenswerten Stomzeitvolumen werden. Die A. supratrochlearis zeigt dann einen durchgehend retrograden Fluß mit Internacharakteristik. Da dieses Volumen aus der A. carotis externa bereitgestellt wird, ist bereits am Abgang der A. carotis externa das Strömungssignal verändert

und weist einen erhöhten diastolischen Flußanteil auf.
- Die *kritische Verringerung oder das völlige Fehlen des Beitrags einer A. carotis interna zum Circulus arteriosus Willisii* hat zur Folge, daß der betroffenen Seite Blut aus anderen Hirnbasisarterien zugeführt wird. Die A. communicans anterior leitet das benötigte Volumen in die A. cerebri anterior der betroffenen Seite, die ihrerseits ihre Strömungsrichtung umkehrt, um den Kollateralfluß zur A. cerebri media zu ermöglichen. Aus dem Stromgebiet der A. cerebri posterior wird Blut über die A. communicans posterior zum Stromgebiet der Aa. cerebri media und anterior geleitet.

Das Ausmaß der Kollateralisierung ist nicht nur abhängig vom objektiven Bedarf der betroffenen Hirnhälfte, sondern auch vom Vermögen der Kollateralen, sich auf diese Situation einzustellen. Diese Fähigkeit kann bei einer schweren Atherosklerose durchaus eingeschränkt sein oder ganz fehlen.

Der Zusammenhang zwischen Karotisstenose und ipsilateralem neurologischen Defizit ist Gegenstand pathophysiologischer Diskussion:
- Die *hämodynamische* Theorie geht von einer kritischen Minderung des Perfusionsdrucks aus, die durch den Druckabfall an dem Widerstand der Karotisstenose wesentlich herbeigeführt wird.
- Die *embolische* Theorie geht davon aus, daß das „Strömungschaos" hinter einer Karotisstenose zusammen mit der extensiven Endothelverletzung in und hinter der Stenose die Formierung thrombotischen Materials provoziert, das vom Blutstrom in die Peripherie verschleppt wird und dort einen Infarkt verursacht.

> Die vorherrschende Meinung ist derzeit, daß mehr als $^4/_5$ der einer Karotisstenose zuzuordnenden neurologischen Defizite embolischen Ursprungs sind, und daß das Risiko einer Karotisstenose in ihrer Eigenschaft als Emboliequelle besteht.

In jedem Falle steigt jedoch das Risiko eines ipsilateralen neurologischen Defizits mit dem Ausmaß der Lumenreduktion.

Die *Ermittlung des Stenosegrads* einer Karotisstenose ist von elementarer Bedeutung, da von ihm die Indikationsstellung zur Thrombendarterektomie (TEA) der A. carotis interna abhängt. Zwei große *multizentrische Interventionsstudien (NASCET, ECST)* haben unabhängig voneinander gezeigt, daß Patienten mit einer symptomatischen Karotisstenose von mehr als 70% Lumenreduktion durch die Karotis-TEA eine deutliche Reduktion ihres Schlaganfallrisikos im Vergleich zu der alleinigen Behandlung mit Thrombozytenfunktionshemmern erfahren. Im folgenden sollen – ohne eingehende Diskussion der damit verbundenen Probleme – zwei Vorgehensweisen zur Bestimmung des Stenosegrads genannt werden:
- zum einen eine semiquantitative Abschätzung anhand der Zusammenschau verschiedener hämodynamischer Phänomene
- zum anderen die methodisch schwierigere, aber derzeit am besten belegte Korrelation zwischen duplexsonographischer Geschwindigkeitsmessung und angiographischem Stenosegrad.

Neben der atherosklerotisch bedingten Karotisstenose führt ein weiteres Krankheitsbild der A. carotis interna zum ipsilateralen neurologischen Defizit, und zwar die *Karotisdissektion*. Es handelt sich um einen meist abgangsnahen Einriß der Intima und Teilen der Media mit Bildung eines falschen Lumens, das unterschiedlich weit hinauf zur Schädelbasis reicht. Im Unterschied zur Aortendissektion gibt es in aller Regel *kein Re-Entry*, so daß das falsche Lumen kein Blutvolumen transportiert und bald thrombosiert. In jedem Falle jedoch verlegt es das wahre Lumen, meist bis hin zum zunächst vollständigen Verschluß. Die kritische Flußminderung im falschen Lumen provoziert wiederum die Bildung thrombotischen Materials, das embolisieren kann. Gleichzeitig ist aber das augenblickliche Sistieren des Internaflusses einer Seite eine so starke Anforderung an das Kollateralensystem, daß möglicherweise keine zeitgerechte Kompensation erreicht werden kann. Die klinischen Folgen sind eine Funktion des momentanen Leistungsvermögens des Circulus arteriosus Willisii; sie können von völliger Symptomfreiheit bis zum kompletten malignen Mediainfarkt reichen. Die Dissektion selbst legt sich meist innerhalb der nächsten Monate wieder an, so daß eine spontane, vollständige Rekanalisierung eintritt.

WERTIGKEIT UND BESONDERHEITEN DER VERSCHIEDENEN METHODEN

Für die Suche nach einem Strombahnhindernis in der Karotisstrombahn wie auch zur semiquantitativen Einschätzung einer Karotisstenose ist die *CW-Doppleruntersuchung* die Methode der Wahl. Sie liefert mit der direkten Beschallung der A. carotis interna die wesentliche lokale Information; darüber hinaus erlaubt sie durch die Beschallung der Ophthalmikakollaterale und der A. carotis communis eine recht zuverlässige Einschätzung der Hämodynamik.

> Die Ophthalmikakollaterale ist mit keinem anderen Verfahren als dem CW-Doppler zu untersuchen.

Die CW-Doppleruntersuchung ist die optimale Kombination aus geringem methodischem Aufwand und großer diagnostischer Aussagekraft. In vielen, wenn nicht gar den meisten Fällen kann hiermit die Untersuchung unter der oben angegebenen Fragestellung beendet werden.

Der hauptsächliche Zugewinn durch die *Duplexsonographie* liegt in der morphologischen Information. Manchmal ist es bei komplizierter Anatomie auch erst mit ihrer Hilfe möglich, die einzelnen Gefäße richtig zu identifizieren. Der Verschluß der A. carotis interna kann zweifelsfrei dargestellt werden, so daß eine eventuell verbliebene Unsicherheit der CW-Doppleruntersuchung beseitigt wird. Für einige Methoden der Stenosequantifizierung ist die Duplexsonographie unverzichtbar.

Die Karotisangiographie ist als Diagnostikum entbehrlich, da sie keine zusätzlichen Informationen liefert. Einzige Ausnahme ist die Darstellung einer hochgradigen Stenose im – nicht beschallbaren – Durchtritt der A. carotis interna durch die Schädelbasis. Das Vorliegen einer solchen Stenose kann in seltenen Fällen die Indikation zur Karotis-TEA verändern. Vor allem aber ist es der Wunsch vieler Chirurgen, bei der Operation ein festes Bild vor Augen zu haben, der die verbliebene Indikation zur Karotisangiographie darstellt.

FEHLERQUELLEN

Die *häufigste Fehlerquelle* bei der Beurteilung von Strombahnhindernissen der A. carotis ist das Mißverständnis, daß sichtbare lokale Wandveränderungen, die eventuell auch weit in das Lumen hineinragen, mit einer Stenose im hämodynamischen Sinne gleichzusetzen seien. Auf diesem Mißverständnis beruht auch die Unsitte, einen Stenosegrad im queren Anschnitt der A. carotis interna zu „planimetrieren".

> Es empfiehlt sich daher, bei der Suche nach einer Karotisstenose konsequent zunächst die CW-Doppleruntersuchung durchzuführen.

Bei der Bestimmung des Stenosegrads einer Internastenose können natürlich Fehler unterlaufen. Sie vermengen sich jedoch immer mit der Unsicherheit, die durch die methodische Vielfalt zu diesem Thema hervorgerufen wird. Ein *sehr häufiger Fehler* besteht darin, eine womöglich sehr genaue Prozentangabe vom Stenosegrad zu machen, ohne zu sagen, auf welche Meßmethode man sich dabei bezieht. *Unbedingt zutreffend* allerdings muß die semiquantitative Abschätzung des Stenosegrads sein. Fehler in dieser Hinsicht können nur durch die systematische Sammlung aller einzelnen Befundkriterien vermieden werden (Tab. 3-1).

Am schwersten wiegen *Fehler* im Zusammenhang mit dem Internaverschluß, und zwar seine fälschliche Feststellung ebenso wie das Übersehen eines solchen. Eine eigentlich verschlossene A. carotis interna als offen zu befunden, resultiert meist aus der Verwechslung der A. carotis interna mit der Vertebralarterie im CW-Doppler. Diese Verwechslung ist möglich, da die Signale ähnlich sind und man auf der – mit der CW-Sonde

| Tabelle 3-1 | Kriterien zur semiquantitativen Abschätzung des Stenosegrades an der A. carotis interna. |

	keine Stenose	gering	Stenosegrad mittel	hoch	Verschluß
CW-Doppleruntersuchung A. supratrochlearis (STR)	orthograd	orthograd	orthograd	• retrograd • Pendelfluß • Nullfluß	• retrograd • Pendelfluß • Nullfluß
A. carotis communis (CCA)	normal	normal	normal	diastolischer Fluß vermindert	diastolischer Fluß vermindert
A. carotis externa (ECA)	normal	normal	normal	diastolischer Fluß erhöht	diastolischer Fluß erhöht
A. carotis interna (ICA)	normal	• < 5000 Hz • < 160 cm/sec	• bis 9000 Hz • bis 270 cm/sec	• > 9000 Hz • > 270 cm/sec	kein Signal
Duplex-Sonographie A. carotis interna (ICA)	normal	leichte Turbulenzen	stärkere Turbulenzen	• Konfetti-Phänomen • poststenotisch „Schritte-im-Kies"	• echodichtes Lumen • kein Farbsignal

blinden – Suche nach dem Internasignal in lateraler Position durchaus die Vertebralarterie in den Schallstrahl bekommen kann.

> Der Irrtum wird daran erkannt, daß das Vertebralissignal bei geringster Bewegung der Sonde wieder verschwindet, da sich sofort wieder ein knöcherner Bogenfortsatz zwischen die Sonde und das Gefäß schiebt. Die A. carotis interna dagegen muß mit der CW-Sonde kontinuierlich über einige Zentimeter verfolgt werden können.

Eigentlich hätten aber bereits der Vergleich der bei einem Internaverschluß eindeutig seitendifferenten Kommunissignale und das pathologische Supratrochlearissignal den Weg zum Internaverschluß weisen müssen.

Daß eine eigentlich offene A. carotis interna als verschlossen befundet wird, kann im CW-Doppler dann vorkommen, wenn es sich um eine untypische Lagevariante der A. carotis interna handelt, so daß das Internasignal nicht gefunden wird. Wiederum bewahrt der Vergleich der beiden Kommunissignale vor einem Fehlschluß. In der Duplexsonographie kann die Pseudookklusion der A. carotis interna für einen Verschluß gehalten werden, wenn die Geräteeinstellung nicht geeignet ist, den extrem geringen Restfluß der Pseudookklusion zu detektieren.

SPEZIELLER UNTERSUCHUNGSGANG

Die Untersuchung beginnt mit dem *CW-Doppler*. Die erste Anforderung besteht darin, das Supratrochlearissignal als normal oder pathologisch zu identifizieren. Das Kompressionsmanöver im Seitenvergleich verdeutlicht die Aussage erheblich (Abb. 3-28). Der zweite Schritt ist die direkte Beschallung der Karotisstrombahn beidseits, wobei im Seitenvergleich das Kommunissignal zu beurteilen, danach die A. carotis externa zu identifizieren und schließlich der Internaabgang aufzufinden und bezüglich des Strömungsverhaltens zu beurteilen ist. Erhöhte Dopplerfrequenzen am Externaabgang werden lediglich in vier Kategorien beurteilt (Tab. 3-2). Diesem Befund kommt keine wesentliche Bedeutung zu. Strömungsbeschleunigungen als Hinweis auf Stenosen im Verlauf der A. carotis communis sind eine Seltenheit und bedürfen der sorgfältigen Abklärung in der Duplexsonographie. Ein seitendifferent niedriger diastolischer Fluß in der A. carotis communis spricht für ein nachgeschaltetes Strombahnhindernis im Internakreislauf.

Das hauptsächliche Augenmerk richtet sich auf die Ermittlung der systolischen Maximalfrequenz am Internaabgang. Es sollten mit Geduld verschiedenste Sondenpositionen versucht werden, um tatsächlich das maximale Signal zu detektieren. Falsch zu hohe Werte können naturgemäß nicht vorkommen.

> Da mit der CW-Sonde keine Winkelkorrektur möglich ist, hat es keinen Sinn, aus der Dopplershift Geschwindigkeiten ablesen zu wollen. Die systolische Maximalfrequenz bei der gewöhnlichen Sendefrequenz von 4 MHz ist dagegen ein wichtiges Kriterium zur semiquantitativen Abschätzung des Stenosegrads (s. Tab. 3-1).

Die alleinige Umrechnung von maximaler Dopplershift in einen Stenosegrad, wie sie früher angegeben wurde, ist heute nicht mehr zulässig. Der CW-Doppleruntersuchungsgang wird der Vollständigkeit halber mit der Ableitung von A. vertebralis und A. subclavia abgeschlossen.

Bereits mit Hilfe der CW-Sonde kann eine Stenose des Truncus brachiocephalicus mit großer Zuverlässigkeit erkannt werden, auch wenn der Truncus selbst nicht direkt zu beschallen ist. Leitbefund ist die Abflachung und Verspätung des Gipfels in allen Karotissignalen der rechten Seite in Kombination mit einer völlig gleichsinnigen Veränderung des Subklaviasignals rechts. Der

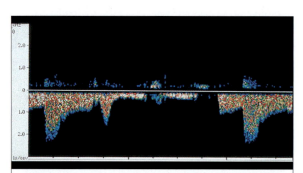

Abbildung 3-28 Spontan retrograde Perfusion der A. supratrochlearis bei ipsilateraler, hochgradiger Stenose der A. carotis interna. Bei Kompression der A. facialis und A. temporalis stellt sich kurzfristig ein Pendelfluß ein. Beim Lösen der Kompression wieder retrograde Perfusion.

Tabelle 3-2 Schweregradeinteilung der A.-carotis-externa-Stenosen anhand der systolischen Maximalfrequenz.	
Maximalfrequenz (Hz)	Stenosegrad
< 4000	normal
bis 5000	leichtgradig
bis 9000	mittelgradig
> 9000	hochgradig

Unterschied zur linken Seite muß allerdings augenfällig sein, um die Diagnose wahrscheinlich zu machen. Sind die Strömungsgipfel dagegen auf beiden Seiten auffällig abgerundet und verspätet, handelt es sich wahrscheinlicher um eine hochgradige valvuläre Aortenstenose.

Die Untersuchung wird mit dem *Duplex* fortgeführt, wenn
- eine Internastenose gefunden wurde, die wahrscheinlich 70% oder mehr beträgt
- die Befundkonstellation auf einen Verschluß der A. carotis interna deutet
- seltene Besonderheiten aufgefallen sind wie atypische Lagebeziehungen, eine Strömungsbeschleunigung in der A. carotis communis oder ein Befund wie bei Trunkusstenose oder -verschluß.

Die Duplexuntersuchung erfaßt zunächst den morphologischen Befund wie oben beschrieben. Danach konzentriert sie sich auf die in der CW-Doppleruntersuchung inkriminierte Region, d.h. in der Regel auf den Internaabgang.

Hat die CW-Doppleruntersuchung eine bedeutsame *Internastenose* ergeben, wird in der Duplexsonographie zunächst der morphologische Befund an der Karotisgabel erhoben. Danach wird der Anfangsteil der A. carotis interna im Längsschnitt eingestellt und der Farbmodus hinzugenommen. Bei einer mittleren Farbgeschwindigkeit zeigt sich ein charakteristisches Bild mit Farb-Aliasing in der Stenose und Turbulenzen hinter der Stenose (Abb. 3-29a und b). Durch Einstellung einer hohen Farbgeschwindigkeit kann bei mittelgradigen Stenosen das Farb-Aliasing noch beseitigt werden, bei hochgradigen allerdings nicht mehr. Die poststenotischen Turbulenzen bleiben auch in dieser Einstellung als charakteristisches „Farbmosaik" mit allen möglichen Farbkodierungen erhalten. Bei sehr hochgradigen Stenosen ist die Bildverarbeitung nicht mehr in der Lage, alle Farbpixel dem Gefäßlumen zuzuordnen. Der farbige Blutstrom löst sich von der Gefäßwand (Ablöse-Phänomen) und es erscheinen auch außerhalb des Lumens Farbpixel (Konfetti-Phänomen) (Abb. 3-30). Diese Phänomene sind je nach Stenosegrad mehr oder weniger kräftig ausgeprägt.

Da die *höchste Dichte an maximalen Geschwindigkeiten* im *Maximum der Stenose* auftritt, kann dieses durch Herunterregeln der Farbverstärkung identifiziert werden. Das zuletzt verbleibende, noch farbig unterlegte Areal ist das Maximum der Stenose. Auf diese Stelle kann jetzt das Sample Volume des PW-Dopplers gelegt werden, um nach sorgfältiger Winkelkorrektur das Dopplerspektrum abzuleiten und gegebenenfalls zu quantifizieren (Abb. 3-31). Die auf diese Weise ermittelte Dopplershift ist vom Zahlenwert her nicht mit derjenigen aus dem CW-Doppler zu vergleichen, weil die

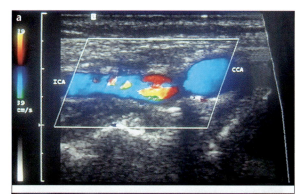

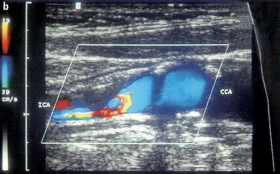

Abbildung 3-29 Stenose der A. carotis interna (ICA) im farbduplexsonographischen Bild mit unterschiedlicher Ausprägung.
a) Leichtgradige Stenose.
b) Mittelgradige Stenose.
CCA = A. carotis communis.

Sendefrequenz für den PW-Doppler bei den meisten Schallköpfen nicht 4 MHz beträgt. Da jedoch im Duplex die Möglichkeit der Winkelkorrektur besteht, sollte nicht die Dopplershift, sondern die Geschwin-

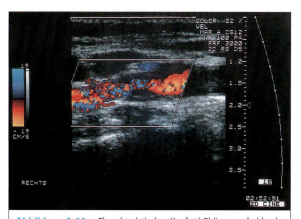

Abbildung 3-30 Charakteristisches Konfetti-Phänomen bei hochgradiger Stenose der A. carotis interna (nach kranial gerichteter Fluß hier rot kodiert).

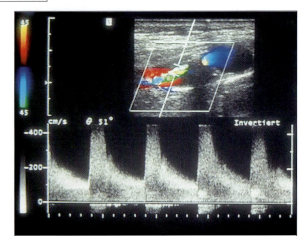

Abbildung 3-31 Hochgradige Stenose der A. carotis interna mit im intrastenotischen Jet gemessenen Strömungsgeschwindigkeiten über 400 cm/sec. Beachte die systolischen Turbulenzen und retrograd gerichteten Strömungsanteile!

digkeit gemessen werden. Die intrastenotische Maximalgeschwindigkeit als Einzelwert erlaubt lediglich eine semiquantitative Abschätzung des Stenosegrads (s. Tab. 3-1).

> Die derzeit zuverlässigste Quantifizierung des Stenosegrads erfolgt durch einen Vergleich zwischen der intrastenotischen und der poststenotischen Strömungsgeschwindigkeit. Es kann die Maximalgeschwindigkeit in der systolischen Spitze oder die über einen Herzzyklus gemittelte Maximalgeschwindigkeit verwendet werden.

Dazu ist es erforderlich, ein *zweites Dopplerspektrum* abzuleiten, und zwar so weit poststenotisch, daß keine Strömungsbeschleunigung und keine Turbulenz mehr vorhanden sind. Für alle Patienten, bei denen weit kranial der Stenose ein solches Spektrum gewonnen werden kann, sollte diese Art der Stenosequantifizierung angewendet werden. Die Auswertung erfolgt leicht anhand des in Abbildung 3-32 wiedergegebenen Nomogramms.

Die CW-Diagnose *Internaverschluß* ist auf folgende Weise zu bestätigen:

- Zunächst muß die A. carotis interna im B-Bild direkt aufgesucht werden mit anschließender Doppleruntersuchung und bei mittlerer Farbgeschwindigkeit und -Verstärkung. Wenn in dieser Einstellung kein Signal erhältlich ist, liegt tatsächlich ein – zumindest funktioneller – Verschluß vor (Abb. 3-33a und b).
- Danach muß die Pseudookklusion ausgeschlossen werden. Dazu wird die geringstmögliche Farbgeschwindigkeit und die größtmögliche, gerade noch artefaktfreie Farbverstärkung eingestellt. Erst wenn

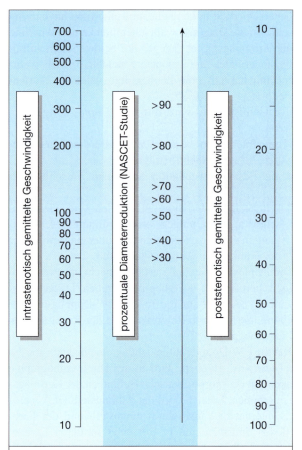

Abbildung 3-32 Nomogramm zur Bestimmung des Stenosegrads an der A. carotis interna anhand der über einen Herzzyklus gemittelten Maximalgeschwindigkeiten. Das Ergebnis entspricht der prozentualen Diameterreduktion, wie sie anhand angiographischer Kriterien in der NASCET-Studie definiert worden ist (distaler Stenosegrad). Die in Europa unter Radiologen gebräuchlicheren Kriterien der ECST-Studie (lokaler Stenosegrad) ergeben tendenziell höhere Stenosegrade. Sie berechnen sich nach der Formel (NASCET × 0,6) + 40% = ECST. (Mit freundlicher Genehmigung von Priv.-Doz. Dr. C. Ranke, Universitätsklinik Bochum).

auch jetzt kein minimaler Restfluß gefunden werden kann, darf die endgültige Diagnose Internaverschluß gestellt werden. Eine Pseudookklusion liegt vor, wenn bei extremer Geräteeinstellung im Niedrigflußbereich sowohl im Farbmodus als auch im PW-Doppler rudimentäre Signale abgeleitet werden können (Abb. 3-34a und b).

> *Stenosen in anderen Segmenten als dem Internaabgang* können nicht mit einer annähernd vergleichbaren Zuverlässigkeit quantifiziert werden, da es dafür keinerlei Validierung, aufgrund ihrer Seltenheit aber auch keinen Bedarf gibt.

Spezieller Teil

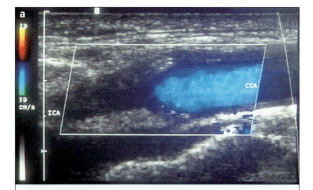

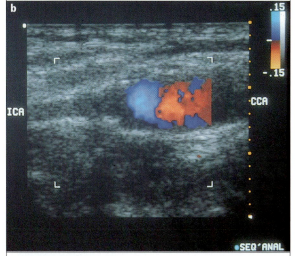

Abbildung 3-33
a) Verschluß der linken A. carotis interna (ICA). In der A. carotis interna stellen sich echodichtere Binnenstrukturen dar, im Farb- und Dopplermodus läßt sich kein Strömungssignal ableiten.
b) Bei länger zurückliegendem Verschluß findet sich häufig nur noch ein schmächtiges Gefäßband.
CCA = A. carotis communis.

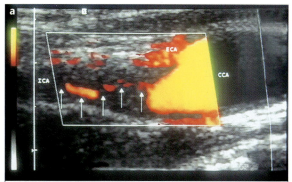

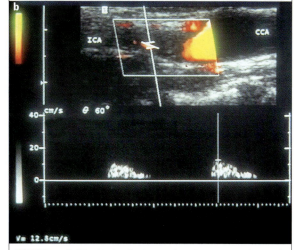

Abbildung 3-34 Nachweis einer noch geringen Restperfusion als Zeichen einer sogenannten Pseudookklusion
a) Im Power-Mode.
b) Mittels PW-Doppler.
CCA = A. carotis communis, ECA = A. carotis externa, ICA = A. carotis interna.

Sowohl für die *A. carotis externa* (Abb. 3-35) wie für die *A. carotis communis* kann als grober Anhalt gelten, daß die *Obergrenze des Normalen bei einer Geschwindigkeit bis 150 cm/sec* liegt, die einer mittelgradigen Stenose bei zirka 250 cm/sec, und daß eine hochgradige Stenose ab Geschwindigkeiten über 250 cm/sec vorliegt.
Trunkusstenose und Trunkusverschluß sind mit dem linearen Schallkopf meist nicht darstellbar, sondern müssen anhand des distal davon gelegenen Poststenosesignals erkannt werden (Abb. 3-36). Es sollte jedoch immer versucht werden, herauszuarbeiten, ob die Veränderung eher distal im Truncus brachiocephalicus an der Gabelung zwischen A. carotis communis und A. subclavia liegt, oder weit proximal am Abgang des Truncus aus dem Aortenbogen. Diese Region kann bei erstaunlich vielen Patienten mit Hilfe eines Curved-

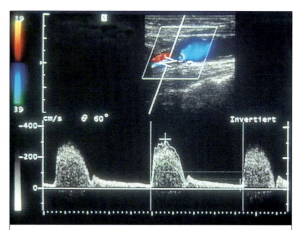

Abbildung 3-35 Hochgradige Stenose der A. carotis externa mit systolischen Flußgeschwindigkeiten bis 320 cm/sec.

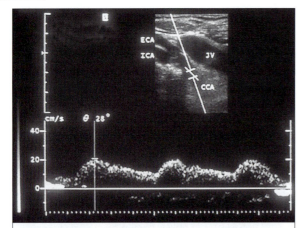

Abbildung 3-36 Dopplerfrequenzspektrum der A. carotis communis (CCA) mit deutlich verminderter Amplitude und verzögertem systolischen Anstieg bei vorgeschalteter hochgradiger proximaler Stenose des Truncus brachiocephalicus.
ECA = A. carotis externa, ICA = A. carotis interna, JV = V. jugularis.

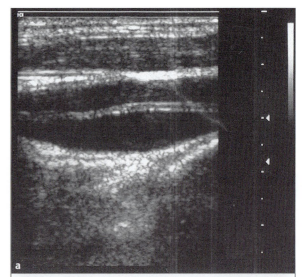

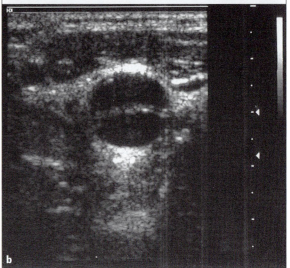

Abbildung 3-37 Dissektionsmembran in der A. carotis communis fortgeleitet aus einer Typ-A-Dissektion des Aortenbogens.
a) Längsschnitt.
b) Querschnitt.

Array- oder eines Sektorschallkopfs letztlich doch eingesehen werden.

Der duplexsonographische Befund bei einer *Karotisdissektion* ist so charakteristisch, daß er keinesfalls übersehen werden darf, sondern in allen Fällen vollständig erfaßt und beschrieben werden muß. Morphologisch ist entweder direkt am Internaabgang, meist aber ein oder mehrere Zentimeter kranialwärts der Beginn einer Dissektionsmembran zu erkennen. Im Falle einer vom Aortenbogen in die A. carotis fortgesetzten Dissektion findet sie sich in der A. carotis communis (Abb. 3-37a und b). Ihr Kennzeichen ist die nichtparallele Bewegung im Vergleich zur schallkopfnahen wie zur schallkopffernen Gefäßwand. Die Membran trennt das wahre vom falschen Lumen, das eine jeweils unterschiedliche Strömungscharakteristik aufweist. Im akuten Stadium der Internadissektion ist das wahre Lumen verschlossen und zeigt eine Anschlagspulsation. Das falsche Lumen ist meist noch nicht thrombosiert und stellt daher einen mehr oder weniger ausgedehnten Blindsack dar. Das pulssynchrone Ein- und Ausströmen erzeugt einen Pendelfluß, der nicht den ganzen Herzzyklus umfaßt. Wenn das falsche Lumen thrombosiert, fällt dieses Signal fort. Die einsetzende Rekanalisierung des wahren Lumens im weiteren Verlauf erzeugt zunächst eine langstreckige Stenose mit entsprechender Strömungsbeschleunigung, später nur noch Turbulenzen. Hat sich die Dissektionsmembran einmal angelegt, ist auch in der Duplexsonographie oft nur noch ein Normalbefund zu erheben.

Sehr selten wird man bei der sonographischen Abklärung eines neurologischen Defizits auf eine bis dahin nicht bekannte *entzündliche Gefäßerkrankung* stoßen.

Ihr Kennzeichen ist die signifikante Einengung oder der Verschluß der A. carotis durch eine homogene, langstreckige, echoarme Wandverdickung. Diese Veränderungen sind im Abschnitt II, 1 „Gefäßveränderungen ohne Strombahnhindernisse" ausführlich beschrieben.

> Jede hochgradige Stenose und jeder Verschluß der A. carotis sollte abschließend hinsichtlich der *extra- und intrakraniellen Kollateralisierung* untersucht werden.

Dazu stellt man zunächst die Vertebralarterien dar, um ihre Kapazität als Kollateralgefäße zu ermitteln. Bei jeder Asymmetrie muß versucht werden, den Vertebralisabgang zu befunden. So schränkt die an sich bedeutungslose Hypoplasie einer Vertebralarterie bei gleichzeitiger hochgradiger Vertebralisabgangsstenose auf der Gegenseite das Leistungsvermögen des hinteren Hirnkreislaufs als Kollateralverbindung deutlich ein. Schließlich führt man eine *transkranielle Dopplerunтersuchung* entsprechend dem oben dargestellten Ablauf durch, um die tatsächlich ausgebildeten Kollateralverbindungen nachzuweisen. Das Hauptaugenmerk richtet sich daher auf die Strömungsrichtung in der A. cerebri anterior der von der Karotisläsion betroffenen Seite inklusive der – sehr kurzen – A. communicans anterior, sowie auf eine eventuell nachweisbare Verbindung zwischen der A. cerebri posterior und der A. cerebri media in Form einer A. communicans posterior. Kennzeichen der intrakraniellen Kollateralverbindungen ist eine auffällige Strömungsbeschleunigung, da es sich für das – gemessen an dem zur Versorgung einer ganzen Hemisphäre benötigten – Strom-Zeit-Volumen um funktionelle Stenosen handelt. Die transkranielle Untersuchung ist zusätzlich in der Lage, weiter peripher gelegene, intrakranielle Stenosen des Karotiskreislaufs aufzuspüren (s. u.). Die Kenntnis solcher „Tandemstenosen" ist für die weitere Therapieplanung wichtig.

Dokumentation

> Die *CW-Doppleruntersuchung* ist vollständig, d.h. mit 2 × 6 Kurven zu dokumentieren (2 × A. supratrochlearis, 2 × A. carotis communis, 2 × A. carotis externa, 2 × A. carotis interna, 2 × A. vertebralis, 2 × A. subclavia).

Ein pathologisches Signal in der A. supratrochlearis muß mit Kompressionstest festgehalten werden. Der schriftliche Befund kann sich auf die Besonderheiten konzentrieren. Bei einer Stenose oder einem Verschluß sollte er jedoch nicht nur die Zusammenfassung, sondern die einzelnen Kriterien enthalten, die zu dieser Diagnose geführt haben. Hauptsächliches Detail ist die Maximalfrequenz in der Stenose (Abb. 3-38).

Bei der *Duplexsonographie* ist die Morphologie des betroffenen Segments in zwei Ebenen als Bild zu dokumentieren; darüber hinaus das Dopplerspektrum aus dem Stenosemaximum gemeinsam mit einem B-Bild, aus dem die Winkelkorrektur hervorgeht. Alle duplexsonographischen Kriterien der Stenosegradabschätzung müssen als Bild dokumentiert werden, insbesondere auffällige Farbphänomene und – falls zur Berechnung verwendet – das weit kranial abgeleitete Internasignal. Falls man eine Prozentangabe für den Stenosegrad machen möchte, muß man das Verfahren angeben, nach dem man den Grad berechnet oder abgeschätzt hat.

Es ist schwierig, einen Internaverschluß plausibel zu dokumentieren. Am besten nachvollziehbar ist ein Längsschnitt des Anfangsteils mit gleichzeitigem Sample Volume und fehlender PW-Dopplerkurve. Das Gewicht liegt hier auf dem schriftlichen Befund, der alle einzelnen Schritte wiedergibt, die zur Sicherung dieser Diagnose unternommen wurden.

Ein *eigener Abschnitt des Befunds* sollte zusammenfassend auf die Kollateralisierung eingehen (Stromgebiet der A. carotis externa, hinterer Hirnkreislauf, vorderer Hirnkreislauf der Gegenseite). Falls eine transkranielle Untersuchung vorgenommen wurde, ist sie vollständig zu dokumentieren, d.h. wie im Abschnitt II, 3 „Veränderungen der Hirnbasisarterien des vorderen Hirnkreislaufs" geschildert.

Zusammenfassung

Die bedeutsamsten Strombahnhindernisse der Karotiden sind die Abgangsstenose der A. carotis interna und der Internaverschluß. Sie können durch die Doppler- und Duplexsonographie mit großer Zuverlässigkeit aufgefunden und für therapeutische Entscheidungen quantifiziert werden. Die Beschallung der Ophthalmikakollaterale und die transkranielle Untersuchung liefern eine genaue Beschreibung der resultierenden Hämodynamik im vorderen Hirnkreislauf. Weiter proximal gelegene Stenosen oder Verschlüsse sind selten, können aber ebenfalls gut charakterisiert werden. Pathologische Befunde an der A. carotis externa besitzen dagegen keine Relevanz. Nur die Zusammenschau der CW-Doppleruntersuchung und der Duplexsonographie erlaubt einen exakten und klinisch aussagekräftigen Befund.

Hirnversorgende Gefässe

CW-Doppler-/Farbduplexsonographischer extrakranieller Befund

Name: **Datum:**
Geb.-Datum: **Untersucher:**
Station: **Befund-Nr.:**

Fragestellung: TIA mit Hemiparese links. Strömungsgeräusch rechte Carotis. Stenose der rechten A. carotis interna?

CW-Doppler:

STR:	rechts retrograd	links orthograd	
CCA:	rechts 2200 HZ	links 2800 HZ	
ECA:	rechts 3400 HZ	links 7200 HZ	
ICA:	rechts 14000 HZ	links 3200 HZ	
VA:	rechts orthograd	links orthograd	
SA:	rechts triphasisch	links triphasisch	

Farbduplex:

Zirkulärer Hard-plaque-Besatz in der proximalen A. carotis interna rechts mit hochgradiger Lumenverlegung und poststenotischer Turbulenzbildung. Semizirkulärer weicher Plaque in der proximalen A. carotis externa links.

Beurteilung:

Filiforme Stenose der A. carotis interna rechts, mittelgradige Stenose der A. carotis externa links.

Unterschrift

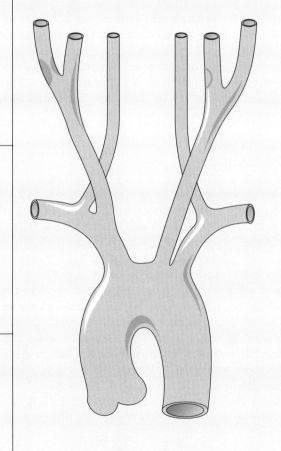

Abbildung 3-38 Befundbeispiel einer hochgradigen Stenose der A. carotis interna rechts.

FRAGEN

1. Kennzeichen der Durchblutungsstörung im Karotiskreislauf sind
   a) Schwindel
   b) Mediainsult
   c) Verwirrtheit
   d) Amaurosis fugax
   e) Doppelbilder
2. Welche Untersuchungen sind zusätzlich zur Duplexsonographie erforderlich, um die Indikation zur Thrombendarterektomie der A. carotis zu stellen?
   a) Konventionelle Angiographie
   b) Transkranielle Doppleruntersuchung
   c) CW-Doppleruntersuchung
   d) MR-Angiographie
3. Welche Aussage zum Stenosegrad von Karotisstenosen trifft zu?
   a) Oberhalb 70% Diameterreduktion sollte eine Karotisstenose operiert werden.
   b) Oberhalb 70% Querschnittsreduktion sollte eine Karotisstenose operiert werden.
   c) Der Stenosegrad in Prozent kann zuverlässig nur in der Angiographie erfaßt werden.
   d) Der Stenosegrad in Prozent kann im sonographischen Querschnitt leicht planimetriert werden.
   e) Der Stenosegrad kann mit Hilfe der Dopplergeschwindigkeit abgeschätzt werden.
4. Welche Kriterien der Duplexsonographie kennzeichnen die hochgradige Stenose der A. carotis interna?
   a) Konfetti-Phänomen
   b) Systolische Maximalgeschwindigkeit > 150 cm/sec
   c) Systolische Maximalgeschwindigkeit > 270 cm/sec
   d) Luftschlangen-Phänomen
   e) Mosaikmuster
5. Als Kollateralisierungsweg für eine verschlossene A. carotis interna kommt nicht in Frage die
   a) A. carotis externa
   b) A. vertebralis
   c) A. cerebri anterior
   d) A. cerebri media
   e) A. cerebri posterior
6. Welches sind keine sonographischen Zeichen der Karotisdissektion?
   a) Flottierende Membran im Gefäßlumen
   b) Pendelfluß
   c) Langstreckige Wandverdickung
   d) Anschlagpulsation
   e) Stenosesignal

RICHTIGE ANTWORTEN

1. b + d
2. b + c
3. a + e
4. a, c + e
5. d
6. c

3 Veränderungen der Hirnbasisarterien des vorderen Hirnkreislaufs

Indikation

Die Untersuchung der Hirnbasisarterien des vorderen Hirnkreislaufs ist indiziert, wenn ein *fokales neurologisches Defizit* in diesem Stromgebiet am wahrscheinlichsten durch eine arterio-arterielle Embolie zu erklären ist, die Beschallung der extrakraniellen Hirngefäße aber keine Ursache gezeigt hat. Wie in Abschnitt II, 2 „Strombahnhindernisse in den Karotiden" erläutert, sollte auch jede *hochgradige Stenose der A. carotis interna* daraufhin untersucht werden, wie die Kollateralisierung im Circulus arteriosus Willisii ausgebildet ist, und ob eine zweite bedeutsame Stenose intrakraniell vorliegt. Im *akuten Mediainsult* kann dargestellt werden, ob und in welchem Ausmaß die A. cerebri media thrombosiert ist. Weitere Indikationen sind der *Nachweis und die Verlaufsbeobachtung spastischer Gefäßverengungen* im Gefolge einer Subarachnoidalblutung sowie die Suche nach *arteriovenösen Malformationen oder intrakraniellen Aneurysmen*.

Pathophysiologische Grundlagen

Die überwältigende Anzahl von pathologischen Veränderungen im intrakraniellen Anteil des vorderen Hirnkreislaufs – Stenosen und Verschlüsse – ist atherosklerotischer Genese. Daher gelten hier die oben geschilderten Zusammenhänge sowohl für die Entwicklung als auch für die Folgen dieser Veränderungen. Die Besonderheit liegt in der unterschiedlichen Funktion der verschiedenen Gefäßsegmente: Die Anfangsabschnitte der Aa. cerebri anteriores und posteriores (A1- bzw. P1-Abschnitt) sind – ebenso wie die drei Aa. communican-

3 Hirnversorgende Gefässe

tes (anterior, posteriores) – Teil des Circulus arteriosus Willisii und dienen damit der physiologischen Kollateralversorgung; ihre distalen Anteile dagegen (A2- bzw. P2-Abschnitt) – ebenso wie die ganze A. cerebri media – dienen ausschließlich der Versorgung des abhängigen Stromgebiets.

> Befunde an den proximalen Abschnitten betreffen daher immer die gesamte Hämodynamik, während Befunde in den distalen Abschnitten nur für das jeweilige Versorgungsgebiet relevant sind.

Wertigkeit und Besonderheiten der verschiedenen Methoden

> Den geringeren technischen Aufwand bedeutet die alleinige *CW-Dopplersonographie* des vorderen Hirnkreislaufs. In den meisten Fällen ist hierdurch eine gute Übersicht zu gewinnen und der Leitbefund zu erheben.

Das Verfahren erfordert allerdings mehr Übung und Sicherheit wegen der fehlenden anatomischen Orientierung. Zusätzlich können aberrierende Gefäße, Kollateralen und anlagebedingte Varianten die Erhebung eines korrekten Befunds erschweren. Wenn von der Ausstattung her möglich, sollte daher in allen Zweifelsfällen die *farbkodierte Duplexsonographie* zusätzlich zu Hilfe genommen werden. Die wesentliche Erleichterung in topographischer Hinsicht wird allerdings durch eine geringere Empfindlichkeit für die Dopplersignale erkauft. Diesem Mangel kann durch die Gabe eines Ultraschallkontrastmittels abgeholfen werden.

Fehlerquellen

Die *häufigste Ursache für falsche Befunde* ist die mangelnde anatomische Orientierung und daher fehlerhafte Zuordnung der Signale zu den entsprechenden Gefäßabschnitten. Es gibt auch nach der duplexsonographischen Darstellung eine nennenswerte Zahl von Patienten, bei denen Zweifel bestehenbleiben. Sie dürfen nicht verschwiegen, sondern müssen als solche registriert werden. Immer wenn absehbar ist, daß von der Klärung dieses Zweifels eine wichtige therapeutische Frage abhängt, sollte zur Angiographie übergegangen werden.

Wegen des kleinen Fensters, durch das die transkranielle Beschallung durchgeführt wird, kann auf den Winkel kein Einfluß genommen werden. Geschwindigkeitsangaben geben daher nur einen ungefähren Anhalt und eignen sich nicht zur quantitativen Auswertung.

> Eine bessere Aussage als die absoluten Geschwindigkeiten geben der Vergleich der entsprechenden Gefäßabschnitte beider Seiten sowie die Registrierung einer deutlichen Geschwindigkeitszunahme im Verlaufe eines Gefäßes.

Qualitative Merkmale jedoch, wie Turbulenzen oder Verhältniszahlen zwischen diastolischer und systolischer Geschwindigkeit, sind winkelunabhängig und daher uneingeschränkt zu verwerten.

Spezieller Untersuchungsgang

Jeder transkraniellen Beschallung des vorderen Hirnkreislaufs muß die Untersuchung der extrakraniellen Hirngefäße obligat vorausgehen. Sie ist in Abschnitt II, 2 „Strombahnhindernisse in den Karotiden" beschrieben. Je nach gerätetechnischer Ausstattung wird man danach auf die *reine PW-Doppleruntersuchung* oder auf die *Duplexsonographie* übergehen. Eine sachlich begründbare Regel für ein stufenweises Vorgehen gibt es nicht. In jedem Falle verschafft man sich zunächst eine sichere anatomische Orientierung anhand der in Abschnitt I „Allgemeiner Teil" genannten Kriterien. Erst im zweiten Schritt versucht man, pathologische Befunde herauszuarbeiten. Wenn das Schallfenster schlecht ist oder aus einem anderen Grund in der Farbduplexsonographie keine ausreichende Intensität des Dopplersignals zu erzielen ist, sollte ein Ultraschallkontrastmittel appliziert werden. Bereits nach wenigen Kreislaufzeiten stellt sich die Signalverstärkung ein, die über Minuten erhalten bleibt (Abb. 3-39a und b). Die vom Kontrastmittel hervorgerufene, scheinbare Verschiebung der Normalwerte in einen etwas höheren Frequenzbereich spielt in diesem Stromgebiet keine Rolle, da die Grenzen ohnehin unscharf sind.

Besondere Aufmerksamkeit verdient die Strömungsrichtung im A1-Abschnitt der A. cerebri anterior. Bei kritischen Stenosen oder einem Verschluß der A. carotis interna muß so lange untersucht werden, bis feststeht, ob der ipsilaterale A1-Abschnitt ortho- oder retrograd perfundiert wird. Bei retrograder Perfusion läßt sich kontralateral eine Flußbeschleunigung finden, insbesondere aber in zirka 75 mm Untersuchungstiefe eine offene Anteriorkollaterale.

Die Normalwerte für die Strömungsgeschwindigkeiten in den Hirnbasisarterien sind in Tabelle 3-3 wiedergegeben. Es ist zu beachten, daß die Angaben wegen fehlender Winkelkorrektur nur eingeschränkte Verbindlichkeit besitzen. Dennoch ist man berechtigt, bei einer deutlichen Überschreitung dieser Geschwindigkeitsbereiche von einer Stenose in dem betreffenden Gefäßsegment zu sprechen. Das Auftreten von Turbulenzen ist eine starke Unterstützung für die Diagnose

SPEZIELLER TEIL

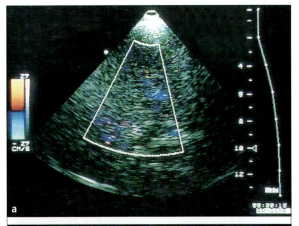

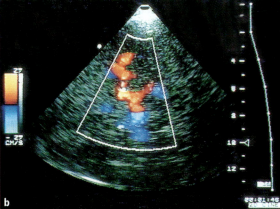

Abbildung 3-39 Anwendung von Echokontrastverstärkern in der transkraniellen Farbduplexsonographie.
a) Ohne Kontrastverstärker können die Hirnbasisarterien auch bei hoher Farbempfindlichkeitseinstellung nicht dargestellt werden.
b) Mit Kontrastverstärker gelingt die Darstellung mühelos (s. Abb. 3-18).

Tabelle 3-3 Anhaltswerte für Normalwerte der systolischen Maximalgeschwindigkeiten in den Hirnbasisarterien bei der transkraniellen Dopplersonographie. Die Normalwerte werden mit steigendem Lebensalter geringer; hier sind die Werte für 60jährige aufgeführt. Maximalgeschwindigkeiten von 120 cm/sec sind für die A. cerebri media noch im Normalbereich, oberhalb von 160 cm/sec liegt sicher eine > 50%ige Stenose vor.

A. cerebri media	90 cm/sec
A. cerebri anterior	75 cm/sec
A. cerebri posterior	55 cm/sec
A. vertebralis	55 cm/sec
A. basilaris	55 cm/sec

des intrakraniellen Anteils der A. carotis interna kann man direkt am schwersten, indirekt dafür am leichtesten anhand des pathologischen extrakraniellen Signals erkennen.

Aneurysmen der Hirnbasisarterien stellen einen *Zufallsbefund* dar, da die gezielte, notfallmäßige Suche bei einer Subarachnoidalblutung eine Domäne der Angiographie bleibt. Ihr farbduplexsonographisches Kennzeichen ist das sogenannte Kaffeebohnen-Phänomen, d.h. eine längliche Formation mit in der Mitte geteiltem gegenläufigem Farbsignal. Es spiegelt die Hämodynamik des Aneurysmas mit gleichzeitigem Ein- und Ausstrom wider. Arteriovenöse Malformationen sind je nach Größe leicht zu identifizieren, da sie das charakteristische Fistelsignal enthalten. Auch hier begründet die Sonographie jedoch lediglich einen Anfangsverdacht als Indikation zur Angiographie.

(Abb. 3-40). Die farbduplexsonographischen Kriterien für eine hochgradige Stenose sind wie bei den extrakraniellen Hirngefäßen das Mosaikmuster und die weite Streuung von Farbpixeln in die Umgebung des Gefäßes (Konfetti-Phänomen).

Der Verschluß eines Gefäßes kann transkraniell nur anhand des Fehlens eines Strömungssignals diagnostiziert werden. Wie an der extrakraniellen A. carotis ist dies aber das schwächste Indiz für einen Verschluß. Es wird daher gefordert, daß jedes als verschlossen beurteilte Gefäßsegment ein gut sichtbares Pendant auf der Gegenseite besitzen muß. Auf diese Weise wird der Nachweis geführt, daß das betreffende Segment im Prinzip hätte dargestellt werden können. Am zuverlässigsten gelingt dies beim kompletten Mediaverschluß, da die A. cerebri media technisch am leichtesten darzustellen ist. In allen anderen Segmenten kommt ein Hauptstammverschluß ungleich seltener vor. Den Verschluß

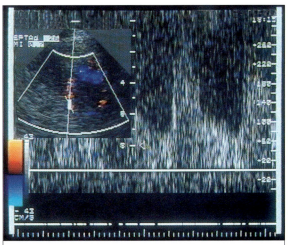

Abbildung 3-40 Mittelgradige Stenose am Abgang der A. cerebri media. Darstellung unter Anwendung eines Echokontrastverstärkers.

3 Hirnversorgende Gefässe

Dokumentation

Der *Normalbefund* der vorderen Hirnbasisarterien beinhaltet Dopplerspektren beider Aa. cerebri mediae in 50 mm Tiefe, beider Aa. cerebri anteriores in 65–70 mm Tiefe und beider Aa. carotides internae in 70 mm Tiefe. *Stenosen* müssen mit ihrem Geschwindigkeitsmaximum abgebildet werden unter Angabe der Untersuchungstiefe. Ein Hauptstamm- oder Astverschluß kann nur in Worten vermerkt werden. Eine Strömungsumkehr im A1-Abschnitt der A. cerebri anterior muß durch den Vergleich mit der Gegenseite unter Angabe der Richtung der Sondeneinstellung plausibel gemacht werden. Die Durchströmung der Anterior- oder einer der Posteriorkollateralen wird durch das Dopplerspektrum und die Angabe der Untersuchungstiefe dokumentiert. In jedem Falle ist eine schriftliche Deskription des Funktionszustands des Circulus arteriosus Willisii sowie aller lokalen Besonderheiten notwendig. Alle Zweifel und untersuchungstechnischen Limitationen, die bei dieser Untersuchung häufiger als bei anderen sind, müssen notiert werden.

Zusammenfassung

Die transkranielle Untersuchung des vorderen Hirnkreislaufs dient zum einen der Beschreibung der Hämodynamik bei extrakraniell gelegenen Stenosen oder Verschlüssen des Internakreislaufs. Zum anderen können zusätzliche oder eigenständige intrakraniell gelegene Strombahnhindernisse aufgefunden werden, deren Kenntnis sowohl zur Abklärung eines neurologischen Defizits im vorderen Hirnkreislauf wie für die Therapieentscheidung bei extrakraniellen Strombahnhindernissen unerläßlich ist. Die alleinige PW-Doppleruntersuchung ergibt bereits den vollständigen Befund, die Duplexsonographie erleichtert aber die anatomische Orientierung erheblich.

Fragen

1. Welche der folgenden Ultraschallsonden eignet sich zur Duplexsonographie der Hirnbasisgefäße?
   a) 5 MHz, linear
   b) 3 MHz, curved array
   c) 2 MHz, Sektor
   d) 10 MHz, linear
   e) 5 MHz, curved array

2. Welche Kombination aus Untersuchungstiefe und beschalltem Gefäß ist nicht möglich?
   a) 65 mm / A. cerebri anterior
   b) 50 mm / A. carotis interna
   c) 75 mm / A. cerebri anterior
   d) 75 mm / A. cerebri media
   e) 65 mm / A. cerebri posterior

3. Welchen Befund an den Hirnbasisgefäßen kann man nicht mit dem PW-Doppler, sondern nur mit der Duplexsonographie erheben?
   a) Spasmus bei Subarachnoidalblutung
   b) AV-Malformation
   c) Aneurysma
   d) Siphonstenose
   e) Mediastenose

4. Welche Aussage über die Strömungssignale der Hirnbasisarterien ist falsch?
   a) Die Anteriorkollaterale stellt, wenn sie benötigt wird, meist eine relative Stenose dar.
   b) Die Strömungsrichtung der ipsilateralen A. cerebri posterior ist auf den Schallkopf zu gerichtet.
   c) Die Strömungsrichtung der ipsilateralen A. cerebri posterior ist vom Schallkopf weg gerichtet.
   d) Die Strömungsrichtung der kontralateralen A. cerebri media ist vom Schallkopf weg gerichtet.
   e) Ein Abweichen um 15% von der Norm der systolischen Maximalgeschwindigkeit in der A. cerebri media ist pathologisch.

Richtige Antworten

1. c
2. b + d
3. c
4. e

4 Strombahnhindernisse im vertebrobasilären Stromgebiet

Indikation

Nach einem Strombahnhindernis im vertebrobasilären Stromgebiet zu suchen ist angezeigt, wenn ein *fokales neurologisches Defizit im hinteren Hirnkreislauf* (Hirnstamm, Mittelhirn, Kleinhirn, Okzipitallappen des Großhirns) aufgetreten ist. Dies impliziert eine Fülle verschiedenartiger Beschwerden und Symptome. Hierzu können auch *bestimmte Formen von Schwindel* gehören (Dreh-, Schwank- und Liftschwindel als Ausdruck eines „systematischen", d.h. wirklich dem Versorgungsgebiet des hinteren Hirnkreislaufs zuzuordnenden Schwindels).
Jedoch:

> Ohne daß ein weiteres Symptom hinzutritt (z.B. Doppelbilder, Erbrechen, Hemianopsie), ist Schwindel praktisch nie durch eine Durchblutungsstörung im hinteren Hirnkreislauf verursacht. Die in der Praxis häufigste Indikation „Schwindelabklärung" ist daher eine der am schlechtesten begründeten.

Ähnliches gilt für den unscharf umrissenen Krankheitsnamen „vertebrobasiläre Insuffizienz". Nur wenn es sich dabei um eine durch die gezielte Anamnese und neurologische Untersuchung begründete klinische Diagnose handelt, besteht tatsächlich die Indikation, nach einer Durchblutungsstörung des hinteren Hirnkreislaufs zu fahnden.

Zu selten wird dagegen die Indikation beim *plötzlichen, einseitigen Hals- oder Nackenschmerz* gestellt. Hier besteht, insbesondere nach vorausgegangenen abrupten Bewegungen, der Verdacht auf eine Vertebralisdissektion; dies auch, wenn keine neurologische Symptomatik vorliegt. Eine *Notfallindikation* stellt der *Ausschluß einer Basilaristhrombose* dar. Der Verdacht darauf ergibt sich aus der klinischen Untersuchung mit wechselndem neurologischen Defizit im Versorgungsgebiet des hinteren Hirnkreislaufs in Kombination mit Einschränkungen der Bewußtseinslage.

Pathophysiologische Grundlagen

Die Erkrankungen der Aa. vertebrales und der A. basilaris haben denselben pathophysiologischen Charakter wie die der Karotisstrombahn; sie werden daher hier nicht wiederholt. Die Anatomie des hinteren Hirnkreislaufs dagegen hat einige hämodynamische Besonderheiten zur Folge. Die Verteilung des gesamten Blutvolumens erfolgt über die unpaare A. basilaris, die ihrerseits aus der Vereinigung der paarig angelegten Vertebralarterien gebildet wird. Aus diesem Grund kann es keine Korrelation zwischen der Seite der Vertebralisaffektion und der Seite des neurologischen Defizits geben. Die einzige Ausnahme macht die Versorgung eines Teils des Kleinhirns und des lateralen Hirnstamms über die A. cerebelli posterior inferior (PICA), die auf beiden Seiten noch vor der Vereinigung aus den Vertebralarterien hervorgeht. Darüber hinaus reicht eine Vertebralarterie völlig aus, um die A. basilaris zu speisen.

> Die hämodynamische Komponente einer Vertebralisstenose oder eines -verschlusses ist daher ohne Bedeutung, solange nicht die andere Vertebralarterie eine hochgradige Einengung aufweist.

Aber auch in diesem Stromgebiet stellt man sich heute die Wirkung z.B. einer hochgradigen Abgangsstenose einer Vertebralarterie eher als Emboliequelle denn als hämodynamisches Problem vor. Ganz ausdrücklich gilt dies für die Vertebralisdissektion, die – außer für das Stromgebiet der PICA – keine hämodynamische Bedeutung besitzt, dagegen wahrscheinlich noch stärker emboligen wirkt als die Karotisdissektion.

Diese Überlegungen sind wichtig für die Bewertung des häufigsten pathologischen Befunds, den man an den Vertebralarterien erheben kann, nämlich deren *anlagebedingte Asymmetrie*. Sie reicht über eine verschieden stark ausgeprägte Hypoplasie einer Seite bis hin zum – meist sekundär eingetretenen – Verschluß. Hämodynamisch sind solche Varianten grundsätzlich gut über die Gegenseite kompensiert. Bedeutung erlangt diese Konstellation erst, wenn die als Kollaterale fungierende größere oder einzige Vertebralarterie selbst eingeengt oder verschlossen ist. Die *hochgradige Hypoplasie* einer Seite ist auch die notwendige Voraussetzung für einen häufig angenommenen, aber nur sehr selten zu verifizierenden Pathomechanismus, nämlich die durch extreme Kopfbewegungen zu provozierende intermittierende Okklusion einer Vertebralarterie. Klinisches Verdachtsmoment für einen derartigen Mechanismus ist nicht der lageabhängige oder durch Kopfdrehung zu provozierende Schwindel, sondern das intermittierende, von extremen Kopfhaltungen ausgelöste neurologische Defizit.

> Die häufigste Lokalisation für Stenosen im hinteren Hirnkreislauf ist der Ursprung der Vertebralarterie aus der A. subclavia.

Im Verlauf durch die Querfortsätze sind Stenosen eine Rarität. An der Atlasschlinge und weiter peripher treten sie meist zusammen mit Elongationen und Knickbildungen auf. Dies gilt insbesondere für die Basilararterie. Verschlüsse im hinteren Hirnkreislauf reichen entweder vom Ursprung der Vertebralarterien bis zum Abgang der PICA, oder von der PICA bis zum Übergang in die A. basilaris, oder aber über verschieden ausgedehnte Anteile der Basilararterie selbst. In einer stark atherosklerotisch vorgeschädigten A. basilaris kann sich in Analogie zur instabilen Angina pectoris eine Thrombosierung mit partieller Rekanalisierung und baldigem Rezidiv oder aber mit komplettem Verschluß entwickeln. Dieses dynamische lokale Geschehen ist die Grundlage des klinischen Krankheitsbilds der *Basilaristhrombose*.

Das *Subclavian-Steal-Phänomen* ist eine rein hämodynamisch begründete Pathologie des vertebrobasilären Stromgebiets. Die durch eine hochgradige, vor dem Abgang der A. vertebralis gelegene Stenose oder einen Verschluß der A. subclavia hervorgerufene Minderperfusion des Arms hat eine Kollateralisierung über den hinteren Hirnkreislauf zur Folge. Bereits in Ruhe, verstärkt aber bei Belastung des Arms, kehrt sich der Fluß in der ipsilateralen A. vertebralis um, so daß das eigentlich für den hinteren Hirnkreislauf gedachte Strom-Zeit-Volumen dem Arm zur Verfügung gestellt wird.

> Die bei weitem häufigste Variante des Subclavian-Steal-Phänomens ist die linksseitige Subklaviastenose mit verstärktem Fluß über der rechtsseitigen und Strömungsumkehr in der linksseitigen A. vertebralis.

Die Strömungsumkehr kann partiell oder komplett sein, d.h. nur systolisch (systolischer Dip bzw. Pendelfluß) oder systolisch-diastolisch (vollständig retrograder Fluß). Nur bei einer Minderzahl von Patienten führt dieses hämodynamische Phänomen auch zu Symptomen (*Subclavian-Steal-Syndrom*): Bei starker Muskelarbeit des Arms, insbesondere in relativer Ischämie, d.h. bei Über-Kopf-Arbeiten, treten Schwindel oder andere ischämische Symptome des hinteren Hirnkreislaufs auf.

WERTIGKEIT UND BESONDERHEITEN DER VERSCHIEDENEN METHODEN

Die *CW-Dopplersonographie* ist an den Vertebralarterien mit wesentlich mehr Unsicherheiten behaftet als an der A. carotis. Der Grund ist zum einen, daß sie ohne visuelle Kontrolle schwerer zu lokalisieren sind, zum anderen aber, daß klinisch bedeutungslose Varianten wie z.B. eine einseitige Vertebralishypoplasie, eindeutig pathologische Dopplersignale erzeugen.

Die sicherste Aussage ergibt sich aus der Zusammenschau der morphologischen Information über das Gefäßkaliber mit der funktionellen Information über die Strömungscharakteristik. Sie ist nur mit der *Duplexsonographie der Vertebralarterien* zu erhalten. Diese sollte daher primär zum Einsatz kommen (Abb. 3-41). Bei entsprechender Ausrüstung wird sie mit der transnuchalen Duplexsonographie fortgeführt. Sie läßt den Endabschnitt der Vertebralarterien und ihren Zusammenfluß zur A. basilaris gut beurteilen. Die Eindringtiefe dieser Darstellungsmodalität ist jedoch begrenzt.

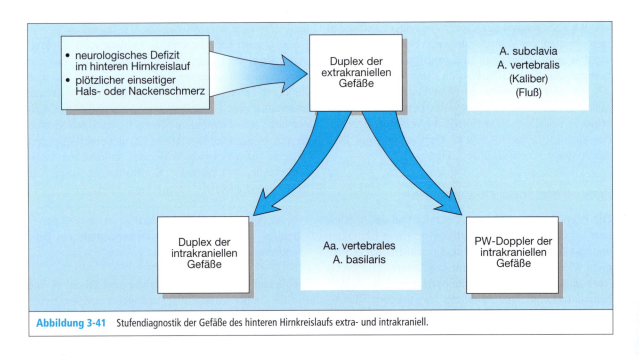

Abbildung 3-41 Stufendiagnostik der Gefäße des hinteren Hirnkreislaufs extra- und intrakraniell.

Die transnuchale Beschallung mit der PW-Sonde reicht bedeutend tiefer und kann daher die Basilararterie auch in ihrem mittleren und manchmal peripheren Abschnitt darstellen. Die anatomische Orientierung ist allerdings nicht immer zweifelsfrei. Verwechslungen mit den Signalen der PICA, von Kollateralen oder von Anteilen der A. cerebri posterior sind möglich.

FEHLERQUELLEN

Der Verlauf der Vertebralarterien in ihrem knöchernen Kanal ist so konstant, daß Verwechslungen kaum möglich sind. Einzige Ausnahme ist die begleitende Vene, die im B-Bild über eine hypoplastische Arterie hinwegtäuschen kann. Der Dopplerbefund schafft allerdings sofortige Klarheit.

> Bei der A. vertebralis muß von vornherein auf einen korrekten Einschallwinkel für den Doppler geachtet werden – beim Farbdoppler ebenso wie beim PW-Doppler. Zu leicht wird das Strömungssignal sonst verpaßt und die Arterie für verschlossen gehalten.

Schwere degenerative Veränderungen der Halswirbelsäule können die Beschallung der A. vertebralis in ihrem mittleren Abschnitt vereiteln. Man muß sich dann auf den schwieriger zu erhebenden Befund am proximalen Abschnitt verlassen. Auf die möglichen Fehler bei der Zuordnung der Signale in der transnuchalen PW-Doppleruntersuchung wurde bereits hingewiesen. Sie lassen sich mit der transnuchalen Duplexsonographie nur bis in eine bestimmte Tiefe vermeiden. Mehr als bei der A. carotis bleibt aber die *größte Fehlerquelle* die Bewertung der abgeleiteten Signale im Gesamtzusammenhang der Hämodynamik des hinteren Hirnkreislaufs. Der dopplersonographische Befund in jedem einzelnen Abschnitt bleibt so lange ohne Bedeutung für das klinische Bild, wie das System als Ganzes nicht verstanden wurde.

SPEZIELLER UNTERSUCHUNGSGANG

Die *erste Information*, die man bei der Untersuchung zu gewinnen hat, ist das Dopplersignal im Verhältnis zum Gefäßkaliber beider Vertebralarterien in ihrem mittleren Abschnitt. Eine *A. vertebralis* gilt als *hypoplastisch*, wenn ihr Durchmesser geringer als 2,5 mm oder der der Gegenseite mehr als 1,7fach größer ist (Abb. 3-42a und b). Pathologisch sind – den korrekten Anschallwinkel vorausgesetzt – alle Signale mit einem verminderten diastolischen Fluß, d.h. einer erhöhten Pulsatilität, und/oder mit einer abnorm hohen oder niedrigen Geschwindigkeit. Da verbindliche Grenzwerte hierfür nicht vorliegen, muß die Angabe aus dem Seitenver-

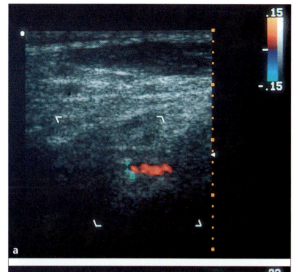
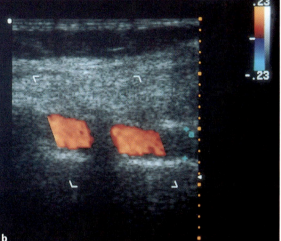

Abbildung 3-42 Starke Asymmetrie der Vertebralarterien.
a) Hypoplasie der linken A. vertebralis.
b) Kompensatorische Erweiterung der rechten A. vertebralis.

gleich abgeleitet werden. Aus der Kombination der morphologischen mit der Flußinformation ergeben sich acht mögliche Konstellationen (Tab. 3-4).

Ein normaler Fluß bei normalem Gefäßkaliber zeigt meist einen Normalbefund an; jedoch können sich auch hinter diesem Befund weiter distal gelegene Verschlüsse verbergen, wenn die PICA als suffiziente Kollaterale dient und daher den gesamten Abfluß aus dem untersuchten Segment übernimmt. Ist dies nicht der Fall, erzeugt der distal gelegene Abflußwiderstand eine erhöhte Pulsatilität, im ausgeprägten Fall auch mit deutlicher Reduktion der systolischen Geschwindigkeit; eine erniedrigte Pulsatilität bei erniedrigter oder normaler Geschwindigkeit entspricht dagegen einem Poststenosesignal und weist damit auf die proximal gelegene Abgangsstenose hin (Abb. 3-43).

3 Hirnversorgende Gefässe

Tabelle 3-4 Befundkonstellationen an den Vertebralarterien.

	Kaliber normal	Hypoplasie
Signal normal	• Normalbefund • guter Abstrom über die A. cerebelli posterior inferior bei weiter distal gelegenem Hindernis	• Gegenseite hypoplastisch oder verschlossen • Subclavian-Steal der Gegenseite
Signal beschleunigt	• Gegenseite hypoplastisch oder verschlossen • Subclavian-Steal der Gegenseite • lokale Stenose • Dissektion	• Gegenseite hypoplastisch oder verschlossen • Subclavian-Steal der Gegenseite
Signal vermindert	• distales Hindernis (erhöhte Pulsatilität) • proximales Hindernis (erniedrigte Pulsatilität)	• Normalbefund (erhöhte Pulsatilität)
kein Signal	• Dissektion • ehemals hochgradige Abgangsstenose (frischer Verschluß)	• Normalbefund (chronischer Verschluß)

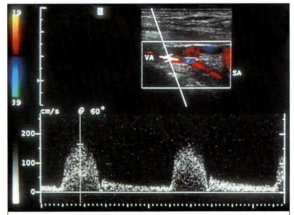

Abbildung 3-43 Mittelgradige Stenose der A. vertebralis rechts (VA) kurz vor Eintritt in das Foramen transversum des 6. Halswirbels. SA = A. subclavia.

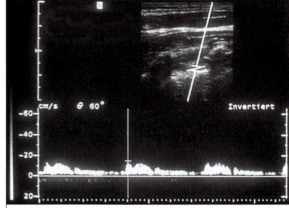

Abbildung 3-44 Dopplerfrequenzspektrum einer hypoplastischen A. vertebralis links mit niedriger Strömungsgeschwindigkeit und erhöhter Pulsatilität.

Ist die Geschwindigkeit in einem normalkalibrigen Gefäß erhöht, dient es offenbar als Kollaterale bei einer Hypoplasie oder einer hochgradigen Stenose der Gegenseite oder bei einem Subclavian-Steal-Phänomen; eine lokale Stenose im mittleren Abschnitt der A. vertebralis ist eine Rarität und muß durch das B-Bild verifiziert werden.

Eine *hypoplastische A. vertebralis* versorgt meist nur Nackenmuskulatur und Haut. Sie weist daher in aller Regel ein Signal mit erheblich vermindertem diastolischen Fluß auf, das häufig auch in der Geschwindigkeit reduziert ist (Abb. 3-44). Bereits ein normales Signal, mehr aber noch ein erhöhter Fluß zeigen an, daß die Arterie trotz der Hypoplasie als Kollaterale benötigt wird. Dies ist ein wichtiger Hinweis auf ein bedeutsames Strömungshindernis auf der Gegenseite. Da diese ursprünglich als Kollaterale der hypoplastischen Seite fungiert hatte, handelt es sich hierbei immer um einen pathologischen Prozeß.

Ein fehlendes Strömungssignal zeigt den *Vertebralisverschluß* an (Abb. 3-45). In einer hypoplastischen Arterie ist dies der klinisch bedeutungslose Endzustand der Strömungsverminderung. In einer normalkalibrigen Arterie ist es der Endzustand einer höchstgradigen Abgangsstenose oder der Extremfall einer *Vertebralisdissektion*. Letztere kann ansonsten dieselben Strömungscharakteristika wie die Karotisdissektion (Anschlagpulsation, Pendelfluß, Kombinationssignal) aufweisen.

SPEZIELLER TEIL

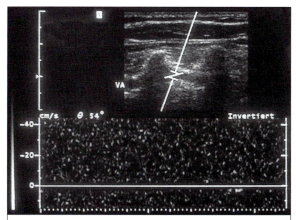

Abbildung 3-45 Verschluß der A. vertebralis links (VA). Nachweis echodichterer Binnenstrukturen im Gefäß, kein Dopplersignal auch bei größerer Empfindlichkeitseinstellung ableitbar.

Es sollte in jedem Fall versucht werden, die Dissektion auch im B-Bild nachzuweisen. Eine Besonderheit der Vertebralarterie ist jedoch, daß sie im Unterschied zur A. carotis wegen der guten Fixierung in ihrem knöchernen Kanal auch nur in einzelnen Segmenten disseziieren kann. Der Befund entspricht dann einer lokalen Stenose.

Wenn gerätetechnisch vorhanden, sollte gleich im Anschluß die Duplexsonographie eine Etage höher fortgesetzt werden, d.h. transnuchal von der Atlasschlinge bis zum proximalen Anteil der A. basilaris. Meist gelingt es nicht, den Abgang der PICA zuverlässig zu identifizieren. Zudem sind neben anlagebedingten Variationen im Kaliber dieses Segments degenerative Veränderungen mit Elongation und Knickbildung sehr häufig. Dennoch sollte versucht werden, den distalen Abschnitt der Vertebralarterie als offen oder verschlossen zu charakterisieren und hochgradige Stenosen aufzufinden. Bei direkter Beschallung ist das *Kennzeichen einer bedeutsamen Stenose* die Strömungsbeschleunigung über eine systolische Maximalgeschwindigkeit von zirka 100 cm/sec hinaus; liegen die hochgradige Stenose oder der Verschluß noch distal des direkt beschallbaren Segments, ist ihr Kennzeichen die erhöhte Pulsatilität meist mit Geschwindigkeitsreduktion.

Ein *Verschluß der A. basilaris* selbst kann maskiert werden durch Kollateralen, die schnell und suffizient gebildet werden. Handelt es sich allerdings um einen frischen thrombotischen Verschluß, ergibt sich die charakteristische Befundkombination aus deutlich reduzierten Signalen in beiden Vertebralarterien mit erhöhter Pulsatilität und fehlendem Signal in einer Untersuchungstiefe, die sicher der A. basilaris zugeordnet werden kann (90–100 mm). *Stenosen der A. basilaris* werden wiederum an der Strömungsbeschleunigung erkannt. Die transnuchale Duplexsonographie erfaßt allerdings nur einen kurzen proximalen Anteil. Es muß daher zuletzt versucht werden, mit der PW-Sonde auch den mittleren und distalen Abschnitt darzustellen. Dieses Verfahren ist mit seinen oben genannten Einschränkungen gleich zum Einsatz zu bringen, wenn die Voraussetzungen zur transnuchalen Duplexsonographie nicht vorhanden sind.

Eine partielle oder komplette Strömungsumkehr in einer der beiden Vertebralarterien deutet auf ein *Subclavian-Steal-Phänomen* hin (Abb. 3-46a bis d). In diesem Fall sind zunächst beide Aa. subclaviae aufzusuchen. Das Strömungssignal auf der Seite mit der proximalen Stenose weist ein typisches Poststenosesignal mit Gipfelabrundung und Amplitudenreduktion, gegebenenfalls auch mit diastolischem Fluß auf. Die direkte Beschallung der Stenose ist meist nicht möglich, da insbesondere auf der linken Seite die A. subclavia von der Clavicula verdeckt wird. Anschließend werden noch einmal die Vertebralissignale im Seitenvergleich abgeleitet, um die relative Flußvermehrung in der zur Subklaviastenose kontralateralen Seite nachzuweisen.

> Den Beweis des Subclavian-Steal führt man durch den Versuch der reaktiven Hyperämie: Auf der betroffenen Seite wird mit einer Blutdruckmanschette eine suprasystolische Sperre von drei Minuten Dauer erzeugt. Während dieser Zeit wird das Vertebralissignal dieser Seite eingestellt und im Moment des Lösens der Sperre beobachtet. Die durch die Ischämie erzeugte reaktive Hyperämie des Arms läßt den retrograden Strömungsanteil der A. vertebralis deutlich zunehmen.

Ein anfänglicher Pendelfluß verwandelt sich für die Dauer der reaktiven Hyperämie in ein vollständig retrogrades Signal, ein bereits in Ruhe retrogrades Signal nimmt an Geschwindigkeit deutlich zu. Nach ein oder zwei Minuten stellt sich der Ausgangsbefund wieder ein. Klagt der Patient in dieser Zeit über Schwindel, handelt es sich um ein (symptomatisches) Subclavian-Steal-Syndrom.

DOKUMENTATION

Gilt es tatsächlich, ein klar definiertes neurologisches Defizit oder gar einen in CCT oder MR gesicherten Infarkt im Gebiet des hinteren Hirnkreislaufs abzuklären, muß aus jedem der folgenden Segmente zumindest ein Flußsignal dokumentiert werden, wenn möglich in Kombination mit dem entsprechenden B-Bild:

- mittlerer Anteil der A. vertebralis zwischen den Querfortsätzen

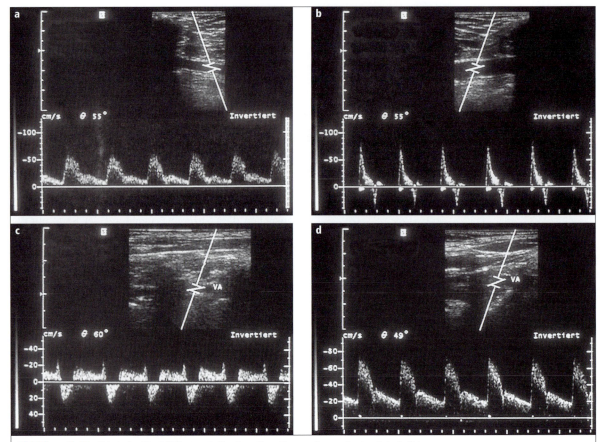

Abbildung 3-46 Subclavian-Steal-Phänomen bei hochgradiger Abgangsstenose der A. subclavia links.
a) Monophasisches, poststenotisches Dopplerspektrum aus der distalen A. subclavia links.
b) Normale Perfusion der A. subclavia rechts.
c) Pendelfluß mit systolisch retrogradem Strömungsanteil in der A. vertebralis (VA) links.
d) Kompensatorisch kräftig orthograde Perfusion in der A. vertebralis (VA) rechts.

■ Durchtritt durch das Foramen magnum vor der Vereinigung zur A. basilaris
■ Basilararterie.

Stenosen, insbesondere die Vertebralisabgangsstenose, müssen gesondert mit Ausdruck dokumentiert werden. Der schriftliche Befund muß die Einzelinformationen zu einem hämodynamischen Bild des vertebrobasilären Stromgebiets integrieren und lokale pathologische Befunde noch einmal ausführlich beschreiben. Die Zusammenfassung muß die Bewertung des erhobenen Befunds für das in Rede stehende neurologische Defizit enthalten.

Das Subclavian-Steal-Phänomen wird durch die Signale aus beiden Aa. subclaviae, aus beiden Aa. vertebrales und durch die Aufzeichnung des Verhaltens in reaktiver Hyperämie dokumentiert.

Zusammenfassung

Der doppler- und duplexsonographische Befund am hinteren Hirnkreislauf hat eine Vielfalt hämodynamischer Konstellationen zu berücksichtigen. Von ihnen ist nur die Minderzahl klinisch bedeutsam. Die wichtigsten sind die als Emboliequelle wirkende Vertebralisabgangsstenose und die Vertebralisdissektion, das Subclavian-Steal-Phänomen, sowie die als Notfall zu behandelnde Basilaristhrombose. Der reinen CW-Doppleruntersuchung kommt im vertebrobasilären Stromgebiet praktisch keine Bedeutung zu.

Fragen

1. Welche Augensymptome können mit einer Durchblutungsstörung im hinteren Hirnkreislauf erklärt werden?
   a) Homonyme Hemianopsie
   b) Amaurosis fugax
   c) Doppelbilder
   d) Mouches volantes
   e) Einstellnystagmus
2. Welche Kombination aus Gefäßkaliber und Flußsignal im mittleren Abschnitt der A. vertebralis erklärt einen embolischen Infarkt im hinteren Hirnkreislauf?
   a) Kaliber normal, kein Flußsignal
   b) Kaliber schmächtig, rudimentäres Flußsignal
   c) Kaliber schmächtig, kein Flußsignal
   d) Kaliber normal, gipfelreduziertes Flußsignal
   e) Kaliber normal, Flußsignal normal
3. Welche Befundkombination aus proximalem Vertebralissignal und in einer Tiefe von 90 mm abgeleitetem Basilarissignal ist mit einer Basilaristhrombose vereinbar?
   a) A. vertebralis rechts rudimentär, A. vertebralis links normal, A. basilaris stark beschleunigt
   b) A. vertebralis rechts normal, A. vertebralis links normal, A. basilaris normal
   c) A. vertebralis rechts ohne Diastole, A. vertebralis links ohne Diastole, A. basilaris nicht auffindbar
   d) A. vertebralis rechts normal, A. vertebralis links verschlossen, A. basilaris stark beschleunigt
   e) A. vertebralis rechts normal, A. vertebralis links normal, A. basilaris nicht auffindbar
4. Welche Aussage zum Subclavian-Steal trifft zu?
   a) Am häufigsten liegt eine Obliteration der rechten A. subclavia vor.
   b) Symptome treten nur bei einer Minderzahl der Patienten auf.
   c) Charakteristisch ist ein Pendelfluß in der ipsilateralen A. vertebralis.
   d) Charakteristisch ist ein retrograder Fluß in der ipsilateralen A. vertebralis.
   e) Charakteristisch ist ein Nullfluß in der ipsilateralen A. vertebralis.

Richtige Antworten

1. a, c + e
2. a + d
3. a, c, d + e
4. b, c + d

Literatur

European Carotid Plaque Study Group: Carotid artery plaque composition: relationship to clinical presentation and ultrasound B-mode imaging. J Vasc Endovasc Surg 10 (1995) 23–30.

North American Symptomatic Carotid Endarterectomy Trial Collaborators: Beneficial effect of carotid endarterectomy in symptomatic patients with high-grade carotid stenosis. N Engl J Med 355 (1991) 445–453.

Ranke C, Creutzig A, Becker H, Trappe HJ: Standardization of carotid ultrasound. A hemodynamic method to normalize for interindividual and interequipment variability. Stroke 30 (1999) 402–406.

Widder B: Doppler- und Duplexsonographie der hirnversorgenden Arterien. Springer, Berlin–Heidelberg–New York 1995.

Venen und Arterien des Schultergürtels, der Arme und der Finger

Hubert Stiegler

Inhalt

Schulter- und Armvenen 77
I Allgemeiner Teil 77
    Ultraschallanatomie 77
    Allgemeiner Untersuchungsgang 78
II Spezieller Teil 81
  1 Subklaviavenenthrombose 81
    Indikation 81
    Pathophysiologische Grundlagen 81
    Wertigkeit und Besonderheiten der verschiedenen
    Methoden 82
    Fehlerquellen 83
    Spezieller Untersuchungsgang 83
    Dokumentation 85
    Zusammenfassung 85
    Fragen 86
  2 Phlebitis (oberflächliche Venenentzündung) ... 86
    Indikation 86
    Pathophysiologische Grundlagen 86
    Wertigkeit und Besonderheiten der verschiedenen
    Methoden 86
    Fehlerquellen 86
    Spezieller Untersuchungsgang 86
    Dokumentation 86
    Zusammenfassung 87
    Fragen 87
  3 Venöse Fehlbildungen 88
    Indikation 88
    Pathophysiologische Grundlagen 88
    Wertigkeit und Besonderheiten der verschiedenen
    Methoden 89
    Fehlerquellen 89
    Spezieller Untersuchungsgang 89
    Dokumentation 89
    Zusammenfassung 90
    Fragen 90
Schulter-, Arm- und Fingerarterien 90
I Allgemeiner Teil 90
    Ultraschallanatomie 90
    Allgemeiner Untersuchungsgang 91
II Spezieller Teil 94
    Arterielle Verschlußkrankheit 94
    Indikation 94
    Pathophysiologische Grundlagen 94
    Wertigkeit und Besonderheiten der verschiedenen
    Methoden 95
    Fehlerquellen 95
    Spezieller Untersuchungsgang 95
    Dokumentation 101
    Zusammenfassung 101
    Fragen 101

Schulter- und Armvenen

I Allgemeiner Teil

Armvenenthrombosen stellen rund 5% aller venösen Thrombosen. Zusammen mit Phlebitiden sind sie als Hauptkomplikationen der Katheterdiagnostik und intensivmedizinischen Therapie eine wachsende Indikation zur Ultraschalluntersuchung. Hämodialyseshunts und venöse Dysplasien sind dagegen seltener zu untersuchen.

Ultraschallanatomie

Wie an der unteren Extremität werden die Venen des Schultergürtels und des Armes in oberflächliche, d.h. epifasziale Venen, und tiefe, d.h. subfasziale Venen, unterteilt. Eine klinische Bedeutung von Perforansvenen ist an den Armen nicht bekannt.

Oberflächliche Venen

Die *V. cephalica* beginnt auf der radialen Hälfte des Handrückens, zieht am Unterarm nach kranial zur Anastomose mit der V. basilica und der V. mediana cubiti in der Ellenbeuge. Am Oberarm läuft sie im Sulcus bicipitalis lateralis weiter, um infraklavikulär – die Faszie durchbohrend – in der Morenheim-Grube in die V. subclavia einzumünden.

4 Venen und Arterien des Schultergürtels, der Arme und der Finger

Die *V. basilica* führt von der ulnaren Seite des Handrückens medial am Unterarm zur Ellenbeuge, vereinigt sich mit der V. mediana cubiti und der V. cephalica und zieht in der Regel als kräftiges Gefäß im Sulcus bicipitalis medialis bis zur Mitte des Oberarms. Hier durchbohrt sie die Fascia brachii und mündet meist in die mediale V. brachialis ein.

Tiefe Venen

Die tiefen Venen des Unterarms (V. radialis, V. ulnaris, Vv. interosseae anteriores und Vv. interosseae posteriores) sind fast immer paarig angelegt und münden in der Ellenbeuge in die im distalen Anteil paarige V. brachialis. Weiter proximal wird sie – wie die V. subclavia und die V. axillaris – unpaar. Zwischen M. pectoralis major und Clavicula wird sie zur V. axillaris, deren Länge 3–5 cm beträgt. Sie ist mit einer Venenklappe besetzt. Auf ihrem Weg nach proximal passiert die V. axillaris bzw. die V. subclavia drei anatomische Engstellen, die in Abhängigkeit von der Armhaltung hämodynamisch wirksam werden können:

- die Enge zwischen Clavicula und erster Rippe (kostoklavikuläre Kompression)
- die Engstelle zwischen M. scalenus anterior, M. subclavius und erster Rippe
- die Engstelle zwischen Sehne des M. pectoralis minor und Processus coracoideus.

Zusätzlich können atypisch verlaufende Sehnen oder Bänder das Gefäßnervenbündel im Schulterbereich einengen (Abb. 4-1).

Auf ihrem Weg nach proximal nimmt die V. axillaris eine Reihe von Venen der Thoraxwand auf.

Die V. subclavia geht am Zusammenfluß mit der V. jugularis interna hinter dem rechten bzw. linken Sternoklavikulargelenk – der Arterie aufliegend – in die rechte bzw. linke V. brachiocephalica über. Als Normvariante verlaufen die V. axillaris und die V. subclavia in zirka 1% gedoppelt. Während die Vv. brachiocephalicae keine Klappen aufweisen, findet sich regelmäßig im Angulus venosus eine Klappe. Bei Vorliegen einer rudimentären V. jugularis interna übernimmt die in die V. brachiocephalica mündende V. jugularis externa ihre Funktion.

Allgemeiner Untersuchungsgang

Die Venen des Schultergürtels und der Arme können sowohl in sitzender als auch in liegender Position untersucht werden. Aufgrund der besseren Venenfüllung gelingt die Darstellung der Venen *im Liegen* leichter.

> Der Ultraschalluntersuchung muß immer eine *klinische Untersuchung* bei freiem Oberkörper vorangehen mit Seitenvergleich von Schulter und Armen im Hinblick auf Asymmetrie, Umfangsdifferenzen und Hämangiome.

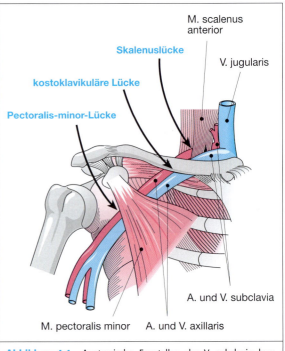

Abbildung 4-1 Anatomische Engstellen der V. subclavia bzw. V. axillaris.

Weiterhin ist zu achten auf
- oberflächliche Venenzeichnung
- Hautverfärbung
- Hauttemperatur
- Hautbeschaffenheit.

> Einseitig auffällig prominente Hand- und Armvenen bei horizontal gehobenen Armen sind wichtige Hinweise für eine Abflußstörung, ebenso ein einseitiges Ödem.

Abbildung 4-2 zeigt die Sondenhaltung bei Untersuchung der oberflächlichen und tiefen Venen am Arm.

Begonnen wird mit dem *CW-Doppler*, wobei die Durchgängigkeit der V. subclavia bei infraklavikulär aufgesetzter Sonde geprüft wird. In der Regel trifft man zuerst die A. subclavia. Danach wird die Sonde leicht nach medial gekippt und in tiefer In- und Exspiration der deutlich variierende Fluß in der V. subclavia im Seitenvergleich untersucht. Bei Inspiration übt der negative intrathorakale Druck einen Sog auf die großen thoraxnahen Venen aus. Er ist an einer kurzfristigen herzwärtsgerichteten Strömungsbeschleunigung und einer Lumenschwankung zu erkennen.

Danach folgt die *Duplexuntersuchung* mittels linearem Schallkopf von 4,0–7,0 MHz, der supraklavikulär ohne lokalen Druck aufgesetzt wird. Die atemabhängigen Lumenschwankungen der V. jugularis interna werden im *B-Bild* beurteilt.

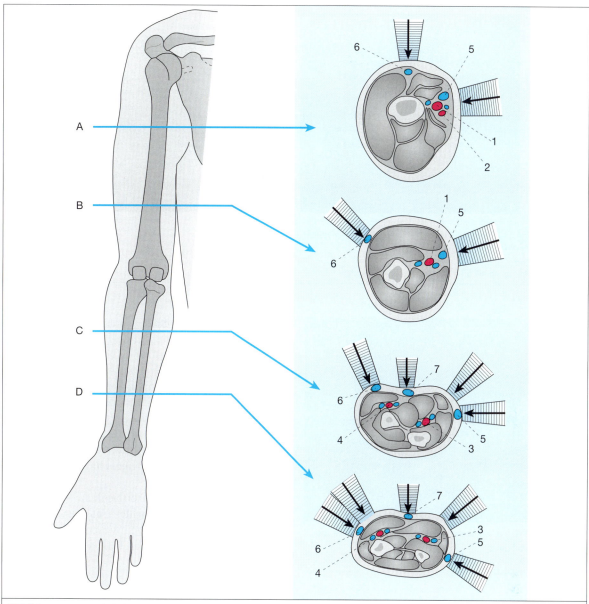

Abbildung 4-2 Sondenhaltung zur Darstellung der Arterien und der begleitenden tiefen wie oberflächlichen Venen.
1 = A. brachialis und Vv. brachiales, 2 = A. profunda brachii, 3 = A. ulnaris und Vv. ulnares, 4 = A. radialis und Vv. radiales, 5 = V. basilica, 6 = V. cephalica, 7 = V. mediana cubiti.

Ist das Gefäß nicht darstellbar, so folgt die Untersuchung während eines *Valsalva-Preßversuchs* (Abb. 4-3a und b). Dabei verdoppelt die V. jugularis interna normalerweise ihr Lumen im Vergleich zur A. carotis communis. Nicht selten lassen sich unmittelbar kranial des Kostoklavikulargelenks im Längs- und Querschnitt die zarten Segel der Venenklappe im Angulus venosus darstellen (Abb. 4-4).
Anschließend werden im Querschnitt unmittelbar infraklavikulär die A. und V. subclavia dargestellt. Im Normalfall wird die V. subclavia und weiter nach distal die V. axillaris durch leichte Kompression zum Verschwinden gebracht. Bei sehr muskelstarken Patienten kann im Bereich der Schulter auch ein 3,0-MHz-Schallkopf notwendig sein.

> Der Nachweis der Komprimierbarkeit der im Querschnitt dargestellten Vene schließt eine Thrombose aus.

Durch kontinuierliches Verschieben der Sonde entlang der Innenseite des Oberarms bis zur Ellenbeuge – bei besonderer Fragestellung bis in Höhe des Handgelenks

4 Venen und Arterien des Schultergürtels, der Arme und der Finger

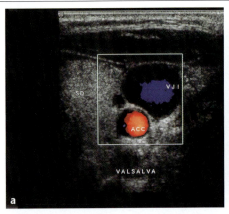
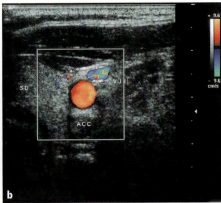

Abbildung 4-3 Farbduplexsonographische Darstellung der V. jugularis interna.
a) Valsalva-Preßversuch.
b) Spontanatmung.
ACC = A. carotis communis, SD = Schilddrüse, VJI = V. jugularis interna.

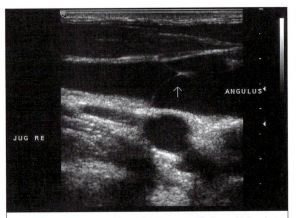

Abbildung 4-4 Venenklappe im Zusammenfluß von V. jugularis interna und V. subclavia.
ANGULUS = Angulus venosus, JUG RE = V. jugularis interna rechts.

– wird eine tiefe Thrombose unter wiederholter Kompression ausgeschlossen. Ein Kalibersprung am Übergang von der V. axillaris zur V. brachialis fällt besonders dann auf, wenn die Vv. brachiales als paarige Gefäße die gleichnamige Arterie begleiten. Für die Prüfung der venösen Flußsignale wird die Sonde im Längsschnitt infraklavikulär auf der V. subclavia bzw. der V. axillaris positioniert, durch Zuschalten der Farbe der Fluß sichtbar gemacht, registriert und zuletzt mittels PW-Doppler die atemabhängige Flußgeschwindigkeit aufgezeichnet (Abb. 4-5).

So lassen sich sowohl die oberflächliche V. basilica als auch die V. cephalica entlang des Unter- und Oberarms bis zur Einmündung in das tiefe Venensystem – am besten unter Verwendung einer Wasservorlaufstrecke – beurteilen (Abb. 4-6).

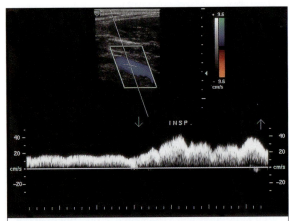

Abbildung 4-5 Atemabhängiger Fluß in der V. subclavia mit Flußbeschleunigung bei Inspiration (INSP.).

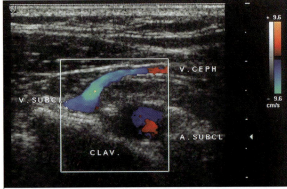

Abbildung 4-6 Einmündung der V. cephalica infraklavikulär in die V. subclavia.
A. SUBCL = A. subclavia, CLAV. = Clavicula, V. CEPH = V. cephalica, V. SUBCL. = V. subclavia.

SCHULTER- UND ARMVENEN

> Zum Standardprogramm gehört in jedem Fall die beidseitige Untersuchung der V. jugularis interna, der V. subclavia und der V. axillaris.

II SPEZIELLER TEIL

1 SUBKLAVIAVENENTHROMBOSE

INDIKATION

> Subklavia- und Jugularvenenthrombosen stellen die häufigsten Komplikationen von Verweilkathetern dar.

Seit Einführung des Duplex hat bei *katheterisierten Patienten* die Diagnosehäufigkeit dieser Thrombosen von 13 auf 47% zugenommen. Die V. subclavia ist dabei mit zirka 20% das am häufigsten, die V. jugularis das am seltensten thrombosierte Gefäß.
Die Duplexuntersuchung erlaubt nicht nur die *Frühdiagnose*, sondern ist ebenfalls geeignet, die *Auswirkung therapeutischer Maßnahmen* am Thrombus zu kontrollieren.
Am häufigsten führen Swan-Ganz-Katheter zu Thrombosen (bei 32% der Patienten), am seltensten Schrittmacherkabel (bei 4% der Patienten). Darüber hinaus können *orientierende Voruntersuchungen* auf Intensivstationen frustrane Punktionsversuche verhindern und somit die Komplikationsrate senken. Das bei der Katheterisierung besonders thrombosegefährdete *Thoracic-Outlet-Syndrom* kann mit einer Sensitivität von 95% und einer Spezifität von 92% vor der Punktion mittels Doppler oder Duplex diagnostiziert werden, so daß statt dessen ein anderer Zugangsweg gewählt werden kann. Ein in der Kompressionssonographie erfahrener Untersucher erspart dem Patienten in der Regel das Armphlebogramm und bietet eine wertvolle Hilfestellung bei der Differentialdiagnose des *unklaren Armödems*.

PATHOPHYSIOLOGISCHE GRUNDLAGEN

Der venöse Rückstrom in der oberen Extremität ist einerseits gekennzeichnet durch eine im Vergleich zur unteren Extremität geringer ausgeprägte Pumpwirkung der Armmuskulatur. Zum anderen wird der negative intrathorakale Druck bei Inspiration verstärkt, so daß eine Art Saugwirkung in den proximalen Venenabschnitten des Schultergürtels entsteht.

> Die Atemvariabilität des venösen Rückflusses in den tiefen Venen ist somit ein entscheidender Hinweis für die Durchgängigkeit der V. subclavia und der V. brachiocephalica und muß stets im Seitenvergleich geprüft werden.

Im Normalfall zeigt die infraklavikuläre Beschallung der V. subclavia einen bei Inspiration kurzzeitig beschleunigten, herzwärtsgerichteten Blutfluß, der bei tiefer Inspiration sistiert, um in Exspiration wieder zuzunehmen. Während des Valsalva-Preßversuchs kommt es initial zu einer kurzen Strömungsbeschleunigung, die dann abbricht, während des Pressens sistiert und bei Ausatmung wieder herzwärts strömt. Durch Kompression des Oberarms können in der V. subclavia die sogenannten A-Sounds (augmented sounds) als herzwärtsgerichtete Flußbeschleunigung ausgelöst werden. Sie liefern zusätzliche Hinweise für die Durchgängigkeit der tiefen Armvenen.
In den oberflächlichen Venen dagegen findet sich bei Vorliegen einer tiefen Thrombose ein atemunabhängiger kontinuierlicher Kollateralfluß, die sogenannten S-Sounds (spontaneous sounds).

> Als entscheidendes direktes pathophysiologisches Kriterium der tiefen Thrombose ist die fehlende Komprimierbarkeit der mit dem Thrombus gefüllten und ödematös aufgetriebenen Vene nachzuweisen.

Die mit hochauflösender Ultraschalltechnik erkennbaren *Binnenreflexe* im Venenlumen sind je nach Beschaffenheit des Thrombus echoreich oder echoarm

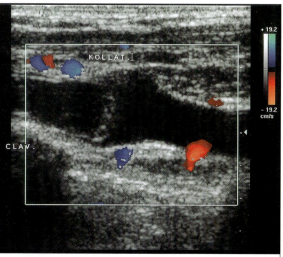

Abbildung 4-7 Echoarmer Thrombuskopf einer Subklaviathrombose mit farbig dargestellten Kollateralvenen.
CLAV. = Clavicula, KOLLAT. = Kollateralvenen.

und lassen den Thrombuskopf leichter im B-Bild erkennen (Abb. 4-7). Zusätzlich ist bei *frischer Thrombose* das Lumen der Vene gegenüber der Arterie angeschwollen (Abb. 4-8a und b). Mittels farbkodiertem Duplex gut nachzuweisen sind Kollateralkreisläufe sowie Zeichen der Rekanalisation im Bereich des Thrombus, die als wichtige pathophysiologische Hinweise auf einen *Alterungsprozeß am Thrombus* zu werten sind (Tab. 4-1).

WERTIGKEIT UND BESONDERHEITEN DER VERSCHIEDENEN METHODEN

Während die Diagnose der Armvenenthrombose rein klinisch aus seitendifferenter Armschwellung, Schulterkollateralen und lokalem Druckschmerz mit einer Trefferquote von unter 50% zu stellen ist, ist der Stellenwert der *CW-Dopplersonographie* mit einer Sensitivität von 81% und einer Spezifität von 77% höher, aber nicht ausreichend sicher genug. Der CW-Doppler dient deshalb als Screening-Technik.

Die *Kompressionssonographie* dagegen besitzt bei frischen, die *Farbduplexsonographie* auch bei älteren Thrombosen eine der Phlebographie entsprechende Sensitivität von 96–100% und eine Spezifität von 93% (Tab. 4-2).

Zur differentialdiagnostischen Abklärung eines Armödems besitzt der *Duplex* über die Phlebographie hinaus zusätzliche Vorteile, da komprimierende Weichteilprozesse, Hämatome und Gelenkergüsse erkannt und Phlebitiden im Bereich der oberflächlichen Venen abgeklärt werden können.

Tabelle 4-1 Die wichtigsten Ultraschallkriterien der Armvenenthrombose.

CW-Doppler	– nicht auffindbarer oder stark reduzierter Spontanfluß der tiefen Vene am entspannt liegenden oder hängenden Arm – S-Sound oberflächlicher Kollateralvenen
Kompressionssonographie	– fehlende Komprimierbarkeit – Nachweis von Binnenechos mit weitem Lumen – lokaler Druckschmerz
Farbduplexsonographie	– akute Thrombose: fehlende Farbdarstellung oder umspülter Thrombus – ältere Thrombose: Zeichen der Rekanalisierung mit Reflux bei Valsalva-Preßversuch

Tabelle 4-2 Diagnostische Treffsicherheit der verschiedenen Ultraschallmethoden im Vergleich zur Phlebographie bei der tiefen Armvenenthrombose (%) (Prandoni, 1997).

	Kompressions-sonographie	Farb-duplex	CW-Doppler
Sensitivität	96	100	81
Spezifität	93,5	93	77
Treffsicherheit	94,8	97	79

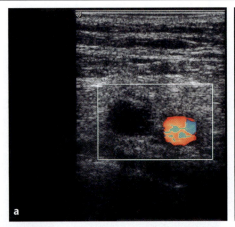 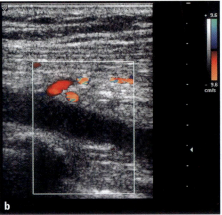

Abbildung 4-8 Verbreitertes Venenlumen bei akuter Subklaviathrombose.
a) Querschnitt. b) Längsschnitt.

FEHLERQUELLEN

Die eingeschränkte Sensitivität und Spezifität des CW-Dopplers ist auf folgende Phänomene zurückzuführen:
- *Doppelläufigkeit* der Armvenen
- *umspülte Thromben* mit nur gering veränderter Hämodynamik
- *Überlagerung* durch oberflächliche Venen
- *Kompression* der tiefen Venen durch Tumoren oder Lymphknotenpakete in der Axilla.

> Im unmittelbar infraklavikulären Abschnitt der V. subclavia ist die Kompressionssonographie nur eingeschränkt möglich und an der V. brachiocephalica unmöglich.

Eine indirekte Aussage über die V. brachiocephalica gelingt jedoch über eine Untersuchung des venösen Flusses in der V. jugularis interna und der V. subclavia. Mit einem Sektorschallkopf im Farbmodus kann die V. brachiocephalica in Verlängerung der V. jugularis interna partiell eingesehen werden. Die Nachteile der verschiedenen Ultraschallverfahren in der Thrombosediagnostik an Arm und Schulter sind in Tabelle 4-3 zusammengefaßt.

SPEZIELLER UNTERSUCHUNGSGANG (Abb. 4-9)

> Bei Verdacht auf Thrombose müssen nach der klinischen Untersuchung die V. jugularis interna, die V. subclavia, die V. axillaris und jede katheterisierte Vene mit Ultraschall untersucht werden.

Begonnen wird mit dem *CW-Doppler*. Unmittelbar infraklavikulär wird in schräger Sondenhaltung die Vene beschallt und nach einer Aufhebung der Atemabhängigkeit des Flußsignals gesucht. Der *Seitenvergleich*

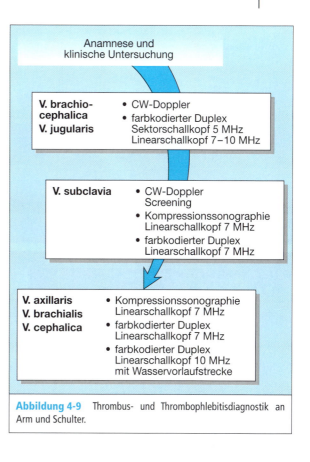

Abbildung 4-9 Thrombus- und Thrombophlebitisdiagnostik an Arm und Schulter.

mit *Ableitung von A- und S-Sounds* ist zwingend notwendig.

Der zweite Untersuchungsabschnitt mittels *Duplex* umfaßt die Darstellung der V. subclavia und die Ableitung von venösen Strömungssignalen.

> Die Domäne der Thrombosediagnostik ist die *Kompressionssonographie*. Sie wird kontinuierlich von infraklavikulär über die Axilla und den Oberarm bis an den Unterarm durchgeführt (Abb. 4-10a und b).

Für *Verlaufsuntersuchungen* wird die Ausdehnung einer Thrombose mit Hauttinte markiert. Bei Thromboseverdacht müssen immer nach Untersuchung der V. subclavia zusätzlich die V. brachiocephalica und die V. jugularis mituntersucht werden (Abb. 4-11a und b). Bei *kavanahen Thrombosen* ist die Ultraschalluntersuchung durch ein Computertomogramm des Thorax zu ergänzen, um die Ausdehnung der Thrombose im Thorax zu bestimmen und infiltrierende pulmonale oder mediastinale Prozesse auszuschließen.

Bei der *Verlaufskontrolle* einer Thrombose sowohl unter konservativer Antikoagulation als auch unter Thrombolyse hat sich die Kombination von Kompressionssonographie und Farbduplexsonographie bewährt.

Tabelle 4-3	Wertigkeit und Nachteile der verschiedenen Ultraschallverfahren bei tiefer Armvenenthrombose.
CW-Doppler	– eingeschränkte Sicherheit in der Beurteilung der V. brachiocephalica und V. subclavia
	– ungenügend bei Thrombose der V. brachialis und V. axillaris
Kompressionssonographie	– nicht möglich bei V. brachiocephalica
	– hohe Treffsicherheit bei Subklavia-, Ober- und Unterarmthrombosen
Farbduplex	– als Ergänzung zur Kompressionssonographie: Verbesserung der Beurteilung der stammnahen Venen

4 Venen und Arterien des Schultergürtels, der Arme und der Finger

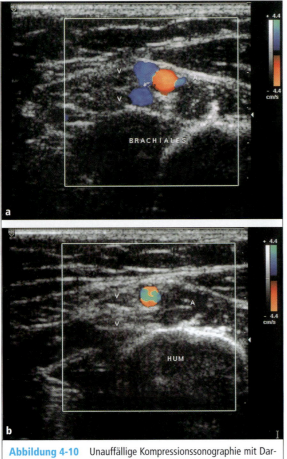

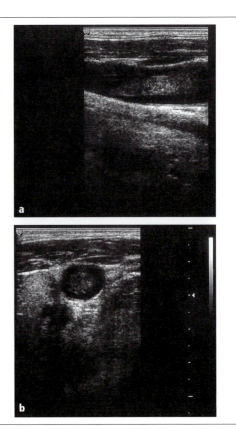

Abbildung 4-10 Unauffällige Kompressionssonographie mit Darstellung der Gefäße im Farbduplex.
a) Spontaner Venenfluß der Vv. brachiales.
b) Fehlendes Lumen unter leichter Kompression.
V = Vena, A = Arteria, HUM = Humerus.

Abbildung 4-11 Flottierender Thrombus der V. jugularis interna bei Thrombose der V. subclavia und V. brachiocephalica nach Anlegen eines Ports.
a) Längsschnitt.   b) Querschnitt.

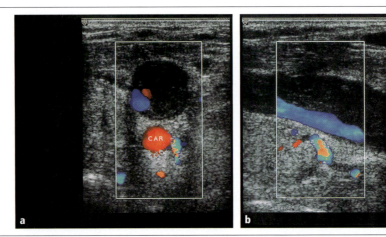

Abbildung 4-12 Partielle Rekanalisation einer Thrombose der V. jugularis interna.
a) Querschnitt.   b) Längsschnitt.
CAR = A. carotis.

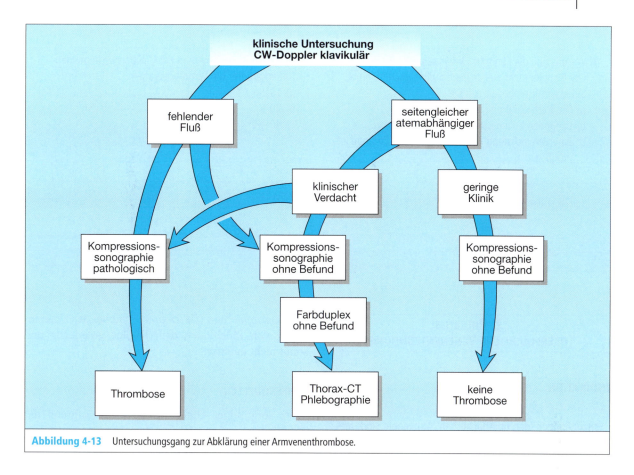

Abbildung 4-13 Untersuchungsgang zur Abklärung einer Armvenenthrombose.

Mit der Kombination beider Methoden lassen sich die Rekanalisationsvorgänge ebenso wie der Erfolg einer thrombolytischen Therapie zuverlässig nachweisen (Abb. 4-12a und b).

Eine zusätzliche Phlebographie ist für den erfahrenen Untersucher bei Subklavia- und Armvenenthrombose überflüssig. Abbildung 4-13 faßt den Untersuchungsgang bei Verdacht auf eine tiefe Armvenenthrombose zusammen.

DOKUMENTATION

Für den CW-Doppler sind die *Flußveränderungen* unter Inspiration, Exspiration und beim Valsalva-Manöver mittels *Analogkurve* im *Seitenvergleich* aufzuzeichnen. Gleiches gilt für die Dokumentation der A- und S-Sounds in vorgeschalteten Venen.

Die Befunde der Kompressionssonographie der V. subclavia im Querschnitt bzw. der V. axillaris werden am besten auf einem *zweigeteilten Bild mit und ohne Kompression* dokumentiert.

Beim farbkodierten Duplex wird dagegen im Längsschnitt unter peripherem Kompressionsmanöver das Flußbild aufgezeichnet.

Eine duplexsonographische Darstellung erfordert neben dem B-Bild die Dokumentation des Frequenzspektrums.

Abschließend ist eine *schriftliche Befundung* von Ausdehnung und Kollateralisierung der Thrombose Vorschrift. Zusätzlich wird eine *graphische Darstellung* auf einem speziellen Untersuchungsblatt empfohlen.

ZUSAMMENFASSUNG

Zur Diagnostik der Armvenenthrombose hat sich die CW-Dopplleruntersuchung als einfache Screening-Methode bewährt. Hinreichend hohe Sensitivität und Spezifität bietet jedoch nur die Kompressionssonographie. Für flottierende oder ältere Thromben wird der zusätzliche Einsatz des Farbduplex empfohlen, ebenso wie bei der Therapiekontrolle.

4 VENEN UND ARTERIEN DES SCHULTERGÜRTELS, DER ARME UND DER FINGER

FRAGEN

1. Warum sind die klinische Untersuchung und der CW-Doppler nicht ausreichend zum Ausschluß einer Subklaviathrombose?
   a) Die Treffsicherheit liegt unter 80%.
   b) Lungenembolien können ausgelöst werden.
   c) Eine Verwechslung mit einer arteriellen Embolie ist möglich.

2. Wie hoch ist bei einem in der V. subclavia liegenden Dauerkatheter die Thromboserate?
   a) 13%
   b) 20%
   c) 40–50%

RICHTIGE ANTWORTEN

1. a
2. b

2 PHLEBITIS (OBERFLÄCHLICHE VENENENTZÜNDUNG)

INDIKATION

> Entzündungen der oberflächlichen Armvenen sind meistens *iatrogen*.

Durch Injektionen, Infusionen oder Katheterbehandlung wird die Venenwand irritiert, worauf sich sekundär ein Thrombus anlagert. Jedoch auch als Symptom einer *Systemerkrankung* bei Vaskulitis, Behçet-Syndrom, selten auch bei Kollagenosen, beim Buerger-Syndrom und bei Neoplasien können Phlebitiden auftreten.

PATHOPHYSIOLOGISCHE GRUNDLAGEN

Die oberflächliche Venenentzündung entsteht entweder aufgrund *lokaler Irritationen*, meist iatrogen oder auf dem Boden *systemischer Erkrankungen*. Dabei ist sie nicht selten das erste Symptom der Grunderkrankung. Der Pathomechanismus ist im letzteren Fall unbekannt.

WERTIGKEIT UND BESONDERHEITEN DER VERSCHIEDENEN METHODEN

Die Diagnose einer Phlebitis läßt sich *rein klinisch* hinreichend zuverlässig stellen. Die *Kompressionssonographie* bestätigt nur die Verdachtsdiagnose.
Über den klinischen Untersuchungsbefund hinaus hat sie jedoch den Vorteil, die wirkliche Ausdehnung der Thrombophlebitis genau messen sowie ein Einwachsen in das tiefe Venensystem ebenso wie den Befall der tiefen Venen erkennen zu können.

Phlebographie und *CW-Doppler* sind bei der Untersuchung von Phlebitiden dem Duplex unterlegen und somit nicht indiziert.

FEHLERQUELLEN

Trotz sorgfältiger Untersuchung kann aufgrund der oberflächlichen Lage der zu untersuchenden Vene diese durch zu hohen Andruck und ungenügende Ankopplung durch zuwenig Gel übersehen werden.

SPEZIELLER UNTERSUCHUNGSGANG

Eine *Inspektion* auf lokale Rötung und eine *Palpation* auf Druckdolenz gehen der Ultraschalluntersuchung voraus. Danach wird mit einem linearen, hochauflösenden *8,0–12,0-MHz-Schallkopf mit Wasservorlaufstrecke* und ausreichend Kontaktgel duplexsonographisch einerseits nach einer Verdickung der Venenwand, andererseits nach einem Thrombus in der oberflächennahen Vene gesucht (Abb. 4-14a und b).
Der Patient wird im Liegen mit auf 50–60° angehobenen Oberkörper und abduziertem Arm untersucht. Die Untersuchung beginnt mit den Venen des Unterarms und wird anschließend unter Anwendung der Kompressionssonographie auf das tiefe Venensystem ausgedehnt. Im Zweifelsfall kann sie durch Zuschaltung von Farbe im Längsschnitt mit distaler Kompression ergänzt werden.

DOKUMENTATION

Das distale und proximale Ende der Phlebitis ist auf der Haut zu *markieren* und die thrombosierte Strecke zu messen. Zur Dokumentation der Phlebitis reicht jeweils ein *zweigeteiltes Querschnittbild* links ohne, rechts mit

SCHULTER- UND ARMVENEN

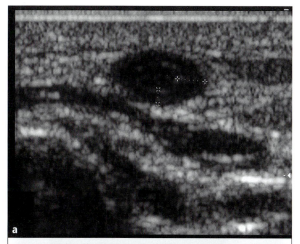

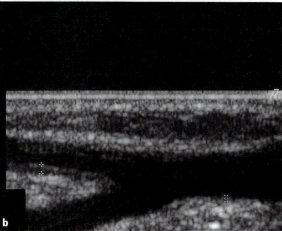

Abbildung 4-14 V. cephalica nach i.v.-Antibiotika-Therapie.
a) Querschnitt mit verbreiterter Venenwand.
b) Längsschnitt mit verbreiterter Venenwand der infundierten Vene und normaler Wand im proximalen weiten Teil der Vene.

Kompression zum sicheren Beweis einer thrombotischen Lumenfüllung. Bei der Dokumentation der Einmündung der oberflächlichen Venen in die tiefen Venen ist sowohl ein Längsschnitt als auch ein Querschnitt zu fordern.

Die zusätzliche Dokumentation in einer *vorgedruckten Zeichnung* wird empfohlen.

ZUSAMMENFASSUNG

Die Duplexsonographie in Verbindung mit der Kompressionstechnik ist die Methode der Wahl zur Darstellung einer oberflächlichen Thrombophlebitis am Arm. Eine Beteiligung des tiefen Venensystems muß bei der Untersuchung immer ausgeschlossen werden. Das proximale und distale Ende, ein eventueller Übergang in das tiefe Venensystem sowie die Länge der Verschlußstrecke müssen zur Therapiekontrolle dokumentiert werden.

FRAGE
1. Warum soll bei Armvenenthrombosen ebenso wie bei Phlebitiden der oberflächlichen Armvenen die Dokumentation mit einem zweigeteilten Querschnittsbild erfolgen? a) Weil tiefe und oberflächliche Venen gleichzeitig erfaßt werden. b) Weil B-Bild und Flußkurven in einem Bild bei der Thrombose dokumentiert werden können. c) Weil bei der Kompressionssonographie der gleiche Querschnitt mit und ohne Kompression nebeneinander dokumentiert werden kann, so daß im nachhinein aus dem Doppelbild erkannt werden kann, ob die Vene an dieser Stelle thrombosiert war oder nicht.
RICHTIGE ANTWORT
1. c

3 Venöse Fehlbildungen

Indikation

> Venöse Angiodysplasien sind wesentlich häufiger als arterielle.

Neben der sehr seltenen Aplasie bzw. Hypoplasie der tiefen Venen umfassen sie folgende Strukturen:
- Doppelung der V. axillaris und der V. subclavia aufgrund nicht erfolgter Rückbildung embryonal doppelt angelegter Venen
- venöse Aneurysmen im Bereich der V. jugularis, V. subclavia oder V. axillaris
- als Tumor imponierende extratrunkuläre venöse Fehlbildungen (Abb. 4-15a und b)
- komplexe Angiodysplasien mit oder ohne AV-Fistel, z.B. das Klippel-Trenaunay- bzw. Parkes-Weber-Syndrom (Abb. 4-16a und b)

Pathophysiologische Grundlagen

> Bei der venösen Dysplasie sind AV-Shunts die wichtigsten pathophysiologischen Größen.

Sie sind am erhöhten venösen Rückfluß und am erhöhten diastolischen Fluß in den Arterien zu erkennen.
Neben diesen AV-Shunts sind die Tiefe, die Ausdehnung der Dysplasie und die Mitbeteiligung von Arterien und Lymphgefäßen für die Gesamtheit der pathophysiologischen Störungen von Bedeutung.

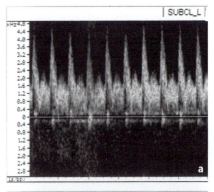
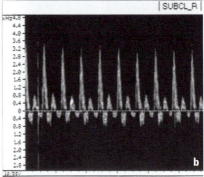

Abbildung 4-16 Fistelbedingte Widerstandserniedrigung der linken A. subclavia.
a) Monophasisches Signal mit hohem diastolischem Fluß.
b) Normaler Fluß in der rechten A. subclavia.

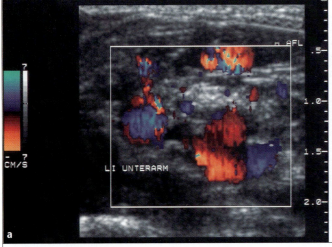
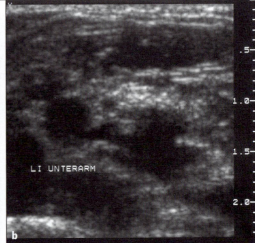

Abbildung 4-15 Kavernöses Hämangiom als Manifestation einer extratrunkulären venösen Fehlbildung bei einem 10jährigen Jungen mit Schwellung des linken Unterarms.
a) Farbdarstellung.   b) Wabenstruktur im Schwarzweißbild.

WERTIGKEIT UND BESONDERHEITEN DER VERSCHIEDENEN METHODEN

> Die Abklärung einer venösen Dysplasie setzt beim Untersucher große Erfahrung voraus.

Der Einsatz des *CW-Dopplers* ist auf den qualitativen Nachweis großer hämodynamisch relevanter AV-Shunts im Seitenvergleich beschränkt.
Die *Kompressionssonographie* kann Thrombosen in venösen Fehlbildungen nachweisen.
Die *Farbduplexsonographie* erlaubt als zentrale Untersuchungsmethode bei venösen Dysplasien die Beteiligung des arteriellen Systems, die Ausdehnung der Gefäßfehlbildung und die zu- und abführenden Gefäße zu erkennen.
In *Vorbereitung eines chirurgischen Eingriffs* muß immer zuerst eine farbkodierte Duplexuntersuchung durchgeführt werden, auf die der Chirurg angewiesen ist, um die Ausdehnung des Befunds, die Lokalisation von AV-Shunts und zu- und abführende Gefäße intraoperativ finden zu können. Erst danach kann im Einzelfall eine Phlebographie oder Arteriographie notwendig sein.

FEHLERQUELLEN

Hauptsächliche Fehlerquelle bei der Ultraschalluntersuchung – mit welcher Methode auch immer – ist die Durchführung durch einen unerfahrenen Untersucher. Daneben bedeutsam sind
- unzureichende Einstellung des Geräts, z.B. zu hohe Puls-Repetitions-Frequenz
- zu hohe Wandfilter
- zu kleine Schallfenster
- ungenügender Beschallungswinkel
- Wahl der falschen Sonde.

SPEZIELLER UNTERSUCHUNGSGANG

> Vor jeder Ultraschalluntersuchung bei Angiodysplasie muß der Patient komplett entkleidet und der gesamte Körper inspiziert werden.

Lokal ist zu achten auf
- Veränderung der Hautfarbe
- Temperaturdifferenz
- Venenschwirren
- Umfangs- und Längendifferenz der Extremitäten.

Bei der *farbkodierten Duplexuntersuchung* richtet sich die Wahl der Sonde nach der Tiefenausdehnung des zu untersuchenden Befunds. Sie kann von 5,0 bis 12,0 MHz reichen.

Beginnend im Bereich der V. subclavia werden die Gefäßweite und die Atemabhängigkeit des venösen Flusses untersucht.
Durch Seitwärtskippen der im Längsschnitt aufsitzenden Sonde wird neben dem venösen Geräusch auch das arterielle Strömungssignal untersucht.

> Ein erhöhter diastolischer Fluß im Seitenvergleich der Arterien erweckt den Verdacht auf eine arteriovenöse Kurzschlußbildung (s. Abb. 4-16a und b).

Durch kontinuierliche Darstellung der tiefen Leitvenen lassen sich umschriebene oder generalisierte Ektasien des Gefäßsystems auffinden.
Zur Bestimmung des *Shuntvolumens* sollte der Fluß in der A. brachialis untersucht werden, da dort die geringsten anatomischen und methodischen Abweichungen zu erwarten sind. Das Strom-Zeit-Volumen errechnet sich nach Winkelkorrektur aus dem Produkt der nach Zeit gemittelten integralen Flußgeschwindigkeit und der Fläche des Gefäßes im Querschnitt. Der Mittelwert aus 3–4 Messungen dient zur Bestimmung des Netto-Shuntvolumens im Seitenvergleich.
Bei *extratrunkulären venösen Fehlbildungen* werden die meist tumorösen Gefäßektasien im Längs- und Querschnitt dargestellt. Im B-Bild zeigt sich häufig eine wabenartig durchsetzte Muskulatur. Bei Untersuchung mittels farbkodiertem Duplex wird unter distaler Kompression eine diffuse farbige Durchsetzung des Gewebes mit vielfältigem Richtungs- und Strömungswechsel gefunden (s. Abb. 4-15a und b). Bei umschriebenen Prozessen kann häufig der zu- und abführende venöse Schenkel dargestellt und auf der Haut für den Operateur markiert werden.

DOKUMENTATION

Bei Verdacht auf eine venöse Dysplasie erfolgt die Darstellung der A. und V. subclavia sowie die Dokumentation des zugehörigen Dopplerspektrums im *Längsschnitt*.
Beim Vorliegen von AV-Shunts muß das Shuntvolumen im Bereich des proximal gelegenen Arterienabschnitts im *Vergleich zur kontralateralen Extremität* gemessen und berechnet werden.
Das venöse Aneurysma ist im *Längs- und Querschnitt* auszumessen und seine exakte *Lokalisation* zu beschreiben.
Bei extratrunkulären venösen Fehlbildungen muß versucht werden, die Zu- und Abflüsse zu orten. Ihre Dokumentation erfolgt zusätzlich zur *schriftlichen Befundung* auf der *Haut des Patienten*.
Für den präoperativen Status ebenso wie für den Langzeitverlauf von wesentlicher Bedeutung sind die *exakte*

Venen und Arterien des Schultergürtels, der Arme und der Finger

Dokumentation von Ausdehnung, Tiefe, Lokalisation und arteriovenösen Kurzschlüssen sowie die möglichst *genaue Beschreibung* der zu- und abführenden Gefäße.

Zusammenfassung

Die Abklärung einer Angiodysplasie erfordert große Erfahrung des Untersuchers mit der Duplextechnik. Der Farbduplex erlaubt die beste Beschreibung der Dysplasie und die Quantifizierung von AV-Shunts. Ausdehnung des Befunds, zu- und abführende Gefäße sowie AV-Shunts müssen beschrieben werden.
Die wichtigsten Ultraschallkriterien der venösen Dysplasie sind
- plötzlicher Kalibersprung einer Vene mit oder ohne Thrombose
- fehlende Darstellung einer tiefen Vene im Seitenvergleich bei kompensatorisch erweiterter oberflächlicher Vene
- pulsatiler venöser Fluß bei erhöhtem diastolischen Fluß in der Arterie
- wabenartige Durchsetzung der Muskulatur mit buntem Farbmuster bei distaler Kompression.

Erst die Farbduplexsonographie erlaubt zuverlässige Langzeituntersuchungen bei venösen Dysplasien und eine hinreichende Befundung für den Chirurgen.

Frage

1. Woran ist ein arterio-venöser Shunt im Rahmen einer venösen Fehlbildung zu erkennen?
    a) An einem erhöhten diastolischen Fluß in der Arterie proximal der venösen Fehlbildung
    b) An einem erhöhten diastolischen Fluß in der Arterie distal der venösen Fehlbildung
    c) An einem pulsatilen, d.h. arterialisierten Fluß in der Vene
    d) Durch die Darstellung der Kurzschlußverbindung zwischen Arterie und Vene.

Richtige Antwort

1. a + c

Schulter-, Arm- und Fingerarterien

■ I Allgemeiner Teil

> Die kritische Ischämie der oberen Extremität macht nur 5% aller arteriellen Durchblutungsstörungen aus.

CW-Doppler und Farbduplex erlauben eine genaue Lokalisation sowie eine Beurteilung von Ausdehnung und Kompensationsgrad der arteriellen Gefäßerkrankung. Häufig ist auch zwischen embolischer und thrombotischer Genese zu unterscheiden.

Ultraschallanatomie

Aus dem Aortenbogen entspringen *drei große Arterien*:
- Truncus brachiocephalicus dexter
- A. carotis communis sinistra
- A. subclavia sinistra.

In zirka 15% liegen *anatomische Varianten* vor, deren häufigste, ein Truncus bicaroticosubclavius sinister, mit allein abgehender linker A. subclavia, in 8–10% auftritt. In 5% der Varianten entspringt die A. vertebralis sinistra direkt aus der Aorta.
Wesentlich seltener ist ein Truncus bicaroticus mit solitär entspringenden Aa. subclaviae oder der separate Abgang aller vier Gefäße aus der Aorta.
Wohl aufgrund ihrer längeren Verlaufsstrecke wird die *linke A. subclavia* viermal häufiger von arteriosklerotischen Veränderungen betroffen als die rechte. Sie zieht bogenförmig über die Pleurakuppel, tritt zwischen dem M. scalenus anterior (vorne), dem M. scalenus medius (hinten) und der ersten Rippe (unten) durch die Scalenuslücke, gelangt in die Achselhöhle und heißt ab dort *A. axillaris*.
In ihrem Verlauf gibt die A. subclavia *fünf Äste* ab:
- Als erster großer Ast zweigt die nach kranial ziehende *A. vertebralis* ab.
- Ihr gegenüber entspringt die *A. thoracica interna*, welche zur Innenfläche der vorderen Brustwand zieht.
- Als nächste kranial abgehende Arterie entspringt der *Truncus thyreocervicalis*, der neben drei weiteren Ästen die A. cervicalis ascendens, ein wichtiges Kollateralgefäß der A. vertebralis, abgibt.
- Es folgt der nach dorsokaudal ziehende *Truncus costocervicalis*.
- Als letzter Ast entspringt die nach dorsolateral verlaufende *A. scapularis*.

Als Fortsetzung der A. subclavia zieht die A. axillaris vom unteren Rand der Clavicula bis zum distalen Rand des M. pectoralis major. Als sehr seltene Variante kann aus ihr die A. profunda brachii und die hoch abgehende A. radialis entspringen.

Die A. axillaris wird in ihrem weiteren Verlauf zur *A. brachialis*, die sich meist in der Ellenbeuge in ihre beiden Endäste, die *A. radialis* und die *A. ulnaris* aufteilt. Aufgrund ihrer variablen Teilung schwankt die Länge der A. brachialis zwischen 15 und 30 cm. Als wichtigster Muskelast zieht die *A. profunda brachii* im proximalen Drittel medialseitig um den Humerus. Ein hoher Ursprung der A. radialis wird in 12% beobachtet (³/₄ der Fälle aus dem proximalen Brachialisdrittel), während der hohe Abgang der A. ulnaris mit 8% seltener ist.

Im Bereich der Hand verzweigt sich die *A. radialis* in die beiden Endäste, die *A. princeps pollicis*, welche Daumen- und Radialseite des Zeigefingers versorgt, und den *Arcus palmaris profundus*.

Der meist stärkere Endast der A. brachialis, die *A. ulnaris*, kommuniziert über den Arcus palmaris profundus mit der A. radialis und versorgt über den *Arcus palmaris superficialis* die Finger 2–5 über die Aa. digitales palmares propriae.

In Abbildung 4-17 ist die arterielle Versorgung der Hand dargestellt, in Abbildung 4-18 die wichtigsten Varianten.

ALLGEMEINER UNTERSUCHUNGSGANG (Abb. 4-19)

Folgende klinische Untersuchungen müssen jeder Ultraschalluntersuchung *vorausgehen*:
- Inspektion
- seitenvergleichende Pulstastung

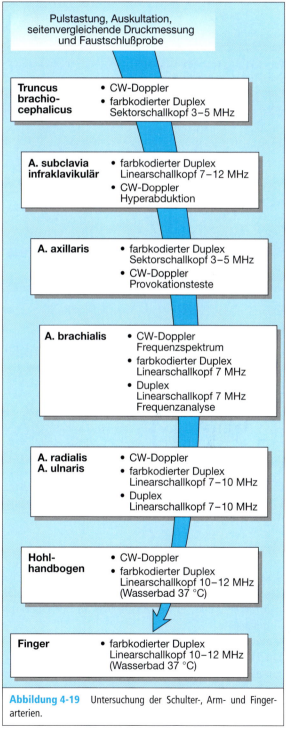

Abbildung 4-19 Untersuchung der Schulter-, Arm- und Fingerarterien.

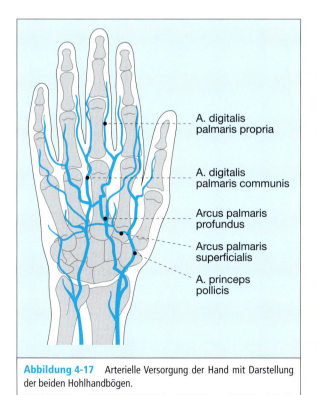

Abbildung 4-17 Arterielle Versorgung der Hand mit Darstellung der beiden Hohlhandbögen.

4 Venen und Arterien des Schultergürtels, der Arme und der Finger

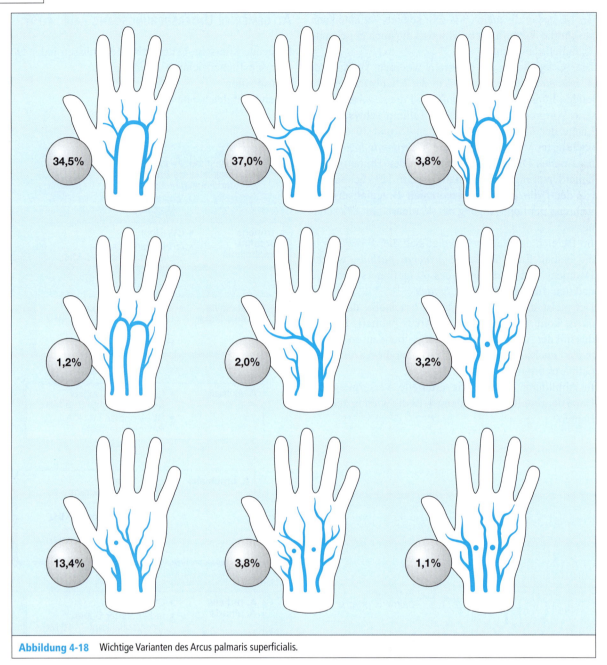

Abbildung 4-18 Wichtige Varianten des Arcus palmaris superficialis.

- seitenvergleichende Blutdruckmessung
- seitenvergleichende Auskultation supraklavikulär, infraklavikulär, in der Axilla und an der Oberarminnenseite
- seitenvergleichende Faustschlußprobe.

Die Ultraschalluntersuchung der Arterien des Schultergürtels und der Arme kann in sitzender oder liegender Position erfolgen. Zur störungsfreien Sondenführung sind beide Arme abgestützt. Bei Durchführung von Belastungstests der Arme sollte der Patient sitzen.

Obligat ist bei der Ultraschalluntersuchung die Einhaltung eines *strukturierten Untersuchungsgangs* und die Abklärung des gesamten arteriellen Verlaufs von der oberen Thoraxapertur bis zu den Handarterien.

Da die Darstellbarkeit der Gefäße wegen Überlagerung durch Knochen streckenweise eingeschränkt ist, muß als erster Schritt der Ultraschalluntersuchung eine Ableitung des Frequenzspektrums aus dem Truncus bra-

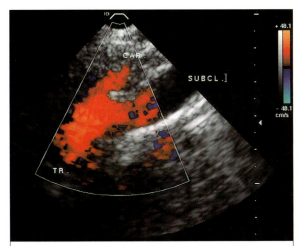

Abbildung 4-20 Normalbefund des Truncus brachiocephalicus und der Abgänge der A. carotis und A. subclavia dextra (3,0-MHz-Sektorschallkopf).
CAR. = A. carotis, SUBCL. = A. subclavia, TR. = Truncus brachiocephalicus.

chiocephalicus bzw. der A. subclavia mittels *CW-Doppler* erfolgen. Hierdurch wird eine hämodynamisch wirksame Stenose zwischen Abgang aus der Aorta und der jeweiligen Ableitungsstelle sicher ausgeschlossen. Darüber hinaus ist mit der CW-Dopplersonde das Frequenzspektrum der A. brachialis in der Ellenbeuge sowie der A. radialis und A. ulnaris proximal des Handgelenks abzuleiten, um vorgeschaltete Gefäßverschlüsse auszuschließen.

Als zweiter Schritt folgt die *duplexsonographische Untersuchung* supraklavikulär mit Darstellung der thorakalen Anteile der A. subclavia bzw. des Truncus brachiocephalicus mit einem 3,0–5,0-MHz-Sektorschallkopf (Abb. 4-20). Unter Zuschaltung der Farbe wird anschließend infraklavikulär das arterielle Gefäßsystem im Längsschnitt mit einem 7,0–12,0-MHz-Linearschallkopf untersucht.

Bei artefaktfreier Einstellung der Farbempfindlichkeit (hohe Puls-Repetitions-Frequenz, Farb-Schallfenster entsprechend einem Drittel des B-Bilds, Beschallungswinkel < 60°) ist auf folgende Phänomene zu achten:
- Flußabbrüche
- Kollateralgefäße
- Plaquebildung
- Farbumschläge durch stenosebedingte Flußbeschleunigung
- segmentale Gefäßwandverdickung.

Bei *sehr muskelstarken Patienten* kann zur Darstellung der A. axillaris ein 5,0-MHz-Linear- oder 3,0–5,0-MHz-Sektorschallkopf notwendig sein. Während die A. bra-

chialis als überwiegend gerade verlaufendes, oberflächlich liegendes Gefäß im Längsschnitt meist einfach darzustellen ist, kann distal der Ellenbeuge die Beurteilung der Bifurkation in die A. radialis und die A. ulnaris schwierig sein. Meist zieht die A. ulnaris in einem konvexen Bogen in die Tiefe und gibt nach dorsal die A. interossea communis ab. Mit farbkodiertem Duplex läßt sich die Teilung der beiden Unterarmarterien im Querschnitt jedoch schnell auffinden, um dann durch Drehung der Sonde um 90° jeweils die A. radialis bzw. A. ulnaris im Längsschnitt bis in Höhe des Handgelenks zu verfolgen (Abb. 4-21).

Die Dokumentation muß neben den funktionellen Parametern auch Auskunft über die Morphologie der Arterien geben.

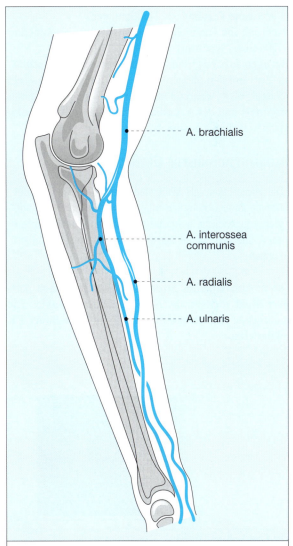

Abbildung 4-21 Teilung der A. brachialis in die A. radialis und A. ulnaris mit Tiefertreten der A. ulnaris distal des Ellenbogengelenks.

4 Venen und Arterien des Schultergürtels, der Arme und der Finger

II Spezieller Teil

ARTERIELLE VERSCHLUSSKRANKHEIT

INDIKATION

> Der Arm ist im Gegensatz zum Bein in nur zirka 10% der Fälle von einer arteriellen Durchblutungsstörung betroffen.

Im Falle einer akralen Ischämie führen *entzündliche Gefäßerkrankungen* mit knapp 40%, gefolgt von der *Embolie* mit 20% zu einer kritischen Durchblutungssituation.
Weitere Ursachen von Stenosen oder Verschlüssen sind
- Kompressionssyndrome (z.B. Thoracic-Outlet-Syndrom)
- iatrogene Verschlüsse (Herzkatheter)
- chronische Traumen (Vibrationstrauma, Hypothenar-Hammer-Syndrom).

Bezogen auf den gesamten Arm überwiegen Verschlüsse des Hohlhandbogens und der Fingerarterien mit mehr als 60%, während Stenosen im Bereich des Schultergürtels und der A. axillaris zirka 25% aller pathologischen Befunde ausmachen.

PATHOPHYSIOLOGISCHE GRUNDLAGEN

> Die Armarterien als Widerstandsgefäße weisen in der Doppleruntersuchung ein triphasisches Flußspektrum auf, wobei Jugendliche aufgrund der höheren Wandelastizität der A. subclavia in der Diastole einen Doppelgipfel zeigen können.

Durch Abnahme des Strom-Zeit-Volumens nach peripher sinkt die systolische Strömungsamplitude. Die niedrigsten Ausschläge finden sich im Bereich der Digitalarterien.

Liegt ein *hämodynamisch wirksames Strombahnhindernis* vor, so zeigt sich hinter der Stenose aufgrund der kompensatorischen Senkung des peripheren Widerstands und einer Abnahme des Strom-Zeit-Volumens ein Verschwinden der Reflektionswelle aus der Peripherie bei gleichzeitig gedämpften Strompulskurven. Die systolische Amplitude nimmt ab, während durch den Anstieg des diastolischen Flusses das Strom-Zeit-Volumen kompensatorisch aufrechterhalten wird. Hämodynamisch relevante Stenosen des Truncus brachiocephalicus und der A. subclavia lassen sich hierdurch im Seitenvergleich sicher nachweisen (Abb. 4-22a und b).
Aber auch *nachgeschaltete Stenosen oder Verschlüsse* der A. brachialis bzw. axillaris sind durch Veränderungen in der infraklavikulären CW-Dopplerkurve zu erkennen. Die Widerstandserhöhung führt dabei zu einer geringfügig reduzierten systolischen Flußamplitude mit einer Reduktion der Pulswelle aus der Peripherie: Der diastolische Anteil liegt nahe bei 0 und zeigt unmittelbar vor einem embolischen Verschluß nur noch den sogenannten Anschlagpuls (kleine, scharf abgesetzte systolische Amplituden mit fehlender diastolischer Nachschwankung).

> Das Verhalten der Blutströmung innerhalb oder unmittelbar nach einer Stenose zeigt eine Zunahme der mittleren Geschwindigkeit. Am Flußspektrum ist aus Spektralbreite, Spitzengeschwindigkeit und Kurvenform das ungefähre Ausmaß der Stenose abzuschätzen.

Eine exakte Messung des Stenosegrads kann mittels der Kontinuitätsgleichung und aus prästenotischer und intrastenotischer Flußgeschwindigkeit aus einem Diagramm abgelesen werden (Abb. 4-23). Weitere Details zur Bestimmung des Stenosegrads finden sich in Kapitel 2 „Physiologie und Pathophysiologie des Blutflusses".
Während die *CW-Dopplermethode* nur eine qualitative Aussage über die Hämodynamik einer Stenose zuläßt, da der Beschallungswinkel unbekannt bleibt, erlaubt

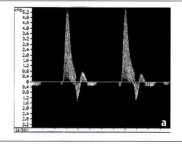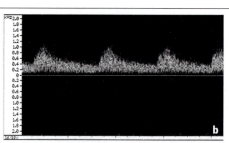

Abbildung 4-22 Stromkurvenverlauf der A. brachialis.
a) Unauffälliger triphasischer Kurvenverlauf.
b) Monophasischer Stromkurvenverlauf bei vorgeschaltetem Verschluß der A. subclavia.

SCHULTER-, ARM- UND FINGERARTERIEN

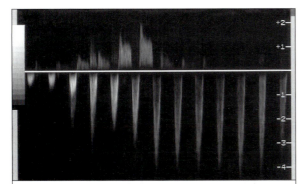

Abbildung 4-23 Kurvenverlauf von links nach rechts: Reduzierte systolische und diastolische Flußamplituden mit hohem prästenotischem Gefäßwiderstand. Übergang in eine zunehmend systolische Strömungsbeschleunigung mit anfänglich kontinuierlichem negativen diastolischen Anteil als Zeichen eines hohen peripheren Gefäßwiderstands. Unmittelbar nach dem Stenosemaximum Beschleunigung auf 4 m/sec bei fehlendem diastolischen Fluß bei hohem peripheren Gefäßwiderstand durch nachgeschaltete Stenosen und Verschlüsse.

rienverschlusses gelingt durch die Farbduplexuntersuchung in 95%. Die Beschreibung von Stenosen, Verschlüssen, Aneurysmen, Pseudoaneurysmen und Dissektionen der Armarterien ist mit einer Treffsicherheit von 92% mittels Farbduplex möglich.

> Der Angiographie überlegen ist die Farbduplexsonographie in der Frühdiagnose einer entzündlichen Gefäßerkrankung, die aus der typischen Wandverbreiterung einfach zu erkennen ist. Bei Verdacht auf Vaskulitis der großen Arterien gehört deshalb der farbkodierte Duplex zur unverzichtbaren Standarddiagnostik.

Während die *CW-Dopplermethode* den Nachweis eines arteriellen Kompressionssyndroms und eines Subclavian-Steal-Syndroms sichert und wertvolle Hinweise auf eine vorgeschaltete Subklavia- bzw. Trunkusstenose liefern kann, versagt die Methode bei der exakten Beschreibung von Lokalisation, Ausdehnung und Ausmaß der stenosierenden bzw. okkludierenden Gefäßläsion. Auch hier ist der Duplex überlegen.

die *Duplexsonographie* die genaue Lokalisation und die exakte Zuordnung der Ursache (stenosierende Plaques, ausgeprägte Stenosen und Verschlüsse, Aneurysmen, Dissektionen) und bei bekanntem Winkel die Messung der umschriebenen Flußbeschleunigung (Abb. 4-24a und b).

FEHLERQUELLEN

Die *hauptsächlichen Fehlerquellen* der Ultraschalluntersuchung mittels CW-Doppler und Farbduplex werden in der Tab. 4-4 zusammengefaßt. Durch gründliche klinische Voruntersuchung und optimale Lagerung des Patienten sind sie auf ein Minimum zu verringern.

WERTIGKEIT UND BESONDERHEITEN DER VERSCHIEDENEN METHODEN

Im Gegensatz zu den Arterien der unteren Extremität sind Studien zur *Farbduplexsonographie* der Armarterien selten. In Analogie zur unteren Extremität kann jedoch von einer Spezifität und Sensitivität von 90–100% ausgegangen werden. Die Lokalisation eines Armarte-

SPEZIELLER UNTERSUCHUNGSGANG

Die unterschiedliche Lokalisation und Genese erfordern neben dem bereits geschilderten Untersuchungsablauf bei folgenden Krankheitsbildern eine spezielle Untersuchungstechnik:

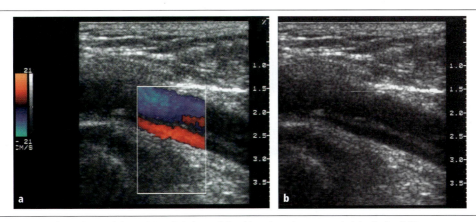

Abbildung 4-24 Dissektion der A. subclavia sinistra bei akuten linksseitigen Armschmerzen und abdomineller Kolik. a) Farbduplex. b) B-Bild.

4 Venen und Arterien des Schultergürtels, der Arme und der Finger

Tabelle 4-4 Fehlerquellen der unterschiedlichen Ultraschallverfahren bei der Diagnose arterieller Erkrankungen der oberen Extremität.

CW-Doppler	– falsch positiver Postokklusionsfluß bei Hyperämie (nach Belastung, Entzündung, Av-Fistel)
	– Stenoseverdacht (Kollaterale) bei Verschluß
	– keine morphologischen Aussagen (Dissektion, Aneurysma, Plaques, entzündliche Wandverbreiterung)
Farbduplex	– reduzierte Beschallbarkeit der proximalen A. subclavia und des Truncus brachiocephalicus durch Knochen und Luft
	– Schallschatten stark verkalkter Arterien (schwere Mediasklerose)
	– Farbwiederholungsechos an Pleura

- Arteriosklerose der oberen Extremität
- entzündliche Gefäßerkrankungen
- Thoracic-Outlet-Syndrom
- Verschlüsse der Digitalarterien.

Arteriosklerose der oberen Extremität

Proximal der A. vertebralis gelegene Stenosen erfordern die *duplexsonographische Abklärung* möglicher Kollateralkreisläufe, wobei ganz selten beim Trunkusverschluß ein Steal aus der A. carotis communis in die ipsilaterale A. subclavia erfolgen kann. Wesentlich häufiger ist ein *Subclavian-Steal-Phänomen*, das inkomplett mit Pendelfluß oder komplett sein kann. Bei letzterem zeigt sich im Farbduplex eine kontinuierliche Umkehr der Flußrichtung zur A. subclavia hin, die sich durch reaktive Hyperämie nach ipsilateraler Oberarmkompression verstärken läßt.

Mit einem 7,5-MHz-Schallkopf wird das V1-Segment der A. vertebralis und der Übergang in die A. subclavia im Längsschnitt dargestellt (Abb. 4-25a bis c). Die anderen großen Abgänge der A. subclavia stellen sich ebenfalls in einem Schwenk quer zur A. subclavia dar (Abb. 4-26). Eine Stenose im Abgangsbereich der rechten A. subclavia läßt sich durch einen supraklavikulären Längsschnitt ebenso dokumentieren wie ein Verschluß der linken A. subclavia am Abgang aus der Aorta (Abb. 4-27).

Bei nicht einstellbaren Blutdruckwerten über 200 mmHg muß beim Diabetiker an die *Möglichkeit einer Mediasklerose* der A. brachialis gedacht werden. Sie ist im Längsschnitt als Blickdiagnose einfach nachzuweisen.

> Bei Vorliegen eines akuten arteriellen Verschlusses weist schon die Widerstandserhöhung in der infraklavikulären A. subclavia im CW-Doppler auf ein peripheres Verschlußereignis hin.

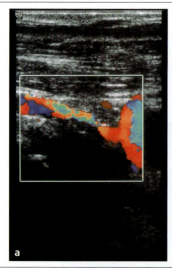 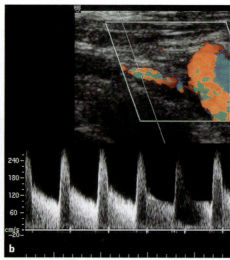 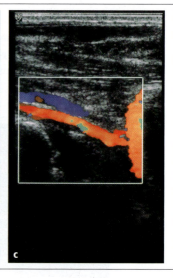

Abbildung 4-25 Vertebralisabgangsstenose.
a) Querschnitt der A. subclavia mit V1-Abschnitt der A. vertebralis im Längsschnitt, Aliasing-Phänomen einer Stenose nach dem Abgang der A. vertebralis.
b) PW-Doppler der abgangsnahen Vertebralisstenose (V_{max} um 260 cm/sec).
c) Unauffälliger Abgang der kontralateralen A. vertebralis mit grenzwertiger Strömungsbeschleunigung (Aliasing-Phänomen) durch stenosierende Plaques hinter dem Abgang.

SCHULTER-, ARM- UND FINGERARTERIEN

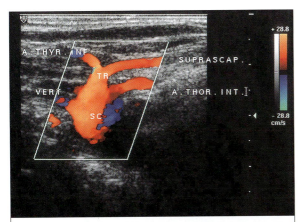

Abbildung 4-26   Querschnitt der A. subclavia in Höhe des Abgangs von A. vertebralis, Truncus thyreocervicalis und A. thoracica interna.
A. THYR. INF = A. thyreoidea inferior, A. THOR. INT. = A. thoracica interna, SC = A. subclavia, SUPRASCAP. = A. suprascapularis, TR = Truncus brachiocephalicus, VERT = A. vertebralis.

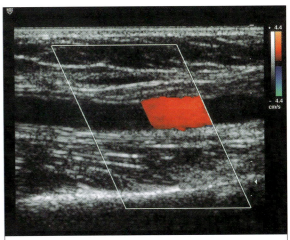

Abbildung 4-28   Proximales Verschlußende der A. brachialis (niedrige Puls-Repetitions-Frequenz, hohe Farbempfindlichkeit).

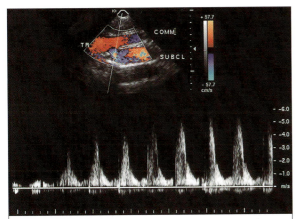

Abbildung 4-27   Stenose am Abgang der rechten A. subclavia mit PW-Doppler-Kurve des prä- und poststenotischen Gefäßanteils. COMM. = A. carotis communis, SUBCL = A. subclavia, TR = Truncus brachiocephalicus.

Entzündliche Gefäßerkrankung

> Während arteriosklerotische Wandveränderungen meist inhomogen (echoarm bzw. echoreich) sind und häufig eine unregelmäßige Oberfläche aufweisen, zeigt das B-Bild einer Vaskulitis der großen Arterien eine meist homogene Verbreiterung der Media (iso- bis hypodens) bei glatter Lumenbegrenzung.

Gerade weil die entzündlichen Erkrankungen der großen Arterien *in Europa selten* sind, bietet das eindrucksvolle *Farbduplexbild* den entscheidenden Hinweis bei der ansonsten oft schwierigen Diagnosestellung (Abb. 4-29a und b, Abb. 4-30). Im wesentlichen handelt es sich bei den Vaskulitiden der großen Arterien um *Riesenzellarteriitiden* (Tab. 4-5).

Die Unterschiede zwischen Arteriosklerose und Vaskulitis bei duplexsonographischer Untersuchung sind deutlich (Tab. 4-6): Die *homogene Wandverbreiterung* stellt sonographisch eine uniforme Reaktion auf entzündliche Veränderungen der Gefäßwand dar (Tab. 4-7).

Das proximale Ende wird durch die kontinuierliche Darstellung der Armarterie im Längsschnitt unter gleichzeitiger Farbeinblendung (niedrige Puls-Repetitions-Frequenz) sicher gefunden (Abb. 4-28). Der kuppelförmige Kopf des Verschlusses ist ein Hinweis auf eine embolische Genese. Für den Chirurgen unerläßlich ist die Messung der Verschlußlänge mit farbkodiertem Duplex sowie die Darstellung der beiden Unterarmarterien, wobei für die Gefäßstrecken hinter dem Verschluß eine dem venösen Fluß entsprechende hohe Farbempfindlichkeit zu wählen ist.

Tabelle 4-5   Häufigkeit der Arteriitiden großer Arterien in Westeuropa/USA (Erkrankungen auf 1 Million Einwohner pro Jahr).

Takayasu-Arteriitis	1–3*
Arteriitis temporalis	30–90
Polymyalgia rheumatica	290–540

* in Asien 10 × häufiger

4 Venen und Arterien des Schultergürtels, der Arme und der Finger

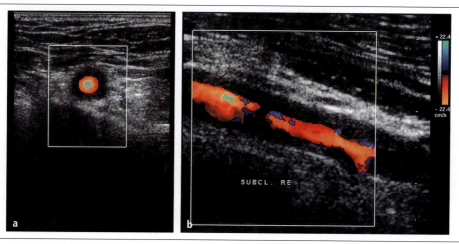

Abbildung 4-29 Echoarme konzentrische Wandverbreiterung der rechten A. subclavia bei einer 35jährigen Patientin mit Takayasu-Syndrom. a) Querschnitt. b) Längsschnitt.

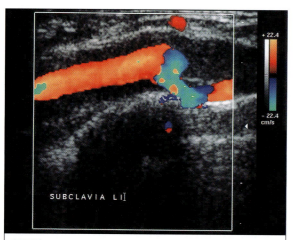

Abbildung 4-30 Takayasu-Syndrom: Echoarme Gefäßwandverbreiterung der linken A. subclavia und Verschluß der proximalen A. axillaris. Kollateralisation über die A. circumflexa humeri.

Sehr selten sind die Zeichen einer Vaskulitis der großen und mittelgroßen Arterien auch bei Kollagenosen und sogenannten Small-Vessel-Erkrankungen zu finden, ohne daß allerdings eine sichere Differenzierung zwischen akutem und chronischem Stadium möglich ist.
Erst im Stadium der Ausheilung kommen arteriosklerotische Wandveränderungen mit irregulärem Lumen und Kalkeinlagerungen hinzu. Zur Erfassung der meist segmental veränderten Arterien – bei der Riesenzellarteriitis, Befall der A. subclavia und A. carotis in ca. 90% – empfiehlt sich eine möglichst abgangsnahe Darstellung der A. subclavia im Längs- und Querschnitt unter gleichzeitiger Einblendung der Farbe (s. Abb. 4-29a und b). Die Untersuchung wird kontinuierlich bis auf Unterarmniveau fortgesetzt. Zur Messung der Gefäßwanddicke sollte die Farbe abgeschaltet sein.

Tabelle 4-6 Farbduplexsonographische Befunde bei Riesenzellarteriitiden versus Arteriosklerose.

	Riesenzellarteriitis	Arteriosklerose
Gefäßdurchmesser	normal bis verbreitert chronisches Stadium: reduziert	normal/verbreitert/ reduziert
Grenzzonenreflex	normal bis fehlend	verbreitert bis fehlend
Wanddicke	segmental verbreitert	disseminiert verbreitert bis reduziert
Lumenbegrenzung	glatt	unregelmäßig
Verschlußmaterial	homogen iso- bis hypodens	inhomogen kalkhaltig

Tabelle 4-7 Farbduplexsonographische Befunde bei Thrombangiitis obliterans.

Gefäßquerschnitt: glatt
Verschlußmaterial: echoarm
Wanddicke: echoarm
Kollateralen: intraluminale Korkenzieher
Digitalarterien: disseminierte Verschlüsse
Lumenbegrenzung: glatt
Venen: Begleitphlebitis

Der Stellenwert der Duplexsonographie in der Vaskulitisdiagnostik ergibt sich aus Darstellung von Lumenveränderungen (Stenosen, Verschluß, Aneurysma) und der Frühdiagnose von entzündlichen Wandveränderungen noch vor der angiographischen Darstellbarkeit. Erst die Duplexsonographie erlaubt eine zuverlässige Verlaufsdiagnostik.

Thoracic-Outlet-Syndrom

Unter dem Begriff des Thoracic-Outlet-Syndroms werden verschiedene funktionelle Engstellen der Schulterregion zusammengefaßt, welche das Nervenbündel, die Venen und die Arterien komprimieren können.

Das Nervenbündel ist in 90% Ursache der Beschwerden, die Venen in 3%; die Arterien sind in 7% für die Beschwerden verantwortlich.
Das Thoracic-Outlet-Syndrom umfaßt die folgenden vier Syndrome:
- Halsrippensyndrom
- Pectoralis-Minor-Syndrom
- Skalenussyndrom
- Kostoklavikularsyndrom.

Die beiden letzteren machen mehr als 80% der thorakalen Engstellen aus.
Mittels des *Adson-Tests* (Dorsalflexion des Kopfes mit Drehung zur symptomatischen Seite) kann das *Skalenus-Syndrom*, welches besonders bei Gewichthebern und Bodybuildern zu finden ist und nicht die V. subclavia betrifft, ausgelöst werden.
Beim *Kostoklavikularsyndrom* wird das Gefäßnervenbündel durch die Hyperabduktion des rechtwinklig gebeugten Armes zwischen der ersten Rippe und der Clavicula komprimiert (s. Abb. 4-1). Diagnostische Bedeutung hat der Test nur dann, wenn klinisch relevante Symptome bestehen; eine asymptomatische Kompression der A. subclavia in Hyperabduktion des Armes kommt bei 70% aller Gesunden vor.

Nach seitenvergleichender Pulstastung, Auskultation und Faustschlußprobe lassen sich hämodynamisch wirksame Kompressionsphänomene mittels CW-Doppler sichern.

Dies geschieht zum einen durch die Ableitung eines *monophasischen Strömungssignals* über den Unterarmarterien während des *Provokationstests*, zum anderen durch die Darstellung eines *typischen lokalen Stenosegeräusches* unmittelbar infraklavikulär beim Hyperabduktionssyndrom bzw. supraklavikulär beim Skalenus-Syndrom.
Idealerweise läßt sich bei exakter Sondenlokalisation im B-Bild ein Übergang von geringer Stenosierung in maximale Lumenreduktion bis hin zum Verschluß beim Hyperabduktionsmanöver nachweisen. Duplexsonographisch sind bereits bestehende lokale Veränderungen der Gefäßwand wie Plaques, Stenosen oder Aneurysmen beim Kompressionssyndrom auszuschließen.

Verschlüsse der Digitalarterien

Verschlüsse der Digitalarterien können bedingt sein durch Embolien, Morbus Buerger, Kollagenosen, nach Katheterisierung und als Folge chronischer Traumen.

Der spezielle Untersuchungsgang bei Verdacht auf Digitalarterienverschlüsse beginnt nach seitenvergleichender Faustschlußprobe mit der Untersuchung des Hohlhandbogens.

Mit einer 8,0-MHz-CW-Sonde auf der A. ulnaris ist normalerweise eine Flußzunahme bei Kompression der A. radialis und umgekehrt abzuleiten.
Ein *fehlender Anstieg des diastolischen Flusses* spricht entweder für die fehlende Anlage des Hohlhandbogens oder aber für einen Verschluß im Bereich des Arcus palmaris profundus bzw. superficialis. Zusätzlicher Hinweis ist das Fehlen einer diastolischen Flußkomponente bei erhaltenem systolischen Spontanfluß.

Die duplexsonographische Untersuchung der Hand beginnt mit der Darstellung der beiden Unterarmarterien proximal des Handgelenks im Längsschnitt bei Zuschaltung der Farbe und anschließender Ableitung des PW-Dopplersignals.

Diese Untersuchung erfordert den Einsatz *hochfrequenter Linearschallköpfe* von 10,0–12,0 MHz und *kleiner Sondenfläche*. In Fortsetzung der A. ulnaris wird der für die Fingerarterien relevante Arcus palmaris superficialis im Längs- und Querschnitt nach Gefäßabbrüchen bzw. umschriebenen Erweiterungen abgesucht, wie sie beim traumatisch bedingten *Hypothenar-Hammer-Syndrom* bzw. beim *Vibrationssyndrom* vorkommen (Abb. 4-31a bis c).

4 Venen und Arterien des Schultergürtels, der Arme und der Finger

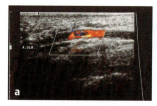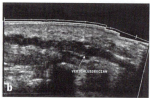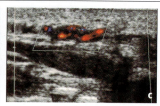

Abbildung 4-31 Akutes Hypothenar-Hammer-Syndrom eines Mechanikers mit Verschluß der A. ulnaris und Dissektion des Gefäßes im Hypothenarbereich.
a) Ulnarisverschluß im Farbduplex. b) Ulnarisdissektion im Längsschnitt (SieScapeverfahren). c) Ulnarisdissektion im Längsschnitt (Farbduplex).
A. ULN. = A. ulnaris.

Beim *Buerger-Syndrom* sind Korkenzieherkollateralen und eine Verjüngung der Unterarmarterien bzw. ihr Verschluß nachzuweisen. Die Untersuchung der Digitalarterien mittels *CW-Doppler* hat sich wegen des erheblichen Zeitaufwands und der geringen Treffsicherheit nicht durchsetzen können. Standard ist derzeit die Untersuchung der Digitalarterien am liegenden Patienten mit *Farbduplex*.
Dabei ist auf folgende Bedingungen zu achten:
- Die zu untersuchende Hand sollte bequem aufliegen.
- Es sollte großzügig Kontaktgel aufgetragen werden.
- Die sondenführende Hand des Untersuchers sollte abgestützt sein.

Die Untersuchung wird ganz entscheidend erleichtert, wenn die Abklärung *im Wasserbad* erfolgt (Abb. 4-32). Hierbei lassen sich die Fingerarterien ohne direkten Hautkontakt mit der Sonde im Verlauf darstellen. Durch eine Wassertemperatur um 37 °C werden vasospastische Gefäßreaktionen leicht überwunden und so zwischen funktionellem oder organischem Gefäßleiden sicher differenziert.

Die Digitalarterien werden im Quer- und Längsschnitt möglichst bis in den Bereich des Fingerendglieds dargestellt (Abb. 4-33). Normalerweise liegt ein gestreckter Gefäßverlauf vor.

Folgende Befunde sind als *pathologisch* einzustufen:
- Stenosierung mit Aliasing
- Gefäßabbrüche mit darstellbaren Kollateralen
- verstärkte Schlängelung der Gefäße (Abb. 4-34)
- umschriebene Auftreibung der Arterien
- eine Senkung der Flußgeschwindigkeit auf unter 15 cm/sec.

Der Nachweis von Fingerarterienverschlüssen mittels *Farbduplex* gelingt mit einer Sensitivität von 87% und einer Spezifität von 94%.

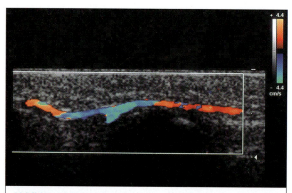

Abbildung 4-32 Längsschnitt einer A. digitalis palmaris propria im warmen Wasserbad (Gefäß unter Raumtemperatur wegen Spasmus nicht darstellbar).

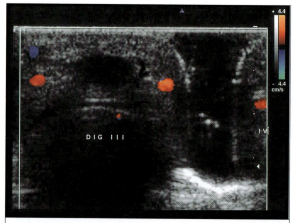

Abbildung 4-33 Querschnitt von Digitus III und Digitus IV (medialer Anteil) mit Darstellung der Aa. digitales palmares propriae (Untersuchung im Wasserbad bei 37 °C).
DIG = Digitus.

SCHULTER-, ARM- UND FINGERARTERIEN

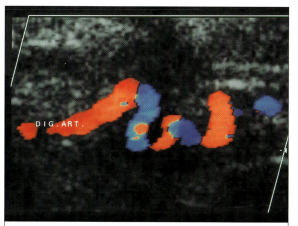

Abbildung 4-34 Starke Schlängelung einer Digitalarterie (DIG.ART.) bei einem Patienten mit Morbus Buerger.

Bei Vorliegen eines Verschlusses ist das proximale und das distale *Ende* zu *markieren* und abhängig von der Verschluß- bzw. Stenoselokalisation neben der exakten Befundbeschreibung eine *Gefäßskizze* anzulegen. Sie ist für den mitbehandelnden Chirurgen und für Langzeitkontrollen wichtig. Die Dokumentation mittels *Videorecorder* gibt den Untersuchungsablauf am exaktesten wieder, wenn neben der Bildspeicherung auch das akustische Signal als Vergleichsgröße aufgezeichnet wird.

ZUSAMMENFASSUNG

Die funktionellen Engen des Thoracic-Outlet-Syndroms sind mit Hilfe des CW-Dopplers zuverlässig zu erfassen. Die genaue Lokalisation und die Diagnose von Komplikationen wie Dissektion, fixierte Stenosen oder Aneurysmen bedürfen der zusätzlichen Duplexsonographie.

Ebenso ist der Duplex zur Unterscheidung zwischen arteriosklerotischen und vaskulitischen Gefäßveränderungen durch keine andere Methode zu ersetzen. Die Farbduplexsonographie besitzt im Bereich der Schulter-Arm-Arterien die gleiche hohe Sensitivität und Spezifität wie an den Beinen. Zur Langzeit- und Therapiekontrolle ist der Farbduplex unerläßlich.

Zur Untersuchung der Digitalarterien ist der Farbduplex die Untersuchungsmethode der ersten Wahl.

DOKUMENTATION

Die Duplexuntersuchung der Armarterien kann bei *unauffälligem Befund* an einem Längsschnitt der A. brachialis mit B-Bild und Dopplerspektrum dokumentiert werden. *Pathologische Befunde* sind in zwei Ebenen mittels Dopplerspektrum aufzuzeichnen oder mittels Darstellung des durchströmten Restlumens in Farbe.

FRAGEN

1. Wo ist beim Kompressionssyndrom des Schultergürtels die Stenose am häufigsten lokalisiert?
   a) Skalenussyndrom
   b) Kostoklavikularsyndrom
   c) Halsrippensyndrom
   d) Pectoralis-Minor-Syndrom
2. Ultraschallkriterien des embolischen Verschlusses sind
   a) kuppelartiges proximales Verschlußende
   b) Widerstandserhöhung im CW-Doppler infraklavikulär
   c) kein Fluß hinter dem Verschluß
   d) Anschlagpuls proximal
3. In welcher Gefäßregion des Armes liegen am häufigsten Verschlüsse vor?
   a) Finger
   b) A. brachialis
   c) A. subclavia

RICHTIGE ANTWORTEN

1. a + b
2. a, b + d
3. a

Literatur

Amendt K, Hsu E, Jansen T: Stellenwert der Farbduplexsonographie bei der Diagnostik akraler Durchblutungsstörungen. In: Amendt K, Diehm C (Hrsg): Handbuch akrale Durchblutungsstörung S. 316–348. Johann-Ambrosius-Barth-Verlag, Heidelberg 1998.

Dunant J: Das neurovaskuläre Schultergürtelsyndrom. Huber-Verlag, Bern–Stuttgart–Toronto 1987.

Elliot G: Upper extremity deep vein thrombosis. Lancet 349 (1997) 1188–1189

Jäger K, Philipps D, Martin R, Janson C, Roederer G, Langlois Y, Ricketts H, Strandness D: Noninvasive mapping of lower limb arterial leasons. Ultrasound Med Biol 11 (1985) 515–521.

Ladlief M, Langholz J, Heidrich H, Blank B: Wertigkeit der farbkodierten Duplexsonographie bei der Diagnostik von Fingerarterienverschlüssen. Vasa Suppl. 52 (1988) 44.

Prandoni P, Polistena P, Bernardi E, Cogo A, Casara D, Verlato F, Angelini F, Simioni P, Signorini G, Benedetti L, Girolami A: Upper extremity deep vein thrombosis. Risk factors, Diagnosis and complications. Arch Intern Med 157 (1997) 57–62.

Steins, A, Volkart B, Hahn M, Jünger M: Farbduplexsonographie der Fingerarterien. Vasa Suppl 52 (1998) 45.

Strauß A, Sandor D, Karasch T, Roth F, Brocai T, Neuerburg-Heusler D, Rieger H: Wertigkeit der Farbduplexsonographie in der arteriellen Gefäßdiagnostik. Vasa Suppl. 41 (1993) 121.

Weber, J: Röntgenanatomie von trunkulären Gefäßfehlern und Achsenanomalien. In: Lose D, Weber J (Hrsg.): Angeborene Gefäßmißbildungen. Verlag Nordlanddruck (1997) 46–85.

5

Aneurysmen an peripheren Extremitätenarterien und Dialysefisteln

Barbara Nonnast-Daniel und Manfred Schneider

Inhalt
Aneurysmen an peripheren Extremitätenarterien 103
I Allgemeiner Teil 103
Ultraschallanatomie 103
Allgemeiner Untersuchungsgang 103
II Spezieller Teil 104
Indikation 104
Pathophysiologische Grundlagen 104
Wertigkeit und Besonderheiten der verschiedenen Methoden 106
Fehlerquellen 110
Spezieller Untersuchungsgang 110
Dokumentation 111
Zusammenfassung 111
Fragen 111
Dialysefisteln 112
I Allgemeiner Teil 112
Ultraschallanatomie 112
Allgemeiner Untersuchungsgang 113
II Spezieller Teil 113
Indikation 113
Pathophysiologische Grundlagen 114
Wertigkeit und Besonderheiten der verschiedenen Methoden 116
Fehlerquellen 117
Spezieller Untersuchungsgang 117
Dokumentation 118
Zusammenfassung 118
Fragen 119

Aneurysmen an peripheren Extremitätenarterien

I Allgemeiner Teil

Ultraschallanatomie

Die Ultraschallanatomie peripherer arterieller Aneurysmen ist dieselbe wie die der Arterien des Schultergürtels, der Arme und der Beine und kann in diesen Kapiteln nachgelesen werden (s. Kap. 4 „Venen und Arterien des Schultergürtels, der Arme und der Finger" und Kap. 10 „Becken- und Beinarterien").

Allgemeiner Untersuchungsgang

Die Lagerung des Patienten bei der Untersuchung peripherer arterieller Aneurysmen richtet sich nach der vermuteten Lokalisation des Aneurysmas aufgrund der klinischen Beschwerdesymptomatik bzw. des Befunds eines anderen Bildgebungsverfahrens:

- Bei Veränderungen an der *Leistenarterie* liegt der Patient bequem in Rückenlage, die Leisten und Beine sind entkleidet und dem Untersucher von der Seite her leicht zugängig. Unter die Knie kann eine kleine Stützrolle gelegt werden.
- Bei *Popliteal-* oder weiter peripher sich befindenden Aneurysmen liegt der Patient mit entkleideten Beinen in Bauchlage, hier schafft eine Stützrolle unter den Sprunggelenken eine bequemere und ruhigere Lagerung der Füße und erhöht dadurch auch die Schallqualität.
- Bei Aneurysmen im Bereich der *Schultergürtel- oder Armarterien* ist wieder die möglichst flache Rückenlage mit flacher Kopflagerung erforderlich, um auch Aneurysmen der proximalen A. subclavia ausreichend gut erfassen zu können.
- Bei Aneurysmen der A. axillaris wird der Arm abduziert; bei weiter distal gelegenen Aneurysmen erfolgt eine nur leichte Abduktion des Armes mit geringer Außenrotation.

Zunächst wird der Linearschallkopf angewählt, üblicherweise mit einer Sendefrequenz von 5 oder 7,5 MHz. Das Aneurysma wird dann im Quer- und Längsschnitt beurteilt (s. Abschn. II „Spezieller Teil") und eine genaue Bilddokumentation erstellt. Sofern mit dem Linearschallkopf keine ausreichende Beurteilung möglich ist, wird am besten eine Curved-Array-Sonde mit niedrigerer Sendefrequenz, z.B. 3,5 MHz, ausgewählt. Dies kann notwendig sein, wenn durch ein Aneurysma das eigentliche Gefäßband weit nach dorsal gedrängt wird oder wenn das Aneurysma in seinen Ausmaßen die Sondenbreite deutlich überschreitet.

II SPEZIELLER TEIL

INDIKATION

Aneurysmen peripherer Arterien werden immer wieder als *Zufallsbefund* bei der Farbduplexsonographie im Rahmen anderer Fragestellungen, z.B. bei routinemäßigen Kontrolluntersuchungen nach Katheterisierung über die Leistenarterie oder bei der Beurteilung der A. poplitea bei Patienten mit peripherer arterieller Verschlußkrankheit festgestellt. Im allgemeinen aber führen die *Beschwerden* des Patienten zur farbduplexsonographischen Untersuchung der entsprechenden Gefäßregion. Besteht beispielsweise nach Durchführung eines Linksherzkatheters oder einer Becken-Bein-Arteriographie über die A. femoralis eine *diffuse Schwellung der Weichteile* (Abb. 5-1) oder eine *druckschmerzhafte pulsierende Schwellung* in der Leiste (Abb. 5-2), so liegt der Verdacht auf ein Aneurysma spurium nahe.
Eine *Schwellung mit Druckgefühl* oder *Schmerzen* im Bereich der Kniekehle kann hinweisend auf ein Poplitealaneurysma sein, so wie sich eine ähnliche Symptomatik auch bei Aneurysmen anderer Lokalisationen etwa im Bereich der A. subclavia findet.

> Grundsätzlich ist aber nach Aneurysmen peripherer Arterien zu fahnden, wenn klinisch der Verdacht auf einen *plötzlichen Arterienverschluß* (im Bereich des Aneurysmas) oder eine weiter peripher aufgetretene *Embolie* besteht.

Schließlich sollte auch bei Hinweisen auf einen *Nervenkompressionsschaden* oder bei *venösen Abflußstörungen* das periphere Arterienaneurysma mit in Betracht gezogen werden.

PATHOPHYSIOLOGISCHE GRUNDLAGEN

> Grundsätzlich werden das Aneurysma verum und das Aneurysma spurium (Aneurysma falsum, Pseudoaneurysma) unterschieden (Abb. 5-3a bis c).

Das *Aneurysma verum* kann eine spindelförmige (Aneurysma verum fusiforme) oder eine sackförmige Morphologie (Aneurysma verum sacculare) haben. Dabei sind aber alle Wandschichten der Arterie an der Erweiterung beteiligt. Die Übergänge vom normalen Gefäßkaliber über die Ektasie der Arterie zum Aneurysma sind dabei fließend. Beim *Aneurysma spurium* kommt

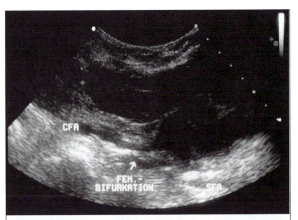

Abbildung 5-1 Ausgedehntes, diffuses, irreguläres Hämatom ober- und unterhalb der Femoralisbifurkation rechts nach Katheterintervention mit teils liquiden, teils echodichteren Anteilen. Farbdopplersonographisch ließ sich auch bei extrem niedriger Geschwindigkeitseinstellung keine Perfusion mehr nachweisen.
CFA = A. femoralis communis, SFA = A. femoralis superficialis, FEM.-BIFURKATION = Femoralisbifurkation.

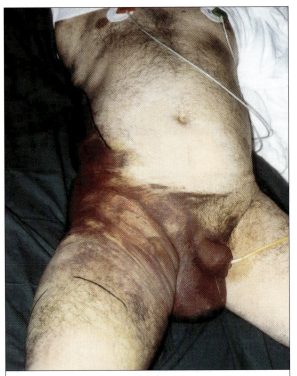

Abbildung 5-2 Ausgedehntes Leistenhämatom rechts nach einer Herzkatheteruntersuchung mit PTCA. Klinisch war zudem eine druckschmerzhafte Schwellung im Bereich der Punktionsstelle tastbar.

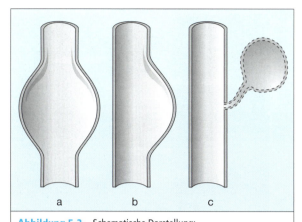

Abbildung 5-3 Schematische Darstellung:
a) Aneurysma verum fusiforme.
b) Aneurysma verum sacculare.
c) Aneurysma spurium.

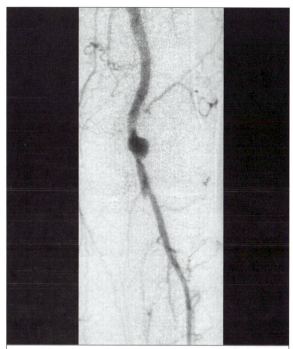

Abbildung 5-4 Sakkuläres Aneurysma verum der A. poplitea im Angiogramm.

es infolge einer Gefäßverletzung zu einem Austritt von Blut in das umgebende Gewebe, es besteht eine Kommunikation zwischen der Arterie und dem Hämatom über einen mehr oder weniger langen Verbindungskanal. Dabei wird die „Kapsel" des Aneurysma spurium nicht durch Gefäßwandanteile der beteiligten Arterie, sondern durch benachbarte Strukturen, z.B. Muskeln oder Faszien, gebildet.

> Ursächlich für das Aneurysma verum ist in den meisten Fällen die Arteriosklerose (Tab. 5-1).

Veränderungen mit strukturellen Umbauprozessen der Media stehen am Beginn arteriosklerotisch bedingter aneurysmatischer Entwicklungen, wobei diese oftmals an physiologischen Knickstellen, hier am häufigsten an der A. poplitea, auftreten (Abb. 5-4 und Abb. 5-5), mit Abstand gefolgt von der A. femoralis (Abb. 5-6). Andere Lokalisationen, wie z.B. die A. subclavia und die A. brachialis sind selten (Abb. 5-7 und Abb. 5-8). Sie sind zum Teil für die Routinediagnostik aufgrund ihrer

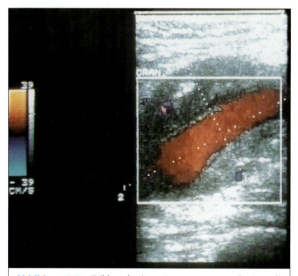

Abbildung 5-5 Teilthrombosiertes Aneurysma verum der A. poplitea rechts. Das Aneurysma weist hier einen zirkulär thrombosierten Randsaum auf, das durchflossene Lumen stellt sich im Farbmodus nur im proximalen Abschnitt erweitert dar.

Tabelle 5-1 Ursachen wahrer peripherer Aneurysmen.

Ursache	Häufigkeit (%)
Arteriosklerose	70–90
Idiopathische Medianekrose	8–10
Infektionen	4–5
Vaskulitiden	1–2
kongenital	2–3
Traumen	selten

5 Aneurysmen an peripheren Extremitätenarterien und Dialysefisteln

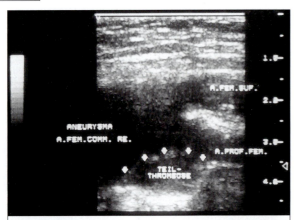

Abbildung 5-6 Aneurysma verum der A. femoralis communis rechts (A.FEM.COMM. RE), das bis an die Femoralisbifurkation reicht und den Abgangsbereich der A. profunda femoris (A.PROF.FEM.) mit betrifft. An dieser Stelle findet sich dorsal auch eine Teilthrombosierung. A.FEM.SUP. = A. femoralis superficialis.

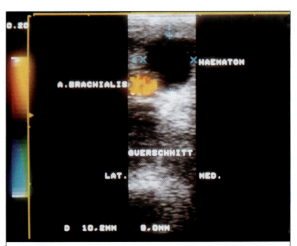

Abbildung 5-8 Hämatom (thrombosiertes Aneurysma spurium) der A. brachialis rechts nach Katheterisierung über den Arm im Querschnitt.

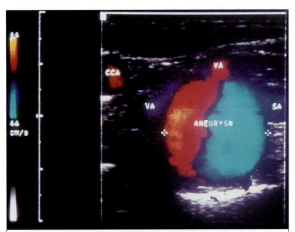

Abbildung 5-7 Vollständig perfundiertes Aneurysma der A. subclavia (SA) links auf Höhe des Abgangs der A. vertebralis (VA). Die Vertebralarterie ist nicht in das Aneurysma einbezogen, wird aber in ihrem proximalen Verlauf ausgelenkt.
CCA = A. carotis communis.

Zudem können jeweils lokale Affektionen benachbarter Strukturen, z.B. von Nerven oder Venen, auftreten. *Differentialdiagnostisch* ist bei Schwellungen im Bereich der Kniekehle in erster Linie die Baker-Zyste zu nennen, die duplexsonographisch relativ leicht von einem Poplitealaneurysma durch die in der Regel größere Entfernung zum Gefäßband sowie eine nachweisbare Verbindung zum Gelenkspalt abzugrenzen ist.

> Ursache für das Aneurysma spurium ist vorwiegend eine Punktion des Gefäßes etwa im Rahmen einer Katheteruntersuchung, wobei meist die A. femoralis betroffen ist.

Es können aber auch andere Gefäßverletzungen zur Ausbildung falscher Aneurysmen führen. Die Inzidenz des punktionsbedingten Aneurysma spurium wird allgemein mit 0,07–6,25% angegeben.

Wertigkeit und Besonderheiten der verschiedenen Methoden

> Die Farbduplexsonographie trägt entscheidend zur nichtinvasiven Diagnostik peripherer arterieller Aneurysmen bei. Sie erlaubt eine exakte Lokalisation und darüber hinaus die genaue Vermessung der Ausdehnung.

Letzteres ist vor allem bei teilthrombosierten oder vollständig thrombosierten Aneurysmen wichtig, die sich arteriographisch nicht in dieser Weise darstellen lassen; hier kann das perfundierte Lumen im Farbmodus wie im Angiogramm abgegrenzt werden (Abb. 5-11a und b).

Seltenheit irrelevant (distale Armarterien, infrapopliteale Arterien [Abb. 5-9]). Tabelle 5-1 gibt einen Überblick über weitere Ursachen von wahren Aneurysmen, wonach die idiopathische Mediadegeneration mit etwa 10% anzunehmen ist, gefolgt von einer infektiösen Ätiologie mit zirka 5%.
Hinsichtlich möglicher Komplikationen bei wahren Aneurysmen peripherer Arterien sind vorrangig zu nennen:
- Embolisation aus teilthrombosierten Aneurysmen
- Ruptur
- akuter thrombotischer Verschluß (Abb. 5-10).

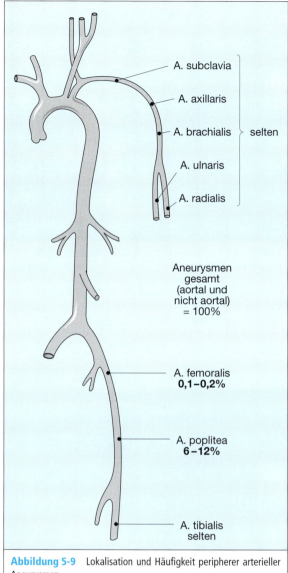

Abbildung 5-9 Lokalisation und Häufigkeit peripherer arterieller Aneurysmen.

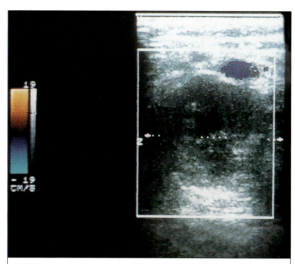

Abbildung 5-10 Vollständig thrombosiertes Aneurysma der A. poplitea links. Zentral ist ein etwas echoärmerer Bereich erkennbar, der wahrscheinlich das zuletzt perfundierte Lumen markiert. Die V. poplitea rechts oberhalb der A. poplitea ist durch das Aneurysma nicht beeinträchtigt.

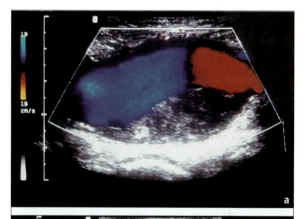

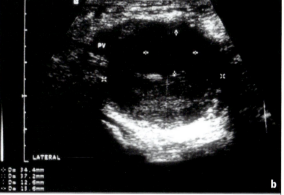

Abbildung 5-11 Ausgedehntes Aneurysma der A. poplitea.
a) Längsschnitt.
b) Querschnitt: Hier erkennt man, daß das perfundierte Lumen ventral im Aneurysma liegt, die übrigen Anteile sind thrombosiert. Die V. poplitea (PV) erscheint nach oben links verdrängt, wird aber durch das Aneurysma nicht komprimiert.

Bei einem Aneurysma spurium läßt sich die Perfusion des perivaskulären Hämatoms über den Verbindungskanal nachweisen (Abb. 5-12 bis Abb. 5-15). Hier kann zusätzlich im *PW-Modus* aus dem Verbindungskanal der typische Pendelfluß (To-and-fro-Zeichen) abgeleitet werden (Abb. 5-16). Gleichzeitig ist bei einem beispielsweise punktionsbedingten Aneurysma spurium die Option zur sofortigen Therapie mittels *kompressionssonographischer Thrombosierung* des Hämatoms gegeben (Abb. 5-17a bis c, Abb. 5-18a und b, Abb. 5-19).

Die *CW-Doppleruntersuchung* dagegen hilft bei der Diagnostik peripherer arterieller Aneurysmen praktisch nicht weiter.

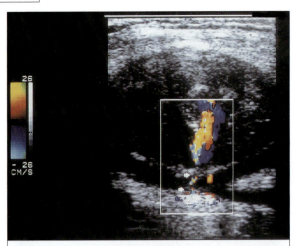

Abbildung 5-12 Großes Aneurysma spurium der A. femoralis communis rechts nach Katheterisierung zur Hämofiltration. Das Aneurysma wird über einen kurzen Verbindungskanal aus der A. femoralis communis knapp oberhalb der Femoralisbifurkation gespeist. Zusätzlich hat sich als Folge der Punktion eine kleine arteriovenöse Fistel aus der A. femoralis communis in die begleitende Vene (unterer Pfeil der Abbildung) ausgebildet.

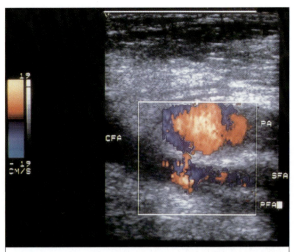

Abbildung 5-14 Aneurysma spurium (PA) der distalen A. femoralis communis (CFA) rechts vor der Femoralisbifurkation. Zufälliger Befund zwei Tage nach einer Herzkatheteruntersuchung mit bereits beginnender spontaner Thrombosierung des Aneurysma spurium im kaudalen Anteil.
SFA = A. femoralis superficialis, PFA = A. profunda femoris.

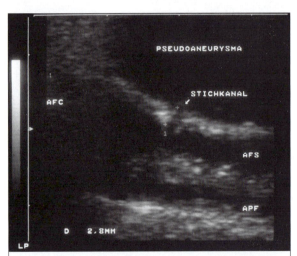

Abbildung 5-13 Breiter Verbindungskanal zwischen einem Aneurysma spurium und der proximalen A. femoralis superficialis (AFS). AFC = A. femoralis communis, APF = A. profunda femoris.

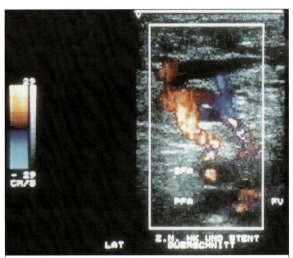

Abbildung 5-15 Unregelmäßig begrenztes Aneurysma spurium, von der proximalen rechten A. femoralis superficialis (SFA) ausgehend. Es findet sich ein breiter Aneurysmahals, der zwei kleine Aushöhlungen speist; zudem liegt ein breiter Verbindungskanal zur V. femoralis (FV) vor. Somit sind hier zwei Komplikationen nach Katheterisierung der A. femoralis gewissermaßen in Serie geschaltet.
PFA = A. profunda femoris.

Aneurysmen an peripheren Extremitätenarterien

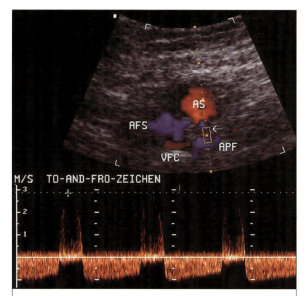

Abbildung 5-16 Typischer systolisch-diastolischer Pendelfluß (To-and-fro-Zeichen) im Verbindungskanal zwischen einem Aneurysma spurium (AS) und der A. profunda femoris (APF).
AFS = A. femoralis superficialis, VFC = V. femoralis communis.

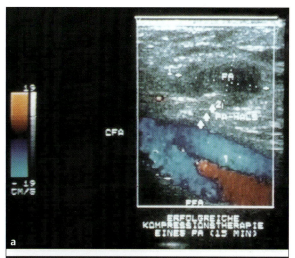

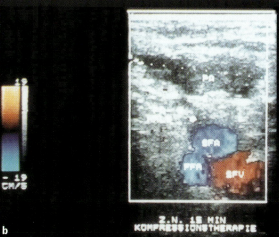

Abbildung 5-18 Nichtinvasive Behandlung eines Aneurysma spurium (PA) durch sonographiegestützte manuelle Kompression. Nach 15 Minuten konnte eine vollständige Thrombosierung erreicht werden.
a) Längsschnitt.
b) Querschnitt. Hier ist auch der ebenfalls thrombosierte Verbindungskanal gut sichtbar.
CFA = A. femoralis communis, PFA = A. profunda femoris, SFA = A. femoralis superficialis, SFV = V. femoralis superficialis.

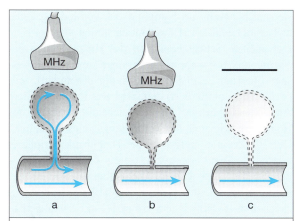

Abbildung 5-17 Schematische Darstellung der sonographiegestützten Kompressionsbehandlung eines Aneurysma spurium.
a) Zunächst wird das Hämatom mit seinem Verbindungkanal dargestellt.
b) Die Kompression erfolgt unter Sicht, bis die Perfusion des Verbindungskanals sistiert.
c) Nach ausreichender Kompressionszeit sind Verbindungskanal und Hämatom komplett thrombosiert.

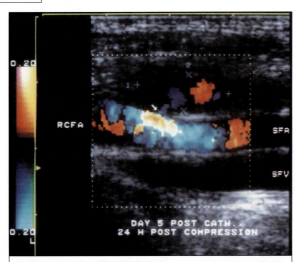

Abbildung 5-19 Kleines Rezidiv eines Aneurysma spurium der Femoralisbifurkation rechts mit sehr kurzem Verbindungskanal nach initial erfolgreicher sonographiegestützter manueller Kompression. Das weitgehend thrombosierte Aneurysma erstreckt sich über die ganze Bildbreite oberhalb der Femoralisgabel, ausgemessen ist der erneut perfundierte Bereich.
RCFA = rechte A. femoralis communis, SFA = A. femoralis superficialis, SFV = V. femoralis superficialis.

FEHLERQUELLEN

> In der Regel reicht ein linearer Schallkopf mit einer Sendefrequenz von 5 MHz oder 7,5 MHz ausreichend, um ein Aneurysma verum oder spurium hinsichtlich Größe, Ausdehnung und Binnenstrukturen hinreichend zu beurteilen.

Außerdem eignen sich die linearen Schallköpfe gut zur sonographiegestützten Kompressionsbehandlung falscher Aneurysmen. Gelegentlich ist aber auf andere Schallkopfkonfigurationen (Curved-Array-Sonde mit niedrigeren Sendefrequenzen) zurückzugreifen, wenn beispielsweise ein *ausgedehntes Poplitealaneurysma* vorliegt oder ein falsches Aneurysma der A. femoralis sich von weit medial nach lateral erstreckt. Darüber hinaus können im letzteren Fall die anatomischen Verläufe der Gefäße wegen ihrer Dorsalverlagerung mit linearen Schallköpfen aufgrund *fehlender Eindringtiefe* zum Teil nicht ausreichend dargestellt werden.
Bei *teilthrombosierten Aneurysmen* kann die Abgrenzung zum perfundierten Anteil im B-Bild schwierig sein, wobei hier aber in der Regel die Zuschaltung des Farbmodus Klarheit schafft. Teilweise ist es sinnvoll, dabei in einer niedrigen Farbgeschwindigkeitseinstellung zu arbeiten, da die Strömungsgeschwindigkeiten reduziert sein können. Auch bei einem Aneurysma spurium empfiehlt sich bei fehlendem Farbsignal in der zunächst vorgenommenen Normaleinstellung ein entsprechendes Verhalten.

SPEZIELLER UNTERSUCHUNGSGANG

> Die spezielle Untersuchung beginnt mit einem 5-MHz- oder 7,5-MHz-Linearschallkopf im normalen Schnittbild. Die Sonde wird dabei zunächst im Querschnitt über die interessierende Gefäßregion (A. femoralis, A. poplitea) geführt, dann auch über die mediale und laterale Umgebung der Arterie.

Dabei werden *Größe* und räumliche *Ausdehnung* des Aneurysmas erfaßt und exakt beschrieben. Anschließend erfolgt die Darstellung im *Längsschnitt*, wobei der Schallkopf nach kranial und kaudal über das Aneurysma geführt wird.
Bei *wahren Aneurysmen* ist vor allem auf die Wandbeschaffenheit (Plaques) sowie auf teilthrombosierte Anteile zu achten und eine Abgrenzung zum eventuell noch perfundierten Anteil herauszuarbeiten.
Bei *falschen Aneurysmen* kann aufgrund einer echoleeren Binnenstruktur eines pulsierenden Hämatoms eine arterielle Perfusion angenommen werden. Meist läßt sich auch bereits im Nativbild der Verbindungskanal zwischen Gefäß und Hämatom darstellen.
Der nächste Schritt beinhaltet das Hinzuschalten des *Farbmodus*. Bei wahren Aneurysmen kann so eine Aussage über die Perfusion (vollständig perfundiert, teilperfundiert, okkludiert) gemacht werden, bei einem Aneurysma spurium läßt sich leicht die Perfusion des Hämatoms wie auch des Verbindungsgangs darstellen.
Der *PW-Doppler* liefert bei der Diagnostik peripherer arterieller Aneurysmen nur wenig Zusatzinformationen. So läßt sich bei einem Aneurysma spurium im Verbindungskanal ein typischer Pendelfluß (To-and-fro-Zeichen) mit systolischem Vorwärts- und diastolischem Rückwärtsanteil darstellen (s. Abb. 5-16).

> Grundsätzlich gilt, daß bei Detektion eines wahren Aneurysmas auch die anderen Gefäßregionen der ipsi- und kontralateralen Seite auf weitere Aneurysmen hin untersucht werden müssen.

Reicht die Eindringtiefe des Linearschallkopfs nicht aus oder ist das Aneurysma deutlich breiter als der Schallkopf, wird die Sonde gewechselt und eine Curved-Array-Sonde mit einer Frequenz von 3,5 MHz gewählt. Damit ist dann eine komplette Erfassung des Aneurysmas möglich. Zudem können mit niedrigeren Sendefrequenzen auch tiefer liegende Strukturen (z.B. ein Gefäßverlauf dorsal eines großen Aneurysmas) erfaßt werden.

Soll ein Punktionsaneurysma direkt bei der Diagnosestellung behandelt werden, empfiehlt sich folgendes Vorgehen (s. Abb. 5-17a bis c): Zunächst wird der Verbindungskanal im Farbmodus exakt lokalisiert. Anschließend wird unter Sicht, das heißt unter Beibehaltung der Bildeinstellung, Druck mit der Sonde ausgeübt, bis die Perfusion im Verbindungskanal sistiert, die Perfusion der Arterie aber erhalten bleibt. Nach fünf Minuten wird unter Lockerung des Druckes eine Kontrolle durchgeführt, bei weiterbestehender Perfusion wird die Kompression fortgesetzt und fünf Minuten später erneut kontrolliert. Die meisten Punktionsaneurysmen thrombosieren nach wenigen solcher Zyklen. Nur gelegentlich sind längere Sitzungen erforderlich.

DOKUMENTATION

Es sollten jeweils ein *Quer- und Längsschnittbild* dokumentiert werden. Darauf ist das Aneurysma möglichst in seiner *gesamten Ausdehnung* darzustellen und zu vermessen.

Bei wahren Aneurysmen kann ein *Farbbild* den Perfusionsgrad dokumentieren. Bei einem Aneurysma spurium muß der Zustand vor und nach erfolgreicher sonographiegestützter Kompressionsbehandlung festgehalten werden. Es empfiehlt sich zudem, den gesamten Untersuchungsgang auf einem *Videoband* zu dokumentieren, um dieses gegebenenfalls dem Gefäßchirurgen zur besseren Veranschaulichung vor einer eventuell notwendigen operativen Intervention demonstrieren zu können. Schließlich sollte der erhobene Befund ausführlich schriftlich fixiert werden.

ZUSAMMENFASSUNG

Bei peripheren arteriellen Aneurysmen stehen klinisch und diagnostisch vor allem wahre Aneurysmen der A. poplitea sowie falsche Aneurysmen der A. femoralis im Vordergrund.

Das wahre Aneurysma (Aneurysma verum) ist vorwiegend arteriosklerotisch bedingt, das falsche Aneurysma (Aneurysma spurium) stellt in der Regel eine Komplikation nach einer Katheteruntersuchung dar. Diagnostisch liegt der Schwerpunkt auf der B-Bilddarstellung mit Zuschaltung des Farbmodus, wodurch der Perfusionsgrad eines Aneurysma verum sowie die exakte Morphologie eines Aneurysma spurium erfaßt werden können. Letzteres läßt sich meist sonographisch gezielt zur Thrombosierung bringen.

FRAGEN	
1. Welches ist häufigste Ursache eines Aneurysma verum? a) Vaskulitis b) Trauma c) Infektion d) Arteriosklerose e) Medianekrose	3. Was sind typische Merkmale eines Aneurysma verum in der Ultraschalldiagnostik? a) Es findet sich ein Paravasat. b) Es finden sich teilthrombotische Wandauflagerungen. c) Im PW-Doppler kann im Aneurysma ein Pendelfluß abgeleitet werden. d) Das Lumen ist vollständig perfundiert. e) Alle Aussagen sind richtig.
2. Wo ist das Aneurysma verum am häufigsten lokalisiert? a) A. subclavia b) A. brachialis c) A. radialis d) A. femoralis e) A. poplitea	4. Ein Aneurysma spurium a) ist eine typische Komplikation nach Katheterintervention b) ist nur operativ ausschaltbar c) weist in der Regel einen Verbindungskanal auf d) ist synonym mit Aneurysma verum sacculare e) kommt nur an den unteren Extremitäten vor

RICHTIGE ANTWORTEN
1. d
2. e
3. b + d
4. a + c

Dialysefisteln

I Allgemeiner Teil

> Als Shunt oder Fistel wird bei Dialysepatienten eine operativ angelegte subkutane Anastomose zwischen einer Arterie und einer Vene bezeichnet.

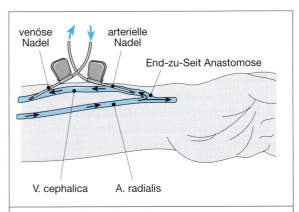

Abbildung 5-20 Schematische Darstellung einer End-zu-Seit-anastomosierten Cimino-Fistel am Unterarm mit liegenden Dialysenadeln (Pfeile geben die Flußrichtung an).

Dieser nach dem Erstbeschreiber „Cimino-Shunt" bezeichnete Gefäßzugang hat für die Lebensqualität des terminal niereninsuffizienten Patienten eine zentrale Bedeutung. Erst durch diesen „Kunstgriff" (Arterialisierung einer Vene) ist eine dauerhafte effektive Blutwäsche für den Dialysepatienten möglich geworden. Innerhalb von drei bis acht Wochen nach der Operation entsteht im Idealfall ein arterialisiertes, langstreckiges Shuntgefäß mit einem Blutfluß von zirka 300–1200 ml/min, das lebenslang oder bis zur Nierentransplantation mehrfach wöchentlich punktiert werden muß.

Da die Arterialisierung der Vene und die lebensnotwendigen Punktionen (normalerweise dreimal pro Woche mit zwei Nadeln) ein erhebliches Trauma für die Vene darstellen, ist eine problemlose Funktion der Fistel über Jahre hinweg nicht selbstverständlich (Abb. 5-20). Neben Stenosen und Thrombosen sind die Aneurysmen Hauptprobleme sowohl der nativen Shunts wie auch der Gefäßprothesen bei Dialysepatienten, die sich mittels Ultraschall sehr exakt diagnostizieren lassen.

Ultraschallanatomie

> Zirka 70% der Shunts werden primär am Handgelenk des *nicht dominierenden Unterarms* (bei Rechtshändern links) zwischen V. cephalica und A. radialis in End-zu-Seit-Anastomose angelegt (Abb 5-21).

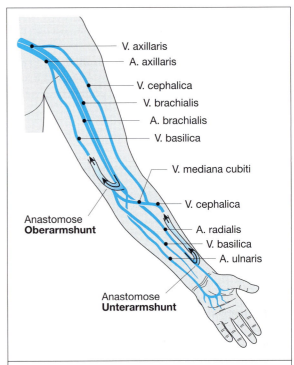

Abbildung 5-21 Gefäßverlauf am Arm: schematische Darstellung der Unter- und Oberarmshunts.

Shunts zwischen der A. ulnaris und der V. basilica antebrachii (V. ulnaris) haben durch eine höhere Thromboserate eine kürzere Lebensdauer; deshalb wird nur in Ausnahmefällen diese Anastomosenform gewählt.

Zirka 20% der Shunts werden primär, aber sehr viel häufiger sekundär (wenn die Gefäßstrecken am Unterarm „aufgebraucht" sind) zwischen der A. brachialis und der V. cephalica oder der V. basilica am Oberarm angelegt. Da die V. basilica tief zwischen der Oberarmmuskulatur lokalisiert ist, muß sie operativ vorverlagert werden, um eine komplikationslose Venenpunktion zu ermöglichen.

In den USA erhalten 20–30% der Patienten bereits primär einen prothetischen Shunt, um schnell einen hohen Shuntfluß zu erzielen. In Deutschland werden nur wenn geeignete native Gefäße fehlen, in weniger als 10%, primär Gefäßprothesen angelegt.

Die Prothesen werden als *gestreckte Prothesen* (Straight-Grafts) zwischen A. radialis und V. basilica oder als *Schlingenprothesen* (Loop-Grafts) zwischen A. brachialis und V. basilica angelegt (Abb 5-22). Shunts in

DIALYSEFISTELN

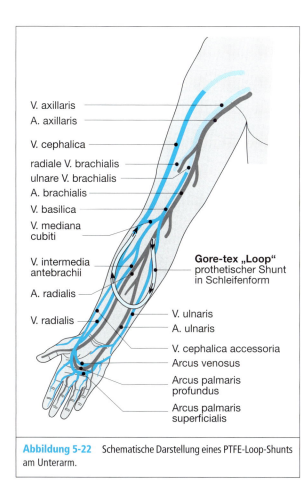

Abbildung 5-22 Schematische Darstellung eines PTFE-Loop-Shunts am Unterarm.

Bezüglich der Klinik ist zu achten auf:
- Schwellung des gesamten Arms, lokale Schwellungen
- Ischämie der Hand
- Herzinsuffizienzzeichen (z.B. durch hohes Shuntvolumen)

Die Untersuchung sollte folgende Punkte beinhalten:
- Inspektion auf Schwellung, Rötung, Hämatom, Venenverlauf etc.
- Palpation (Schwirren)
- Auskultation (systolisches und/oder diastolisches Geräusch).

In der Praxis hat es sich bewährt, den Shunt entweder beim *sitzenden* oder *liegenden Patienten* zu untersuchen. Der Shuntarm ist in jedem Fall dem Untersucher zugewandt, so daß beim liegenden Patienten die Untersuchungsliege je nach Bedarf gedreht werden kann. Wir geben der liegenden Position des Patienten den Vorzug. Der Arm des Patienten wird auf einem Kissen plaziert. Der Untersucher kann bei dieser Methode sein Handgelenk oder den Ellenbogen auf der Liege aufstützen, um bei den häufig sehr oberflächlich gelegenen Venen mit dem Schallkopf Kompressionsartefakte zu vermeiden.

II SPEZIELLER TEIL

INDIKATION

Da die Venen im Vergleich zu den Arterien insbesondere im Unterarmbereich oberflächlicher gelegen sind, lassen sich Fistelaneurysmen in der Regel bereits klinisch als pulsierende Schwellung diagnostizieren. Eine Unterscheidung zwischen einem Aneurysma verum und einem Aneurysma spurium läßt sich allerdings nur mittels bildgebender Verfahren treffen; hier erlaubt die farbduplexsonographische Untersuchung eine schnelle und verläßliche Differentialdiagnose. Da es sich bei Schwellungen im Gefäßverlauf nativer Venen und Shuntprothesen aber nicht zwangsläufig um Aneurysmen handeln muß, sondern andere perivaskuläre Strukturen wie Hämatome, Serome und Abszesse die Ursache sein können, hilft die duplexsonographische Untersuchung auch in dieser Hinsicht weiter.

Die Ursachen von Shunt-Aneurysmen sind neben dem Trauma durch die regelmäßige Punktion unter anderem Gefäßstenosen, so daß es zwingend notwendig ist, die prä- und postaneurysmatischen Gefäßareale subtil in ihrer Morphologie zu untersuchen; signifikante Stenosen werden im sonographischen Bild praktisch nie übersehen. Häufig sind zunehmende Stenosierung und Thrombenbildung im Aneurysma frühe Indikatoren und letztlich Ursache eines Fistelverschlusses.

der Leistengegend oder Vorverlagerung der A. oder V. femoralis werden wegen der hohen Infektions-, Thrombose- sowie Emboliorate nur als ultima ratio angelegt.

ALLGEMEINER UNTERSUCHUNGSGANG

Wichtig bei der Beurteilung der Dialysefisteln sind:
- Anamnese
- Klinik
- Untersuchung.

Bei der *Anamnese* ist vor allem nach folgenden Punkten zu fragen:
- Alter des Shunts, vorausgegangene Revisionen, Durchführung einer perkutanen transluminalen Angioplastie (PTA)
- Punktionstechnik (Anzahl der Nadeln, Art der Punktion, z.B. Arealpunktion)
- dialysetechnische Daten (niedriger Fluß, hoher venöser Rücklaufdruck).

5 Aneurysmen an peripheren Extremitätenarterien und Dialysefisteln

Aneurysmarupturen sind selten. Dennoch ist die Frage nach der Gefäßwandbeschaffenheit und die Lage zum Hautniveau von prognostischer Relevanz.

Pathophysiologische Grundlagen

Die normale Fistel

Durch den niedrigen peripheren Widerstand nach Anastomosierung mit einer Vene verliert die Shunt-speisende A. radialis oder A. brachialis das typische tri- oder biphasische Dopplersignal. Es läßt sich ein *hoher diastolischer Fluß* nachweisen. Der Diameter einer Shuntspeisenden, nicht sklerosierten Arterie und der Shuntvenen nimmt postoperativ um über 100% zu. Dabei vergrößert die A. radialis ihren Durchmesser von zirka 2 auf 4 mm schon innerhalb der ersten 24 postoperativen Stunden. Die Shuntvene kann innerhalb von zwei Wochen von einem Diameter von zirka 3 mm auf 6–10 mm zunehmen.

Aneurysmen

Auch bei den Aneurysmen der Shunts werden grundsätzlich das Aneurysma verum (Abb 5-23a und b) und das Aneurysma spurium unterschieden (Abb. 5-24a bis c).

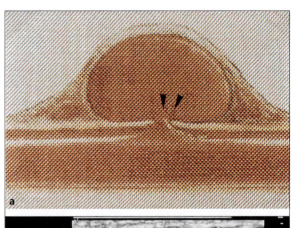

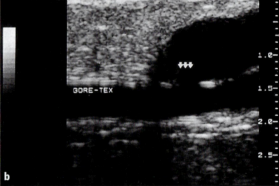

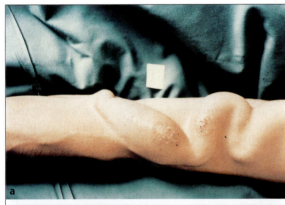

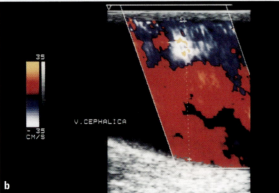

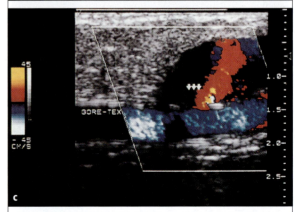

Abbildung 5-23 Große aneurysmatische Oberarmfistel (a) mit einem sonographisch in der Längsachse ermittelten Gefäßdurchmesser von 3,4 cm. Im Farbdoppler läßt sich ein sehr turbulenter Fluß nachweisen (b).

Abbildung 5-24
a) Aus einem Stichkanal einer PTFE-Prothese entwickelt sich ein Pseudoaneurysma, das durch periprothetisches Gewebe gedeckt ist.
b) Im B-Bild ist der Wanddefekt klar zu erkennen (Pfeile).
c) Das Farbdopplersignal zeigt einen Flowjet vom Gefäßlumen durch den Stichkanal in das Pseudoaneurysma (Pfeile).

Auch hier gilt, daß es sich bei den *echten Aneurysmen* um lokale oder langstreckige Gefäßerweiterungen handelt, bei denen alle Gefäßwandschichten miteinbezogen sind.

> Die Definition eines Aneurysmas bei Shunts setzt eine absolute Diameterzunahme des Gefäßes über 15 mm voraus oder einen lokalen Kalibersprung über 50% verglichen mit den vor- oder nachgeschalteten Gefäßarealen.

Die Genese der Shuntaneurysmen ist allerdings nicht die Arteriosklerose wie bei den Aneurysmen nativer arterieller Gefäße. Zwei andere Pathomechanismen spielen hier eine wesentliche Rolle:
- Nach Anastomosierung der Vene an die Arterie entstehen postoperativ sofort ein hoher Fluß sowie ein hoher Druck in der Vene, wobei die Venenwand aufgrund ihrer anatomischen Beschaffenheit auf diese Druckbelastung nicht „vorbereitet" ist und möglicherweise aneurysmatisch dilatiert.
- Außerdem führen postanastomotische Flußturbulenzen mit konsekutiv erhöhter Scherkraft auf die Gefäßwand zu lokalen Intimaläsionen. Es bilden sich lokalisierte Aneurysmen (Abb. 5-25a bis c) oder die gesamte Shuntvene erweitert sich insgesamt zu einem langstreckigen Aneurysma (s. Abb. 5-23a und b).

Weiter proximal kann der turbulente Fluß ferner zur Intimahyperplasie und Fibrose mit Ausbildung einer Stenose führen. Die proximale Stenose begünstigt und unterhält dann wiederum die distale aneurysmatische Gefäßwandveränderung.

Während die anastomosennahen Aneurysmen ihre Ursache in dem turbulenten, hohen Blutfluß haben, sind die Venenaneurysmen im distalen Shuntverlauf in der Regel durch Punktion, d.h. eine ständige Traumatisierung der Venenwand bedingt. Diese Probleme verstärken sich insbesondere dann, wenn statt der üblichen sogenannten Strickleiterpunktion (regelmäßig wechselnde Punktionsstellen) Arealpunktionen durchgeführt werden (Abb. 5-26a und b).

Das Aneurysma spurium entsteht durch einen Stichkanal (Punktion der Gefäß- oder Prothesenwand mit den großlumigen Dialysenadeln und häufig unzureichender Kompression nach Dekanülierung) und ist nicht von Gefäßwand, sondern von perivaskulärem Gewebe (Muskulatur, Faszien) begrenzt (s. Abb. 5-24a bis c). Das Aneurysma spurium ist eine Hauptkomplikation bei Poly-Tetra-Fluoro-Ethylen-Prothesen (PTFE-Prothesen) (Inzidenz 7–15%).

Komplikationen

Hauptprobleme einer aneurysmatischen Dialysefistel sind

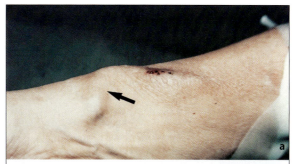
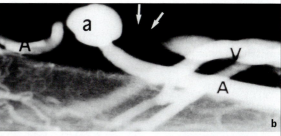
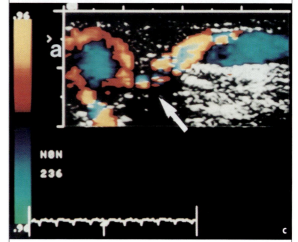

Abbildung 5-25 Typische postanastomotische Shuntvenenstenose (Pfeile), die in zirka 70% aller Stenosen der Brescia-Cimino-Fisteln beobachtet wird. Die V. cephalica (V) wurde seitlich an die A. radialis (A) anastomosiert. Phlebographie und Farbdoppler bestätigen die klinische Diagnose.
a) Das Aneurysma und die postaneurysmatische Enge sind bereits äußerlich palpabel und sichtbar.
b) Phlebographiebefund.
c) Farbdopplerbefund (Längsachsenschnitt).
a = Aneurysma.

- partielle Thrombosierung im Aneurysma (Abb. 5-27a und b)
- komplette Thrombose des gesamten Shunts (s. Abb. 5-26a und b).

Embolien (z.B. Lungenembolien) aus teilthrombosierten aneurysmatischen Shuntvenen kommen praktisch nicht vor, wobei allerdings hierzu keine systematischen Studien vorliegen.

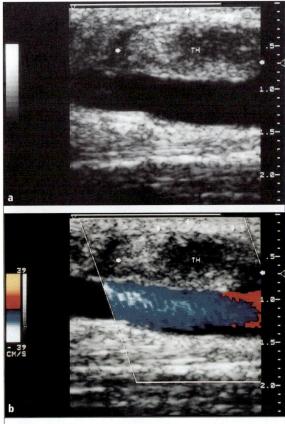

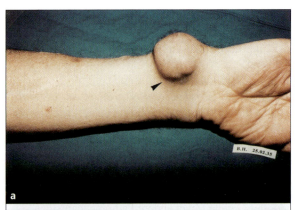

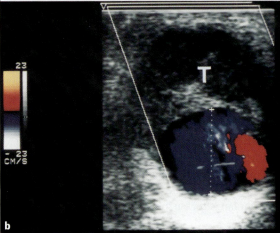

Abbildung 5-26 Sonographisches Beispiel (Längsachse) eines komplett thrombosierten Aneurysmas einer nativen Shuntvene. Im B-Bild (a) wie im Farbdoppler (b) kommen Gefäßlumen und Thrombus (TH) klar zur Darstellung. Angiographisch kann ein derartiges Aneurysma aufgrund der kompletten Thrombosierung leicht übersehen werden.

Abbildung 5-27 Großes teilthrombosiertes anastomosennahes Aneurysma (Pfeil) im Bereich der Shuntvene (a). Die Farbe signalisiert den Restfluß in der Vene, die zur Hälfte thrombosiert ist (T) (b).

Perforationen von *Shuntaneurysmen* sind selten, können aber zu beträchtlichen Blutverlusten führen. Die Notwendigkeit einer operativen Aneurysmaresektion hängt ganz wesentlich von der Wandbeschaffenheit, der Größe und der Lokalisation des Aneurysmas ab.

Große aneurysmatische Dialysefisteln gehen nicht selten mit einem hohen Shuntvolumen und konsekutiv mit dem Auftreten einer *Herzinsuffizienz* einher. Hier besteht die Möglichkeit einer operativen Shuntdrosselung (Bändelung) oder -ligatur.

Differentialdiagnostisch muß bei Schwellungen im Shuntbereich nicht nur an Aneurysmen gedacht werden, sondern auch an:
- Hämatome
- Serome
- Abszesse.

Wertigkeit und Besonderheiten der verschiedenen Methoden

Die Sonographie ist heute die Methode der Wahl zur Beurteilung der Funktion bzw. zum Nachweis einer Malfunktion von Dialysefisteln.

Die Technik bietet folgende Vorteile:
- Sie ist nichtinvasiv.
- Sie ist beliebig oft am Krankenbett wiederholbar.
- Sie ist bezüglich Sensitivität und Spezifität im Rahmen der Diagnostik von Shuntaneurysmen und -thrombosen der Angiographie keinesfalls unterlegen, sondern schneller und verläßlicher.

Fehlerquellen

Die Fehlerquellen wurden bereits im Abschnitt „Aneurysmen an peripheren Extremitätenarterien" beschrieben.

Spezieller Untersuchungsgang

> Grundsätzlich werden auch bei den Shunts die Gefäße mittels B-Bild, Doppler- und farbkodierter Dopplersonographie (FKDS) im Längs- und Querschnitt untersucht.

Beurteilt werden:
- Lumenweite
- Wandbeschaffenheit
- Flußprofil
- perivaskuläre Strukturen
- Lage des Gefäßes zum Hautniveau.

Da die Gefäße sehr oberflächlich gelegen sind, kann ein linearer Schallkopf mit hoher Sendefrequenz (5–10 MHz) verwendet werden. Das Resultat ist in der Regel ein sehr gutes räumliches Auflösungsvermögen. Es ist sinnvoll, die Untersuchung mit der Shunt-speisenden Arterie von distal nach proximal zu beginnen – in der Reihenfolge A. radialis (Anastomosenbereich), A. brachialis, A. axillaris. Der Schallkopf wird daumenseitig am Handgelenk auf der gestreckten Unterarmseite aufgesetzt und nach proximal und weiter medial geführt, da das Gefäß dann im Ellenbogenbereich und im Oberarmbereich (als A. brachialis) einen medialen Verlauf nimmt.

Das Dopplersignal in der Shunt-speisenden Arterie läßt in der Regel schon eine Aussage über die Güte der Fistel zu (s.u.). Die distale A. radialis (handwärts der Anastomose gelegen) sollte ebenfalls untersucht werden, insbesondere wenn der Verdacht auf ein Steal-Syndrom besteht. Häufig wird bei großen Fisteln mit weiten Anastomosen die Shuntvene auch von der A. ulnaris über den Hohlhandbogen mitgespeist. Mittels Doppler bzw. Farbdoppler läßt sich die Flußrichtung einfach und schnell diagnostizieren.

Die arteriovenöse Anastomose bei der Cimino-Fistel ist in der Längsachse durch die anatomischen Gegebenheiten (ungünstiger Schallwinkel) häufig nicht ganz einfach darzustellen, dies bedarf größerer Übung. In der Regel gelingt es, wenn der Schallkopf seitlich des Scheitelpunkts der Vene aufgesetzt wird, so daß „schallkopfnah" die Vene und „schallkopffern" die Arterie zur Darstellung kommen.

In der kurzen Achse gelingt die Darstellung der AV-Anastomosen (arteriovenöse Anastomosen) in der Regel immer. Das subtile „Herausschallen" der AV-Region ist besonders wichtig, da sich hier sowie in den ersten sechs Zentimetern der drainierenden Vene die Prädilektionsstellen für Aneurysmen befinden. Darstellungsprobleme können durch Vibrationsartefakte bei der farbkodierten Dopplersonographie im Anastomosenbereich und im anastomosennahen Venenbereich infolge der hohen Flußgeschwindigkeit auftreten. Im Farbdoppler kommt es zu den typischen mosaikartigen, das Gefäßlumen überschreitenden Farbsignalen (trotz Reduktion des Farbgains und Erhöhung der Puls-Repetitions-Frequenz [PRF]), welche die Diagnostik erschweren können. Durch dosierte Drosselung (Kompression) der Shunt-speisenden Arterie gelingt jedoch in der Regel eine befriedigende Darstellung im Anastomosenbereich.

Die Anastomosen der PTFE-straight oder Loop-Grafts sind in der Regel problemlos zu untersuchen.

> Wichtig ist eine subtile Darstellung der nativen Arterien und insbesondere der Venen-Graft-Anastomose, da sich hier Prädilektionsstellen für frühe Stenosen durch intimale fibromuskuläre Hyperplasie entwickeln.

Raumforderungen im Anastomosenbereich der Prothesen sind entweder Hämatome oder Serome (Abb. 5-28a bis c); Aneurysmen werden hier nicht beobachtet.

Der Standarddurchmesser der PTFE-Prothese beträgt heute im venösen Schenkel und Punktionsbereich zirka 6 mm, im proximalen „arteriellen" Schenkel zirka 4 mm. Prädilektionsstellen für Aneurysmen sind die Punktionsbereiche, insbesondere der „arterielle" und „venöse" Prothesenschenkel (s. Abb. 5-24a bis c).

> In der eigentlichen nativen Shuntvene sind pathologische Veränderungen – insbesondere Stenosen und Aneurysmen – in den ersten sechs anastomosennahen Zentimetern des Gefäßes zu erwarten (s. Abb. 5-25a bis c); dies gilt auch für die Gefäßbereiche an und zwischen den Punktionsarealen (s. Abb. 5-26a und b).

Weiter proximal gelegene Anomalien in der V. basilica, der V. axillaris oder der V. subclavia sind seltener. Häufig wird der Untersucher durch die Anamnese (hoher venöser Rücklaufdruck oder Schwellung des Arms) auf das proximal gelegene Problem gelenkt.

Während die Venendarstellung bis zur V. subclavia in der Regel keine Schwierigkeiten bereitet, läßt sich die mediale V. subclavia und die V. brachiocephalica durch die anatomischen Gegebenheiten nicht darstellen.

Bei den Venen muß – wie bereits erwähnt – besonders geachtet werden auf:
- Lumenschwankungen
- Wandveränderungen
- perivaskuläre Raumforderungen (mögliche Hämatome, Serome oder Abszesse).

5 Aneurysmen an peripheren Extremitätenarterien und Dialysefisteln

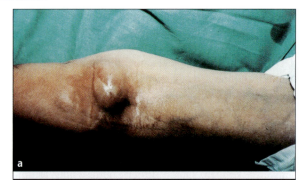
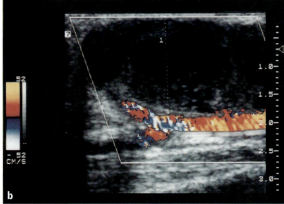
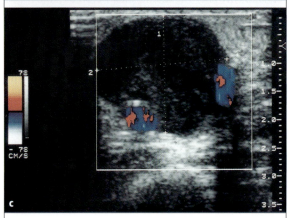

Abbildung 5-28 Schwellung im Bereich der Ellenbeuge nach Anlage eines PTFE-Loop-Grafts (a). In der Längs- (b) wie in der Querachse (c) findet sich eine zirka 2,0 cm × 2,5 cm große echogene Raumforderung ohne offensichtliche Verbindung zum Gefäßlumen. Bei diesem Fall konnte nach Feinnadelpunktion die Diagnose eines Seroms gestellt werden.

Am Meßort wird mit Hilfe des gepulsten Spektraldopplers (5 MHz Sendefrequenz) die Blutflußgeschwindigkeit bestimmt, wobei das Meßfenster unter Orientierung nach dem Farbdopplersignal über den gesamten Querschnitt des Gefäßlumens positioniert wird. Aus der Spektraldopplerkurve wird die sogenannte time average velocity über jeweils drei Herzzyklen gemittelt.

> Wichtig ist, daß zwischen Schallstrahl und Gefäßverlauf ein Winkel < 60° vorliegt.

Am Meßort wird dann der Gefäßdiameter im sonographischen Standbild gemessen, wobei die kurze und die lange Schallachse ausgewertet und der endgültige Meßwert aus mehreren Einzelmessungen gemittelt wird. Aus dem Gefäßdiameter wird die Gefäßquerschnittsfläche berechnet.
Das Shuntvolumen wird dann nach folgender Formel berechnet:

$$\text{Shuntvolumen (ml/min)} = \text{time average velocity (cm/sec)} \times \text{Gefäßfläche} \times 60.$$

> Das ideale Shuntvolumen einer Dialysefistel liegt zwischen 300 und 1200 ml/min.

Shuntvolumina über 1500 ml/min führen auf Dauer zu einer kardialen Belastung. Shuntvolumina unter 200 ml/min haben bei der Brescia-Cimino-Fistel eine schlechte Prognose, das heißt, es kommt zum Fistelverschluß, mit der Notwendigkeit einer operativen Revision.

Dokumentation

Die Dokumentation des Befunds besteht aus
- Textteil mit Zahlenangaben; dazu gehören Angaben zum Diameter der Gefäße, zum Lumen und zur Diameterreduktion im arteriellen Bereich, im Anastomosenbereich und im Shuntvenenbereich sowie die Messung des Shuntvolumens in der zuführenden (Shunt-speisenden) Arterie.
- Bilddokumentation des Problems (Stenose, Thrombose, Aneurysma)
- Skizze des Shunts mit entsprechender Problemdokumentation.

Nicht selten werden mittels wasserfestem Stift entsprechend Markierungen am Arm des Patienten vorgenommen (insbesondere bei Punktionsproblemen).

Zusammenfassung

Bei nativen Dialysefisteln sind die wahren Aneurysmen (Aneurysma verum) überwiegend anastomosennah oder in den Punktionsarealen der Shuntvene lokalisiert.

Für die Prognose einer Fistel ist die *Shuntvolumenbestimmung* von Bedeutung.

> Es ist wichtig, daß diese Messungen nicht im Bereich der turbulenten anastomosennahen Gefäßstrecken durchgeführt werden. Die Messungen lassen sich am zuverlässigsten im proximalen Teil der Shunt-speisenden A. radialis oder der A. brachialis am distalen Oberarm durchführen.

Bei PTFE-Prothesen liegen sie ausschließlich in den Punktionsbereichen.

Ursachen der Aneurysmen sind
- hoher turbulenter Blutfluß, insbesondere im anastomosennahen Bereich der arterialisierten Vene
- rezidivierende Traumen durch die Shuntpunktion, insbesondere wenn Arealpunktionen durchgeführt werden.

Prä- und postaneurysmatische Stenosen, die Ursache aber auch Folge der Punktionstechnik sein können, können zu einer Größenzunahme der Aneurysmen führen.

Das falsche Aneurysma (Aneurysma spurium) ist in der Regel eine Komplikation der Punktionstechnik. Häufiger wird es bei Gefäßprothesen durch mangelhafte Kompression nach Dekanülierung beobachtet. Mittels farbkodierter Duplexsonographie lassen sich die genaue Ausdehnung des Aneurysmas sowie dessen Morphologie (Wanddicke, Teilthrombosierung etc.) darstellen. Mit dem farbkodierten und dem Spektraldoppler können die Perfusion, ein eventueller Pendelfluß sowie die Größe des Aneurysma spurium genau erfaßt werden.

Letztlich ist der Ultraschall die Methode der Wahl, um am Krankenbett nicht-invasiv und präzise perivaskuläre Strukturen (Hämatome, Abszesse etc.) von Aneurysmen zu differenzieren.

FRAGEN

1. Welche sind die häufigsten Ursachen eines Aneurysma verum bei Dialysefisteln?
   a) Medianekrose
   b) Trauma
   c) Vaskulitis
   d) Infektion
   e) Stenose
   f) Hoher und turbulenter Shuntfluß

2. Wo ist das Aneurysma verum am häufigsten lokalisiert?
   a) In der Shunt-speisenden Arterie
   b) In der V. subclavia (bei Oberarmfisteln)
   c) In der V. basilica (bei Vorverlagerung)
   d) In der anastomosennahen Vene
   e) In den Punktionsarealen

RICHTIGE ANTWORTEN

1. b, e + f
2. d + e

LITERATUR

Brescia MJ, Cimino JE, Appel K, Hurwich BJ: Chronic haemodialysis using vein puncture and a surgically created arteriovenous fistula. New Engl J Med 275 (1966) 1089–1092.

Brunkhorst R, Gmelin E, Nonnast-Daniel B: Dialysezugang für Hämo- und Peritonealdialyse. Internist 40 (1999) 13–21.

Gray RJ, Stone WM, Fowl RJ, Cherry KJ, Bower TC: Management of true aneurysms distal to the axillary artery. J Vasc Surg 28 (1998) 606.

Kathrein H, König P, Weimann S, Judmayer G, Dittrich P: Nichtinvasive morphologische und funktionelle Beurteilung arteriovenöser Fisteln von Dialysepatienten mit der Duplexsonographie. Ultraschall 10 (1989) 33–40.

Kherlakian GM, Roedersheimer LR, Arbaugh JJ, Newmark KH, King LR: Comparison of autogenous fistula versus expanded polytetrafluoroethylene graft fistula for angioaccess in hemodialysis. Am J Surg 152 (1986) 238–243.

Kirchgatterer A, Zisch R, Baldinger Ch, Rhoitinger FX, Mitter G, Kramar R, Prischl F: Die duplexsonographische Messung der Fisteldurchblutung in der Prognoseeinschätzung der Fistelfunktion bei Dialysepatienten. Nieren- und Hochdruckkrankheiten 22 (1993) 53–57.

Kronzon I: Diagnosis and treatment of iatrogenic femoral artery pseudoaneurysm: a review. J Am Soc Echocardiogr 10 (1997) 236.

Levi N, Schroeder TV: Arteriosclerotic femoral artery aneurysms. A short review. J Cardiovasc Surg (Tonino) 38 (1997) 335.

Monig SP, Walter M, Sorgatz S, Erasmi H: True infrapopliteal artery aneurysms: report of two cases and literature review. J Vasc Surg 24 (1996) 276.

Nonnast-Daniel B, Martin RP, Lindert O, Mügge A, Schaeffer J, v.d. Lieth H, Söchtig E, Galanski M, Koch KM, Daniel WG:

Color Doppler ultrasound assessment of arteriovenous haemodialysis fistulas. Lancet 339 (1992) 143–145.

Rieker O, Duber C, Wollmann JC, Neufang A, Schmiedt W, Bottger T: Das Popliteaaneurysma: Klinik und Diagnostik. Röfo Fortschr Geb Roentgenstr. Neuen Bildgeb Verfahr 162 (1995) 120.

Swedberg SH, Brown BG, Sigley R, Wight TN, Gordon D, Nicholls SC: Intimal fibromuscular hyperplasia at the venous anastomosis of PTFE grafts in hemodialysis patients. Circulation 80 (1989) 1726–1736.

Witz M, Yahel J, Lehmann JM: Subclavian artery aneurysms. A report of 2 cases and a review of the literature. J Cardiovasc Surg 39 (1998) 429.

6

GEFÄSSE DES ABDOMENS UND DES RETROPERITONEUMS

Sebastian Schellong, Alfred Bunk und Barbara Nonnast-Daniel

INHALT

I Allgemeiner Teil	121
Ultraschallanatomie	121
Allgemeiner Untersuchungsgang	123
II Spezieller Teil	127
1 Abdominelle Aorta	127
Indikation	127
Pathophysiologische Grundlagen	127
Wertigkeit und Besonderheiten der verschiedenen Methoden	128
Fehlerquellen	129
Spezieller Untersuchungsgang	129
Dokumentation	132
Zusammenfassung	132
Fragen	132
2 Unpaare viszerale Arterien	133
Indikation	133
Pathophysiologische Grundlagen	133
Wertigkeit und Besonderheiten der verschiedenen Methoden	134
Fehlerquellen	134
Spezieller Untersuchungsgang	135
Dokumentation	136
Zusammenfassung	136
Fragen	136
3 Nierenarterien	137
Indikation	137
Pathophysiologische Grundlagen	137
Wertigkeit und Besonderheiten der verschiedenen Methoden	137
Fehlerquellen	137
Spezieller Untersuchungsgang	138
Dokumentation	139
Zusammenfassung	139
Fragen	140
4 V. cava und ihre Zuflüsse	140
Indikation	140
Pathophysiologische Grundlagen	141
Wertigkeit und Besonderheiten der verschiedenen Methoden	141
Fehlerquellen	141
Spezieller Untersuchungsgang	141
Dokumentation	143
Zusammenfassung	144
Fragen	144
5 Portalvenöser Kreislauf	144
Indikation	144
Pathophysiologische Grundlagen	145
Wertigkeit und Besonderheiten der verschiedenen Methoden	145
Fehlerquellen	145
Spezieller Untersuchungsgang	145
Dokumentation	148
Zusammenfassung	148
Fragen	148

I ALLGEMEINER TEIL

ULTRASCHALLANATOMIE

> Die dem Ultraschall zugänglichen abdominellen Gefäße sind im wesentlichen in drei großen Achsen angeordnet (Abb. 6-1).

In der Medianlinie verläuft die *Aorta abdominalis* vom Zwerchfell nach distal, teilt sich auf Höhe des Promontoriums in die beiden Beckenarterien, nachdem sie zuvor alle paaren und unpaaren viszeralen Arterien abgegeben hat.

Parallel zu ihr verläuft auf der rechten Seite die *V. cava inferior*, die aus dem Zusammenfluß der beiden Beckenarterien entsteht. In ihrem Verlauf nimmt sie die paarigen Nierenvenen und die unpaare Lebervene auf. Direkt oberhalb des Zwerchfells mündet sie in den rechten Vorhof.

Ventral von diesen beiden Achsen und in einem Winkel von –45° dazu verläuft die *Portalvene*, die aus dem Zusammenfluß der V. lienalis und der V. mesenterica entsteht und sich nach dem Durchtritt durch die Leberpforte in die Lebersegmente aufteilt.

6 Gefässe des Abdomens und des Retroperitoneums

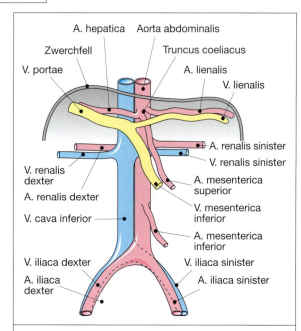

Abbildung 6-1 Schematische Darstellung der drei unabhängigen Gefäßachsen im Abdomen.
Rot = arterieller Gefäßbaum, blau = venöser Gefäßbaum, gelb = portalvenöser Gefäßbaum.

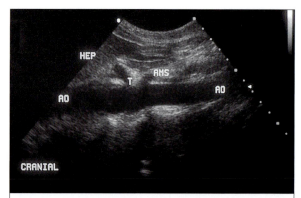

Abbildung 6-2 Längsschnitt des kranialen Anteils der abdominellen Aorta mit dem Abgang des Truncus coeliacus (T) und der A. mesenterica superior (AMS).
AO = Aorta, HEP = Leber.

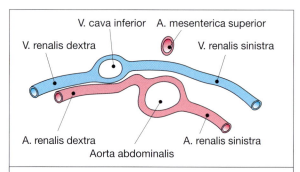

Abbildung 6-3 Schematisch dargestellter Querschnitt durch die abdominellen Gefäße auf Höhe des Abgangs der Nierenarterien.
Rot = arterieller Gefäßbaum, blau = venöser Gefäßbaum, gelb = portalvenöser Gefäßbaum.

Der arterielle Gefäßbaum

In der Einstellung von *ventral* ist die arterielle Längsachse beim Durchtritt durch das Zwerchfell sehr tief gelegen. Erst am kaudalen Rand des linken Leberlappens ist der Abstand zur Bauchdecke gering genug für eine befriedigende Darstellung. Bis zum Bauchnabel, auf dessen Höhe die Aortenbifurkation liegt, wird der Abstand immer geringer. Nach *Aufteilung in die beiden Iliakalarterien* auf Höhe des Promontoriums senken diese sich stark in die Tiefe und erscheinen am Beckenausgang wieder ventral. Hier gehen sie nach Passage des Leistenbands über dem Hüftkopf direkt unter der Hautoberfläche in die *Femoralarterie* über.

Truncus coeliacus, A. mesenterica superior und die beiden Nierenarterien entspringen in dichter Folge auf einer kurzen Strecke von 2–3 cm aus der Aorta. Dieser Gefäßabschnitt befindet sich am Unterrand des linken Leberlappens. Auf den ventral abgehenden *Truncus coeliacus*, der sich unmittelbar nach seinem Abgang in die A. hepatica communis und die A. lienalis teilt, folgt die ebenfalls ventral, gering nach links ausgelenkte *A. mesenterica superior* (Abb. 6-2). Noch auf Höhe der unteren Begrenzung ihres Ostiums oder gering darunter gehen seitlich die *Nierenarterien* ab (Abb. 6-3). Die *rechte Nierenarterie* hat ihren Ursprung etwas ventral und unterkreuzt mit einem Bogen nach dorsal die V. cava. Die *linke Nierenarterie* dagegen entspringt dorsal und weiter proximal als die rechte Nierenarterie. Sie wendet sich in gestrecktem Verlauf gleich nach dorsolateral.

Erst nach einem Abstand von mehreren Zentimetern, dicht oberhalb der Aortenbifurkation, geht die *A. mesenterica inferior* ab. Sie weist ein geringeres Lumen als die A. mesenterica superior auf. Ihr Ursprung ist ventral, ihr Verlauf nach links dorsolateral gerichtet. Verlaufsvarianten sind ein gemeinsamer Ursprung von A. mesenterica superior und Truncus coeliacus einerseits, andererseits der gesonderte Abgang der A. hepatica communis direkt aus der Aorta oder aus der A. mesenterica superior. Die Nieren werden häufig von mehr als einer Arterie versorgt.

Der venöse Gefäßbaum

Die *V. cava* liegt auf Höhe des Zwerchfells weiter ventral als die Aorta. Sie mündet direkt nach Aufnahme der

Lebervenen in den rechten Vorhof des Herzens. Weiter distal liegt sie der Aorta an.

Der Zufluß der *Nierenvenen* findet sich distal des Abgangs der A. mesenterica superior, die von der linken Nierenvene unterkreuzt wird. Auf derselben Höhe fließt die rechte Nierenvene zu, so daß die V. cava an dieser Stelle lediglich als Auftreibung der querverlaufenden Achse der Nierenvenen erscheint. Die häufigste von vielen möglichen venösen Varianten ist der retroaortale Verlauf der linken Nierenvene.

Der Zusammenfluß aus den *Beckenvenen* findet sich etwas proximal der Aortenbifurkation, wobei die linke V. iliaca communis die Aorta und die Iliakalarterie unterkreuzt. Auch die rechte Iliakalvene verläuft hinter der Arterie durch das Becken. Erst bei der Unterquerung des Leistenbands liegen die Venen medial der Arterien.

Das portalvenöse System

Die *V. portae* entsteht hinter dem Pankreaskopf aus dem Zusammenfluß von *V. lienalis* und *V. mesenterica superior*. Letztgenannte Vene verläuft in ihrem proximalen Abschnitt unmittelbar neben der A. mesenterica superior, meist rechts ventrolateral. Die V. lienalis liegt dem Pankreas dorsal in ganzer Länge an, nachdem sie auf Höhe des Pankreasschwanzes die V. mesenterica inferior aufgenommen hat. V. lienalis und V. mesenterica treffen in einer *Konfluens* genannten Aufweitung zusammen.

Von hier aus zieht schräg nach links kranial die *V. portae* durch die Leberpforte und teilt sich intrahepatisch in ihre beiden Hauptäste und weiter in die Segmentäste. Das gesamte portalvenöse System ist ventral der beiden anderen Gefäßsysteme gelegen. Die Überquerung des Anfangsteils der A. mesenterica superior durch die V. lienalis ist besonders zu beachten.

ALLGEMEINER UNTERSUCHUNGSGANG

Lagerung des Patienten

Zur Untersuchung der abdominellen Gefäße liegt der Patient bequem auf dem *Rücken*. Sofern er es toleriert, wird der Oberkörper nicht angehoben, sondern der gesamte Körper *völlig flach* gelagert. Lediglich der Kopf kann durch ein Kissen oder eine Nackenrolle unterstützt werden. Die Arme werden zunächst locker seitlich neben den Körper gelegt. Der Untersucher sitzt auf der rechten Seite des Patienten, so daß seine rechte Hand den Schallkopf führt und die linke das Gerät bedient.

Aorta und V. cava

> Wie alle anderen abdominellen Gefäße werden Aorta abdominalis und Vena cava inferior mit einem Curved-Array- oder einem Sektorschallkopf untersucht.

Die Sendefrequenz sollte zwischen 3 und 5 MHz liegen. Die heute gebräuchlichen *Multifrequenzschallköpfe*, die je nach Untersuchungstiefe eine andere Sendefrequenz ermöglichen, verbessern die Bildqualität im Abdomen merklich.

Die Untersuchung beginnt mit einem *queren Anschnitt der Aorta* in beliebiger Höhe. Von dort aus führt man den Schallkopf nach *proximal*, immer die Aorta quer schneidend. Auf der am weitesten proximal gelegenen Höhe, welche noch eine gute Darstellung erlaubt, mißt man den *Quer- und Tiefendurchmesser*, der oberhalb des Abgangs der Nierenarterien zirka 2,5 cm betragen soll. Von hier aus fährt man langsam *nach distal*, wobei als *sicherer Orientierungspunkt* der quere Anschnitt der A. mesenterica superior ins Bild gerät. Auf der Höhe des am weitesten proximal gelegenen Querschnitts dreht man den Schallkopf in die *Längsachse*, wodurch hintereinander der Truncus coeliacus und der Abgang der A. mesenterica superior aus der Aorta sichtbar werden. Auf Höhe des Abgangs der A. mesenterica superior dreht man den Schallkopf erneut in die *quere Achse* zurück und tastet sich durch langsames Vorschieben nach distal bis zum Abgang der Nierenarterien vor. Die *Überkreuzung der Aorta durch die linke Nierenvene* zeigt die richtige Sondenlage an.

Nach Inspektion der *Abgänge der großen Viszeralarterien* untersucht man die *infrarenale Bauchaorta* durch Vorschieben des Schallkopfs nach distal. Ihr Durchmesser verjüngt sich auf 1,5–2 cm. Unterhalb der Bifurkation verfolgt man jeweils im Querschnitt die rechte und die linke Beckenachse. In Abhängigkeit von den Untersuchungsbedingungen wird die weitere Abklärung im Längsschnitt angestrebt.

> Zur Untersuchung der abdominellen Aorta ist der Farbduplex in der Regel *nicht* notwendig und wegen des meistens sehr steilen Einschallwinkels nicht aussagekräftig.

Lediglich zur Beurteilung der Abgänge der Viszeralarterien sollte die *Farbe* zugeschaltet werden.

Die Ableitung eines *Dopplerspektrums* aus der Aorta abdominalis ist speziellen Fragestellungen vorbehalten. Das Flußspektrum hängt von der Höhe ab, aus der es abgeleitet wird. Proximal des Abgangs der Nierenarterien kann ein diastolischer Fluß vorhanden sein, distal der Nierenarterien fehlt er. Die Maximalgeschwindigkeit beträgt weniger als 1,5 m/sec.

Während der Inspektion der Aorta hat man die *V. cava inferior* mit im Bild. Auch von ihr wird ein weit proximal gelegener *Längsschnitt* auf der Höhe der Einmündung der Lebervenen eingestellt. Hier ist die charakteristische *Doppelpulsation* zu erkennen. Der Tiefendurchmesser darf nicht mehr als 2 cm betragen (Abb. 6-4). Distal reicht die Einstellung im Querschnitt aus. Bei

6 GEFÄSSE DES ABDOMENS UND DES RETROPERITONEUMS

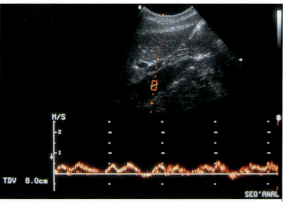

Abbildung 6-4 Längsschnitt durch den kranialen Anteil der V. cava inferior dorsal des rechten Leberlappens. Das Dopplerspektrum zeigt die charakteristische doppelgipflige Strömungskurve, welche die biphasische Füllung des rechten Herzens widerspiegelt. Direkt oberhalb der V. cava ein Anschnitt der V. portae.

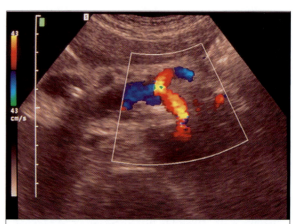

Abbildung 6-5 Queranschnitt des Truncus coeliacus mit Farbdopplerinformation. Der Truncus selbst und der Übergang in die A. lienalis sind rot kodiert, da der Fluß auf den Schallkopf gerichtet ist; die A. hepatica communis und der distale Abschnitt der A. lienalis sind blau kodiert, da der Blutstrom hier vom Schallkopf weg gerichtet ist. Der Fluß in der Aorta wird vom Farbdoppler wegen des Einschallwinkels von 90° nicht detektiert.

günstigen Untersuchungsbedingungen kann durch *wiederholte Kompression* demonstriert werden, daß das Lumen frei von thrombotischem Material ist. Das normale Dopplerspektrum, das in der Regel nicht abgeleitet werden muß, ist im distalen Abschnitt atemmoduliert. Es folgt dem bereits im B-Bild wahrnehmbaren Rhythmus von inspiratorischem Kollaps und exspiratorischer Erweiterung der V. cava inferior.

Die *Beckenvenen* sind direkt neben den Arterien zwar leicht aufzufinden, entziehen sich wegen der größeren Untersuchungstiefe aber dem Kompressionstest. Die Ableitung eines Dopplerspektrums bzw. die Hinzunahme der Farbe beweist den unbehinderten Fluß.

Unpaare viszerale Arterien

Ausgangspunkt für die Untersuchung des Truncus coeliacus und der Mesenterialarterien ist der leicht auffindbare Querschnitt durch den *Anfangsteil der Arteria mesenterica superior*. Von dort aus wird der Schallkopf nach proximal bewegt, bis der Truncus coeliacus mit seiner Aufteilung in die A. hepatica communis und die A. lienalis in der leicht erkennbaren Form des „Schwalbenschwanzes" sichtbar wird. In dieser Schnittebene wird der *Farbdoppler* zugeschaltet, wobei Farbgeschwindigkeit und Farbgain so einreguliert werden, daß der gesamte Truncus mit seiner Aufzweigung farbig zur Darstellung kommt (Abb. 6-5). Die Voraussetzungen bezüglich des Dopplerwinkels sind in dieser Schnittebene besonders günstig. Aus dem Truncus coeliacus, der A. hepatica communis und der A. lienalis können dann *PW-Spektren* abgeleitet werden. Da diese Arterien parenchymatöse Organe versorgen, weist ihr Spektrum einen deutlichen diastolischen Flußanteil auf.

Auf derselben Höhe wird die Sonde in den *Längsschnitt* gedreht. Es erscheinen jetzt der Truncus und die A. mesenterica superior nebeneinander liegend an ihrem Abgang von der Aorta abdominalis. Wiederum kann durch Hinzuschalten des *Farbduplex* eine aussagekräftige Flußinformation gewonnen werden, da der Winkel deutlich kleiner als 90° ist. Es wird noch einmal ein Flußspektrum aus dem nunmehr längsgeschnittenen Truncus coeliacus und aus der A. mesenterica superior am Abgang und im proximalen Teil abgeleitet. Das Dopplerspektrum der A. mesenterica superior verändert sich je nach dem Funktionszustand des Darmes. Während der Verdauung kann ein enddiastolischer Fluß vorhanden sein (Abb. 6-6). Im Intervall zwischen den Mahlzeiten zeigt sich dagegen das Flußprofil des Hochwiderstandsgefäßes mit frühdiastolischer Rückflußkomponente.

Nierenarterien

Die Untersuchung der Nierenarterien besteht aus zwei Teilen, nämlich der direkten Beschallung der Nierenarterien und der Flußmessung im abhängigen Stromgebiet, um Hinweise auf eventuelle Stenosen zu erhalten.

Die direkte Beschallung kann von drei Positionen aus erfolgen:
- Beschallung aus der medianen Position über der Aorta abdominalis
- Beschallung von lateral
- Beschallung mit der sogenannten „Banana-Tree"-Einstellung (s.u.).

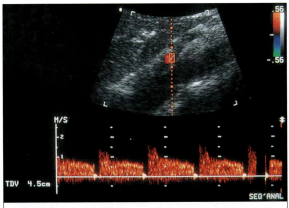

Abbildung 6-6 PW-Doppler der A. mesenterica superior. In der frühen Systole wird die Ableitung des Spektrums durch die Aortenpulsation jedesmal unterbrochen. Hoher diastolischer Flußanteil bei Zustand nach kurz zurückliegender Mahlzeit.

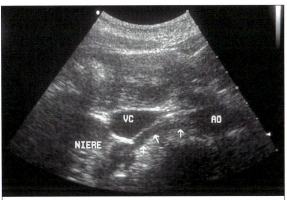

Abbildung 6-7 Darstellung der rechten Nierenarterie in ganzer Länge bei besonders günstigen Schallbedingungen von der Aorta (AO) bis zum Nierenhilus. Die Nierenvene liegt direkt ventral, d.h. im Bild über der Arterie und mündet in die V. cava (VC). Unten im Bild der Schallschatten des Wirbelkörpers.

Beim ersteren Vorgehen ist die anatomische Orientierung leichter. Die beiden anderen Positionen haben dagegen die höhere Ausbeute an beurteilbaren Gefäßsegmenten.

Zur direkten Untersuchung der Nierenarterien in der medianen Schallposition sucht man im queren Anschnitt der Aorta diejenige Höhe auf, an der die A. mesenterica superior gerade die Aorta verlassen hat; sie wird hier von der linken Nierenvene unterkreuzt. Dort, wo die linke Nierenvene in die V. cava mündet, findet sich auf der Zirkumferenz der Aorta bei zirka 10.00 Uhr der Abgang der rechten Nierenarterie (s. Abb. 6-3). Sie verläuft ziemlich genau in der koronaren Schnittebene. Nach kurzem ventrolateralen Verlauf biegt sie nach dorsal um und liegt der rechten Nierenvene an (Abb. 6-7). Dieses Gefäßsegment ist meist schon im *B-Bild* aufzufinden. Die Hinzunahme des *Farbsignals* erleichtert das Auffinden und die Abgrenzung gegenüber der Nierenvene. Anschließend leitet man mit dem *PW-Doppler* sowohl aus dem ersten Zentimeter als auch aus dem weiter distalen Verlauf nach der dorsalen Wendung des Gefäßes Flußspektren ab. Eine peinlich *genaue Winkelkorrektur* entsprechend dem nicht ganz einfachen Gefäßverlauf ist Voraussetzung für die korrekte Beurteilung der abgeleiteten Spektren.

Anschließend wird versucht, die linke Nierenarterie aufzufinden. Ihr Abgang liegt auf Höhe der rechten oder wenige Millimeter weiter proximal. Auf der Zirkumferenz der Aorta liegt er bei 3.00 oder 4.00 Uhr. Das Gefäß nimmt einen gestreckten, von Anfang an nach dorsolateral und gering nach kaudal gerichteten Verlauf. Die linke Nierenvene ist als Orientierung nur wenig hilfreich, da sie auf den abgangsnahen Zentimetern der Nierenarterie nicht exakt anliegt.

Nach einiger Übung erreicht man die bessere Darstellung mit einem *paramedianen Sagittalschnitt*. Der Patient kann hierzu für die Einstellung der rechten Nierenarterie halb nach links und für die linke halb nach rechts gedreht werden. Bei Anlotung von rechts paramedian läßt sich die rechte Nierenarterie im Querschnitt unterhalb der V. cava identifizieren. Die Farbdopplereinstellung ist hierbei eine wesentliche Hilfe. Die Ableitung des Dopplerfrequenzspektrums aus dieser Position erzielt wegen des günstigen Winkels eine gute Qualität (Abb. 6-8). Lediglich die Ableitung von Spektren direkt aus dem Abgang der Nierenarterie ist von dieser Position aus nicht möglich. Auf der linken

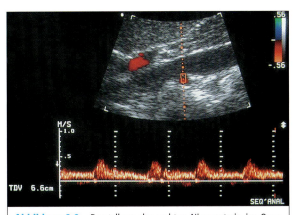

Abbildung 6-8 Darstellung der rechten Nierenarterie im Querschnitt von lateral. Die V. cava dient als Leitstruktur. Dorsal von ihr (d.h. im Bild unten) trifft man auf den Querschnitt der Nierenarterie, aus der sich leicht ein charakteristisches Dopplerspektrum ableiten läßt. Die Farbkodierung oberhalb der V. cava entspricht der V. portae.

Seite sucht man sich von einer paramedianen Position aus einen Längsschnitt der Aorta, um sich den Abgang und bei weiterer Neigung des Schallkopfs deren gesamten Verlauf darzustellen. Das Dopplerspektrum ist aussagekräftig, wenn man von genügend weit lateral dem Gefäß gewissermaßen entgegenschallt.

Für die Einstellung „Banana-Tree" wird anstelle des Curved-Array-Schallkopfs ein Sektor-Scanner (2,5–3,5 MHz) benötigt. Der Schallkopf wird in *Linksseitenlage* des Patienten medial subkostal rechts aufgesetzt, so daß man einen Längsschnitt der großen Stammgefäße erhält. In tiefer Inspiration wird die Position so adaptiert, daß V. cava inferior und Aorta abdominalis parallel zur Darstellung kommen. Aus der Aorta kommt nun mit einem Winkel von 0° die A. renalis dextra auf den Schallkopf zu; die A. renalis sinistra zieht zur gegenüberliegenden Seite.

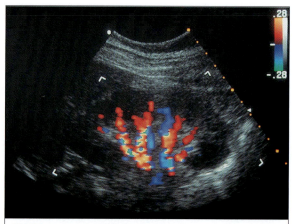

Abbildung 6-10 Gefäßbaum der Niere. Es zeigt sich die gesamte Aufzweigung von der Hilusarterie über die Segmentarterien bis in die Anfangsabschnitte der Aa. arcuatae.

> Obligater Bestandteil der Gefäßdiagnostik ist die Darstellung und Beurteilung der Nieren selbst anhand der klassischen B-Bild-sonographischen Kriterien: Größe und Form, Pyelon-Parenchym-Verhältnis und Oberfläche können auf eine vaskuläre Pathologie hinweisen.

Von der dorsolateralen Schallkopfposition in halber oder vollständiger Seitenlage des Patienten läßt sich darüber hinaus der arterielle Gefäßbaum von der A. renalis im Hilus über die Segmentarterien bis hinein in die Aa. arcuatae darstellen (Abb. 6-9 und Abb. 6-10). Voraussetzung ist eine gute *Mitarbeit des Patienten*, der für die Dauer der Untersuchung der Gefäße in Halb- oder Endinspirationsstellung verharren muß. Eine weitere Voraussetzung ist zudem die richtige Einstellung von *Farbverstärkung, Farbgeschwindigkeit* und *Persistenz des Farbsignals*. Die meisten Geräte bieten für die Gefäße des Nierenparenchyms eine eigene Voreinstellung an.

Diagnostische Aussagen ergeben sich aus dem Seitenvergleich der Dopplerindizes, insbesondere des Resistance-Index jeweils in vergleichbaren Gefäßabschnitten. Die Messung des Resistance-Index im Hilus ist hierzu ebenso tauglich wie ein aus drei Werten gemittelter Index, der aus korrespondierenden Gefäßabschnitten im oberen, mittleren und unteren Abschnitt der Niere errechnet wurde.

> Die Vielzahl der Untersuchungsschritte und die oft eingeschränkten Untersuchungsbedingungen erfordern für die Untersuchung der Nierenarterien einen Zeitaufwand von 45–60 Minuten (Abb. 6-11).

Portalvenöser Kreislauf

Die Darstellung des portalvenösen Kreislaufs beginnt am *venösen Konfluens*, an dem sich die V. lienalis und die V. mesenterica superior zur Pfortader vereinigen. Mit einem um 45° nach links geneigten *Transversalschnitt* wird die Pfortader im Querschnitt dargestellt. Durch Kippen der Schallebene nach kranial kann das Gefäß bis in die Leberpforte und zur intrahepatischen Aufteilung verfolgt werden. Nach Drehung der Sonde um 90° stellt sich das Gefäß im *Längsschnitt* dar. Daraus wird nach Winkelkorrektur ein Dopplersignal abgeleitet, welches eine quantitative Aussage liefert (Abb. 6-12).

Von der Pfortader aus sucht man die *V. lienalis* auf, die in der *Transversalebene* meist in guter Qualität zur Dar-

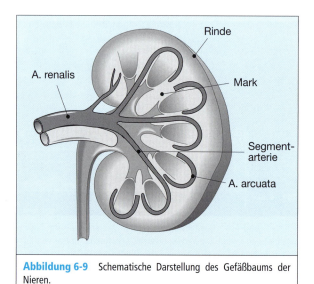

Abbildung 6-9 Schematische Darstellung des Gefäßbaums der Nieren.

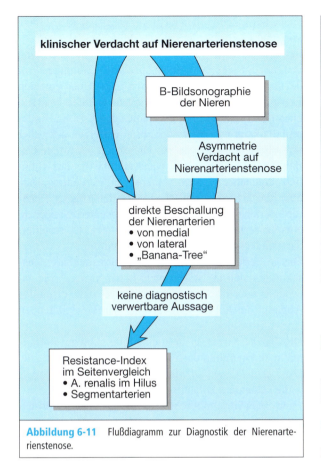

Abbildung 6-11 Flußdiagramm zur Diagnostik der Nierenarterienstenose.

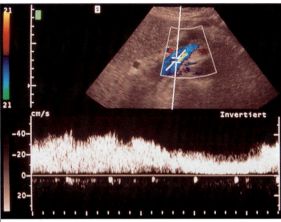

Abbildung 6-12 Darstellung der V. portae im Längsschnitt mit Farbdopplerinformation und Geschwindigkeitsspektrum. Links im Bild befindet sich in der Leberpforte ein Queranschnitt der A. hepatica.

stellung kommt. Das Hinzuschalten des *Farbdopplers* informiert schnell über die Strömungsverhältnisse.
Zuletzt stellt man sich die *V. mesenterica superior* im *Querschnitt* dar. Die A. mesenterica superior, der sie rechts ventrolateral anliegt, bietet hierfür einen guten anatomischen Anhalt. Bei entsprechender Kippung der Schallebene können auch im Querschnitt aussagekräftige *Farbsignale* abgeleitet werden, wenn der Längsschnitt schwierig einzustellen sein sollte.
Der Lebervenenstern kann mit Hilfe eines subkostalen paramedian gelegenen Schnittes auf einen Blick sichtbar gemacht werden. Verlauf und Kontur der Lebervenen bis in die Peripherie geben Auskunft über das Parenchym. Der Farbduplex klärt zuverlässig, ob die Lebervenen überhaupt durchgängig sind. Die mit dem PW-Doppler abgeleitete Strömungskurve dagegen spiegelt eher die Kinetik des rechten Herzens als Besonderheiten der Lebervenen wider. Alternativ können die Lebervenen durch Anschallung von rechts lateral durch die Interkostalräume dargestellt werden. Unter Kippen der Schallebene lassen sich so zumindest zwei der drei großen Lebervenen im Längsverlauf bis in die V. cava inferior verfolgen.

II SPEZIELLER TEIL

1 ABDOMINELLE AORTA

INDIKATION

Für die Untersuchung der abdominellen Aorta gibt es als akute Indikation den klinischen *Verdacht auf eine Dissektion* oder auf die *Ruptur eines infrarenalen Aortenaneurysmas*. Beide Indikationen sind *Notfallsituationen* mit entsprechend eingeschränkten Untersuchungsbedingungen.
Die zweite Indikationsgruppe stellen Erstdiagnose und Verlaufskontrolle des *abdominellen Aortenaneurysmas* bzw. einer bekannten *Aortendissektion* dar. Wenn andere Gefäßprovinzen eine dilatative Verlaufsform der *Arteriosklerose* zeigen oder wenn ein *Kathetereingriff* mit Passage der Bauchaorta geplant ist, sollte immer die infrarenale Aorta untersucht werden.

PATHOPHYSIOLOGISCHE GRUNDLAGEN

Das abdominelle Aortenaneurysma (AAA) ist Teil einer dilatativen Arteriopathie.
Disponierende Faktoren sind
- genetische Varianten des Bindegewebes
- arterieller Hypertonus.

Der infrarenale Abschnitt der abdominellen Aorta ist die Prädilektionsstelle von Aneurysmen. Sie entstehen in einem jahre- bzw. jahrzehntelangen Prozeß, dessen Geschwindigkeit vom Verlauf des arteriellen Blutdrucks abhängt, insbesondere von dessen absoluter Höhe und der Anstiegssteilheit der Pulswelle. Phasische, zeitliche Beschleunigung ist möglich und geht oft mit klinischer Symptomatik in Form von Schmerzen einher. Das Aneurysma ist unregelmäßig konfiguriert, wenn es im Rahmen der Atherosklerose örtlich zu Verkalkungen der Arterienwand oder zur Erweichung durch lipidreiche Plaques kommt. Neben einer Kugel- oder Spindelform sind bizarre Konfigurationen mit Stufenbildung und Ausbuchtungen möglich. Im Laufe der Jahre kann sich das Aneurysma sowohl nach proximal bis über die Nierenarterien als auch nach distal bis in die Beckenetage hinein fortsetzen. Seltener ist die primäre Dilatation aller Segmente. Das Iliakalarterienaneurysma kommt dagegen häufig unabhängig von einem Aneurysma der infrarenalen Aorta vor. Aneurysmen in den viszeralen Arterien werden in der A. hepatica, der A. lienalis und der A. renalis beobachtet, sind jedoch selten.

Mit *zunehmender Wandspannung* steigt die Rupturgefahr des Aneurysmas. Zur Verhinderung dieser lebensbedrohlichen Komplikation stehen die konsequente antihypertensive Therapie und die elektive Operation zur Verfügung. Die Wahl des Operationszeitpunkts richtet sich nach dem Risikoverhältnis zwischen Ruptur und Operation.

> Heute wird ein positives Nutzen-Risiko-Verhältnis zugunsten der Operation ab einem Durchmesser des Aortenaneurysmas von 5,0 cm gesehen. Diese Maßzahl ist mit dem Ultraschall zweifelsfrei zu bestimmen.

Im *Aneurysma* ist die Blutströmung verlangsamt, weil das Strom-Zeit-Volumen auf einen größeren Querschnitt verteilt wird. Zusammen mit der thrombogenen atherosklerotischen Gefäßwand entstehen in den Randbezirken des Aneurysmas sehr häufig murale Thromben, die entsprechend der zeitigen Abfolge ihrer Entstehung zwiebelschalenartig geschichtet sind. Das freie Lumen entspricht häufig dem Durchmesser des ursprünglichen Gefäßes.

> Für die Wandspannung des Aneurysmas und damit die Rupturgefahr ist jedoch nicht das durchströmte Lumen, sondern der gesamte thrombosierte und nichtthrombosierte maximale Durchmesser des Aneurysmas ausschlaggebend.

Bei der *Aortendissektion* handelt es sich zunächst um ein völlig anderes Krankheitsbild als beim Aneurysma. Es kommen jedoch Dissektionen in aneurysmatisch erweiterten Aortensegmenten vor, ebenso wie dissezierte Segmente sekundär aneurysmatisch umgeformt werden können.

Die Dissektion stellt einen Einriß zwischen der Intima und einer unterschiedlich starken Lage der Media dar (Entry), der vom Blutstrom unterhöhlt wird und sich daher auf einer vorher nicht vorauszusehenden Länge von dem verbleibenden Teil der Media und der Adventitia ablöst. Vom wahren Lumen durch eine Membran getrennt entsteht dadurch ein falsches Gefäßlumen. Findet der Blutstrom durch einen distal gelegenen erneuten Einriß Anschluß an das ursprüngliche Gefäßlumen (Reentry), so bleibt das falsche Lumen durchströmt. Anderenfalls kann es weiter nach distal einreißen oder aber thrombosieren. Das von der Dissektion betroffene Gefäßsegment ist in seiner Wandstabilität beeinträchtigt und neigt daher zur aneurysmatischen Aufweitung. Darüber hinaus kann das falsche Lumen den Abgang größerer Arterien (Truncus coeliacus, A. mesenterica superior, Nierenarterien, Iliakalarterien) verlegen. Es resultiert dann ein entsprechendes Ischämiesyndrom.

Die im Verlauf der abdominellen Aorta sichtbaren Dissektionen sind meist Teil einer höher in der Aorta ascendens oder im Aortenbogen (Typ A) bzw. distal des Abgangs der linken A. subclavia (Typ B) beginnenden Aortendissektion.

Die *Typ-A-Dissektion* stellt eine Indikation zur notfallmäßigen Operation dar.

Die *Typ-B-Dissektion* wird nur operiert, wenn
- die sekundäre Dilatation rasch progredient ist
- sie einen Gesamtdurchmesser von 6 cm überschritten hat
- eines der möglichen Ischämiesyndrome ein kritisches Ausmaß erreicht.

Für den abdominellen Teil der Aorta können diese Indikationen mit dem Ultraschall eindeutig gestellt werden. Zur Verlaufsbeobachtung nach Typ-A-Dissektion ist es wichtig zu wissen, daß bei der Operation nur der proximale Anteil operativ versorgt, der distale Anteil dagegen der Spontanheilung überlassen bleibt. Deshalb kann eine Dissektion noch Jahre nach dem akuten Ereignis nachweisbar bleiben. Häufig tritt jedoch eine spontane Thrombosierung und Ausheilung ein.

WERTIGKEIT UND BESONDERHEITEN DER VERSCHIEDENEN METHODEN

> Der reine B-Bildmodus hat für die abdominelle Aorta eine ungleich größere Bedeutung als in anderen Gefäßprovinzen.

Auch die *Ausmessung eines Aneurysmas* erfolgt ausschließlich im *B-Bild*. Die Thrombosierung läßt sich ohne Dopplerinformation zutreffend abschätzen. Die *Farbinformation* bleibt wegen des schwierig einzustellenden Dopplerwinkels meist unvollständig. In der Beckenachse kann die Farbe, namentlich bei stark geschlängeltem Verlauf der Gefäße, die Strombahn besser identifizieren.

Bei *Aortendissektion* ist die Dissektionsmembran ebenfalls im *B-Bild* zu erkennen. Der Fluß im wahren und im falschen Lumen muß dagegen mittels *Doppler* gemessen werden. Dies gilt besonders für den Nachweis einer Stenosierung großer Äste durch das falsche Lumen. Zur Entscheidung über operative Konsequenzen wird man immer *andere bildgebende Verfahren* hinzuziehen, insbesondere Spiral-Computertomographie und Kernspintomographie.

Fehlerquellen

Das *abdominelle Aortenaneurysma* ist im B-Bild sofort zu erkennen. Quer- und Tiefendurchmesser müssen bei in Relation zur Gefäßachse exakt senkrechter Beschallung bestimmt werden. Größenunterschiede im Vergleich zur computertomographischen Untersuchung sind die Regel, da das Computertomogramm (CT) abweichende Gefäßachsen nicht ausgleichen kann. In jedem Fall muß die Frage nach einer Thrombosierung eindeutig beantwortet werden. Eine wandständige Thrombosierung kann durch schichtartige Artefakte am Übergang zwischen der ventral gelegenen Wand und dem Gefäßinhalt vorgetäuscht werden. Die gezielte Veränderung der tiefenbezogenen Verstärkung schafft Abhilfe. Zur weiteren Klärung hilft das *Farbdopplersignal*.

Bei *Elongation und Abknickung der Aorta* ist die Ausmessung des Aneurysmas in allen drei Ebenen erschwert. In Extremfällen ist es unmöglich, eine exakte Längenangabe zu machen. Farbdoppler und Spektralanalyse sind in der Aorta mit Fehlern behaftet aufgrund des in der Regel ungünstigen Schallwinkels.

Das *Wiederholungssignal* eines ventral gelegenen starken Grenzreflexes kann eine Dissektionsmembran vortäuschen. Das Aufsuchen desselben Grenzzonenreflexes in einem Vielfachen der Tiefe klärt die Situation.

Spezieller Untersuchungsgang

Die Untersuchung folgt dem geschilderten Vorgehen. Auch eine von der Norm abweichende Anatomie mit Elongation, Auslenkung zu einer Seite und Knickbildung erschließt sich am leichtesten, wenn man den Schallkopf *senkrecht zur Gefäßachse* ausrichtet und sich dann vom Gefäßverlauf leiten läßt.

Die in jedem Fall auffindbaren *Orientierungspunkte* sind
- proximal der Abgang der A. mesenterica superior
- distal die Aortenbifurkation.

Eine elongierte Aorta schwingt in der Regel nach links aus. Bei scharfen Knickbildungen liegt der Scheitelpunkt des proximalen Knicks ebenfalls links. Der distale, zur Medianlinie zurückführende Knick hat seinen Scheitelpunkt rechts.

> Die Beurteilung der Weite der Aorta orientiert sich an der Maßzahl von 3 cm. Oberhalb dieses Durchmessers wird der Begriff Aortenaneurysma verwendet.

Unterhalb von 3 cm handelt es sich um eine *Aortenektasie* (Abb. 6-13). Ist die gesamte Aorta ektatisch, so sollte ein zusätzliches abdominelles Aortenaneurysma beschrieben werden, wenn der Durchmesser verglichen mit dem proximalen Segment auf das 1,5fache ansteigt. Entscheidend sind der größte bei senkrechter Schnittführung zu erfassende *Tiefen- und Querdurchmesser* (Abb. 6-14). Auch die *Länge* des aneurysmatisch erweiterten Segments muß ausgemessen werden.

Zusätzlich zur Größenangabe sollte beschrieben werden, ob die *Abgänge der Nierenarterien* in das Aneu-

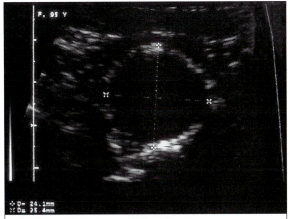

Abbildung 6-13 Geringgradige Ektasie der Aorta abdominalis mit Ausmessung des Tiefen- und Querdurchmessers.

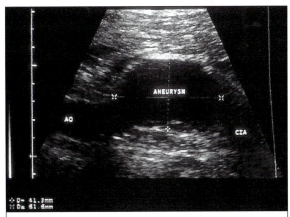

Abbildung 6-14 Darstellung eines infrarenalen, direkt der Bifurkation aufsitzenden Aortenaneurysmas mit Ausmessung des Tiefen- und Längsdurchmessers.
AO = Aorta, CIA = A. iliaca communis.

rysma mit einbezogen sind und ob es auf die *Beckenetage* übergreift. Letzteres ist leicht an der Aortenbifurkation zu erkennen, während die Identifikation der Nierenarterien in der aneurysmatisch veränderten Aorta oft Schwierigkeiten bereitet. Wenn es nicht gelingt, die Frage zu klären, muß dies *eindeutig vermerkt* werden. Dieses für die Planung einer etwaigen Operation unerläßliche Detail erfordert weitergehende Bildgebung. Aneurysmen, die stark von der Spindel- oder Kugelform abweichen, müssen so lange im Längs- und Querschnitt untersucht werden, bis die dreidimensionale Struktur mit Ausbuchtung oder Stufenbildung geklärt ist.

Nach der *räumlichen Konfiguration* des Hohlkörpers wird die *Wandbeschaffenheit* untersucht. Plaqueformationen in der Aorta sind stark verkalkt und lassen sich daher leicht erkennen und ausmessen. Nicht selten handelt es sich um großvolumige Gebilde mit bizarrer Oberfläche, die weit in das Lumen hineinragen und eine Stenose verursachen können. In diesen Fällen muß trotz ungünstiger Winkelverhältnisse versucht werden, ein Geschwindigkeitsspektrum aus der vermuteten Engstelle abzuleiten. Sollte sich im Längsschnitt kein Winkel < 60° einstellen lassen, so muß der quer zur Gefäßachse eingestellte Schallkopf so weit gekippt werden, daß er im spitzen Winkel auf das Gefäß trifft. Der Gefäßdurchmesser ist dann zwar nicht mehr rund, das abgeleitete Dopplerspektrum kann aber bewertet werden. Die maximale systolische Geschwindigkeit in der Aorta übersteigt selten 1,4 m/sec. Ab einer Geschwindigkeit von 2 m/sec darf eine bedeutsame Stenose angenommen werden. Bei stenosebedingten (Claudicatio-)Beschwerden finden sich in der abdominellen Aorta jedoch meist Geschwindigkeiten über 3 m/sec.

Zur Beschreibung der Wandbeschaffenheit gehört die Darstellung von *thrombotischen Auflagerungen*, im Falle eines Aortenaneurysmas das *Ausmaß der Thrombosierung*. Wandständiges thrombotisches Material ist im Vergleich zum strömenden Blut vermehrt echogen, im Vergleich zum umgebenden Gewebe vermindert echogen. Die Grenzen müssen eindeutig angegeben werden (Abb. 6-15 und Abb. 6-16).

Wenn die Abgrenzung der Aortenwand zum umgebenden Gewebe nicht möglich ist, sondern auf die äußere Aortenwand eine Region verminderter Echogenität mit verwaschener Zeichnung folgt, kann es sich um ein sogenanntes *inflammatorisches Aortenaneurysma* handeln. Zur Sicherung dieser Diagnose erfolgt die Computertomographie.

Lautet die Fragestellung *Aortendissektion*, so wird zuerst nach einer *Dissektionsmembran* im Querschnitt von proximal nach distal gesucht (Abb. 6-17). *Besondere Aufmerksamkeit* ist dem proximalen Anteil zu widmen, da eine abdominell sichtbare Dissektion fast immer nur den Ausläufer der eigentlichen thorakalen Erkrankung darstellt. Wenn man keine Vorinformationen über die Lage der Dissektionsmembran (ventral oder dorsal, kleines oder großes falsches Lumen) besitzt, so muß man auf jeder Höhe im Aortenquerschnitt die gesamte Zirkumferenz absuchen, um diesen Befund nicht zu übersehen.

> Eine Membran, die im Querschnitt nicht gefunden wurde, braucht im Längsschnitt nicht weiter gesucht zu werden. Da die Dissektion oft spiralförmig durch das Aortenrohr verläuft, kann sich die Lage der Membran in verschiedenen Höhen verändern.

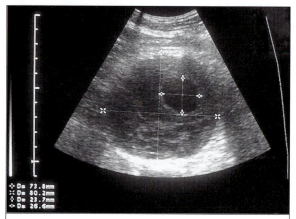

Abbildung 6-15 Großes infrarenales Aortenaneurysma mit überwiegender Thrombosierung. Der Tiefen- und Querdurchmesser sowohl des gesamten Aneurysmas als auch des perfundierten Anteils sind markiert.

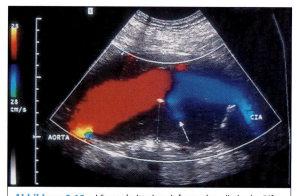

Abbildung 6-16 Längsschnitt eines infrarenalen, direkt der Bifurkation aufsitzenden Aortenaneurysmas mit Farbdopplerdarstellung. Dorsal mehr als ventral (im Bild unten mehr als oben) finden sich der Wand aufgelagerte thrombotische Massen. Der Farbumschlag in der Bildmitte kommt durch den Wechsel der relativen Strömungsrichtung im Verhältnis zum Schallkopf zustande. Der Pfeil bezeichnet eine Stelle, in der der Fluß die thrombotischen Massen unterwühlt. Direkt am Übergang in die A. iliaca communis (CIA) findet sich dorsal, d.h. im Bild unten, eine Kalkspange.

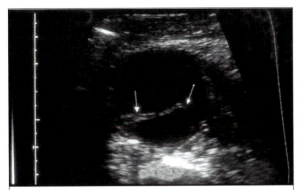

Abbildung 6-17 Querschnitt durch die infrarenale Aorta bei Aortendissektion. Die Dissektionsmembran ist durch Pfeile gekennzeichnet. Oben befindet sich das wahre Lumen, unten das falsche.

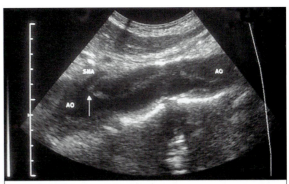

Abbildung 6-18 Längsschnitt durch die abdominelle Aorta bei Aortendissektion. Die Dissektionsmembran trennt das wahre (oben) vom falschen Lumen (unten). Die A. mesenterica superior (SMA) geht aus dem falschen Lumen hervor. Die Dissektion verläuft spiralförmig und ist daher auf Höhe des Abgangs der A. mesenterica superior nicht kontinuierlich dargestellt.
AO = Aorta.

Hat man dagegen die Diagnose einer Aortendissektion durch Auffinden der Membran gesichert, ist der nächste Schritt die Zuordnung von *wahrem und falschem Lumen*. Die Unterscheidung gelingt in der Regel im Längsschnitt anhand der Strömungscharakteristik, ist jedoch manchmal unmöglich.
Es gelten folgende *Grundregeln*:
- Das falsche Lumen kann sowohl größer als auch kleiner als das wahre Lumen sein.
- Das Lumen mit thrombotischem Anteil ist immer das falsche Lumen.
- Das Lumen mit dem frühzeitigen, durchwegs orthograden Fluß ist das wahre Lumen.
- Rückwärts gerichtete Strömungsanteile und ein zeitlich versetztes Maximum sind Kennzeichen des falschen Lumens.

Für jede der paaren und unpaaren Viszeralarterien sollte angegeben werden, ob sie aus dem wahren oder aus dem falschen Lumen abgehen (Abb. 6-18). Darüber hinaus muß versucht werden, aus jeder dieser Arterien ein Strömungssignal abzuleiten, um festzustellen, ob der Fluß durch das falsche Lumen behindert ist oder nicht oder ob gar eine kritische Durchblutungsminderung besteht. Die Darstellung eines Reentry in Form eines die Dissektionsmembran perforierenden Farbdopplersignals gelingt nur selten (Abb. 6-19a und b).
Abschließend werden beim Aneurysma wie bei der Dissektion die Beckenarterien beurteilt, um die Grenzen der *Ausdehnung des Prozesses* zu erfassen. Eine Dissektionsmembran, die sich bis zur Aortenbifurkation verfolgen läßt, setzt sich meist in eine der Beckenachsen fort. Ihr Ende ist in der Tiefe des Beckens oft nicht auszumachen. Es muß dann zusätzlich von der Leiste aus danach gesucht werden. Anhand des Strömungssignals kann leicht festgestellt werden, wie stark das falsche Lumen die viel schmalere Beckenarterie stenosiert. Es ist unerläßlich, diesen Befund im Seitenvergleich zu erheben.

> Die aneurysmatische Aufweitung der Beckenarterien kommt sowohl als Fortsetzung eines abdominellen Aortenaneurysmas wie auch als eigenständiges Krankheitsbild vor.

Rechte und linke Beckenarterie werden getrennt im Querschnitt abgefahren, wobei eine Darmgasüberlage-

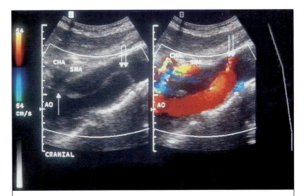

Abbildung 6-19 Dissektion der abdominellen Aorta (AO) als Fortsetzung einer thorakalen Aortendissektion im B-Bild (links) und Farbdopplerbild (rechts). Das wahre Lumen befindet sich oben, das falsche Lumen befindet sich unten. Der Truncus coeliacus und mit ihm die A. hepatica communis (CHA) sowie die A. mesenterica superior (SMA) gehen aus dem falschen Lumen hervor. Die Dissektionsmembran wölbt sich unter dem Perfusionsdruck im falschen Lumen nach distal, d.h. im Bild nach rechts vor. Am distalen Ende kann im Farbdopplermodus das Reentry identifiziert werden.

6 GEFÄSSE DES ABDOMENS UND DES RETROPERITONEUMS

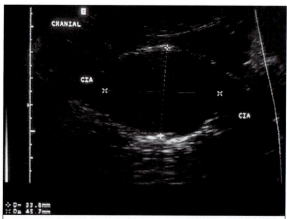

Abbildung 6-20 Großes Aneurysma der rechten A. iliaca communis (CIA). Darstellung im Längsschnitt mit Vermessung des Tiefen- und Längsdurchmessers.

rung die vollständige Darstellung meist verhindert. Eine bedeutsame aneurysmatische Erweiterung ist aber auch zwischen Darmschlingen immer zu erkennen. Das Ziel ist die *Vermessung* des Aneurysmas in allen drei Ebenen (Abb. 6-20). Der *Grad der Thrombosierung* muß ebenfalls erfaßt werden. *Schmerzhaftigkeit* eines aneurysmatisch erweiterten Arteriensegments ist unabhängig von der Morphologie ein wichtiger Befund. Sie darf als gravierendes diagnostisches Detail nicht übersehen werden, da sie das Ausmaß der Wandspannung zuverlässig anzeigt. Für die therapeutische Entscheidung ist dieses Detail wesentlich.

DOKUMENTATION

Folgende Details zur *Aorta* müssen dokumentiert werden:
- Verlauf
- Weite
- Wandbeschaffenheit.

Zum *Aortenaneurysma* sind folgende Angaben zu machen:
- millimetergenaue Vermessung in drei Ebenen
- Beziehung zu den Nierenarterien
- Verhältnis zur Beckenachse
- Ausmaß der Thrombosierung
- Unregelmäßigkeiten der Konfiguration nach Lage, Form und Größe
- Schmerzhaftigkeit bzw. Fehlen von Schmerzhaftigkeit.

Handelt es sich um eine Verlaufsuntersuchung, so werden Veränderungen zum *Vorbefund* ausdrücklich beschrieben.

Im Falle einer *Aortendissektion* werden folgende Befunde dokumentiert:
- Lage und Ausdehnung der Membran
- anatomische Relation zu den großen Ästen
- Fluß in den großen Ästen
- Identifizierung des wahren und des falschen Lumens – soweit irgend möglich.

Handelt es sich um eine Verlaufsuntersuchung, so ist die Beurteilung des *Aortendurchmessers*, der *distalen Ausdehnung der Dissektion* sowie der *Perfusion der abhängigen Stromgebiete* notwendig.

ZUSAMMENFASSUNG

Die Erkrankungen der abdominellen Aorta, die lebensbedrohlichen Charakter annehmen können, werden durch die Sonographie nach Morphologie und Risikopotential zuverlässig erfaßt. Das Gewicht liegt auf der reinen B-Bilduntersuchung. Die Flußmessung ist aus technischen wie aus funktionellen Gründen von untergeordneter Bedeutung. Der standardisierte Befund ist Voraussetzung für aussagekräftige Verlaufsuntersuchungen, die regelmäßig erfolgen müssen.

FRAGEN

1. Welche Parameter müssen bei der Befundung eines abdominellen Aortenaneurysmas obligat ausgemessen werden?
   a) Länge
   b) Dicke der Aortenwand
   c) Breite
   d) Tiefe
   e) Thrombosierter Anteil

2. Welche Aussage zur Flußgeschwindigkeit in der abdominellen Aorta trifft zu?
   a) Die Flußgeschwindigkeit ist das wichtigste Kennzeichen pathologischer Prozesse der Aorta abdominalis.
   b) Die Flußgeschwindigkeit ist in jedem Falle leicht und zweifelsfrei zu bestimmen.

c) Die Flußgeschwindigkeit ist ein Maß für das Rupturrisiko eines infrarenalen Aortenaneurysmas.
d) Die Flußgeschwindigkeit in der abdominellen Aorta ist nur selten von diagnostischem Wert.
e) Die Flußgeschwindigkeit in der abdominellen Aorta läßt sich häufig bereits aus dem Farbdopplersignal gut abschätzen.

3. Wandhaftendes thrombotisches Material in einem abdominellen Aortenaneurysma
   a) verringert das Rupturrisiko
   b) erhöht das Emboliersiko
   c) ist echoreicher als das strömende Blut
   d) bleibt bei der Ausmessung von Breite und Tiefe eines Aneurysmas unberücksichtigt
   e) verschlechtert die Schallbedingungen eines abdominellen Aneurysmas beträchtlich

4. Das sonographische Hauptkriterium für die Diagnose einer Aortendissektion
   a) ist der farbduplexsonographische Nachweis einer retrograden Strömung in der abdominellen Aorta
   b) ist die zweifelsfreie Unterscheidung von wahrem und falschem Lumen
   c) ist ein pathologisch vergrößerter Aortenquerschnitt
   d) ist der B-Bild-sonographische Nachweis einer Dissektionsmembran
   e) ist die pathologisch verdünnte Aortenwand

5. Welchem Zweck dient die abdominelle Duplexsonographie bei der Darstellung einer Aortendissektion?
   a) Stellung der Diagnose
   b) Verlaufsbeobachtung
   c) Klärung von mit der Dissektion vergesellschafteten Ischämiesyndromen
   d) Klärung einer Operationsindikation
   e) Lokalisation des Entry

RICHTIGE ANTWORTEN

1. a, c, d + e
2. d
3. b + c
4. d
5. a, b, c + d

2 UNPAARE VISZERALE ARTERIEN

INDIKATION

Es gibt zwei klinische Situationen, in denen die unpaaren viszeralen Arterien untersucht werden sollten:
- akutes Abdomen mit der Frage nach einer akuten intestinalen Ischämie
- Abklärung postprandialer Schmerzen (Angina abdominalis) mit der Frage nach einer behandlungsbedürftigen chronischen intestinalen Ischämie.

Beim *akuten Abdomen* kann die Sonographie eine größere Anzahl der in Frage kommenden Differentialdiagnosen ausschließen oder bestätigen. Dies trifft leider nicht für das Krankheitsbild mit der schlechtesten Prognose, nämlich den *Mesenterialinfarkt*, zu. Die Gründe hierfür sind zum einen, daß Patienten mit einem akuten Abdomen nicht in der Lage sind, so mitzuarbeiten, daß ein valider duplexsonographischer Befund erhoben werden kann. Zum anderen ist nur ein geringer Teil der Zirkulationsstörungen, die zum Mesenterialinfarkt führen, der Duplexsonographie zugänglich.

Es ist daher nicht gerechtfertigt, bei der klinischen Versorgung dieser lebensbedrohlichen Erkrankung Zeit mit der Duplexuntersuchung zu verschwenden, die für aussagekräftigere Methoden benötigt wird.

Bei der *chronischen intestinalen Ischämie* verhält es sich genau umgekehrt. Die verantwortlichen Läsionen sind der Duplexuntersuchung gut zugänglich. Es handelt sich um eine elektive und daher unter optimalen Bedingungen durchführbare Untersuchung. Dafür ist leider nur selten ein plausibler Zusammenhang zwischen den geklagten Beschwerden und dem duplexsonographischen Befund herzustellen.

PATHOPHYSIOLOGISCHE GRUNDLAGEN

Der Mesenterialinfarkt kann Folge unterschiedlicher Zirkulationsstörungen sein:
- Mesenterialarterienembolie
- akute arterielle Thrombose
- Verschluß der Endstrombahn (non occlusive disease)
- Mesenterialvenenthrombose.

Der Dünndarm ist von diesen Zirkulationsstörungen wesentlich häufiger betroffen als der Dickdarm. Dies kommt zum einen daher, daß sein Zellumsatz und damit sein Sauerstoffbedarf deutlich größer sind, zum anderen, daß die den Dünndarm versorgenden Äste der A. mesenterica superior für eine Embolie günstiger gelegen sind. Das morphologische Korrelat ist die *hämorrhagische Nekrose* der Darmwand.

Der *klinische Verlauf* ist typischerweise *dreiphasig*: Nach dem akuten Schmerzereignis des eigentlichen Verschlusses folgt eine über viele Stunden anhaltende klinisch stumme Phase, bis sich schließlich Peritonitis und Schock einstellen. Das *prognostisch bedeutsame Fenster* für eine adäquate Diagnose ist klein und liegt ganz am Anfang der Erkrankung.

Die *chronische intestinale Ischämie* entspricht in ihrem Mechanismus der peripheren arteriellen Verschlußkrankheit: Eine kritische Einschränkung der Flußreserve führt zu *belastungsinduzierten Beschwerden*. Dies erklärt den postprandialen Schmerz der Angina abdominalis.

Wegen der hervorragenden Möglichkeit zur *Ausbildung von Kollateralen* bei der arteriellen Versorgung des Darmes, der Leber und der Milz ist dieses Krankheitsbild selten. Truncus coeliacus, A. mesenterica superior, A. mesenterica inferior und die Äste der A. iliaca interna können sich gegenseitig – unter Umständen sogar vollständig – in ihrer Funktion vertreten, wenn ausreichend Zeit zur Ausbildung von Kollateralen bleibt. Die häufigsten dieser Kollateralen sind die Verbindung zwischen A. mesenterica superior und inferior, d.h. die *Riolan-Anastomose*, sowie das *kollaterale Netz zwischen der A. mesenterica superior und der A. gastroduodenalis*.

Nur der *Verschluß mehrerer unpaarer viszeraler Arterien* kann deshalb zum Krankheitsbild der Angina abdominalis führen. Die *häufigste Kombination* ist hierbei der komplette Verschluß des Truncus coeliacus und der A. mesenterica inferior mit gleichzeitiger Stenose der A. mesenterica superior.

> Derartige Verschlüsse treten beinahe ausschließlich bei der schweren verkalkenden Atherosklerose des alten Menschen auf. Bezeichnenderweise sind von diesem Prozeß nur die ganz proximalen Arterienabschnitte betroffen.

Der Verlauf und die Peripherie erscheinen vor den Veränderungen der Atherosklerose geradezu geschützt. Sehr seltene weitere Ursachen sind
- fibromuskuläre Dysplasie
- Morbus Takayasu
- Thrombangiitis obliterans.

Wertigkeit und Besonderheiten der verschiedenen Methoden

Die Darstellung von Verschlüssen der genannten Arterien ist die Domäne der *Farbduplexsonographie*. Stenosen müssen mit dem *PW-Doppler* quantifiziert werden. Beim *akuten Abdomen* erlauben die Untersuchungsbedingungen meist keine differenzierte Betrachtung der Flußverhältnisse. Hier muß unverzüglich eine Arteriographie durchgeführt werden, um die kurze, überhaupt zur Verfügung stehende Zeit richtig zu nutzen.

Auch bei *chronischen Verschlüssen* kann es sein, daß die Angiographie den Befund mit der größeren zusammenschauenden Übersicht ergibt. Ein derartiger Befund ist allerdings nur vor einer geplanten Intervention wünschenswert.

Fehlerquellen

Wie bei der alleinigen B-Bildsonographie des Abdomens gibt es auch für die Duplexsonographie der abdominellen Gefäße zwei Einschränkungen:
- Überlagerung durch Darmgas
- Überlagerung durch Fettgewebe.

> Erstaunlicherweise ist es weniger die absolute Menge des Fettgewebes, als dessen individuell stark schwankende Fähigkeit zur Absorption und Streuung der eingestrahlten Schallenergie.

Das Problem der Darmgasüberlagerung ist nur gelegentlich durch die Untersuchung ausschließlich nüchterner Patienten zu umgehen, so daß es sich in einem großen Ultraschallabor meist nicht lohnt, den Patientendurchlauf durch die Forderung nach Nüchternheit zu behindern.

Manchmal sorgen die in Abschnitt I „Ultraschallanatomie" beschriebenen anatomischen *Varianten* für Unsicherheit. Sie wiegen jedoch weniger schwer, da die wesentlichen Gefäßsegmente, d.h. der Truncus coeliacus und der proximale Abschnitt der A. mesenterica superior, in jedem Falle leicht zu identifizieren sind, auch wenn die A. mesenterica superior ausnahmsweise aus dem Truncus coeliacus hervorgeht.

Da die unpaaren viszeralen Arterien ventral oder ventrolateral aus der Aorta hervorgehen, bereitet die korrekte Winkeleinstellung bei der Duplexuntersuchung weniger Probleme als bei der Aorta selbst. Im weiteren Verlauf der Gefäße ist dieser Punkt nicht kritisch, da hier nur selten Läsionen angetroffen werden. Es ist nur selten möglich, den Abgang der A. mesenterica inferior zuverlässig zu identifizieren. Auch dies ist von untergeordneter Bedeutung, da klinisch relevante Befunde in diesem Gefäß rar sind. Grundsätzlich kann die Darstellung der unpaaren viszeralen Arterien durch die Ver-

Spezieller Teil

wendung von Ultraschallkontrastmittel deutlich verbessert werden.

Spezieller Untersuchungsgang

Der *Truncus coeliacus* läßt sich im *B-Bild* des Oberbauchquerschnitts durch seine Schmetterlingskonfiguration leicht identifizieren. Das Hinzuschalten der *Farbe* zeigt die ungehinderte Strömung.

Eine signifikante *Abgangsstenose* des Truncus coeliacus ist dagegen farbduplexsonographisch immer durch Turbulenzen zu erkennen. Das aus dem Maximum der Turbulenzen abgeleitete *PW-Dopplersignal* erlaubt die Quantifizierung. Oberhalb einer winkelkorrigierten Strömungsgeschwindigkeit von 240 cm/sec liegt eine signifikante Stenose vor (Abb. 6-21).

Häufiger als eine Stenose ist jedoch der *komplette Truncusverschluß*. Sein Kennzeichen ist das völlige *Fehlen der Farbdopplerinformation*. Dieser Befund kann leicht übersehen werden, da auch beim vollständigen Verschluß des Truncus coeliacus die Leber- und Milzarterien über Kollateralen normal perfundiert werden. Das Gefäßlumen selbst erscheint trotz Verschluß normal, da dieser in der Regel durch einen auf der Höhe der Aortenwand befindlichen, wie ein Deckel wirkenden Plaque hervorgerufen wird. Es müssen daher auch *extreme Farbeinstellungen* (hohe Farbverstärkung, niedrige Flußgeschwindigkeit) gewählt werden, um in beiden Ebenen das Fehlen des Blutflusses in dem kurzen Gefäßsegment zu bestätigen.

Ein nicht sehr häufig vorkommendes, klinisch bedeutungsloses Phänomen ist die *atemabhängige Kompression* des Truncus coeliacus, bei der in Exspiration ein bindegewebiger, fehlangelegter Zug des Zwerchfells eine Stenose verursacht, die in Inspiration wieder verschwindet (Ligamentum-arcuatum-mediale-Syndrom) (Abb. 6-22a und b).

Direkt unterhalb des Truncus coeliacus befindet sich der *Abgang der A. mesenterica superior*. Er ist wegen seines nach kaudal gerichteten Verlaufs im Querschnitt schlechter abzubilden als der Truncus coeliacus. Zur Beurteilung dieses Segments ist daher der *Längsschnitt* unbedingt erforderlich. Nach Identifikation im *B-Bild* lassen sich *Farb- und PW-Dopplerinformationen* einfach gewinnen. Das Dopplersignal ist abhängig vom Funktionszustand des Darmes: Postprandial tritt eine diastolische Flußbeschleunigung auf.

> Eine hochgradige Abgangsstenose der A. mesenterica superior ist unter Belastung nicht deutlicher zu erkennen als in Ruhe mit Hilfe der systolischen Maximalgeschwindigkeit.

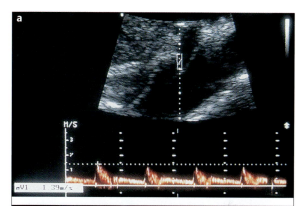

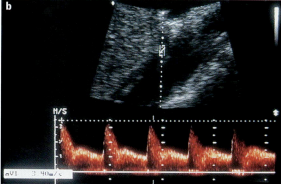

Abbildung 6-21 Abgangsnahe Stenose des Truncus coeliacus (TR). Die systolische Maximalgeschwindigkeit ist mit 500 cm/sec überschätzt, da die Winkelkorrektur nicht richtig vorgenommen wurde. Daß es sich dennoch um eine hochgradige Stenose handelt, geht aus den Turbulenzen im Geschwindigkeitsspektrum hervor.
MES SUP = A. mesenterica superior.

Abbildung 6-22 Ligamentum-arcuatum-mediale-Syndrom.
a) In Inspiration unbehinderter Einstrom in den Truncus coeliacus mit normalem Geschwindigkeitsspektrum.
b) In Exspiration funktionelle Stenosierung mit starker Zunahme der systolischen Maximalgeschwindigkeit und des diastolischen Strömungsanteils.

Die Grenze zur 70%igen Stenose wird bei einer Flußgeschwindigkeit von 270 cm/sec angesetzt. Ein Verschluß der A. mesenterica superior ist leichter zu identifizieren als beim Truncus coeliacus, da das Segment bis zur ersten Teilungsstelle deutlich länger ist. Die Abbildung eines Thrombembolus in dieser Arterie als Erklärung für einen Mesenterialinfarkt ist eine extreme Seltenheit.

Die *A. mesenterica inferior* wird auch beim Gesunden so unzuverlässig aufgefunden, daß ihr Fehlen nicht mit einem vermuteten Krankheitsbild in Beziehung gebracht werden darf. Behandlungsbedürftige Stenosen gibt es ohnehin nicht, da selbst der Verschluß klinisch in den meisten Fällen unbemerkt bleibt. Lediglich bei der Kombination aus Truncusverschluß und Mesenterica-superior-Verschluß ist das Gefäß wirklich bedeutsam. In diesem Fall ist es aber so kräftig ausgeprägt, daß es duplexsonographisch zu finden ist. Normalwerte, die Rückschlüsse auf eine bedeutsame Stenose erlauben würden, gibt es nicht.

Im Fall eines Verschlusses entweder des Truncus coeliacus oder der A. mesenterica superior lassen sich manchmal die Kollateralen darstellen. Am besten gelingt dies bei den gastroduodenalen, immer in der Mehrzahl ausgebildeten Anastomosen. Sie finden sich im Oberbauchquerschnitt rechts und links paramedian auf Höhe des Pankreas. Wegen ihres gewundenen Verlaufs sind sie im Längsschnitt nicht darzustellen. Eine Riolan-Anastomose als solitäres Gefäß kann nur ausnahmsweise zweifelsfrei dargestellt werden.

Dokumentation

In der *klinischen Notfalldiagnostik* bei der Abklärung eines akuten Abdomens ist die Duplexsonographie der abdominellen Gefäße lediglich der letzte Teil der B-Bildsonographie des Abdomens. Die *Untersuchungsbedingungen* müssen dokumentiert, und im *zusammenfassenden Befund* muß beschrieben werden, welche der unpaaren viszeralen Arterien gesehen wurden und ob es sich um Normalbefunde handelt. Im seltenen Fall eines therapieentscheidenden Leitbefunds (proximaler Thrombembolus in der A. mesenterica superior, zweifelsfrei belegbarer Verschluß von Truncus coeliacus und Mesenterialarterie) muß dieser Befund in seinen morphologischen wie dopplersonographischen Einzelheiten fixiert werden.

Wird die Untersuchung zur Abklärung einer fraglichen *Angina abdominalis* vorgenommen, so wird zunächst der *anatomische Befund* mit seinen Normvarianten beschrieben. Danach wird die *Strömungscharakteristik* in allen eingesehenen Gefäßsegmenten aufgeführt. Zur *Bilddokumentation* des Normalbefunds reicht eine Ebene, für den Truncus coeliacus der Querschnitt und für die A. mesenterica superior der Längsschnitt. Bei der Zusammenfassung des Befunds sollte unbedingt auf die Fragestellung eingegangen werden. Pathologische Befunde müssen als ursächlich oder nichtursächlich für die geklagten Beschwerden eingeschätzt werden.

Zusammenfassung

Die duplexsonographische Untersuchung der unpaaren viszeralen Arterien ist unter elektiven Bedingungen technisch sehr gut möglich. Sie ergibt jedoch nur selten einen wegweisenden Befund. Unter Notfallbedingungen ist die Duplexsonographie bei der Abklärung eines akuten Abdomens aus technischen Gründen von untergeordneter Bedeutung.

Fragen

1. Welche Aussage zur A. mesenterica superior trifft *nicht* zu?
   a) Sie kann aus dem Truncus coeliacus entspringen.
   b) Ihr Abgang ist häufig nach rechts lateral gerichtet.
   c) Stenosen sind regelhaft proximal gelegen.
   d) Bereits das B-Bild gibt einen wichtigen Hinweis auf abgangsnahe Stenosen.
   e) Ein korrekter Dopplerwinkel ist meist leicht einzustellen.

2. Der Truncus coeliacus
   a) teilt sich in drei sonographisch gut sichtbare Arterien
   b) zeigt häufig langstreckige, komplizierte Stenosen
   c) kann proximal verschlossen sein, ohne daß der Fluß in der A. hepatica vermindert ist
   d) wird beim Ligamentum-arcuatum-mediale-Syndrom exspiratorisch dekomprimiert
   e) zeigt viele Lagevarianten

3. Von den unpaaren Viszeralarterien lassen sich leicht darstellen
   a) A. gastroduodenalis
   b) A. hepatica communis
   c) A. mesenterica inferior
   d) A. mesenterica superior
   e) A. lienalis

Richtige Antworten
1. b + d
2. c
3. b, d + e

3 NIERENARTERIEN

INDIKATION

Die Duplexsonographie der Nierenarterien hat zum Ziel, *Nierenarterienstenosen* nachzuweisen, im Verlauf zu beurteilen oder sie auszuschließen. Klinisch ergibt sich der Verdacht bei Patienten mit *arteriellem Hypertonus*, die im 24-Stunden-Langzeitprotokoll keine ausreichende Nachtabsenkung oder gar eine inverse Tag-Nacht-Rhythmik zeigen. Weitere Indizien können eine ungewöhnlich schlechte Einstellbarkeit des Hypertonus sowie eine ungeklärte Niereninsuffizienz sein.

> Immer, wenn sich in einem bildgebenden Verfahren ein signifikanter Größenunterschied der Nieren zeigt, muß eine Nierenarterienstenose ausgeschlossen werden.

Die Duplexsonographie der Nierenarterien gehört jedoch *nicht routinemäßig* zur Abklärung jedes neu entdeckten oder neu einzustellenden Hypertonus.

PATHOPHYSIOLOGISCHE GRUNDLAGEN

Die *häufigste Ursache* der Nierenarterienstenose ist die *Atherosklerose*. Wie bei den unpaaren viszeralen Arterien finden sich die Läsionen nahe am Abgang. Häufig handelt es sich um Plaqueformationen, die von der Aortenwand auf das Ostium und den ersten Zentimeter der Nierenarterie übergreifen. Im mittleren Drittel sind atherosklerotische Stenosen deutlich seltener; im distalen Drittel sind sie eine Rarität.

Die andere Erkrankung, welche zur Nierenarterienstenose führt, ist die *fibromuskuläre Dysplasie (FMD)*. Als ererbte Texturstörung der Arterienwand mit generalisiertem Charakter findet sie sich häufiger bei Frauen als bei Männern und wird bereits ab dem dritten Lebensjahrzehnt manifest. Wie auch in anderen Stromgebieten bleibt der Gefäßabgang von der FMD verschont, so daß sich die Nierenarterienstenose im mittleren, manchmal auch im distalen Drittel findet. Aufgrund des Systemcharakters der FMD ist der symmetrische Befall häufig. Die *hämodynamische Folge* der Nierenarterienstenose, gleich welcher Genese, ist eine *Minderdurchblutung* des abhängigen Stromgebietes, die zur *Atrophie*, d.h. zur vaskulären Schrumpfniere führen kann. Die Senkung des Angebotsdrucks in der betroffenen Niere führt auf dem Wege der vom Angiotensin-Renin-System vermittelten Autoregulation zur Erhöhung des systemischen Blutdrucks (Goldblatt-Mechanismus). Wenn die Durchblutung einer Niere aufgrund eines langjährigen Hypertonus oder aufgrund arteriosklerotisch bedingter Schädigung durch die andere Niere nicht kompensiert werden kann oder im Falle einer beidseitigen Nierenarterienstenose, kommt es zum fortschreitenden Verlust der Nierenfunktion.

WERTIGKEIT UND BESONDERHEITEN DER VERSCHIEDENEN METHODEN

Den *zuverlässigsten Befund* erhält man durch direkte Beschallung der Nierenarterie in ihrer ganzen Länge. Dies gelingt jedoch technisch nur in Ausnahmefällen, im Gegensatz zur häufig erfolgreichen Beschallung des proximalen Anteils beider Nierenarterien.

> Die B-Bildsonographie und der Farbdoppler dienen dem Auffinden der Gefäße und der Bestimmung des Geschwindigkeitsmaximums. Der eigentliche Befund ergibt sich aber erst aus dem mittels Doppler abgeleiteten Strömungssignal.

Für den Fall, daß eine direkte Beschallung beider Nierenarterien nicht möglich ist, können aus dem Vergleich der Strömungssignale in korrespondierenden Segmenten des intrarenalen Stromgebiets recht verläßliche Schlüsse gezogen werden.

Verfahren, die verläßlicher als die Duplexsonographie sind, z.B. die Arteriographie oder die Spiral-Computertomographie (Spiral-CT), setzen die Gabe von Kontrastmittel voraus. Bei niereninsuffizienten Patienten wird diese Untersuchung gerne umgangen. Das Ultraschallabor sollte daher so qualifiziert sein, daß zur Primärdiagnostik hierauf verzichtet werden kann.

FEHLERQUELLEN

Für die Nierenarterien gilt, was für die unpaaren viszeralen Arterien zur *Darmgasüberlagerung* und zum *Fettgewebe* gesagt wurde.

Gefässe des Abdomens und des Retroperitoneums

Bei der Beurteilung der linken Nierenarterie sind Quercolon und Antrum im Weg. Auf der rechten Seite wird häufig zunächst die Nierenvene mit der Arterie verwechselt. Bei strenger Beachtung der Farbkodierung und nach Ableitung des Strömungssignals ist diese Verwechslung leicht zu beheben. Auf der linken Seite gerät man gelegentlich in das Signal der A. mesenterica inferior, die ebenfalls nach rechts lateral und kaudal zieht. Der fehlende diastolische Flußanteil der Mesenterialarterie erlaubt aber die Unterscheidung.

Auf beiden Seiten kann man versehentlich das Aortensignal ableiten, welches auf Höhe der Nierenarterien noch einen diastolischen Flußanteil besitzt; der Vergleich mit einem aus der Mitte der Aorta abgeleiteten Signal schafft aber Klarheit.

> Man muß immer damit rechnen, daß die Niere einer oder beider Seiten eine Doppelversorgung oder gar Dreifachversorgung aufweist. Die klinisch bedeutsame Stenose kann sich dann auch in einer kleinen Polarterie verbergen.

Rechnet man mit dieser Möglichkeit, wird man einen derartigen Befund auch seltener übersehen; ihn regelhaft entdecken zu wollen, würde die Methode jedoch überfordern.

Spezieller Untersuchungsgang

Die Methoden zur direkten Anlotung der Nierenarterien sind in Abschnitt I „Allgemeiner Untersuchungsgang" beschrieben. Werden alle drei beherrscht, beginnt man mit der Darstellung in der Medianlinie, da hier die ostiennahen Abschnitte besser einzusehen sind (Abb. 6-23). Stößt man auf Schwierigkeiten, wird man zügig auf die Darstellung aus der halbschrägen Position übergehen. So sollte aus der proximalen Hälfte der Nierenarterien beiderseits ein gut verwertbares Signal abzuleiten sein. Bei großen Schwierigkeiten hilft die Darstellung des „Banana-Tree" (s.o.). Nach allgemeiner Übereinkunft gelten folgende Befunde als diagnostische Kriterien einer Nierenarterienstenose:

- Überschreitet die systolische Maximalgeschwindigkeit das 3,5fache derjenigen in der Aorta, kann man von einer über 70%igen Nierenarterienstenose ausgehen (sogenannter reno-aortaler Index).
- Eine systolische Maximalgeschwindigkeit von über 180 cm/sec gilt ebenfalls als Zeichen einer über 70%igen Stenose.
- Wie in anderen Stromgebieten nimmt bei hochgradigen Stenosen die enddiastolische Geschwindigkeit zu. Eine enddiastolische Geschwindigkeit von über 80 cm/sec wird nur bei signifikanten Nierenarterienstenosen angetroffen.

Voraussetzung zur Bestimmung dieser Indizes ist eine peinlich genaue *Korrektur des Dopplerwinkels* (Abb. 6-24). Besonders an der rechten Nierenarterie, die einen ventralen Scheitelpunkt im proximalen Drittel besitzt, kann dies schwierig sein. Muß man sich allein auf die Anlotung im Querschnitt von lateral her verlassen, kann der Winkel ohnehin nur geschätzt werden. Hat man bei der direkten Beschallung ein eindeutiges Stenosesignal gefunden, ist die Untersuchung beendet. Im Zweifelsfall muß man zusätzlich von der Flanke aus untersuchen. Ziel ist die Ableitung von Strömungsprofilen aus korrespondierenden Abschnitten des Nierengefäßbaums beider Seiten, um die Resistance-Indizes miteinander zu vergleichen.

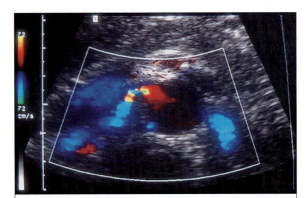

Abbildung 6-23 Darstellung beider Nierenarterien aus der medianen Schallkopfposition heraus. Der Anfangsabschnitt der rechten Nierenarterie verläuft auf den Schallkopf zu und ist daher im Farbdoppler rot kodiert. Der anschließende Teil der rechten Nierenarterie ebenso wie die linke Nierenarterie verlaufen vom Schallkopf weg und sind daher blau kodiert. Die Turbulenzen in der rechten Nierenarterie zeigen das Vorliegen einer bedeutsamen Stenose an.

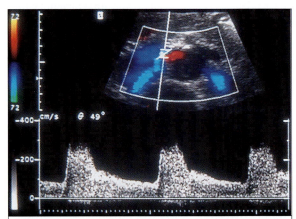

Abbildung 6-24 Quantifizierung einer Nierenarterienstenose rechts. Die systolische Maximalgeschwindigkeit beträgt nach Winkelkorrektur 380 cm/sec. Beachte die charakteristischen Turbulenzen im systolischen Anteil des Dopplerspektrums.

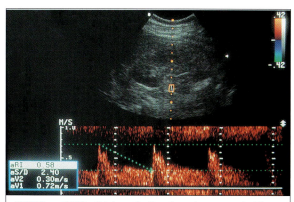

Abbildung 6-25 Ableitung des Dopplerspektrums aus der Nierenarterie direkt im Nierenhilus. Vom Gerät werden aus der systolischen (S) und der diastolischen Geschwindigkeit (D) der Resistance-Index und die S/D-Ratio berechnet. Im Flußspektrum oben das Signal der benachbarten Nierenvene.

> Der Resistance-Index kann unter bestimmen Kautelen als Kenngröße für den peripheren Widerstand eines Stromgebiets verwendet werden.

In Stromgebieten mit Autoregulation verhält es sich so, daß eine Senkung des Angebotsdrucks eine Erniedrigung des peripheren Widerstands auslöst. Man glaubt sich daher berechtigt, aus der Erniedrigung des Index auf eine vorgeschaltete kritische Stenose schließen zu dürfen. Zur Ableitung gut geeignet ist der Eintritt der Nierenarterie in den Nierenhilus (Abb. 6-25).
Weiter peripher im Organ muß man entscheiden, ob Signale aus den Segmentarterien oder aus den Aa. arcuatae beider Seiten miteinander verglichen werden sollen. Da die Indizes dieser beiden unterschiedlich weit peripher gelegenen Anteile des Gefäßbaums differieren, dürfen nur korrespondierende Abschnitte miteinander verglichen werden. Um dem auf einem einzelnen Strömungssignal lastenden Fehler zu entgehen, sollte aus dem oberen und dem unteren Pol sowie aus der Mitte des Organs jeweils ein Signal abgeleitet und bewertet werden. Dies macht mindestens sechs Einzelmessungen aus dem Nierenparenchym erforderlich. Der Mittelwert aus den drei auf einer Seite ermittelten Resistance-Indizes darf um nicht mehr als 0,05 Punkte voneinander abweichen.

> Aus theoretischen Gründen kann für den Resistance-Index gesunder Nieren kein Normbereich angegeben werden. Der Vergleich beider Seiten eines Patienten erscheint dagegen – ebenso wie die zeitliche Verlaufsuntersuchung – hinreichend zuverlässig.

Bei der systematischen Messung der Strömungsverhältnisse in den Segmentarterien kann es durchaus vorkommen, daß eine von ihnen eine deutlich höhere Geschwindigkeit als die andere aufweist. Solche Segmentstenosen sind bei der Atherosklerose anzutreffen und können durchaus für einen Hypertonus verantwortlich sein. Danach von vornherein zu suchen, ist nur sinnvoll, wenn das proximale Nierenstromgebiet gut beurteilbar und frei von Stenosen ist, der klinische Verdacht auf eine renovaskuläre Genese des Hypertonus jedoch fortbesteht.

DOKUMENTATION

Der Befundbericht muß beschreiben, von welcher *Position* aus die direkte Beschallung der Nierenarterien versucht wurde und welche *Einschränkungen* auftraten. Danach sollte das *Strömungssignal beider Seiten* qualitativ und anhand der systolischen Maximalgeschwindigkeit auch quantitativ beschrieben werden. Der *renoaortale Quotient* wird notiert, falls er aussagekräftig ist. Wenn der Seitenvergleich der Resistance-Indizes für den Befund von Bedeutung ist, wird der Mittelwert für jede Seite getrennt angegeben. Es muß notiert werden, welche Anteile des Gefäßbaums miteinander verglichen wurden.

> Die Zusammenfassung des Befunds darf sich nicht auf die Angabe beschränken, ob eine Stenose vorliegt oder nicht, sondern muß auch ausführen, wie sicher dieser Befund ist.

Ein gut lokalisierbares Geschwindigkeitsmaximum in einem bei direkter Anlotung gut einsehbaren Gefäßsegment ist ein sicherer Befund. Ein Unterschied der Resistance-Indizes bei nicht direkt einstellbaren Nierenarterien dagegen ist lediglich als Hinweis auf eine Nierenarterienstenose zu bewerten.

ZUSAMMENFASSUNG

Der Nachweis und noch mehr der Ausschluß einer Nierenarterienstenose gehört zu den anspruchvollsten Anforderungen an die Duplexsonographie. Eine befriedigende Qualität der Aussage ist nur mit ausreichender Geduld, sehr guter anatomischer Orientierung und strenger Beobachtung der Grundregeln der Duplexsonographie zu erreichen. Die Winkelkorrektur ist dabei besonders wichtig. Die sichersten Befunde liefert die direkte Beschallung der Nierenarterien; aber auch der Seitenvergleich der Widerstandsindizes gilt noch als wichtige Information.

6 GEFÄSSE DES ABDOMENS UND DES RETROPERITONEUMS

FRAGEN

1. Welche Beschreibung der Lage der Nierenarterien trifft zu?
   a) Die rechte Nierenarterie entspringt auf der Zirkumferenz der Aorta bei zirka 9.00 Uhr.
   b) Die rechte Nierenarterie entspringt auf der Zirkumferenz der Aorta bei zirka 7.00 Uhr.
   c) Die linke Nierenarterie wird proximal eng von der linken Nierenvene begleitet.
   d) Die linke Nierenarterie entspringt meist weiter distal als die rechte.
   e) Die linke Nierenarterie entspringt auf der Zirkumferenz der Aorta bei zirka 4.00 Uhr.

2. Die diagnostischen Kriterien für eine Nierenarterienstenose sind
   a) ein reno-aortaler Quotient > 2
   b) eine systolische Maximalgeschwindigkeit > 100 cm/sec
   c) eine systolische Maximalgeschwindigkeit > 180 cm/sec
   d) eine Seitendifferenz des intrarenalen Resistance-Index von mehr als 0,05
   e) eine Seitendifferenz des intrarenalen Pulsatilitäts-Index von mehr als 0,05

3. In welchem Abschnitt des renalen Gefäßbaums kann *nicht* mit einer bedeutsamen Stenose gerechnet werden?
   a) Im proximalen Abschnitt
   b) Im mittleren Abschnitt
   c) In der A. arcuata
   d) In der Segmentarterie
   e) In der Polarterie

4. Welche Aussage zur Diagnose der Nierenarterienstenose ist falsch?
   a) Die Geschwindigkeitsmessung im Nierenhilus liefert zuverlässige Ergebnisse.
   b) Die Winkelkorrektur ist für die Bestimmung des Resistance-Index entbehrlich.
   c) Wegen der technischen Schwierigkeiten darf im proximalen Abschnitt der rechten Nierenarterie auf die Winkelkorrektur verzichtet werden.
   d) Der Seitenvergleich der Geschwindigkeiten in den Aa. arcuatae ist ohne besondere Aussage.
   e) Die enddiastolische Geschwindigkeit im proximalen Abschnitt der Nierenarterie kann als diagnostisches Kriterium verwendet werden.

RICHTIGE ANTWORTEN

1. e
2. c + d
3. c
4. a + c

4 V. CAVA UND IHRE ZUFLÜSSE

INDIKATION

Die V. cava inferior wird immer dann untersucht, wenn eine *tiefe Beinvenenthrombose* bis in die Beckenstrombahn vorgewachsen oder dort entstanden ist. Die Untersuchung der V. cava hat somit zum Ziel, das proximale Ende der Thrombose genau zu lokalisieren.
Verdacht einer isolierten Kavathrombose besteht, wenn im Zustromgebiet eine venöse Stauungssymptomatik aufgetreten ist, die weiter peripher gelegenen Abschnitte aber frei von Thrombosen sind. Auch eine Lungenembolie oder eine paradoxe Embolie ohne Thrombose an anderer Stelle des venösen Systems erweckt den Verdacht auf eine isolierte Kavathrombose.

Bei *abdominellen Tumoren* oder *Entzündungen* wird die Befundung des eigentlichen Krankheitsherds vervollständigt durch Angaben darüber, ob die V. cava inferior komprimiert oder infiltriert ist. Anatomische Varianten oder Fehlbildungen des venösen Systems sind meist Zufallsbefunde. Der proximale Anteil der V. cava inferior wird zur Beurteilung einer *Rechtsherzinsuffizienz* untersucht.
Die Indikation zur Suche nach einer *Nierenvenenthrombose* ergibt sich aus der Klinik mit Flankenschmerz, Hämaturie und zunehmender Nierenfunktionseinschränkung. Nicht selten wird eine Nierenvenenthrombose bei der Abklärung einer Lungenembolie gefunden; sie ist dann meist Folge eines hypernephroiden Karzinoms. Ist man aus anderen Gründen zuerst auf den malignen Nierentumor gestoßen, ist die Befundung der Nierenvenen obligat.

Pathophysiologische Grundlagen

Die V. cava inferior ist als *zentrales Drainagesegment* für die gesamte untere Körperhälfte hämodynamischer Teil der sogenannten thorakoabdominalen Venenpumpe: Bei Exspiration füllt sich die V. cava inferior von unten, während der Abfluß nach oben gesperrt ist. Bei Inspiration entleert sich das Gefäßsegment nach thorakal, während der Zustrom von distal unterbrochen wird. Die Strömungscharakteristik in der V. cava spiegelt exakt diesen Mechanismus wider.

Die *Atemmodulation* geht jedoch verloren, wenn der Fluß in der V. cava inferior durch Stenosierung oder Verschluß behindert ist. Von distal nach proximal zunehmend wird die Atemmodulation von Eigenschaften der kardialen Hämodynamik überlagert. Eine Trikuspidalinsuffizienz – und über sie jede Störung der rechtsventrikulären Funktion – überträgt in unterschiedlichem Ausmaß einen rückwärtsgerichteten systolischen Blutstrom in diesen Venenabschnitt.

> Da die V. cava inferior über die lumbalen Venen von einem sehr leistungsfähigen Kollateralsystem flankiert wird, kann auch ihr vollständiger Verschluß unterhalb der Nierenvenen klinisch unbemerkt bleiben, wenn genügend Zeit zur Öffnung der Kollateralen vorhanden war.

Dies gilt auch für die Nierenvenen, deren Funktion sukzessive von Kapselvenen übernommen werden kann.

Wertigkeit und Besonderheiten der verschiedenen Methoden

Die *B-Bilduntersuchung* dominiert an der V. cava inferior noch mehr als bei der Aorta abdominalis. Die Information über den Blutfluß dagegen bleibt aufgrund des häufig zu großen Winkels unvollständig.

Soll neben der qualitativen Beurteilung der Strömungscharakteristik auch eine quantitative Beurteilung erfolgen, so ist die nur schwierig zu erreichende Einstellung des *richtigen Dopplerwinkels* unabdingbare Voraussetzung.

Bleibt die morphologische Information unsicher und kann aus der vor Ort oder weiter peripher ermittelten Hämodynamik die klinische Frage nicht beantwortet werden, so sollte umgehend zu anderen bildgebenden Verfahren übergegangen werden. Den Vorrang vor der Kavographie hat dann die Computertomographie mit Kontrastmittel, da diese den gesamten Umgebungsbefund sofort miterfaßt. Die MR-Angiographie dieses Gefäßsegments ist derzeit noch mit technischen Problemen behaftet.

Die Darstellung der Nierenvenen ist von den Einschränkungen der Sonographie weniger betroffen.

Fehlerquellen

Die Darstellung der V. cava ist denselben *Beschränkungen* unterworfen wie die Sonographie der übrigen abdominellen Gefäße.

Am besten zu identifizieren sind der unmittelbar *infradiaphragmale Anteil* der V. cava dorsal der Leber sowie der *Konfluens der beiden Beckenvenen*. Von diesen beiden Orientierungspunkten aus sollte die B-Bild-sonographische Darstellung der gesamten V. cava gelingen.

Die *Farbdopplerinformation* darf nicht überbewertet werden, da eine vollständige Füllung der V. cava nur bei exzellenten Untersuchungsbedingungen und einem Einschallwinkel unter 60° erreicht wird. Das Fehlen eines Farbsignals, auch bei niedriger Geschwindigkeit und hoher Farbverstärkung, beweist somit keineswegs eine Thrombose.

Bei den *Nierenvenen* ist der Winkel a priori besser, so daß hier die Farbverstärkung häufig zurückgenommen werden muß, um den Gefäßverlauf genau beurteilen zu können.

Auch die *Kompressibilität* als Kriterium der freien Durchgängigkeit ist nur eingeschränkt zu bewerten, da aufgrund einer langen Vorlaufstrecke bei Adipositas kein zuverlässiger Druck ausgeübt werden kann. Anders als in allen anderen venösen Segmenten muß der Thrombusnachweis hier von seiner direkten Visualisierung als echogenes Material abhängig gemacht werden.

> Bei der Beurteilung der PW-Dopplersignale sind die absoluten Geschwindigkeiten nur mit größter Zurückhaltung zu bewerten. Die qualitative Beurteilung der Strömungscharakteristik im Verhältnis zum Atem- und Herzzyklus steht im Vordergrund.

Bei *sehr schlanken Personen* kann durch zu großen Druck der Sonde ein Stenosesignal vorgetäuscht werden. Volumenmangel mit vermehrter oder verminderter Füllung der V. cava inferior kann die Beurteilung erschweren oder ganz unmöglich machen. Sonographische Zeichen des Volumenmangels sind deshalb in den Befund mit aufzunehmen.

Spezieller Untersuchungsgang

Bereits während der Untersuchung der Aorta und der Beckenarterien im Querschnitt werden die V. cava inferior, die Nierenvenen und die Beckenvenen vollständig mit dargestellt und können daher gleichzeitig befundet werden.

Obligatorischer Teil der Befundung ist die *Ausmessung des Durchmessers* der V. cava auf Höhe der Leber. Er darf 2 cm nicht überschreiten. Zugleich wird registriert, ob die von der Hämodynamik des rechten Vorhofs vor-

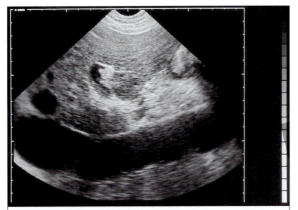

Abbildung 6-26 Längsschnitt durch die V. cava inferior bei Rechtsherzinsuffizienz. Auf Höhe der Leberpforte ist der Durchmesser stark vergrößert, im bewegten Bild ist keine Pulsation zu beobachten. Oben ist der rechte Leberlappen und die V. portae zu sehen, links im Bild deren Zustrom zur Lebervene.

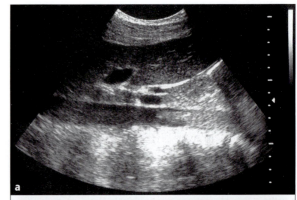

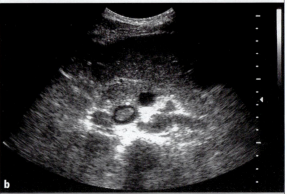

Abbildung 6-27 Thrombose der V. cava inferior.
a) Längsschnitt durch die V. cava inferior auf Höhe der Leberpforte. Der kaudale Anteil der V. cava (rechts im Bild) ist durch einen aszendierenden Thrombus vollständig ausgefüllt. Der Thrombuskopf befindet sich auf Höhe der Nierenvenen.
b) Im Querschnitt ist der umflossene Thrombuskopf zu sehen. Links neben der V. cava ein Anschnitt der Portalvene, rechts die V. lienalis und darüber die A. mesenterica superior.

gegebene und für die proximale V. cava charakteristische Doppelbewegung der Wand zu erkennen ist. Sie spiegelt die biphasische Entleerung der V. cava in den rechten Vorhof entsprechend der Vorhoftätigkeit wider. In Inspiration, welche die Entleerung der V. cava unterstützt, kann es bis zum vollständigen Kollaps, d.h. gegenseitigem Berühren der einander gegenüberliegenden Venenwände kommen. Ist die Doppelpulsation aufgehoben und der Diameter größer als 2 cm, muß von einer Rechtsherzinsuffizienz ausgegangen werden (Abb. 6-26).
Dominiert die Modulation der Blutströmung durch das rechte Herz weit nach distal, so liegt eine Trikuspidalinsuffizienz größeren Ausmaßes vor. Bei jeder Einengung der V. cava mit oder ohne Strömungsbeschleunigung muß differentialdiagnostisch geklärt werden, ob es sich um ein Hindernis im Gefäßlumen oder um eine Kompression von außen handelt.
Häufigste Ursachen für eine derartige Kompression sind:
- retroperitoneale Lymphome
- infrarenales Aortenaneurysma
- solider Tumor des Bauchraums.

Die Untersuchung muß in diesem Fall nach der Befundung der Gefäße auf die normale B-Bilddarstellung des Retroperitoneums und des gesamten Abdomens ausgedehnt werden. Ziel ist die genaue Klärung der Lagebeziehung der V. cava zu den umgebenden Strukturen auf ihrer ganzen Länge. Bei entsprechender klinischer Fragestellung wiederholt man die Untersuchung im Querschnitt mit Kompressionsmanövern, um einen ersten Anhalt über die Durchgängigkeit der Vene zu gewinnen. Daraufhin wird das Gefäß im Längsschnitt von proximal nach distal abgefahren und die Kontinuität bis in die Beckenvenen verfolgt. Bei guter B-Bilddarstellung und der Einstellung eines Schallwinkels unter 60° werden das Farbdoppler- und das PW-Dopplersignal beurteilt.

> Die Diagnose einer Kavathrombose ergibt sich aus der Kombination von fehlender Kompressibilität, fehlendem Farbdopplersignal und der Darstellung des Thrombus selbst mit seiner im Vergleich zum strömenden Blut kontrastreicheren Echogenität (Abb. 6-27a und b).

Die Thrombosierung des kompletten Kavaquerschnitts ist ein sicherer Befund. Die sehr viel häufigere wandständige Thrombose ist nicht so zuverlässig zu diagnostizieren. Eine komplette Komprimierbarkeit des Gefäßes an der vermuteten Stelle schließt allerdings auch eine wandständige Thrombose sicher aus. Bei echoarmen wandständigen Thromben kann es vorkommen, daß die Diagnose mit Hilfe der Sonographie nicht zweifelsfrei gelingt.

Hat man einen Thrombus identifiziert, gilt es, dessen hämodynamische Relevanz zu charakterisieren. Hierzu sind Dopplersignale von peripher, gegebenenfalls auch aus den Leistenvenen, aus dem thrombosierten Segment selbst sowie proximal davon abzuleiten. Eine bedeutsame Strömungsbehinderung ist am sichersten durch das peripher abgeleitete Flußsignal mit aufgehobener Atemmodulation und Strömungsverlangsamung zu erkennen. Dem Nachweis einer thrombusbedingten Stenosierung mit beschleunigter Flußgeschwindigkeit und aufgehobener Atemmodulation kommt geringere Bedeutung zu. Insbesondere kann aus dem alleinigen Vorhandensein eines beschleunigten Signals bei im übrigen unsicheren sonographischen Zeichen nicht auf eine Thrombose geschlossen werden.

Von *größter Bedeutung* ist das Verhältnis einer Thrombose zum Einstrom der Nierenvenen. Bei aszendierenden Thrombosen wird der Einstrom aus den Nierenvenen nur selten behindert. Dieser Umstand läßt sich durch die Farbdoppleruntersuchung der Nierenvenen leicht demonstrieren. Allerdings kann in der Mitte des Gefäßlumens eine Thrombose weit über den Einstrom der Nierenvenen hinaus aszendieren, ohne deren Abstrom zu behindern (Abb. 6-28). Überschreitet ein Befund die Nierenvenen nach proximal, so muß geklärt werden, ob der Thrombus auch das Zwerchfell überschreitet und damit in den rechten Vorhof einwächst. Das proximale Thrombusende muß obligat dargestellt werden. Wenn dies von subkostal mit Blick in den rechten Vorhof nicht gelingt, muß mittels *transösophagealer Echokardiographie* weiter untersucht werden.

Bei einem *kompletten Verschluß* oder einer *hochgradigen Kompression* der V. cava gelingt es manchmal, die Kollateralgefäße darzustellen. Es handelt sich um parallel zur V. cava verlaufende gewundene Gefäße unterschiedlichen Kalibers, die sämtlich im Retroperitoneum liegen. Wegen ihres irregulären Verlaufs gelingt der Nachweis jedoch nicht regelmäßig, so daß nur ihr Vorhandensein als ein zum Gesamtbefund passendes Element gewertet werden darf.

Die Diagnose der *Nierenvenenthrombose* ergibt sich aus dem *Fehlen des Dopplersignals*, das am leichtesten in der Farbdarstellung erkennbar ist. In den allermeisten Fällen ist der Thrombus selbst sichtbar. Auch hier muß das proximale Thrombusende aufgesucht und sicher identifiziert werden. Ist der Zustrom von distal unbehindert, so reicht der Thrombus meist bis direkt zur Einmündung der Nierenvene, da weiter vorwachsende Teile sogleich abreißen und embolisch verschleppt werden. Ist der Zufluß von distal behindert oder handelt es sich überwiegend um solides Tumormaterial, kann auch ein größerer Thrombuszapfen in die V. cava hineinragen und nach proximal bis zum rechten Herzen vorwachsen.

> Im Falle einer Nierenvenenthrombose ist es unabdingbar, beide Nieren sorgfältig nach einem Hypernephrom abzusuchen.

Anatomische Varianten und *Fehlbildungen* der V. cava lassen sich mit der Sonographie nur unzureichend charakterisieren. Die komplette Agenesie oder Atresie der V. cava inferior unterhalb der Nierenvenen oder sogar im gesamten Abdomen gibt sich als fehlendes Lumen beim Nachweis von Kollateralgefäßen zu erkennen. Dieser Befund ist auch sonographisch gut zu unterscheiden von einer kompletten Kavathrombose, da hier der thrombosierte Strang zu erkennen ist. Leicht zu identifizieren sind venöse Aneurysmen, die als Teil einer Fehlbildung – seltener auch posttraumatisch – entstehen. Die komplette Abklärung einer venösen Anlage- oder Entwicklungsstörung ist nur mit Hilfe der Phlebographie in mehreren Etagen möglich.

DOKUMENTATION

Das Minimum bei der Dokumentation ist ein *Videoausdruck* der V. cava im Längsschnitt mit Ausmessung ihrer Weite im proximalen Abschnitt und Abbildung des hier abgeleiteten Strömungssignals. Jede *Thrombusformation* muß in *zwei Ebenen* als *B-Bild*, die entsprechende *hämodynamische Veränderung* anhand der *Dopplerkurven* dokumentiert werden.

> *Größtes Gewicht* liegt auf der Abbildung des proximalen Thrombusendes.

Der *schriftliche Befund* muß neben der exakt nachvollziehbaren Ausdehnung auch den Grad der Sicherheit

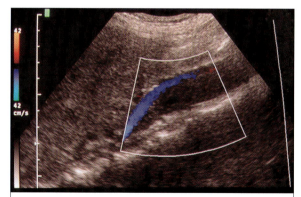

Abbildung 6-28 Aszendierende Kavathrombose im Längsschnitt. Der Thrombuskopf ist bis auf die Höhe des Einstroms der Lebervene vorgewachsen. Der randständige Blutfluß ist nicht turbulent, der Einstrom aus den Nierenvenen ist erhalten.

angeben, mit der die Thrombosierung diagnostiziert wurde. Dasselbe gilt für die Zuverlässigkeit, mit der die vollständige Durchgängigkeit des Venenlumens festgestellt wurde. Für die Nierenvenen gelten die gleichen Kriterien. Bei jedem pathologischen Befund in der V. cava muß angegeben werden, ob ihre Funktion als Teil der thorakoabdominellen Venenpumpe behindert ist.

ZUSAMMENFASSUNG

Die V. cava inferior und die Nierenvenen sind dem Ultraschall gut zugängliche Gefäße. Die sichere Diagnostik ihrer Erkrankungen dagegen kann Probleme bereiten. Zwischen sicher normalen und sicher pathologischen Befunden bleibt ein nennenswerter Anteil unsicherer Befunde, die nach der Ultraschalluntersuchung durch ein zusätzliches Computertomogramm oder Phlebogramm abzuklären sind.

FRAGEN

1. Welche Aussage zum duplexsonographischen Befund an der V. cava inferior trifft zu?
   a) Der bifurkationsnahe Abschnitt ist besser zu beurteilen als der mittlere Abschnitt.
   b) Im proximalen Abschnitt wird die Strömung vor allem von der Atmung bestimmt.
   c) Ein inspiratorischer Kollaps ist pathologisch.
   d) Das normale Strömungsprofil ist von der Aortenpulsation überlagert.
   e) Im distalen Abschnitt wird die Strömung vor allem von der Herzaktion bestimmt.
2. Die Befundung einer Kavathrombose muß obligat enthalten
   a) Lokalisation des proximalen Endes
   b) Lokalisation des distalen Endes
   c) Beziehung zu den Nierenvenen
   d) Thrombusalter
   e) Wandhaftung des proximalen Endes
3. Eine Kavathrombose kann *nicht*
   a) isoliert auftreten
   b) eine venöse Stenose verursachen
   c) appositionell aus einer Beckenvenenthrombose entstehen
   d) appositionell aus einer Mesenterialvenenthrombose entstehen
   e) appositionell aus einer Nierenvenenthrombose entstehen
4. Welche Aussage zur Nierenvenenthrombose trifft zu?
   a) Die Nierenvenenthrombose entsteht meist appositionell aus einer Kavathrombose.
   b) Die Unterscheidung zwischen intravasalem Tumorzapfen und Abscheidungsthrombus ist in der Sonographie nicht sicher möglich.
   c) Die Nierenvenenthrombose tritt häufig beidseitig auf.
   d) Die tumorassoziierte Nierenvenenthrombose kann Lungenembolien hervorrufen.
   e) Das Farbdopplersignal aus der Nierenvene ist auch beim Gesunden so unvollständig, daß sein Fehlen nicht als pathologisch bewertet werden darf.

RICHTIGE ANTWORTEN

1. a
2. a, b, c + e
3. d
4. b + d

5 PORTALVENÖSER KREISLAUF

INDIKATION

Der häufigste Anlaß zur Untersuchung des portalvenösen Systems ist die *Leberzirrhose*, da sie die Hämodynamik dieses gesonderten Kreislaufs nachhaltig stört. Die Klinik einer Thrombosierung von Anteilen des portalvenösen Kreislaufs ist unterschiedlich, je nachdem, ob der Zustrom aus der V. lienalis (Ösophagusvarizen mit Blutung) oder aus der V. mesenterica superior (fluktuierende Oberbauchsymptomatik, Mesenterialinfarkt) betroffen ist.

Intrahepatische und posthepatische Erkrankungen äußern sich als Leberfunktionseinschränkungen bis hin zum Leberversagen. Alle *Raumforderungen* der Leber, der Leberpforte und des oberen Anteils des Retroperitoneums müssen daraufhin untersucht werden, inwieweit sie den portalvenösen Kreislauf beeinträchtigen.

Pathophysiologische Grundlagen

Der portalvenöse Kreislauf drainiert das Blut der abdominellen Organe in die Leber, um es erst danach wieder dem Körperkreislauf zuzuführen. Seine Strömung ist daher *unabhängig vom Herzzyklus*, weist aber eine *Atemmodulation* auf. Die Flußgeschwindigkeiten sind insgesamt niedrig. Tritt in diesem System ein Widerstand auf, so kommt es in Abhängigkeit von der vis a tergo zur Flußbeschleunigung. Häufig bilden sich Kollateralen entweder lokal oder in benachbarten Drainagegebieten, wie Magen, Ösophagus, Rektum und Bauchwand.

Die Strömungsverlangsamung ebenso wie lokale Irritationen der Gefäßwände oder Infiltrationen durch Entzündung oder Tumoren führen zur Thrombosierung einzelner Abschnitte des portalvenösen Kreislaufs. Jede Thrombosierung stellt ein neues oder zusätzliches Strömungshindernis dar und ist daher selbst eine häufige Ursache der portalen Hypertension.

Wertigkeit und Besonderheiten der verschiedenen Methoden

> Die Darstellung des portalvenösen Kreislaufs ist eine Domäne der Ultraschalltechnik.

Bereits mit der *B-Bildsonographie* lassen sich die wichtigsten Befunde der portalen Hypertension erfassen. Die Einzelheiten der Strömungscharakteristik sowie die definitive Klärung einer Thrombosierung von Anteilen dieses Systems erfordern den zusätzlichen Einsatz des *Farbdopplers* bzw. die Ableitung des Flußspektrums mittels *PW-Doppler*. Trotz der niedrigen Strömungsgeschwindigkeiten sind die Voraussetzungen für diese Untersuchungsmethoden günstig, da sich die meisten Anteile des portalvenösen Kreislaufs in einem Winkel unter 60° beschallen lassen. Da die wesentlichen Anteile in der Nähe parenchymatöser Organe liegen, spielt die Darmgasüberlagerung keine große Rolle. Wegen der großen Aussagekraft der Sonographie haben alle alternativen bildgebenden Verfahren in diesem Gefäßsystem keinen gesicherten Stellenwert mehr.

Fehlerquellen

Nur in *klinischen Extremsituationen* ist die Untersuchung des portalvenösen Kreislaufs schwierig oder unmöglich. Hierzu zählt das akute Abdomen, z.B. bei einem Mesenterialinfarkt, wobei Schmerzen, mangelnde Mitarbeit, Peritonismus und ausgeprägte Darmgasüberlagerung eine geordnete Untersuchung unmöglich machen können. Auch hier sollte aber in der transkostalen Schnittführung zumindest der Hauptstamm der Pfortader aufgesucht und beurteilt werden.

Schwierigkeiten bereitet unter Umständen ein Situs bei ausgeprägter Leberzirrhose mit kleinem, vollständig im Aszites schwimmenden Organ, das keine standardmäßige Schnittführung zuläßt.

In Einzelfällen können die *venösen Kollateralen* so ausgeprägt sein, daß sich ein monströses Konvolut von Gefäßschlingen präsentiert. *Maligne Raumforderungen* können den Bereich der Leberpforte bzw. das gesamte Epigastrium durch Verdrängung oder Infiltration so stark verändern, daß auch die letzten Orientierungspunkte verschwinden. In solchen Fällen muß man sich auf die Beschreibung der Raumforderung und ihrer Lagebeziehung zu den benachbarten Organen beschränken.

Für die Diagnose einer *venösen Thrombose* gelten dieselben Vorsichtsmaßregeln, wie bei den übrigen Venen des Körperkreislaufs. Thromben können so echoarm sein, daß sie keinen Kontrast zum strömenden Blut zeigen. Andererseits ist das Fehlen eines Dopplersignals in einem venösen Gefäßabschnitt nur bei optimaler Geräteeinstellung (Winkel < 60°, niedrige Puls-Repetitions-Frequenz, hoher Farbgain) verläßlich zu bewerten.

Spezieller Untersuchungsgang

Als erstes ist der *Pfortaderhauptstamm* als zentraler Teil des portalvenösen Kreislaufs zu befunden. Seine normale Weite beträgt extrahepatisch weniger als 13 mm und intrahepatisch weniger als 11 mm. Eine Erweiterung ist bereits Zeichen einer portalen Hypertension. Eine deutliche Erweiterung ist der Leitbefund bei der Pfortaderthrombose.

Die Ableitung des Strömungssignals kann im *Farb- und PW-Modus* erfolgen. Die Strömungsrichtung ist auf die Leber zu gerichtet, die Strömungsgeschwindigkeit ist abhängig von der Verdauungsphase.

> Eine wesentliche Verringerung der Flußgeschwindigkeit, ein alternierender Flußstop, ein Pendelfluß oder ein langsamer retrograder Fluß sind Zeichen der portalen Hypertension unterschiedlichen Schweregrads (Abb. 6-29).

Wegen der großen klinischen Bedeutung dieser Diagnose ist es erforderlich, *Thrombosierungen* jeden Ausmaßes in der Pfortader zu erfassen. Sie reichen vom kompletten Verschluß bis hin zur thrombotischen Wandauflagerung. Mit dem Farbdopplersignal unter idealen Bedingungen sind diese Fragen zu klären (Abb. 6-30). Um eine Aussparung im Farbsignal als Thrombus zu charakterisieren, muß auch im B-Bild an dieser Stelle Thrombusmaterial zu sehen sein. Teilthrombosen oder rekanalisierte Thrombosen sind häufig echodichter als das strömende Blut und daher leichter im B-Bild zu er-

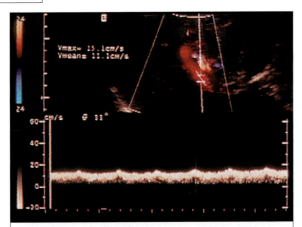

Abbildung 6-29 Dopplerspektrum aus einer Pfortader bei Leberzirrhose. Die Atemmodulation ist vollständig verlorengegangen. Die Flußgeschwindigkeit ist niedrig. Es findet sich lediglich eine angedeutete Pulsmodulation, die von der benachbarten Arterie mitgeteilt wird.

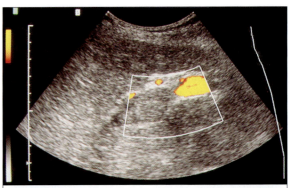

Abbildung 6-30 Darstellung einer Pfortaderthrombose im Power-Mode. Nur bei extrem niedriger PRF kann ein Restfluß im peripheren Anteil der Pfortader detektiert werden. Der zentrale Anteil ist aufgeweitet und mit thrombotischem Material vollständig angefüllt.

kennen als akute Thrombosen, die das gesamte Lumen verschließen und zu einer Erweiterung des Gefäßes führen (Abb. 6-31).

Ein charakteristischer Befund ist die sogenannte kavernöse Transformation der Pfortader, die einer kompletten Pfortaderthrombose mit irregulärer Rekanalisation und ausgeprägter Kollateralenbildung entspricht (Abb. 6-32). Die Verfolgung der Pfortader intrahepatisch bis in die Peripherie erlaubt es, das Ausmaß der Thrombose festzustellen. Intrahepatisch bewirkt die akute Pfortaderthrombose eine starke Zunahme der Echogenität und die Verwischung der Gefäßkontur.

Gegen den Blutstrom richtet sich die Untersuchung dann nach peripher auf die *V. lienalis*. Ihr Durchmesser beträgt 5–10 mm. Eine Überschreitung dieses Wertes ist ein wichtiger Hinweis auf eine Thrombosierung. Die offene Vene kann leicht durch das Farbdopplersignal demonstriert werden. Wegen des gebogenen Verlaufs der Vene besteht in allen Abschnitten ein günstiger Winkel zum Schallkopf. Die qualitative oder gar quantitative Beurteilung des Strömungssignals bringt keinen zusätzlichen diagnostischen Nutzen.

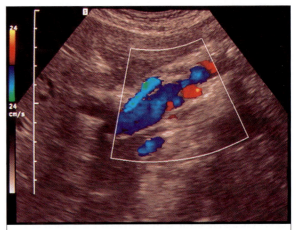

Abbildung 6-31 Pfortaderhauptstamm im Längsschnitt mit Wandunregelmäßigkeiten als Zeichen einer überwiegend rekanalisierten Pfortaderthrombose bei Pankreatitis.

> Der wichtigste zu erhebende Befund ist die komplette oder partielle Thrombosierung, gekennzeichnet durch Zunahme des Gefäßdurchmessers, eine Binnenstruktur und das fehlende Dopplersignal.

Im Falle einer Thrombosierung ist das darüberliegende Pankreas auf Entzündungszeichen oder auf einen Tumor hin zu untersuchen (Abb. 6-33).
In ähnlicher Weise erschließt man sich die *V. mesenterica superior*, die vom Konfluens zunächst im Quer-

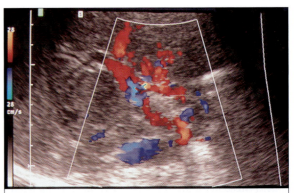

Abbildung 6-32 Kavernöse Transformation der Pfortader. Das eigentliche Lumen ist überwiegend verschlossen; in der Umgebung finden sich reichlich Kollateralen mit guter Durchströmung.

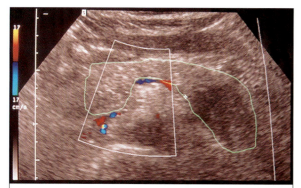

Abbildung 6-33 Oberbauchquerschnitt mit Darstellung des Pankreas (grüne Linie), das einen Schwanztumor trägt. Das Farbdopplersignal ist nur in geringen Anteilen der V. lienalis erhalten. Die restlichen Anteile sind thrombosiert.

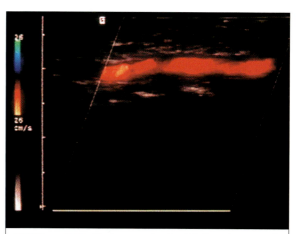

Abbildung 6-34 Direkt unter der Bauchdecke gelegene große Bauchwandkollaterale mit Flußrichtung von der Leberpforte zum Bauchnabel bei portaler Hypertension (Cruveilhier-von-Baumgarten-Syndrom).

schnitt nach distal verfolgt wird. Ihr Durchmesser überschreitet normalerweise nicht den der begleitenden Arterie. Thrombosen der V. mesenterica superior sind nicht selten und kommen auch unabhängig von einer portalen Hypertension oder einem lokalen entzündlichen oder raumfordernden Prozeß vor. Es handelt sich dann um segmentale und zeitlich fluktuierte Prozesse, die eine ebenso wechselnde klinische Symptomatik zur Folge haben.

Bei jeder *portalen Hypertension* ist besondere Aufmerksamkeit auf die Erfassung von Kollateralen zu richten. Typische Kollateralen treten bei Leberzirrhose um die V. umbilicalis auf, die aus der Leberpforte kommend bauchdeckennah zum Nabel ziehen und auch in dieser retrograden Richtung durchströmt sind (Cruveilhier-von-Baumgarten-Syndrom) (Abb. 6-34).

Kollateralen können sich ebenso in folgenden Lokalisationen finden:
- im Bett der Gallenblase
- im Milzhilus
- im Nierenhilus
- am unteren Leberrand
- am Magenfundus.

Sie präsentieren sich als Konvolute quergetroffener Gefäße (Abb. 6-35).

Die *Morphologie der intrahepatischen Lebervenen* ist ein wichtiges sonographisches Kriterium für die Beurteilung des Leberparenchyms. Eine typische Gefäßpathologie im eigentlichen Sinn ist selten. Das Strömungssignal in den großen Lebervenenästen wird durch die portale Hypertension insofern beeinflußt, als sich ihre Zweigipfligkeit bis zu einem bandförmigen Signal niedriger Geschwindigkeit verändern kann. Retrograde Strömungsanteile finden sich bei der Trikuspidalinsuffizienz (Abb. 6-36). Eine Thrombosierung der Lebervenen (Budd-Chiari-Syndrom) ist selten, dafür

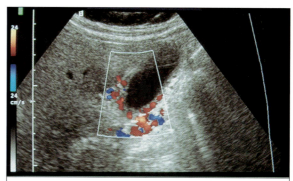

Abbildung 6-35 Farbduplexsonographische Darstellung von Kollateralen im Gallenblasenbett bei portaler Hypertension.

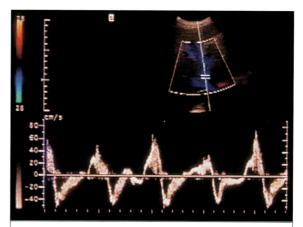

Abbildung 6-36 Dopplersignal aus den Lebervenen bei Trikuspidalinsuffizienz. Die negativ gerichteten Strömungsanteile entsprechen dem physiologischen zentrifugalen Blutstrom, die positiv gerichteten Strömungsanteile entsprechen dem Rückfluß in die Leber hinein.

aber leicht am echogenen Material im Lumen mit Aussparung im Farbdopplersignal zu erkennen.

DOKUMENTATION

Zur Dokumentation des Normalbefunds im portalvenösen Kreislauf genügt ein Bild des Pfortaderstamms mit Strömungssignal, ein Bild der V. lienalis und der V. mesenterica superior im Längsschnitt sowie ein Bild des Lebervenensterns.

Eine Thrombose muß als Bild entweder in ihrer *veränderten Echogenität* oder aber als plausible Aussparung im *Farbdoppler* dokumentiert werden. Der *schriftliche Befund* muß eine gute Beschreibung der gesamten Ausdehnung und eine Einschätzung des Alters der Thrombose anhand des Gefäßdurchmessers und der Rekanalisierung geben. Lokale Kollateralnetze (kavernöse Transformation) oder entfernt liegende Kollateralvenen sollten als charakteristisches *Farbbild* dokumentiert werden.

Die *Zusammenfassung des Befunds* bei portaler Hypertension sollte systematisch das Ausmaß der Strömungsbehinderung, ihre wahrscheinliche Ursache sowie ihre Folgen bezüglich Thrombosierung und Kollateralisierung enthalten. Komplexe Situationen, in denen das portalvenöse System in entzündliche oder raumfordernde Prozesse einbezogen wurde, sind immer als Teil der gesamten Erkrankung zu formulieren.

ZUSAMMENFASSUNG

Der portalvenöse Kreislauf läßt sich ohne wesentliche technische Einschränkungen mit der Duplexsonographie untersuchen. Das wichtigste Krankheitsbild, die portale Hypertension, hat viele verschiedene sonographische Elemente, die systematisch erfaßt und dokumentiert werden müssen. Darüber hinaus wird der extrahepatische Anteil des portalvenösen Systems häufig in entzündliche oder raumfordernde Erkrankungen mit einbezogen oder ist Manifestationsort einer idiopathischen oder sekundären Thrombophilie. Leitbefund aller dieser Erkrankungen ist die Thrombosierung von einzelnen Segmenten des portalvenösen Systems.

LITERATUR

Neuerburg-Heusler D, Hennerici M (Hrsg): Gefäßdiagnostik mit Ultraschall. Doppler- und farbkodierte Duplexsonographie der großen Körperarterien und -venen. Thieme, Stuttgart–New York 1995.

Karasch T, Rubin J: Diagnosis of renal artery stenosis and renovascular hypertension. Eur J Ultrasound 7 (Suppl 3) (1998) 27–39.

Nicoloff AD, Williamson WK, Moneta GL, Taylor LM, Porter JM: Duplex ultrasonography in evaluation of splanchnic artery stenosis. Surg Clin North Am 77 (1997) 339–355.

Michelsen PP, Duysburgh IK, Pelckmans PA: Ultrasound and duplex-Doppler in the diagnosis and follow-up of portal hypertension. Acta Gastroenterol Belg 58 (1995) 409–421.

FRAGEN

1. Zum portalvenösen Kreislauf gehören
   a) V. lienalis
   b) V. renalis sinistra
   c) V. hepatica communis
   d) V. mesenterica inferior
   e) V. iliaca interna sinister

2. In der abdominellen Sonographie können Kollateralen bei Pfortaderthrombose gefunden werden
   a) in der Leberpforte
   b) im distalen Ösophagus
   c) im Milzhilus
   d) im Gallenblasenbett
   e) in der Bauchwand

3. Flußrichtung und Flußgeschwindigkeit in der V. portae können *nicht* sein
   a) orthograd, normal
   b) retrograd, verlangsamt
   c) orthograd, beschleunigt
   d) Pendelfluß, verlangsamt
   e) retrograd, beschleunigt

4. Welche Aussagen zur Thrombosierung des portalvenösen Systems treffen zu?
   a) Das Lumen frisch thrombosierter Segmente ist erweitert.
   b) Das Thrombosealter kann anhand der Echogenität des Thrombusmaterials abgeschätzt werden.
   c) Der intrahepatische Teil des Pfortadersystems bleibt von thrombotischen Prozessen regelhaft ausgespart.
   d) Die segmentale Mesenterialvenenthrombose ist ein klinisch bedeutsamer sonographischer Befund bei der Abklärung von abdominellen Beschwerden.
   e) Die meisten Thrombosen des portalvenösen Systems greifen auf die V. cava inferior über.

RICHTIGE ANTWORTEN

1. a, c + d
2. a, c, d + e
3. e
4. a + d

7 Fetomaternales Gefässsystem und fetale Echokardiographie

Ernst Beinder

Inhalt

Fetomaternales Gefässsystem 149
I Allgemeiner Teil 149
    Ultraschallanatomie 150
    Allgemeiner Untersuchungsgang 151
II Spezieller Teil 152
    Indikation 152
    Pathophysiologische Grundlagen 152
    Wertigkeit und Besonderheiten der verschiedenen Methoden 155
    Fehlerquellen 156
    Spezieller Untersuchungsgang 156
    Dokumentation 157
    Zusammenfassung 158
    Fragen 159

Fetale Echokardiographie 159
I Allgemeiner Teil 159
    Ultraschallanatomie 160
    Allgemeiner Untersuchungsgang 162
II Spezieller Teil 162
    Indikation 162
    Wertigkeit und Besonderheiten der verschiedenen Methoden 163
    Fehlerquellen 165
    Spezieller Untersuchungsgang 165
    Dokumentation 166
    Zusammenfassung 166
    Fragen 167

Im Verlauf der Schwangerschaft kommt es zu einer erheblichen *Durchblutungssteigerung* in den Uterinarterien (uteroplazentare Durchblutung) von etwa 50 ml/min vor der Schwangerschaft bis zu 600 ml/min in der Spätschwangerschaft, so daß zu diesem Zeitpunkt etwa 10–15% des mütterlichen Herzminutenvolumens das uteroplazentare Gefäßbett perfundieren.

Auch die Durchblutung der Plazenta von seiten des Feten über die Nabelschnurarterien (fetoplazentare Durchblutung) nimmt bis zur 36. Schwangerschaftswoche durch eine Zunahme der Plazentazottenoberfläche bis auf etwa 300 ml/min zu.

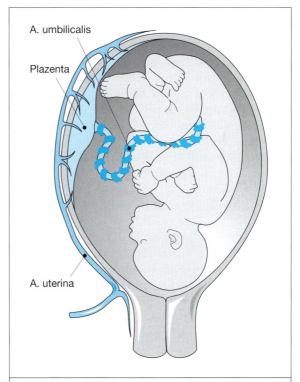

Abbildung 7-1 Utero- und fetoplazentare Durchblutung der Plazenta.

Fetomaternales Gefässsystem

I Allgemeiner Teil

Das normale fetale Wachstum und die Versorgung des Feten mit Sauerstoff sind von der ausreichenden Durchblutung des Uterusbetts von seiten der Mutter und von einer ausreichenden Durchblutung der Plazenta von seiten des Feten abhängig (Abb. 7-1).

7 Fetomaternales Gefässsystem und fetale Echokardiographie

Mit der Dopplersonographie können die Blutflußgeschwindigkeitsprofile in den uteroplazentaren Gefäßen, den Nabelschnurgefäßen und den größeren fetalen Gefäßen erfaßt werden.

> Dabei sind die Aa. uterinae von besonderem Interesse, da sie im physiologischen Verlauf der Schwangerschaft Veränderungen zeigen, die beim pathologischen Schwangerschaftsverlauf nicht auftreten.

Mit Hilfe der Dopplersonographie können die hämodynamische Situation von Uterus, Plazenta und Fetus beurteilt und Störungen innerhalb dieser Funktionseinheit lokalisiert werden. In letzter Konsequenz führen Störungen des Blutflusses unabhängig vom Entstehungsort zu einer Gefährdung des Feten („uteroplazentofetale Einheit").

Da sich eine Vielzahl mütterlicher Erkrankungen (z.B. Präeklampsie oder Diabetes mellitus), plazentarer Störungen und fetaler Erkrankungen durch Veränderungen des Blutflusses in den entsprechenden Gefäßen manifestieren, kann durch die Dopplersonographie die Gefährdung des Feten abgeschätzt werden.

> Somit ist die Dopplersonographie der uterofetoplazentaren Einheit heutzutage Bestandteil der *Betreuung der Risikoschwangerschaft*.

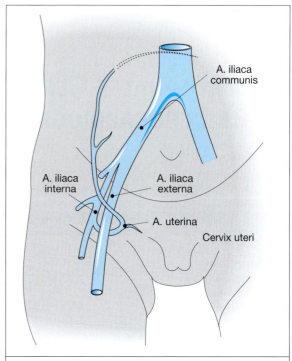

Abbildung 7-2 Schematische Darstellung der Lage der A. uterina.

ULTRASCHALLANATOMIE

- *Uteroplazentare Perfusion:* Die Uterinarterie ist ein Ast der A. iliaca interna, welche die A. iliaca externa unterkreuzt und auf der Höhe des Zervix-Corpus-Übergangs den Uterus erreicht (Abb. 7-2). Nach Abgabe eines Zervixastes schlängelt sich das Gefäß am Corpus uteri nach kranial und gibt die Arkuataarterien ab, die den Uterus netzartig umgeben und von denen die Radialarterien abgehen. Diese perforieren das Myometrium und gehen in die Basal- und Spiralarterien über, die den intervillösen Raum versorgen.
- *Fetoplazentare Perfusion:* Die fetalen Nabelarterien sind Äste der A. iliaca interna und verlassen paarig mitsamt der unpaarigen Nabelvene am Nabelring den Feten, um dann bei variabler Länge nach 30–60 cm in die Plazenta einzumünden. Die Nabelarterien sind wesentlich dünner als die singuläre Nabelvene. Sie verlaufen meist stark gewunden um die gestreckte Nabelvene.
- *Fetale Gefäße:* Die A. cerebri media (ACM) ist das wichtigste fetale Gefäß für die perinatale Dopplersonographie. Dieses Hirngefäß verläuft zwischen vorderer und mittlerer Schädelgrube vom Circulus arteriosus Willisii ausgehend auf die Schädelkalotte zu und ist im mittleren Abschnitt einer Untersuchung gut zugänglich (Abb. 7-3). Der Ductus venosus ist ein embryonales Gefäß, das funktionell eine Kurz-

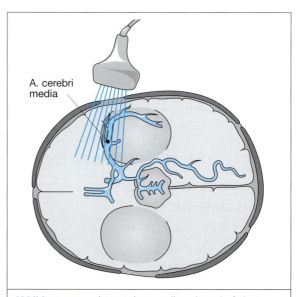

Abbildung 7-3 Schematische Darstellung des Verlaufs der A. cerebri media.

schlußverbindung zwischen der Umbilikalvene und der V. cava inferior darstellt. Dieses schmale Gefäß, das normalerweise im B-Bild allein nicht erkennbar ist, verläuft in sagittaler Richtung vom obersten Punkt der V. umbilicalis nach dorsal, um knapp unterhalb des Herzens in die V. cava inferior einzumünden.

Allgemeiner Untersuchungsgang

> Zur Untersuchung befindet sich die Patientin in einer leichten Links-Seitenlage, um ein Vena-cava-Syndrom zu vermeiden. Ein Farbdopplergerät mit einem Sektor- oder Curved-Array-Schallkopf mit einer Frequenz von 3,5 oder 5,0 MHz ist für die Messungen am ehesten geeignet. Die Untersuchung sollte am wehenlosen Uterus erfolgen.

Fetale Körper-, Schluck- und Atembewegungen können ebenso wie eine Tachy- oder Bradykardie des Feten das Meßergebnis beeinflussen (s. Tab. 7-2).
Es werden bei der Messung drei bis fünf uniforme Zyklen des Blutflußmusters in dem jeweiligen Gefäß aufgezeichnet und der Blutflußwiderstand anhand des *Pulsality-Index (PI)* oder *Resistance-Index (RI)* ausgemessen (Abb. 7-4).
Die Untersuchung beginnt mit der Messung des Blutflusses in *beiden Uterinarterien*. Danach folgt die Bestimmung des Blutflusses in der *Nabelschnurarterie*.
Falls der Blutfluß in diesen beiden Gefäßarealen (uteroplazentares und fetoplazentares Gefäßbett) pathologisch verändert ist, wird die Untersuchung durch die Messung intrafetaler Gefäße (A. cerebri media, Ductus venosus, Nabelvene) ergänzt, um das Ausmaß der fetalen Blutumverteilung zu erfassen (Abb. 7-5). Bei einem unauffälligen Meßergebnis der utero- und fetoplazentaren Perfusion kann die Untersuchung, außer bei speziellen Indikationen wie der Untersuchung von fetalen Herzfehlern, beendet werden.
Die Messung der absoluten Blutflußmenge in den mütterlichen und fetalen Gefäßen wäre ideal, um eine Durchblutungsstörung zu erkennen. Zur Berechnung des absoluten Blutflusses mit der Dopplersonographie wären aber der Insonationswinkel und der Durchmesser des gemessenen Gefäßes notwendig. Beides sind Meßwerte, die bei den stark gewunden verlaufenden und kleinen Gefäßen der uteroplazentofetalen Einheit nur mit einer erheblichen Fehlerbreite und damit geringer Reproduzierbarkeit gewonnen werden können. Die Befundung des Verlaufs der *Strömungsgeschwindigkeit* in mütterlichen und fetalen Gefäßen erfolgt deshalb mit Hilfe von *dimensionslosen Dopplerindizes*, die vor allem auf den peripheren Strömungswiderstand im untersuchten Gefäß schließen lassen und vom Insonationswinkel und dem Gefäßdurchmesser unabhängig sind. Dabei werden in der perinatalen Dopplersonographie der Resistance- (RI) und Pulsatilitätsindex (PI) verwendet (s. Abb. 7-4). Diesen Indizes ist gemeinsam, daß der Indexwert zunimmt, auch wenn der Blutflußwiderstand in dem betreffenden Gefäß zunimmt.

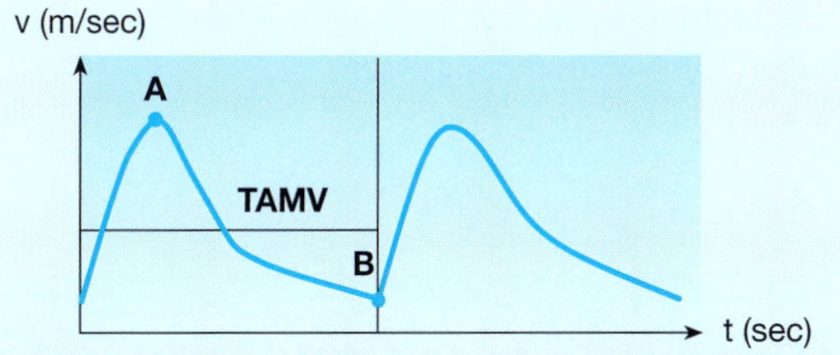

Resistance-Index (RI): $\dfrac{(A-B)}{A}$

Pulsatility-Index (PI): $\dfrac{(A-B)}{TAMV}$

Abbildung 7-4 Berechnung von Resistance-(RI) und Pulsatility-Index (PI) aus der Dopplerkurve. Beim RI wird die Differenz aus A (dem höchsten Punkt der Hüllkurve) und B (dem niedrigsten Punkt der Hüllkurve) durch A geteilt, beim PI wird die Differenz aus A und B durch das zeitliche Mittel der Hüllkurvengeschwindigkeiten (TAMV = time averaged maximum velocity) über einem Zyklus geteilt.

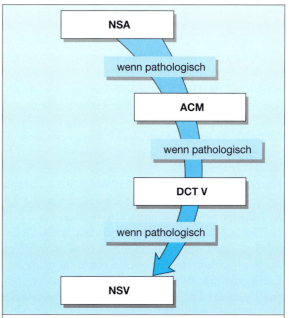

Abbildung 7-5 Reihenfolge der zu untersuchenden Gefäße bei pathologischem Dopplerbefund in der Nabelschnurarterie.
NSA = Nabelschnurarterie, ACM = A. cerebri media, DCT V = Ductus venosus, NSV = Nabelschnurvene.

7 Fetomaternales Gefässsystem und fetale Echokardiographie

Die Dopplersonogramme in den *Uterin- und Umbilikalarterien* können sowohl mit der CW- wie auch mit der PW-Dopplermethode abgeleitet werden, wobei die Messung mit der PW-Methode, vor allem unter Zuhilfenahme des Farbmodus, wesentlich einfacher ist, da das zu messende Gefäß direkt im B-Bild visualisiert werden kann.

Intrafetale Gefäße dagegen können in der Regel nur mit der PW-Dopplersonographie mit Farbmodus untersucht werden.

▌ II Spezieller Teil

Indikation

Es gibt eine Vielzahl von wissenschaftlichen Untersuchungen, die nachweisen, daß der *„kleine" Fet* (small for gestational age = SGA) eine wesentlich höhere Morbidität und Mortalität aufweist als das sich zeitgerecht entwickelnde Kind. Dennoch ist der Nachweis eines für die errechnete Schwangerschaftswoche kleinen Feten mittels des klinischen oder sonographischen Befunds allein noch kein Beweis für einen Notzustand des Feten. Mit Hilfe der Dopplersonographie kann das Risiko für das Kind im weiteren Schwangerschaftsverlauf besser eingeschätzt und somit eine adäquate weitere Kontrolle der Schwangerschaft veranlaßt werden.

Mütterliche Erkrankungen, wie eine Präeklampsie, führen zu einer Blutflußstörung in allen Organen mit allerdings sehr variabler Ausprägung. Dopplersonographisch kann bei diesen Erkrankungen das Ausmaß der Blutflußstörung in den Uterinarterien und somit der Grad der fetalen Gefährdung eingestuft werden. Mit der Dopplersonographie mütterlicher Gefäße können zudem Patientinnen identifiziert werden, die ein höheres Risiko für die Entwicklung einer Präeklampsie im weiteren Schwangerschaftsverlauf aufweisen.

Da sowohl *schwere Präeklampsien* sowie *fetale Wachstumsretardierungen* ein Wiederholungsrisiko aufweisen, sollten auch nachfolgende Schwangerschaften mit der Dopplersonographie überwacht werden.

Zwillingsschwangerschaften, besonders monochorial angelegte, sind mit einem erhöhten Risiko an fetalen Wachstumsretardierungen infolge einer Plazentainsuffizienz oder dem fetofetalen Transfusionssyndrom vergesellschaftet, das ohne Behandlung eine perinatale Mortalität von bis zu 90% aufweist.

Schließlich können *Blutflußstörungen vor allem bei fetalen Herzfehlern* auch isoliert ohne eine utero- oder fetoplazentare Blutflußstörung auftreten. Die Dopplersonographie erlaubt in diesen Fällen eine Abschätzung der hämodynamischen Ausprägung des Herzfehlers und somit eine genauere Prognoseeinstufung.

Diese Indikationen sind in den Mutterschaftsrichtlinien zusammengefaßt (Tab. 7-1).

Pathophysiologische Grundlagen

Das uteroplazentare Gefäßsystem setzt sich aus den Aa. uterinae, den im Myometrium liegenden Aa. arcuatae und Aa. radiales, sowie den in die Dezidua einmündenden Aa. spirales zusammen.

Für die Dopplersonographie ist aufgrund der Gefäßgröße der Blutfluß sowohl in den Uterin- wie auch in den Arkuataarterien zugänglich. Da die Messung der Blutströmung in den beiden *Uterinarterien* einen Querschnitt über die gesamte uteroplazentare Perfusion widerspiegelt, werden diese Gefäße zur klinischen *Beurteilung der uteroplazentaren Durchblutung* herangezogen. Charakteristischerweise beträgt die enddiastolische Blutströmung in der normalen Schwangerschaft nach der 24. Schwangerschaftswoche mehr als 50% der systolischen Maximalgeschwindigkeit und somit ist der RI < 0,5 und der PI < 0,7.

> Neben einer Erhöhung des RI oder des PI wird das Auftreten einer postsystolischen Inzisur („*Notch-Phänomen*") nach der 24. Schwangerschaftswoche in einer der beiden Uterinarterien als pathologisch angesehen (Abb. 7-6).

Die Blutflußverhältnisse in den *Nabelschnurarterien* (fetoplazentare Perfusion) dagegen lassen Rückschlüsse auf *Störungen der plazentaren Perfusion* zu. Die Blutströmung dieser in der Regel stark anastomosierenden Gefäße repräsentiert einen Querschnitt der gesamten fetalen Plazentaperfusion. Etwa die Hälfte des Schlagvolumens der beiden fetalen Herzventrikel perfundiert die Nabelschnurarterien.

Tabelle 7-1 Indikation zur Dopplersonographie des fetomaternalen Gefäßsystems (nach den Mutterschaftsrichtlinien von 1995).

Verdacht auf intrauterine und anamnestisch bekannte Wachstumsretardierung
schwangerschaftsinduzierte Hypertonie/Präeklampsie/Eklampsie
Zustand nach Mangelgeburt/intrauterinem Fruchttod
Zustand nach Präeklampsie/Eklampsie
Auffälligkeiten der fetalen Herzfrequenzregistrierung
begründeter Verdacht auf Fehlbildung/fetale Erkrankung
Mehrlingsschwangerschaft bei diskordantem Wachstum
Abklärung bei Verdacht auf Herzfehler/Herzerkrankung

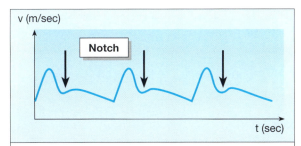

Abbildung 7-6 Schematische Darstellung der frühsystolischen Inzisur („Notch-Phänomen") in der A. uterina.

einer Erhöhung des ventrikulären enddiastolischen Drucks und zu einer AV-Klappeninsuffizienz mit der Folge einer Verlangsamung des antegraden Blutflusses in der fetalen V. cava inferior während Systole und Vor-

Die normale Schwangerschaft ist durch einen hohen diastolischen Fluß und ein „Sägezahnmuster" in der Dopplerkurve mit einem schnellen systolischen Anstieg und einem langsamen diastolischen Abfall gekennzeichnet (Abb. 7-7a).

Morphologische Veränderungen in der Plazenta führen zu einer Erhöhung des Perfusionswiderstands in der Plazenta und somit zu Veränderungen der Dopplerspektren in der Nabelschnur. Ausdruck einer *maximalen Plazentapathologie* ist dabei die fehlende enddiastolische Geschwindigkeit („*zero-flow*") (Abb. 7-7b) oder das Auftreten eines enddiastolischen Rückwärtsflusses („*reverse-flow*") (Abb. 7-7c).

Die Dopplersonographie der Uterinarterien erlaubt Aussagen zur gesamten uteroplazentaren Perfusion, während die Untersuchung der Umbilikalarterien die gesamte fetoplazentare Perfusion beurteilen läßt.

Ausreichende utero- und fetoplazentare Perfusionsverhältnisse stellen die Versorgung des Feten sicher.
Die Dopplersonographie einzelner fetaler Gefäße ist von Bedeutung, um die hämodynamische Anpassung des Feten an eine *Hypoxie* im Gefolge einer utero- und/oder fetoplazentaren Blutflußstörung nachzuweisen. Bei einer inadäquaten fetalen Versorgung können Flußmusterveränderungen auftreten, die für eine Sauerstoffsparschaltung zugunsten des fetalen Gehirns sprechen. Dabei zeigt sich eine Weitstellung fetaler Hirngefäße (dieses Phänomen der bevorzugten Hirndurchblutung wird im englischen Sprachgebrauch als „*Brain-sparing*" bezeichnet) auf Kosten der Versorgung des übrigen Körpers (mit Ausnahme von Herz- und Nebennierenversorgung) (Abb. 7-8a und b). Die Widerstandsindizes RI und PI in den Hirngefäßen nehmen aufgrund der Vasodilatation dieser Gefäße ab; in der fetalen Aorta kommt es zu einer Erhöhung des Gefäßwiderstands mit einem Anstieg dieser Indizes. Die erhöhte linksventrikuläre Afterload infolge des Anstiegs des systemischen Gefäßwiderstands führt zu

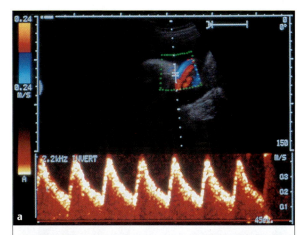
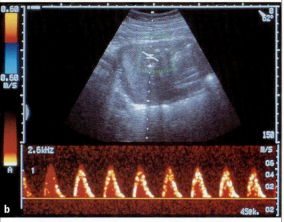
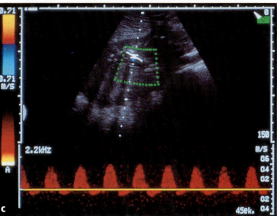

Abbildung 7-7 Dopplersonogramme von Nabelschnurarterien mit unauffälligem und pathologischem Blutfluß.
a) Unauffälliger Befund.
b) Diastolischer „zero-flow".
c) Diastolischer „reverse-flow".

7 Fetomaternales Gefässsystem und fetale Echokardiographie

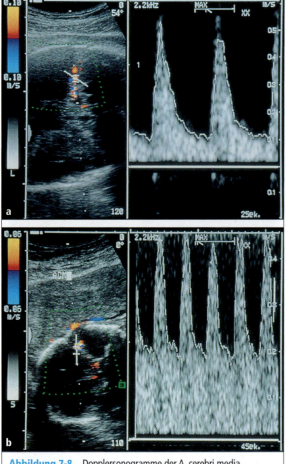

Abbildung 7-8 Dopplersonogramme der A. cerebri media.
a) Unauffälliger Blutfluß.
b) Pathologischer Blutfluß bei „Brain-sparing".

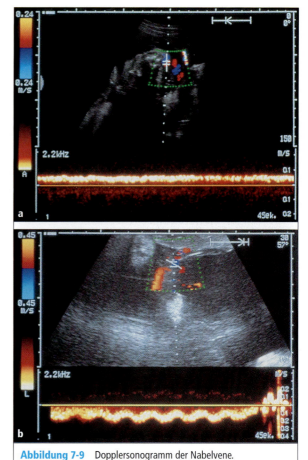

Abbildung 7-9 Dopplersonogramm der Nabelvene.
a) Unauffälliger, kontinuierlicher Blutfluß.
b) Pathologischer, pulsatiler Blutfluß.

hofkontraktion. Die Fortleitung dieses verzögerten antegraden Blutflusses in der V. cava inferior in den Ductus venosus oder gar bis in die Nabelvene deutet auf eine gravierende Verschlechterung der kardialen Funktion des Feten hin. Bei ausgeprägten hämodynamischen Veränderungen kann ein pulsatiler Blutfluß in der Nabelvene auftreten (Abb. 7-9a und b).

Der Blutfluß im *Ductus venosus* zeigt physiologischerweise ein charakteristisches zweigipfliges Bild mit einem hohen Vorwärtsfluß während des ganzen Herzzyklus (Abb. 7-10a und b). Der tiefste Einschnitt des Blutflußprofils entspricht dabei dem Zeitpunkt der Vorhofkontraktion. Mit Zunahme der ventrikulären Afterload kann eine Reduktion des Blutflusses und sogar ein Rückwärtsfluß während der Vorhofkontraktion beobachtet werden.

In der Schwangerschaft kommt es zu einer erheblichen *Durchmesserzunahme* der Aa. uterinae und aller ihrer peripheren Gefäßäste.

Vor der Schwangerschaft und in der *Frühschwangerschaft* ist das Dopplerblutflußspektrum der A. uterina durch eine hohe Pulsatilität mit hohen systolischen und minimalen oder fehlenden enddiastolischen Blutflußgeschwindigkeiten charakterisiert. Zusätzlich kann eine frühdiastolische Inzisur („Notch-Phänomen") der Dopplerkurve nachgewiesen werden.

Aufgrund des Umbaus der Wandarchitektur der peripheren Äste der Uterinarterien *während* der Schwangerschaft kommt es zu einer ausgeprägten Erweiterung dieser Gefäße mit einer *Abnahme des peripheren Gefäßwiderstands* und demzufolge einer *Zunahme der Perfusion*. Dopplersonographisch kann in der Regel ab der 25. Schwangerschaftswoche der normalen Schwangerschaft das „Notch-Phänomen" in den Uterinarterien nicht mehr nachgewiesen werden. Der enddiastolische Maximalfluß beträgt ab diesem Zeitpunkt mindestens 50% des systolischen Maximalblutflusses.

Auch die *fetalen Gefäßgebiete*, wie die Aa. umbilicales

FETOMATERNALES GEFÄSSSYSTEM

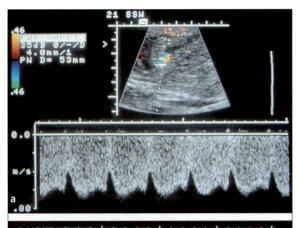

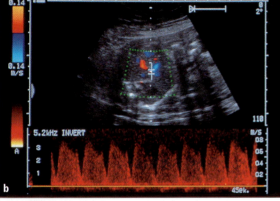

Abbildung 7-10 Dopplersonogramm des Ductus venosus.
a) Unauffälliger Befund.
b) Auffälliger Befund.

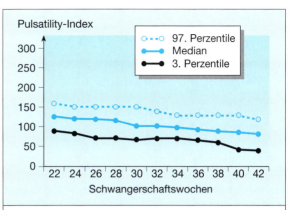

Abbildung 7-11 Veränderung des Pulsatility-Index (PI) der Nabelschnurarterie in der Schwangerschaft (nach Voigt 1991).

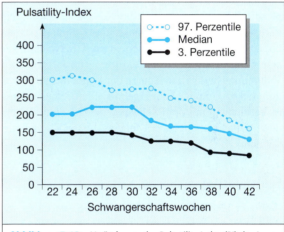

Abbildung 7-12 Veränderung des Pulsatility-Index (PI) der A. cerebri media in der Schwangerschaft (nach Voigt 1991).

und die A. cerebri media, weisen im Schwangerschaftsverlauf einen signifikanten Anstieg der diastolischen Blutflußgeschwindigkeiten und somit eine Abnahme der Widerstandsindizes PI und RI auf (Abb. 7-11 und 7-12). Dieser Anstieg der diastolischen Blutflußwerte ist für die Umbilikalarterien auf das Wachstum und die zunehmende Vergrößerung des plazentaren Gefäßbetts und für die Gehirnarterien auf das Wachstum der fetalen Gehirnstrombahn zurückzuführen.

WERTIGKEIT UND BESONDERHEITEN DER VERSCHIEDENEN METHODEN

> Die derzeit wichtigsten Methoden zur Überwachung der Risikoschwangerschaft sind die Fetometrie und die Bestimmung der Fruchtwassermenge mit Ultraschall, die Kardiotokographie (CTG) und die Dopplersonographie.

Die Diagnose einer *fetalen Wachstumsretardierung* ist dabei am ehesten geeignet, eine Risikoschwangerschaft zu identifizieren. Die *Kardiotokographie* wird heutzutage als erste diagnostische Maßnahme angewandt, um die Gefährdung des Feten einzustufen. Pathologische Herzfrequenzkurven im Kardiotokogramm bedeuten aber häufig, daß bereits eine fortgeschrittene Pathologie vorliegt, die möglicherweise auch bei sofortiger Entbindung bereits mit einer erheblichen Morbidität des Neugeborenen einhergeht.

Mit der *dopplersonographischen Untersuchung* (vor allem der Umbilikalarterie) kann besser eingeschätzt werden, welche Ursache der fetalen Wachstumsretardierung zugrunde liegt.

Aber auch bei pathologischem Ergebnis der dopplersonographischen Untersuchung in den Uterin- und/oder Umbilikalarterien kann in vielen Fällen unter engmaschiger stationärer Beobachtung zugewartet und somit das Risiko der Frühgeburt verringert werden.

Erst das Auftreten folgender weiterer Zeichen einer pathologischen Entwicklung machen eine Entbindung notwendig:

- Abnahme der Fruchtwassermenge
- Abnahme der Kindsbewegungen
- Abnahme der Herzfrequenzvariabilität im CTG
- Beginn einer Kreislaufredistribution im Feten („Brain-sparing").

In einer großen *Metaanalyse* (Alfirevic und Neilson, 1995) zeigte sich, daß die Anwendung der Dopplersonographie bei entsprechender Indikation zu einer Abnahme der perinatalen Mortalität von etwa 40% führt, so daß diese Methode aus der Überwachung der Risikoschwangerschaft nicht mehr wegzudenken ist. Ein Nutzen der Anwendung in der normalen Schwangerschaft konnte dagegen nicht nachgewiesen werden.

Außerhalb des Referenzbereichs liegende Meßwerte erfordern eine individualisierte, intensivere Schwangerschaftsbetreuung und in der Regel eine Zusatzdiagnostik (z.B. Fehlbildungsausschluß). Spätestens bei hochpathologischen Befunden ist die Überwachung in einem perinatologischen Zentrum erforderlich. Eine Entbindungsindikation kann in der Regel nicht aus dem dopplersonographischen Ergebnis allein, sondern nur in Verbindung mit dem Schwangerschaftsalter und anderen Untersuchungen des fetalen Zustands abgeleitet werden.

Fehlerquellen (Tab. 7-2)

Wenn die Blutflußkurve von den Umbilikalarterien und der Umbilikalvene dargestellt wird, ist es wichtig, darauf zu achten, daß *keine fetalen Atembewegungen* bestehen, da diese die gemessenen PI-Werte erheblich verändern können.

Ebenso führen *fetale Herzrhythmusstörungen* zu falschen Meßergebnissen: Einzelne Extrasystolen sind dabei leicht zu erkennen, wenn die Blutflußkurven von mindestens drei Herzschlägen aufgezeichnet werden. Gravierende Bradykardien (< 100/min) und extreme Tachykardien (> 200/min) lassen eine Auswertung des Nabelarterienblutflusses in der Regel nicht mehr zu, da bei ersteren vermehrt falsch-pathologische und bei letzteren vermehrt falsch-unauffällige Befunde auftreten.

Bei der Beurteilung des Blutflusses in den Uterinarterien muß auf *Wehentätigkeit* geachtet werden. Wehentätigkeit führt zu einer Kompression der peripheren Äste der A. uterina und somit (falls in der Wehenakme gemessen wird) zu einem falsch-pathologischen Ergebnis der uteroplazentaren Perfusion.

Ein häufig zu beobachtender Befund ist ein hoher Blutflußwiderstand in einer der beiden Uterinarterien, während der Blutflußwiderstand in der anderen Uterinarterie normal ist. Falls in diesen Fällen eine *lateral sitzende Plazenta* oder ein *Uterus duplex* nachgewiesen werden kann und der hohe Blutflußwiderstand in der plazentaabgewandten bzw. in der den „nichtschwangeren" Uterus versorgenden Uterinarterie auftritt, kommt diesem Befund nach unseren Erfahrungen in der Regel keine pathologische Bedeutung zu.

Die *korrekte Identifikation des Blutgefäßes* ist besonders bei der Untersuchung des Ductus venosus von Bedeutung, da in der Nähe dieses Gefäßes ganz andere Blutströmungskurven zu finden sind, wie z.B. die der Lebervenen oder der V. cava inferior, die einen falschpathologischen Befund vortäuschen können.

Es ist ferner darauf zu achten, daß bei der Untersuchung der A. cerebri media nur ein möglichst *geringer Druck* mit dem Schallkopf ausgeübt wird, um eine artifizielle Veränderung des Blutströmungsprofils in diesem Gefäß zu vermeiden. Ferner kommt es physiologischerweise *nach der 37. bis 38. Schwangerschaftswoche* zu einer Weitstellung der fetalen Hirngefäße, die nicht als Kreislaufzentralisation mißdeutet werden darf.

Spezieller Untersuchungsgang

Zum Auffinden der *A. uterina* wird der Schallkopf in der Leistenbeuge der Patientin in einem Längsschnitt aufgesetzt und im B-Bild die A. iliaca externa dargestellt. Das Blutflußmuster dieses großen Gefäßes weist in Ruhe einen diastolischen Rückstrom auf. Durch das Verschieben des Schallkopfs in kranialer Richtung kann mit Hilfe der Farbdopplerdarstellung die uterine Stammarterie medial der A. iliaca externa in einem günstigen Winkel dopplersonographisch untersucht werden (s. Abb. 7-2). Bei mindestens 90% aller Patientinnen kann das Blutströmungsprofil der A. uterina in diesem Bereich sicher abgetastet werden (Abb. 7-13a und b).

Die Untersuchung der *Nabelschnurgefäße* gelingt im B-Bild in der Regel einfach, sofern nicht eine Oligohydramnie oder eine dorsoanteriore Lage des Feten bestehen. In diesen Fällen ist der Einsatz des Farbdopplermodus hilfreich (Abb. 7-14). Dabei können zwei dünnere Nabelschnurarterien mit pulsatilem und die singuläre Nabelvene mit kontinuierlichem Blutfluß nach-

---

Tabelle 7-2 Fehlerquellen bei der dopplersonographischen Untersuchung des fetomaternalen Gefäßsystems.

Kontraktionen des Uterus
fetale Herzrhythmusstörungen und Atembewegungen
Plazentalokalisation
Uterusanomalien
„Blutumverteilung" zirka 14 Tage vor Geburtsbeginn
falsches Gefäß bzw. falscher Abschnitt

FETOMATERNALES GEFÄSSSYSTEM

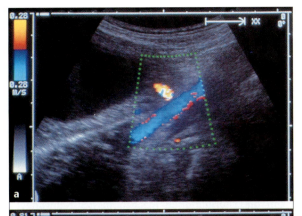

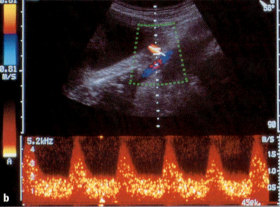

Abbildung 7-13 Farbdopplersonographische Darstellung der A. uterina medial der A. iliaca externa (a) und unauffälliges Strömungsprofil in diesem Gefäß im dritten Trimenon (b).

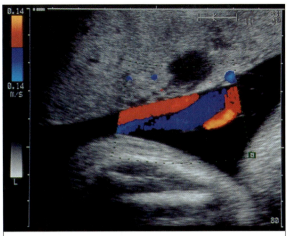

Abbildung 7-14 Farbdopplersonographische Darstellung der Nabelschnurgefäße (zwei Arterien und eine Vene).

gewiesen werden. Zur dopplersonographischen Messung ist es notwendig, daß das Blutflußprofil aus einem Abschnitt gewonnen wird, bei dem die Nabelschnur möglichst steil zum Ultraschallstrahl verläuft. Häufig kann bei entsprechend großem Meßfenster das Blutflußprofil der Nabelschnurarterie und der Nabelvene simultan im Vorwärts- und Rückwärtskanal dargestellt werden.

Für die Dopplermessung der *A. cerebri media* ist es notwendig, den fetalen Kopf in einem Horizontalschnitt einzustellen, wie er für die Messung des biparietalen und frontookzipitalen Kopfdurchmessers benutzt wird. Wenn nun der Schallkopf parallel zur Hirnbasis des Feten verschoben wird, kann im B-Bild das Sphenoid und mit Farbdoppler der Circulus arteriosus Willisii erkannt werden (s. Abb. 7-3).

Die A. cerebri media läuft dabei direkt auf den Schallkopf zu. Es ist darauf zu achten, daß eine zu starke Kompression des fetalen Kopfes durch den Transducer vermieden wird, da es hierdurch zu Veränderungen des Blutflußmusters kommen kann.

Schwieriger ist in der Regel die Untersuchung des *Ductus venosus*. Dieses Gefäß, das funktionell eine Kurzschlußverbindung zwischen der Umbilikalvene und der V. cava inferior unter Umgehung des Leberkreislaufs darstellt, kann in einem leicht schrägen Horizontalschnitt durch das fetale Abdomen oder (vor allem bei dorsoposteriorer Lage des Feten) in einem sagittalen Längsschnitt untersucht werden. Bei der Untersuchung im Querschnitt sollte zunächst die Umbilikalvene im intrahepatischen Verlauf dargestellt werden. Die Umbilikalvene steigt nach Eintritt in das fetale Abdomen zunächst steil nach kranial an, um dann bogenförmig in einen horizontalen und nach dorsal gerichteten Verlauf überzugehen. Nach Verschieben des Schallkopfs bis zum obersten Punkt der Umbilikalvene kann der Abgang des Ductus venosus nach dorsal und kranial dargestellt werden (Abb. 7-15). Die Identifikation des Ductus venosus erfolgt neben diesen topographischen Merkmalen anhand des deutlich geringeren Gefäßdurchmessers und farbdopplersonographisch anhand der erheblich schnelleren Blutströmung (häufig mit Aliasing-Phänomen) gegenüber der Umbilikalvene. Bei einer dorsoposterioren Lage des Feten gelingt die Darstellung des Ductus venosus im Längsschnitt meist einfacher als im Querschnitt.

DOKUMENTATION

Die Dokumentation des Untersuchungsergebnisses ist fester Bestandteil der Untersuchung.

Dabei wird auf einem *Schemabild* angegeben, welche *Gefäße* untersucht wurden und wie das *Untersuchungs-*

7 FETOMATERNALES GEFÄSSSYSTEM UND FETALE ECHOKARDIOGRAPHIE

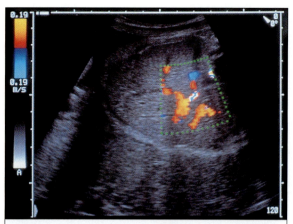

Abbildung 7-15 Farbdopplersonographische Darstellung der Lokalisation des Ductus venosus: In Verlängerung der intrahepatisch verlaufenden V. umbilicalis geht ein schmaleres Gefäß (Ductus venosus) mit höheren Blutflußgeschwindigkeiten (mit Aliasing-Phänomen) nach dorsal ab.

und/oder eine fetale Perfusionsstörung vorliegen. Diese Befunde werden vom Untersucher zusätzlich in einem *Freitextfeld* interpretiert und eine *Empfehlung zum weiteren Vorgehen* gegeben (z.B. „kombinierte utero- und fetoplazentare Perfusionsstörung mit Brain-sparing, akute Gefahr für den Feten – sofortige Kreißsaalüberwachung!" oder „uteroplazentare Perfusionsstörung mit tiefem Notch beidseits. Gestose ausschließen!").

ZUSAMMENFASSUNG

Die Gefäße des mütterlichen Genitalsystems und vor allem die Uterinarterien machen in der Schwangerschaft weitgehende adaptive Veränderungen durch, die für eine ausreichende Versorgung der uterofetoplazentaren Einheit von Bedeutung sind. Mit der Dopplersonographie mütterlicher Gefäße in der Schwangerschaft können Patientinnen identifiziert werden, die ein erhöhtes Risiko für die Entwicklung einer Präeklampsie im weiteren Schwangerschaftsverlauf aufweisen. Bei Nachweis einer fetalen Retardierung können mit der Dopplersonographie in Kombination mit weiteren Methoden der fetalen Überwachung (Kardiotokographie und biophysikalisches Profil) der Gefährdungszustand des Feten eingeschätzt und Maßnahmen wie engmaschigere Schwangerschaftsüberwachung, stationäre Beobachtung oder die Entbindung individuell geplant werden.

ergebnis (in Perzentilen der jeweiligen Schwangerschaftswoche) lautet (Abb. 7-16). Zusätzlich wird jede Dopplerkurve mit dem B-Bild als Duplexbild auf einem *Papierausdruck* dokumentiert.
Auf dem Untersuchungsbogen wird ferner angegeben, ob eine uteroplazentare und/oder eine fetoplazentare

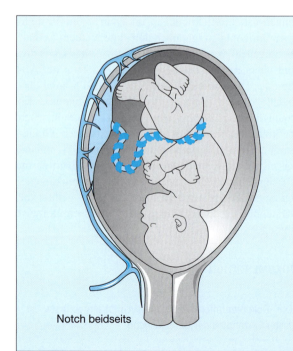

Abbildung 7-16 Dokumentation des dopplersonographischen Befunds: uteroplazentare Perfusionsstörung.

FRAGEN	
1. Welche Gefäße sollten bei der dopplersonographischen Untersuchung der fetomaternalen Einheit immer untersucht werden? a) A. umbilicalis b) A. renalis des Feten c) A. cerebri media des Feten d) A. uterina der Mutter 2. Wann ist die Dopplersonographie in der Schwangerschaft indiziert? a) Routinemäßig in jeder Schwangerschaft b) Bei Gestoseverdacht c) Bei fetaler Wachstumsretardierung d) Bei fetaler Infektion e) Bei junger Mutter (< 18 Jahre) 3. Welche Untersuchungsmethoden ergänzen die Aussagekraft der Dopplersonographie in der Schwangerschaft? a) Fetometrie	b) Kardiotokographie c) Amniozentese 4. Welche Parameter werden in der klinischen Routine an den Dopplersonogrammen ausgemessen? a) Dimensionslose Widerstandsindizes (z.B. Pulsatility-Index) b) Systolische Blutflußgeschwindigkeit im Gefäß c) Absolute Blutflußmenge im Gefäß d) Minimale diastolische Blutflußgeschwindigkeit 5. Welche dopplersonographischen Kriterien sprechen für eine akute fetale Gefährdung? a) „Brain-sparing-Phänomen" b) „Reverse-Flow" in der Nabelschnurarterie c) „Notch-Phänomen" der Uterinarterie d) Pulsationen des Nabelvenenflusses e) Grenzwertig erhöhter PI der Nabelarterie

RICHTIGE ANTWORTEN	
1. a + d 2. b + c 3. a + b	4. a 5. a, b + d

FETALE ECHOKARDIOGRAPHIE

I ALLGEMEINER TEIL

Die großen Fortschritte der Ultraschalltechnik ermöglichen einen enormen Zuwachs an Aussagekraft der fetalen Echokardiographie. Hochauflösende Realtime-Ultraschallgeräte erlauben die detaillierte Darstellung der fetalen Herzanatomie, während M-Mode-, Farbdoppler- und Spektraldopplermodus eine funktionelle Analyse des fetalen Herzens ermöglichen.

> Wichtigste Indikationen zum Einsatz der fetalen Echokardiographie sind der Nachweis bzw. der Ausschluß von angeborenen Herzfehlern. Angeborene Herzfehler sind mit einer Prävalenz von etwa 0,8% die häufigsten Fehlbildungen bei Neugeborenen überhaupt.

Knapp die Hälfte dieser Herzfehler sind so schwerwiegend, daß sie bei oder kurz nach der Entbindung symptomatisch werden können. Die pränatale Erkennung fetaler Herzfehler erlaubt es, die Entbindung des Kindes in einem Perinatalzentrum zu planen, in dem Geburtshelfer, Kinderkardiologen und Herzchirurgen das Neugeborene unmittelbar nach der Geburt stabilisieren, einer weiteren Diagnostik zuführen und ohne Verzögerungen behandeln können. Durch die Fortschritte in den operativen und kardiologisch interventionellen Therapien können heute die meisten angeborenen Herzfehler kurativ behandelt werden. In einigen Fällen ist allerdings auch nur eine palliative Therapie möglich.

Die pränatale Diagnose eines Herzfehlers erlaubt nicht nur die *bessere Planung der postpartalen Versorgung* des Kindes, sondern auch *intensive Gespräche mit den Eltern*, die auf die peri- und postnatal notwendigen Maßnahmen vorbereitet werden können. Der Nachweis eines fetalen Herzfehlers sollte ferner Anlaß zu einer intensiven Suche nach weiteren Fehlbildungen sowie Chromosomenaberrationen sein, welche die Prognose des Feten entscheidend beeinflussen können.

Ein weiteres Einsatzgebiet der fetalen Echokardiographie ist der Ausschluß bzw. Nachweis von *fetalen Herzrhythmusstörungen*. Hierbei kann, vor allem bei den tachykarden Rhythmusstörungen, bereits intrauterin eine Therapie mit über die Mutter verabreichten Antiarrhythmika erfolgen und eine Dekompensation der hämodynamischen Situation meist vermieden werden.

Die Darstellung aller Möglichkeiten der fetalen Echo-

7 FETOMATERNALES GEFÄSSSYSTEM UND FETALE ECHOKARDIOGRAPHIE

kardiographie und insbesondere die Beschreibung aller pränatal feststellbaren angeborenen Herzfehler würde den Umfang dieses Beitrags zur fetalen Echokardiographie bei weitem überschreiten. Deshalb soll im folgenden lediglich auf die essentiellen Schritte in der fetalen Echokardiographie, nämlich auf die Darstellung des Vierkammerblicks und des Abgangs der großen Arterien des fetalen Herzens im Realtime-Ultraschallbild und im Farbdopplermodus eingegangen werden.

ULTRASCHALLANATOMIE

Mehrere Punkte sollten bei der Beurteilung des fetalen Herzens im Vierkammerblick beachtet werden (Abb. 7-17 und 7-18a und b):

- *Orientierung des Herzens im fetalen Thorax:* Die Herzspitze zeigt zur linken Thoraxseite des Feten, und die Magenblase liegt unmittelbar kaudal der Herzspitze.
- *Lage des Herzens im fetalen Thorax:* Eine fiktive Linie im Thorax des Feten, die von der Wirbelsäule zum Sternum verläuft, zeigt, daß etwa zwei Drittel der Herzfläche in der linken und etwa ein Drittel in der rechten Thoraxhälfte liegen. Der linke Vorhof befindet sich vor der Aorta descendens, die wiederum etwas nach links versetzt zur Wirbelsäule verläuft. Der rechte Ventrikel liegt dorsal des Sternums.
- *Größe des Herzens:* Die Fläche des Herzens beträgt etwa ein Drittel der gesamten Thoraxfläche in dieser Schnittebene. Es ist zu beachten, daß Abweichungen von diesem Größenverhältnis nicht nur durch Herzvitien, sondern auch durch eine abnorme Größe des fetalen Thorax, etwa bei einer Lungenhypoplasie, oder bei ausgeprägtem Pleuraerguß auftreten können (Abb. 7-19).

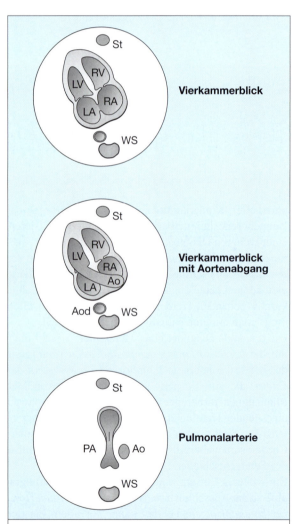

Abbildung 7-17 Schema zur Darstellung des Vierkammerblicks und des Abgangs der großen Arterien.
Ao = Aorta ascendens, Aod = Aorta descendens, LA = linker Vorhof, LV = linker Ventrikel, PA = Pulmonalarterienhauptstamm, RA = rechter Vorhof, RV = rechter Ventrikel, St = Sternum, WS = Wirbelsäule.

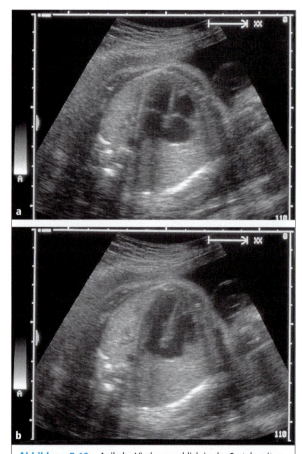

Abbildung 7-18 Apikaler Vierkammerblick in der Systole mit geschlossenen (a) und in der Diastole mit geöffneten AV-Klappen (b).

- *Ausschluß eines Pleura- oder Perikardergusses:* Eine physiologische Ansammlung von perikardialer Flüssigkeit kann zuweilen im Bereich der Herztaille in Form zweier kleiner Dreiecke nachgewiesen werden. Jede weitere Flüssigkeitsansammlung außerhalb des fetalen Herzmuskels weist auf einen pathologischen Befund hin (Abb. 7-20).
- *Frequenz, Rhythmik und Kontraktilität des Herzens* können entweder rein visuell beurteilt oder im M-Mode dokumentiert werden. Beide Herzkammern kontrahieren sich in der Regel gleichförmig, während sich das Ventrikelseptum kaum bewegt (Abb. 7-21a und b).
- *Größe von Ventrikeln und Vorhöfen:* Sowohl beide Ventrikel wie auch beide Vorhöfe sind beim Feten jeweils etwa gleich groß. Die Vorhöfe sind in der Vierkammerblickebene etwa halb so groß wie die Ventrikel. Der rechte Ventrikel kann an der vermehrten Trabekulierung im Bereich der Herzspitze identifiziert werden. Die Wände von linkem und rechtem Ventrikel weisen eine annähernd gleiche Dicke auf. Das Ventrikelseptum, das häufig nur von lateral ausreichend gut beurteilt werden kann, verdünnt sich keilförmig von der Herzspitze bis zur Pars membranacea unterhalb der Klappenebene (Abb. 7-22).
- *Atrioventrikuläre Verbindung:* Im Zentrum des Herzens treffen kreuzförmig Vorhof- und Ventrikelseptum, sowie die beiden AV-Klappen aufeinander. Im B-Bild kann die simultane Bewegung beider Klappen mit ihren zarten Segeln beobachtet werden. Auffällige Befunde der atrioventrikulären Verbindungen sind in den Abbildungen 7-19, 7-21a und b und 7-23a und b dargestellt.

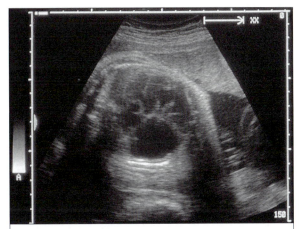

Abbildung 7-19 Deutlich vergrößertes Herz aufgrund einer Trikuspidalinsuffizienz. Der rechte Vorhof nimmt fast die gesamte rechte Thoraxhälfte ein.

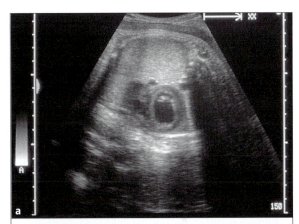

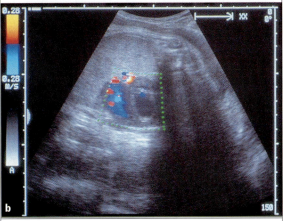

Abbildung 7-21 Hypodynamer linker Ventrikel bei Endokardfibroelastose.
a) B-Bild.
b) Farbdoppler: Die farbdopplersonographische Untersuchung zeigt, daß kein diastolischer Einstrom in den linken Ventrikel auftritt.

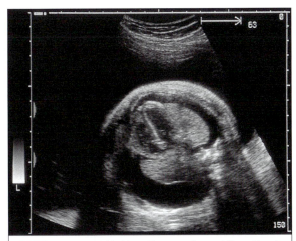

Abbildung 7-20 Beidseitiger Pleuraerguß ungeklärter Ursache bei sonoanatomisch unauffälligem fetalen Herzen (auf der Abbildung mit geöffneten AV-Klappen).

7 Fetomaternales Gefässsystem und fetale Echokardiographie

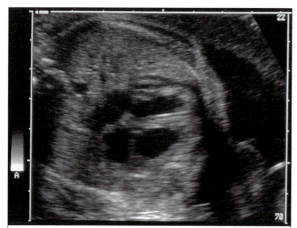

Abbildung 7-22 Vierkammerblick von lateral. Bei dieser Einstellung kann vor allem das Ventrikelseptum gut beurteilt werden.

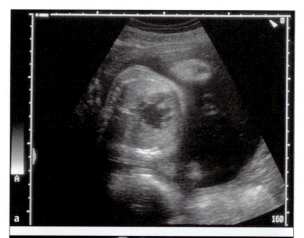

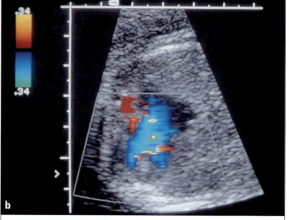

Abbildung 7-23 Gestörte atrioventrikuläre Verbindung (hier: atrioventrikulärer Septumdefekt): Im apikalen Vierkammerblick kann das Kreuz, das aus Vorhof- und Ventrikelseptum, sowie aus den AV-Klappen gebildet wird, nicht dargestellt werden (a). Farbdopplersonographisch zeigt sich bei diesem Herzfehler ein Y-förmiger Einstrom in die Ventrikel (b, Ansicht von dorsal).

Allgemeiner Untersuchungsgang

> Zur Untersuchung befindet sich die Patientin in einer leichten Links-Seitenlage, um ein Vena-cava-Syndrom zu vermeiden. Ein Farbdopplerultraschallgerät mit einem Sektorschallkopf mit einer Frequenz von 5 MHz ist für die Messungen am ehesten geeignet. Die Untersuchung sollte am wehenlosen Uterus erfolgen.

Es ist in einigen Fällen möglich, bereits ab der 14. Schwangerschaftswoche die wichtigsten Strukturen des fetalen Herzens sonographisch darzustellen; eine zuverlässige Diagnostik ist jedoch in der Regel erst ab der *18. Schwangerschaftswoche* durchführbar. Da sich in Einzelfällen relevante Herzfehler auch erst nach diesem Zeitpunkt klinisch manifestieren können, ist *bei Hochrisikofällen eine zweite Untersuchung in der 24.–28. Schwangerschaftswoche* sinnvoll.

Fast alle fetalen Herzfehler sind mit der *B-Bildsonographie* allein nachweisbar. Die Farbdopplersonographie ist vor allem dann von Bedeutung, wenn die oben beschriebenen anatomischen Strukturen des fetalen Herzens und insbesondere die abgehenden Arterien aufgrund der fetalen Lage oder aufgrund von mütterlicher Adipositas schwer einstellbar sind. Daneben liefert die Farbdopplersonographie bei nachgewiesenem Herzfehler wichtige Informationen über die Ausprägung von Klappenstenosen oder -insuffizienzen und intrakardialen Shunts und erlaubt somit eine bessere Prognoseeinschätzung.

▌ II Spezieller Teil

Indikation

Ein erhöhtes Risiko für das Auftreten eines fetalen Herzfehlers kann aus folgenden Konstellationen abgeleitet werden:

- anamnestische Risiken, wie die vorhergegangene Geburt eines Kindes mit einem Herzfehler
- Einwirkung exogener Noxen (Medikamente, Bestrahlung, Infektionen)
- bestimmte maternale Erkrankungen, wie Diabetes mellitus oder Phenylketonurie
- bereits erfolgter Nachweis von fetalen Auffälligkeiten im Ultraschall.

Vor allem der sonographische Verdacht auf einen auffälligen Vierkammerblick, eine nachgewiesene Chromosomenanomalie und ein nichtimmunologischer Hydrops fetalis gehen mit einem erhöhten Risiko für einen fetalen Herzfehler einher. Dagegen weisen nur etwa 9% aller Schwangerschaften, in denen ein fetaler Herzfehler nachgewiesen wurde, ein Risiko in der Anamnese auf. In Tabelle 7-3 sind die Hauptindikationen für die Durchführung der fetalen Echokardiographie und die relativen Risiken für den Nachweis eines fetalen Herzfehlers aufgeführt.

> Da die Mehrzahl der Lebendgeborenen mit einem Herzfehler eine unauffällige Familien- und Schwangerschaftsanamnese aufweisen, ist die Beurteilung des Vierkammerblicks, möglichst mit dem Abgang der großen Arterien, bei allen Ultraschalluntersuchungen, die dem Fehlbildungsausschluß beim Feten dienen, zu fordern.

WERTIGKEIT UND BESONDERHEITEN DER VERSCHIEDENEN METHODEN

Für die Untersuchung des fetalen Herzens steht aus dem großen Angebot der diagnostischen Möglichkeiten in der Erwachsenenkardiologie, wie Auskultation, EKG, Röntgenuntersuchungen, Echokardiographie, Herzkatheter etc., nur die *Echokardiographie* als praktikable Untersuchungsmethode zur Verfügung. Die Diagnose, die mit der Echokardiographie am fetalen Herzen gestellt wird, kann mit keiner anderen Methode präpartal nachgeprüft werden. Die Zuverlässigkeit der präpartalen Diagnose ist somit entscheidend von der *Qualität des Ultraschallgeräts* und noch mehr von der *Erfahrung des Untersuchers* abhängig, der mit den Besonderheiten der fetalen Echokardiographie intensiv vertraut sein muß.

Diese hohen Anforderungen an den Untersucher erklären zum Teil die Diskrepanz zwischen der Erkennbarkeit und dem tatsächlichen Nachweis fetaler Herzvitien. So werden derzeit nur etwa 10% aller angeborenen Herzfehler und nur etwa 20% der im Vierkammerblick diagnostizierbaren Herzfehler präpartal festgestellt.

> Mit der Darstellung des Vierkammerblicks alleine können zwischen 40 und 50% der fetalen Herzvitien nachgewiesen werden. Werden mit der *B-Bildsonographie* neben dem Vierkammerblick auch die Abgänge und der Verlauf der großen Arterien aus dem Herzen untersucht, so können etwa 70% aller Herzfehler, darunter nahezu alle schweren Vitien, diagnostiziert werden (Tab. 7-4).

Die Mehrzahl der fetalen Echokardiographien wird aufgrund einer familiären Belastung mit der vorausgegangenen Geburt eines Kindes mit angeborenem Herzfehler durchgeführt. Das Wiederholungsrisiko bei diesen Eltern ist zwar gegenüber dem Normalkollektiv erhöht, aber dennoch mit etwa 2% insgesamt niedrig. Die feta-

Tabelle 7-3 Indikationen zur fetalen Echokardiographie und relatives Risiko für den Nachweis eines fetalen Herzfehlers (nach Hofbeck et al., Gembruch et al.).

Indikationen zur fetalen Echokardiographie	Risiko für den Nachweis eines angeborenen Herzfehlers (%)
anamnestische Risiken	
• Herzfehler eines Geschwisterkindes oder eines Elternteils	1,4–2,1
• Diabetes mellitus der Mutter	3–4
• Einnahme teratogener Substanzen in der Frühschwangerschaft	1–3 (bei best. Substanzen, wie Lithium, auch höher)
weitere Indikationen:	
• Infektionen in der Frühschwangerschaft (besonders Röteln, Zytomegalie, Coxsackie) Einwirkung höherer Dosen ionisierender Strahlen Alkohol- und Drogenabusus mütterliche Kollagenosen	
Auffälligkeiten beim Feten	
• nichtimmunologischer Hydrops fetalis	22–33
• extrakardiale Fehlbildungen	11–23
• fetale Arrhythmien	3–7 (bei bradykarden Rhythmusstörungen auch höher)
• fetale Aneuploidie	35 bei Turner-Syndrom 50 bei Down-Syndrom 90–99 bei Edwards- und Pätau-Syndrom
• auffälliger Vierkammerblick bei der Vorsorgeuntersuchung	33

7 FETOMATERNALES GEFÄSSSYSTEM UND FETALE ECHOKARDIOGRAPHIE

Tabelle 7-4 Häufigere angeborene Herzfehler, die im Vierkammerblick mit Beurteilung des Abgangs der großen Arterien erkannt werden können. (Einige der dargestellten Situationen, wie Kardiomyopathie, Rhythmusstörungen, Herzinsuffizienz und kardiale Rhabdomyome treten teilweise erst sehr spät in der Schwangerschaft auf.)

Beurteilungskriterium des fetalen Herzens	nachweisbare Herzvitien des Feten (Auswahl)
Orientierung des Herzens	• Dextrokardie • Situs inversus
Lage des Herzens im fetalen Thorax	• Dextropositio bei Zwerchfellhernie • Ektopia cordis
Größe des Herzens	• Herzinsuffizienz • Kardiomyopathie • schwere Trikuspidaldysplasie • schwere Ebstein-Anomalie
Frequenz, Rhythmik und Kontraktilität des Herzens	• Endokardfibroelastose • Kardiomyopathie • Rhythmusstörungen
Größe von Ventrikeln und Vorhöfen zueinander	• Hypoplasie eines Ventrikels • singulärer Ventrikel • Aorten- und Pulmonalatresie • schwere Aortenstenose • schwere Pulmonalstenose mit intaktem Ventrikelseptum • Tumoren (Rhabdomyome) • totale Lungenvenenfehleinmündung • großer Ventrikelseptumdefekt
atrioventrikuläre Verbindungen	• atrioventrikulärer Septumdefekt • schwere Trikuspidaldysplasie • Mitral- und Trikuspidalatresie • schwere Ebstein-Anomalie
Abgang von Aorten- und Pulmonalisstamm aus den Ventrikeln (ventrikuloarterielle Verbindungen)	• Transposition der großen Arterien • Truncus arteriosus communis • Dextropositio aortae (z. B. bei Fallot-Tetralogie)

le Echokardiographie dient in diesen Fällen vor allem der Beruhigung der Eltern, die mit großen Ängsten zur Untersuchung kommen und danach wesentlich erleichtert dem weiteren Schwangerschaftsverlauf und der Geburt des Kindes entgegensehen können.

Falls bei der fetalen Echokardiographie ein Herzfehler festgestellt wird, sollten *weiterführende sonographische und zytogenetische Untersuchungen* veranlaßt werden, um ein syndromales Krankheitsbild erfassen und die Prognose entsprechend einstufen zu können.

> Zusätzliche extrakardiale Fehlbildungen werden bei etwa 30%, Chromosomenaberrationen bei 17–28% der Feten mit angeborenem Herzfehler festgestellt.

Beim Vergleich des Spektrums von pränatal gegenüber postnatal diagnostizierten Herzfehlern fällt auf, daß in der pränatalen Gruppe komplexe Vitien deutlich überwiegen. Dies läßt sich zum einen damit erklären, daß geringgradige Herzfehler, wie Ventrikelseptumdefekte, pränatal selten erkannt werden; zum anderen weisen Feten mit komplexen Herzfehlern eine erhöhte intrauterine Absterberate auf.

Durch die fetale Echokardiographie erkannte *Herzrhythmusstörungen* des Feten, die mit hoher Wahrscheinlichkeit zu einer fetalen Herzinsuffizienz führen, können bereits intrauterin medikamentös behandelt werden. Dies betrifft vor allem Feten mit tachykarden Rhythmusstörungen, wobei die Behandlung des Feten in der Regel transplazentar über die Mutter erfolgt.

Die *wichtigste Konsequenz* aus dem Nachweis eines fetalen Herzfehlers besteht in der Beratung der Eltern, der Planung des Ortes und des Zeitpunkts der Entbindung und in der interdisziplinären Besprechung des peripartalen Vorgehens. Von entscheidender Bedeutung ist hierbei die Zusammenarbeit von Geburtshelfern, Kinderkardiologen, Neonatologen und Herzchirurgen bereits vor der Geburt des Kindes.

Eine *letzte Konsequenz* der fetalen Echokardiographie ist der Schwangerschaftsabbruch bei komplexen und nicht zu korrigierenden Herzfehlern allein oder Herzfehlern, die mit schweren chromosomalen Auffälligkeiten oder weiteren schweren Fehlbildungen assoziiert sind.

Fehlerquellen

Einschränkungen in der Anwendbarkeit der fetalen Echokardiographie aufgrund einer erschwerten Darstellbarkeit des fetalen Herzens sind:
- ausgeprägte Adipositas oder narbige Veränderungen der Bauchdecke der Mutter
- Oligo- oder Polyhydramnion
- sehr frühes Schwangerschaftsstadium
- Bauchlage des Feten.

Nach der 18. Schwangerschaftswoche kann dennoch in etwa 95% der Fälle der Vierkammerblick dargestellt werden.

Zu den bei der Darstellung von Vierkammerblick und Abgang der Arterien *nicht erkennbaren Herzvitien* gehören:
- kleinere und hochsitzende Ventrikelseptumdefekte
- partielle Anomalien der Lungenveneneinmündungen
- Aortenbogenanomalien
- gering- bis mäßiggradige Obstruktionen oder Insuffizienzen der AV-Klappen und der Aorten- und Pulmonalklappe.

Es ist nicht möglich, bereits pränatal die Persistenz des Ductus Botalli oder das Vorhandensein eines Ostiumsecundum-Vorhofdefekts nach der Geburt vorherzusagen.

Falsch-positive Befunde sind in der Hand des erfahrenen Untersuchers selten.

Auf diese Einschränkungen der fetalen Echokardiographie und der Beurteilung des Vierkammerblicks zum Ausschluß von angeborenen Herzfehlern sollten alle Eltern, die eine fetale Echokardiographie durchführen lassen, hingewiesen werden.

Spezieller Untersuchungsgang

> Zentraler Punkt der fetalen Echokardiographie ist der *Vierkammerblick (VKB)*. Um den VKB des fetalen Herzens sonographisch zu erreichen, muß das fetale Abdomen bzw. der fetale Thorax im Querschnitt eingestellt werden.

Da die fetale Leber relativ groß ist, wird die Herzspitze in kraniale Richtung gedrängt, so daß das fetale Herz horizontal im Thorax zu liegen kommt. Durch eine Parallelverschiebung des Schallkopfs aus dem abdominothorakalen Querschnitt heraus kann der Vierkammerblick dargestellt werden. Es ist vorteilhaft, den Thorax so mit dem Schallkopf zu umfahren, daß die Wirbelsäule des Feten dorsal oder seitlich liegt. Bei dieser Einstellung kann das fetale Herz entweder von apikal oder von lateral beurteilt werden. Wegen des Schallschattens der Wirbelsäule ist die Beurteilung des fetalen Herzens von dorsal schwieriger.

Weitere und in der Regel diskretere Erscheinungen können im Vierkammerblick bei guten Ultraschallbedingungen beobachtet werden:
- Das septale Segel der Trikuspidalklappe inseriert etwas mehr apikalwärts als das der Mitralklappe.
- Im linken Vorhof können die Schwingungen des interatrialen Septums beobachtet werden
- Bisweilen ist die Einmündungsstelle einer oder mehrerer Lungenvenen in den linken Vorhof nachweisbar.

> Zur Darstellung des Abgangs der großen Arterien ist eine Kippung des Schallkopfs aus der Ebene des Vierkammerblicks heraus nach kranial notwendig (s. Abb. 7-17).

Dabei zeigt sich der „*Fünfkammerblick*", bei dem der im Zentrum des Herzens liegende Aortenabgang sichtbar wird und wie ein fünftes Kompartiment erscheint (Abb. 7-24). Die Klappenbewegungen der Aortenklappe sind aufgrund der Zartheit der Klappen im Ultraschallbild häufig nur schwer beurteilbar. Entscheidend bei dieser Einstellung ist der Nachweis des *kontinuierlichen Übergangs vom Ventrikelseptum zur rechten Aortenwand*, wodurch eine „reitende Aorta", wie sie bei der Fallot-Tetralogie auftreten kann, ausgeschlossen wird.

Der *Abgang* des *Truncus pulmonalis* liegt noch weiter an der vorderen Brustwand, so daß dieses Gefäß erst bei einer weiteren Kippung des Schallkopfs nach kranial sichtbar wird (s. Abb. 7-17 und 7-25).

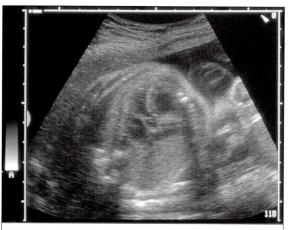

Abbildung 7-24 Unauffälliger Aortenabgang aus dem linken Ventrikel (sogenannter „Fünfkammerblick").

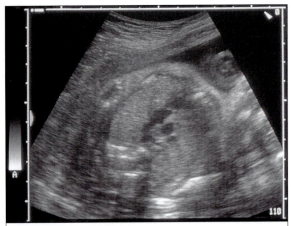

Abbildung 7-25 Unauffälliger Abgang des Truncus pulmonalis aus dem rechten Ventrikel.

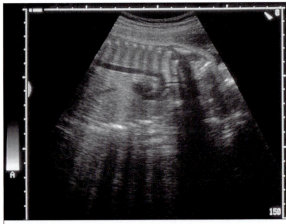

Abbildung 7-26 Der Aortenbogen im Längsschnitt mit dem Abgang von Halsgefäßen.

Aortenabgang und Pulmonalarterienstamm stehen senkrecht zueinander. Die Aorta wendet sich am Abgang aus dem linken Ventrikel zunächst nach kranial und lateral in Richtung der rechten fetalen Schulter, bevor sie in den Aortenbogen übergeht, der annähernd parallel zur Pulmonalarterie nach dorsal in sagittaler Richtung verläuft.

Abweichend zu dieser Untersuchung des fetalen Herzens im Querschnitt kann die Aorta fetalis manchmal besser im Längsschnitt untersucht werden, in dem der Verlauf des Gefäßes vom Abgang aus dem linken Ventrikel über den Aortenbogen bis zur Aorta descendens in einem Schnitt dargestellt werden kann (Abb. 7-26).

DOKUMENTATION

Die Dokumentation des Untersuchungsergebnisses ist fester Bestandteil der Untersuchung. Dabei wird auf einem *Schemabild* angegeben, welche *anatomischen Strukturen des Herzens* dargestellt werden konnten und ob sich *Abweichungen zum Normalbefund* ergeben. Diese Abweichungen werden farbig auf dem Schemabild eingezeichnet (Abb. 7-27).

Die erhobenen Befunde werden vom Untersucher zusätzlich in einem *Freitextfeld* interpretiert und eine *Empfehlung zum weiteren Vorgehen* gegeben (z.B. „unauffälliger Befund bei guter Übersicht. Keine weiteren Untersuchungen" oder „Ventrikelseptumdefekt von 2 mm Größe im muskulären, herzspitzennahen Abschnitt mit Rechts-zu-Links-Shunt. Karyotypisierung und kinderkardiologisches Konsil durchführen").

ZUSAMMENFASSUNG

Die fetale Echokardiographie ist eine Methode, mit der fast alle schwerwiegenden angeborenen Herzfehler ab der 18. Schwangerschaftswoche erkannt werden können. Die fetale Echokardiographie erlaubt die bessere Planung des vorgeburtlichen und perinatalen Managements bei angeborenen Herzfehlern, die ausgiebige Beratung der Eltern, Ausschluß weiterer Fehlbildungen und Wahl von Ort und Zeitpunkt der Entbindung. Bei positiver Familienanamnese können durch den pränatalen Ausschluß eines fetalen Herzfehlers Ängste bei den Eltern abgebaut werden.

LITERATUR

Alfirevic Z, Neilson JP: Doppler ultrasound in high-risk pregnancies: Systematic review with meta-analysis. Am J Obstet Gynecol 172 (1995) 1379–1387.

Beinder E, Voigt HJ, Hofbeck M: Screening auf fetale Herzfehler im Vierkammerblick mit Beurteilung der großen Arterien: Möglichkeiten und Grenzen. Z Geburtshilfe Perinatol 197 (1993) 165–171.

Gembruch U, Diedrich K (Red.): Fetale Echokardiographie. Gynäkologe 3 (1997).

Harrington K, Campbell S: A Colour Atlas of Doppler Ultrasonography in Obstetrics. Arnold, London 1995.

Hofbeck M, Schneider A, Singer H, Wild F, Beinder E, Voigt HJ: Indikation und Stellenwert der fetalen Echokardiographie. Paediatr Praxis 46 (1993) 37–50.

Maulik D: Doppler Ultrasound in Obstetrics and Gynecology. Springer, Berlin–Heidelberg–New York 1997.

Vetter K, Gonser M, Gasiorek-Wiens A: Dopplersonographie in der Schwangerschaft. In: Sohn C, Holzgreve W (Hrsg.): Ultraschall in Gynäkologie und Geburtshilfe. Thieme, Stuttgart–New York 1995.

Voigt HJ: Diagnostische und klinische Wertigkeit der Doppler-Sonographie in der Geburtshilfe. Habilitationsschrift, Erlangen 1991.

FETALE ECHOKARDIOGRAPHIE

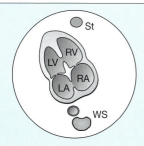

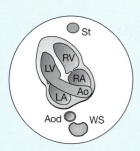

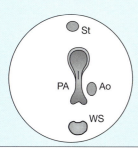

Untersuchungsbefund:

Vierkammerblick darstellbar:	Ventrikelseptumdefekt 2 mm
Orientierung:	Laevokardie
Lage:	unauffällig
Größe:	unauffällig
Pleuraperikarderguß:	nein
Frequenz, Rhythmik und Kontraktilität des Herzens:	unauffällig
Größe von Ventrikeln und Vorhöfen:	unauffällig
atrioventrikuläre Verbindungen:	unauffällig

Eindruck: kleiner Ventrikelseptumdefekt im muskulären Anteil

Procedere: Amniozentese zum Ausschluß einer Chromosomenstörung; kinderkardiologisches Konsil

Abbildung 7-27 Dokumentation des echokardiographischen Befunds: Ventrikelseptumdefekt.

FRAGEN

1. Welche Fläche nimmt das fetale Herz im Vierkammerblick im fetalen Thorax ein?
   a) Etwa 20%
   b) Etwa 33%
   c) Etwa 45%
2. Welche apparativen Voraussetzungen sollten für die fetale Echokardiographie erfüllt sein?
   a) Farbdopplereinrichtung
   b) M-Mode
   c) Spektralanalyse des Dopplersignals
3. Wichtige Indikationen zur fetalen Echokardiographie sind:
   a) Hydrops fetalis
   b) Fetale Chromosomenaberration
   c) Zwillinge
   d) Mutter mit angeborenem Herzfehler
4. Die Häufigkeit fetaler Herzfehler beträgt:
   a) Etwa 0,1%
   b) Etwa 0,8%
   c) Etwa 2%
5. Welche Herzfehler können im Vierkammerblick einfach dargestellt werden?
   a) Partielle Lungenvenenfehleinmündung
   b) Linksherzhypoplasie
   c) Fallot-Tetralogie
   d) AV-Kanal

RICHTIGE ANTWORTEN

1. b
2. a, b + c
3. a, b + d
4. b
5. b + d

PENILE GEFÄSSE

JÖRN H. HAGEMANN UND CHRISTIAN G. STIEF

INHALT

I Allgemeiner Teil	169
Ultraschallanatomie	169
Allgemeiner Untersuchungsgang	170
II Spezieller Teil	172
1 Arterielle Perfusionsstörungen	172
Indikation	172
Pathophysiologische Grundlagen	172
Wertigkeit und Besonderheiten der verschiedenen Methoden	175
Fehlerquellen	176
Spezieller Untersuchungsgang	176
Dokumentation	176
Zusammenfassung	178
Fragen	178
2 Venöse Abflußstörung	179
Indikation	179
Pathophysiologische Grundlagen	179
Wertigkeit und Besonderheiten der verschiedenen Methoden	179
Fehlerquellen	180
Spezieller Untersuchungsgang	180
Dokumentation	181
Zusammenfassung	181
Fragen	182

I ALLGEMEINER TEIL

Das Krankheitsbild der erektilen Dysfunktion zeigt zwischen der 4. und der 7. Lebensdekade eine besonders *hohe Prävalenz*; bis zu 52% der Männer dieser Altersgruppe leiden an Erektionsstörungen. Die Zahl der Patienten, die in der Bundesrepublik Deutschland (alte Bundesländer) wegen ihrer Erektionsproblematik ärztliche Hilfe in Anspruch nehmen, beträgt etwa eine halbe Million im Jahr. Für den einzelnen Betroffenen kann der Verlust der spontanen Erektionsfähigkeit zu einer schwerwiegenden Erschütterung des physischen, emotionalen und sozialen Selbstbewußtseins sowie zu einer deutlichen Beeinträchtigung der Lebensqualität führen.

Solange die physiologischen und pathophysiologischen Zusammenhänge weitgehend ungeklärt waren, wurde bis in die 80er Jahre eine psychogene Verursachung bei über 90% der Patienten angenommen. Moderne Untersuchungsverfahren, allen voran die sonographische Diagnostik, konnten jedoch relevante organische Störungen bei 50–80% der Patienten als Ursache einer erektilen Dysfunktion ausmachen, wobei sich ein alterskorreliertes Auftreten der organogenen erektilen Dysfunktion nachweisen ließ. So überwiegen in der *Altersgruppe bis 35 Jahre* Patienten mit psychogenen Ursachen, wohingegen bei 85% der *über 50jährigen Patienten* eine erektile Dysfunktion ursächlich auf organische Störungen zurückzuführen ist.

Die Abklärung von Erektionsstörungen erfolgt im Rahmen einer *gestuften Diagnostik*.

Zunächst ermöglichen innerhalb der *Basisdiagnostik* die Anamneseerhebung, die klinische Untersuchung und Laborbefunde das Erkennen bzw. den Ausschluß von bisher unbekannt gebliebenen körperlichen oder psychischen Erkrankungen und Risikofaktoren, die zu einer Erektionsstörung prädisponieren können.

Anschließend erfolgt die *apparative funktionelle Beurteilung* der kavernösen glatten Muskulatur, der penilen Perfusionsverhältnisse sowie der nervalen Versorgung mittels dopplersonographischer und neurophysiologischer Verfahren. Zur Abklärung bestimmter Fragestellungen, wie z.B. einer möglichen chirurgischen Therapie, werden anschließend invasive und aufwendige, zumeist radiologische Untersuchungen (z.B. Cavernosometrie/-graphie oder Phalloarteriographie) durchgeführt.

ULTRASCHALLANATOMIE

Die primäre Blutversorgung der Corpora cavernosa erfolgt aus den profunden Penisarterien, während das Corpus spongiosum und die Glans vorwiegend von der A. bulbi und von Ästen der Aa. dorsales penis versorgt werden. Im weiteren wird die für die Doppler- und Duplexsonographie relevante penile Gefäßanatomie dargestellt.

Die Aa. profundae penis gelangen im Bereich der Vereinigung der Crura penis in das Corpus cavernosum und kommen proximal zunächst septumnah zur Darstellung (Abb. 8-1). Im mittleren und distalen Penisabschnitt sind sie dagegen zentral lokalisiert. In ihrem Verlauf geben sie zahlreiche Aa. helicinae ab, die unter Umgehung der kavernösen Räume die trabekuläre glatte Muskulatur und die kavernösen Sinusoide versorgen. Diese Arterien sind im B-Bild nicht sichtbar, können jedoch im Rahmen der Erektion aufgrund des erhöhten Bluteinstroms farbkodiert dargestellt werden.

Nicht selten läßt sich eine doppelt angelegte A. profunda penis finden, und bei über 35% duplexsonographisch untersuchter Patienten sind suffiziente interkavernöse Anastomosen nachweisbar. Gelegentlich finden sich dopplersonographisch nachweisbare, jedoch klinisch asymptomatische Hypoplasien der oberflächlichen und tiefen Penisarterien.

ALLGEMEINER UNTERSUCHUNGSGANG

> Für eine funktionelle Beurteilung der penilen Perfusionsverhältnisse sind Messungen zum Zeitpunkt des maximalen arteriellen Einstroms während der Tumeszenzphase der Erektion am aussagekräftigsten (Abb. 8-2). Dieses gilt sowohl für die CW- als auch für die Duplexsonographie. Daher werden grundsätzlich alle Dopplerverfahren in Kombination mit einer entsprechenden Pharmakostimulation durchgeführt.

Am häufigsten erfolgt die Applikation von 5 µg Prostaglandin E_1 (PGE_1), selten die Anwendung eines Papaverin-Phentolamin-Gemisches (0,2 ml, darin gelöst: 15 mg Papaverin + 0,5 mg/ml Phentolamin) oder die Gabe von 1 mg Linsidomin.

Zur Steigerung der Muskelrelaxation werden nicht selten aus den Einzelsubstanzen bestehende Triple-Drug-Mixturen appliziert. Zusätzlich erfolgt meist auch eine signifikant stärkere Dosierung in der Annahme einer effektiveren Gefäßrelaxation. Von diesem Vorgehen sollte aus unserer Sicht *abgeraten werden*, da selbst bei Patienten mit erektiler Dysfunktion schon mit einer Dosis von 5 µg PGE_1 maximal ausgeprägte Erektionen erzielt werden können. Weiterhin treten bei höherer Dosierung auch vermehrt Nebenwirkungen auf.

> Der Patient muß schriftlich im Vorfeld der Untersuchung hinsichtlich möglicher Komplikationen aufgeklärt werden, die nach der Applikation der vasoaktiven Substanzen auftreten können.

Am bedeutendsten ist das Auftreten einer prolongierten Erektion.
Weiterhin sollten folgende möglichen Komplikationen angesprochen werden:

- Hämatomentstehung
- Infektion
- Auftreten intrapeniler Schmerzen
- Verletzung der Harnröhre

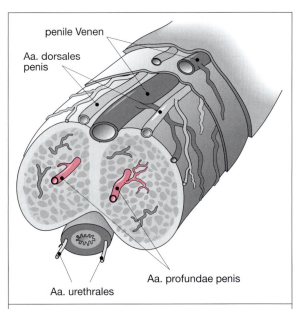

Abbildung 8-1 Schema des proximalen menschlichen Penis im Schnittbild: Die Ableitung der relevanten Dopplerspektren erfolgt von den profunden Penisarterien, die dopplersonographische Darstellung der dorsalen Penisarterien hat nur sekundäre Bedeutung. Die sonographische Untersuchung der Aa. urethrales und der penilen Venen ergibt keine zusätzliche Information und wird daher nicht durchgeführt.

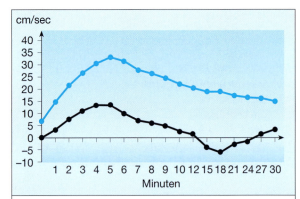

Abbildung 8-2 Normalbefund: Zeitlicher Verlauf des systolischen (blaue Kurve) und des diastolischen Blutflusses (schwarze Kurve) während der Erektion nach Pharmakoinjektion von 5 µg PGE_1 (s. Abb. 8-10 und 8-15). Es kommt zum raschen Anstieg des systolischen Flows auf 33 cm/sec; im weiteren Zeitverlauf sinkt dieser Wert bei zunehmendem intrakavernösen Druck. Zum Zeitpunkt der rigiden Erektion nimmt der intrakavernöse Druck seinen maximalen Wert an und führt so zum diastolischen Rückwärtsfluß (diastolischer Flow erreicht seinen höchsten negativen Wert).

- Schwellkörperfibrose mit möglicher Entwicklung einer terminalen erektilen Dysfunktion (sehr selten)
- systemische Nebenwirkungen wie ausgeprägte Kreislaufreaktionen (äußerst selten).

Auch sollte gegebenenfalls die Nichtzulassung des Medikaments erwähnt werden.

Spätfolgen eines Priapismus können durch frühzeitige Gegenmaßnahmen vermieden werden. Der Patient ist daher auf die Erforderlichkeit einer Therapie hinzuweisen, sollte die Erektion länger als drei Stunden anhalten; eine engmaschige Nachkontrolle ist gegebenenfalls erforderlich.

Die *Injektion des Medikaments* erfolgt im seitlichen proximalen Drittel des Penisschafts. Hierzu wird der Penis zunächst gestreckt. Nach Hautdesinfektion wird dann ein Corpus cavernosum mit einer Insulinnadel in voller Länge von dorsolateral punktiert und das Medikament injiziert (Abb. 8-3). Hierbei ist darauf zu achten, daß sich die Nadelspitze sicher im Schwellkörpergewebe und nicht im subkutanen Gewebe oder in der Urethra befindet. Wegen der anatomischen Verbindungen der Corpora cavernosa genügt die Injektion in eine Seite. Zur verbesserten Verteilung des Pharmakons sollte nach der Injektion die Injektionsstelle durch den Patienten komprimiert und der Penis unter leichter Kompression an der Penisbasis durch den Patienten kurz massiert werden.

Für die *Dopplersuchung* bietet sich die Untersuchung mit einem bidirektionalen Gerät an, mit dem einerseits Aussagen hinsichtlich der Blutflußrichtung erhoben werden können und andererseits die Flußrichtung semiquantitativ mittels eines Papierschreibers registriert werden kann.

Die *Duplexmessung* der penilen Arterien sollte grundsätzlich mit einem hochfrequenten Linear-Array-Schallkopf mit Beam-Steering-Verfahren oder keilförmiger Wasservorlaufstrecke erfolgen, wobei die Sendefrequenz des Schallkopfs bei mindestens 7,0 MHz liegen muß. Neuere Duplexgeräte mit Farbkodierungsoption verfügen über einen sogenannten Angio-Mode, mit dem sich zur Abklärung schwerer Minderperfusionen sogar minimalste Flußgeschwindigkeiten darstellen lassen. Für die Dokumentation sollten eine Videoaufzeichnungsmöglichkeit, eine digitale Datensicherung sowie Farbdruckoptionen zur Verfügung stehen.

Die Pharmakostimulation und die sich anschließende sonographische Untersuchung stellen für die zu untersuchenden Patienten in der Regel eine psychisch belastende Prozedur dar. Daher sollte der Untersuchungsablauf in einer weitestgehend ungestörten Atmosphäre unter Beachtung der für den Patienten belastenden Situation durchgeführt werden. Hinzu kommt, daß Aufregung und Streß seitens des Patienten in einer Erhöhung des Sympathikotonus münden, was eine Kontraktion der glatten kavernösen Schwellkörpermuskulatur nach sich zieht. Über eine konsekutive Drosselung des arteriellen Einstroms kann diese Kontraktion trotz gegebenenfalls normaler Perfusionsverhältnisse in falsch-pathologischen Dopplerbefunden münden. Um diesem entgegenzuwirken, sollte die Aufmerksamkeit des Patienten auf den Ultraschallbildschirm gerichtet werden; auch bei der CW-Dopplersonographie ist die Erklärung des Untersuchungsablaufs ein sehr gutes Vorgehen zur Beruhigung. In der Literatur wird zusätzlich der Einsatz von gedanklicher, manueller oder audiovisueller erotischer Stimulation als zusätzlich relaxationsfördernd und verstärkend auf die erektile Funktion beschrieben. In eigenen Untersuchungen führten jedoch zusätzliche audiovisuelle Stimulationen bei einigen Patienten zu unterschiedlichen Reaktionen und nachfolgend abweichenden Meßergebnissen. Daher ist aus unserer Sicht von der zusätzlichen erotischen Stimulation Abstand zu nehmen.

Nach Auftragen von Kontaktgel für eine optimale Impulsleitung beginnt die *Dopplersuchung* der vier penilen Hauptarterien (Aa. profundae et dorsales penis) im proximalen Drittel des Penisschafts. Die profunden Penisarterien werden am zweckmäßigsten aufgesucht, indem die Dopplersonde im Bereich des lateralen Penisschafts in einem 45°-Winkel zur Haut aufgesetzt und mit einer Schwenkbewegung nach ventral geführt wird (Abb. 8-4). Um das Aufzeichnen schwächerer Randströmungen zu vermeiden, sollte der Konus des Ultraschalls durch feine Bewegungen der Dopplersonde direkt in das Zentrum des Gefäßlumens gerichtet werden. Eine optimale Fokussierung kann durch Auftragen einer größeren Menge Kontaktgels erreicht werden, so daß die Dopplersonde während der Ableitung einige Millimeter über der Haut geführt wird. Im Anschluß der Untersuchung der profunden Arterien erfolgt entsprechend die Dopplersuchung der Aa. dorsales penis (Abb. 8-5).

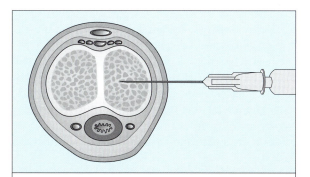

Abbildung 8-3 Intrakavernöse Injektionstechnik. Der kavernöse Schwellkörper wird in 3-Uhr-Position (bzw. in 9-Uhr-Position) 90° zur Oberfläche punktiert und der Vasodilatator injiziert.

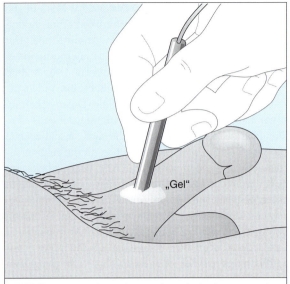

Abbildung 8-4 Haltung der Dopplersonde in der CW-Dopplersonographie der rechten profunden Penisarterie.

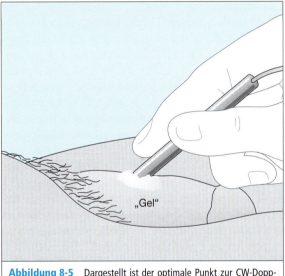

Abbildung 8-5 Dargestellt ist der optimale Punkt zur CW-Dopplersonographie der rechten dorsalen Penisarterie.

Ebenso wie die CW-Dopplersuntersuchung werden auch die *Duplexverfahren* am bequem liegenden Patienten durchgeführt; der Untersucher sitzt seitlich vom Patienten. Der Penis kann dabei dorsal positioniert in normaler Ruhelage oder auf der Bauchhaut liegend von ventral untersucht werden, wobei physiologischerweise bei beginnender Erektion die ventrale Untersuchung am sinnvollsten ist. Bei lateraler Schallkopfhaltung können die tiefen Penisarterien gleichzeitig parallel dargestellt werden. Wenn während der Tumeszenzphase die systolischen Flußwerte eine Konstanz aufweisen, sollte dieser Moment genutzt werden, um die penilen Arterien im Quer- und Längsschnitt darzustellen und auf Gefäßverlaufsvariationen, Gefäßabbrüche und Schwankungen im Gefäßkaliber hin zu untersuchen.

II SPEZIELLER TEIL

1 ARTERIELLE PERFUSIONSSTÖRUNGEN

INDIKATION

Die Sonographie der penilen Arterien stellt einen wesentlichen Bestandteil in der *Diagnostik der erektilen Dysfunktion* dar. Nur mit Hilfe dieser Untersuchung lassen sich schlüssige Aussagen über den funktionellen Zustand der penilen Perfusion erheben. Daher ist grundsätzlich bei jedem Patienten, der aufgrund einer Erektionsstörung vorstellig wird, die Doppler- bzw. Duplexsonographie der Penisarterien anzustreben.

Hinsichtlich der Therapie von Erektionsstörungen wird bei Patienten, die positiv auf die Pharmakostimulation reagieren, häufig die Schwellkörperautoinjektionstherapie (SKAT) angewandt. Innerhalb der *therapeutischen Verlaufskontrolle* dieser Therapieform werden dopplersonographische Verfahren nur dann eingesetzt, wenn der anfänglich gute Therapieerfolg ausbleibt und eine Progredienz der Grunderkrankung zu vermuten ist. Eine weitere Indikation ist *nach chirurgischer Revaskularisation* gegeben, die bei einigen Patienten eine Verbesserung der Symptomatik verspricht. Mit der farbkodierten Duplexsonographie läßt sich die postoperative Perfusionssituation sowie die Durchgängigkeit der anastomosierten Gefäße überprüfen.

PATHOPHYSIOLOGISCHE GRUNDLAGEN

Im folgenden wird zunächst der physiologische Ablauf der Erektion dargestellt; anschließend werden die pathophysiologischen Grundlagen beschrieben.

Die penile Erektion ist ein komplexes Phänomen, das ein koordiniertes Zusammenspiel von arteriellem, venösem, sinusoidalem und nervalem System voraussetzt. Hinsichtlich der hier darzustellenden arteriellen Komponente ist für den physiologischen Ablauf einer Erektion die suffiziente Perfusion der entscheidenste Faktor.

Der Ablauf einer Erektion läßt sich funktionell betrachtet in sechs Abschnitte (E0–E5) unterteilen:

- *Flakzider Zustand E0:* Die glatte Muskulatur der Gefäße und penilen Schwellkörper ist kontrahiert und setzt dem einströmenden Blutstrom einen hohen Widerstand entgegen; es besteht ein nur geringer, vornehmlich nutritiver arterieller und venöser Blutfluß (Abb. 8-6).

- *Latente Phase E1:* Die Stimulation der parasympathischen Anteile der Nn. cavernosi bedingt eine Relaxation glatter kavernöser Muskelzellen sowie der glatten Muskulatur der penilen Arterien. Aufgrund der gesunkenen sinusoidalen Spannung sowie der reduzierten Gefäßspannung fällt der intrakavernöse Widerstand auf sein Minimum. Es kommt zu einer maximalen Dilatation des gesamten penilen arteriellen Gefäßsystems mit konsekutiv systolisch als auch diastolisch erhöhtem Bluteinstrom um das 60- bis 80fache in die erweiterten sinusoidalen Räume.
- *Mäßige Tumeszenz E2:* Simultan erfolgt ein ansteigender Blutfluß in der A. pudenda interna, was eine mäßige Tumeszenz zur Folge hat. Im dopplersonographischen Befund zeigt sich einerseits eine deutliche Zunahme des systolischen Peakflows, zum anderen ein positiver diastolischer Flußwert (Abb. 8-7). Der intrakavernöse Druck bleibt in dieser Phase konstant, und es kommt zu einer Elongation des Penis.
- *Volle Tumeszenz E3:* Der jetzt erhöhte intrakavernöse Druck bewirkt eine Elongation und Expansion der Corpora cavernosa. In dieser Erektionsphase erreichen die sonographisch meßbaren Flußgeschwindigkeiten sowohl in der systolischen als auch in der diastolischen Phase ihr Maximum. Das intrakavernös

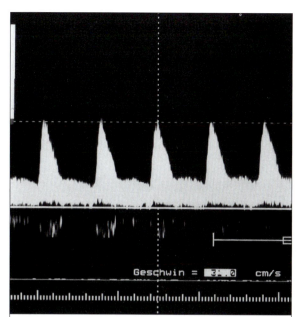

Abbildung 8-7 Dopplerspektrum (Duplexsonographie) der profunden Penisarterie zum Zeitpunkt der Tumeszenz nach Injektion von 5 μg PGE₁. Der systolische Fluß hat bei dem untersuchten normalpotenten Probanden mit 31 cm/sec seinen Maximalwert erreicht. Aufgrund der relaxationsbedingten Senkung des intrakavernösen Drucks weist der diastolische Flow eine kontinuierlich positive Flußgeschwindigkeit von 10 cm/sec auf.

stetig zunehmende Blutvolumen führt zu einer Kompression der subtunikalen Venenplexus mit nachfolgend reduziertem venösem Ausstrom (Abb. 8-8).

- *Rigiditätsphase E4:* Der intrakavernöse Druck erreicht 80–90% des systolischen Blutdrucks bei ansteigendem Druck in der A. pudenda interna. Im Vergleich zur Tumeszenzphase resultiert eine reduzierte arterielle Flußrate in den Penis. Aufgrund des steigenden intrakavernösen Drucks beginnt sich der diastolische Flow abzuschwächen (Abb. 8-9) und nimmt schließlich einen negativen Wert an, den sogenannten diastolischen Rückwärtsfluß oder diastolischen Dip, wenn der intrakavernöse Druck den systolischen Blutdruck überschreitet.
- *Vollständige Rigidität E5:* Die Tunica albuginea erfährt jetzt ihre maximale Ausdehnung unter Abscherung der Vv. emissariae und dadurch konsekutiv weiter reduziertem venösem Abfluß. Bei zusätzlicher Kontraktion der Mm. ischiocavernosi kann der intrakavernöse Druck bei bis zu mehreren 100 mmHg liegen. Es ist nahezu kein Blutfluß in der A. pudenda interna nachweisbar, und der arterielle Einstrom ist auf sein Minimum gesunken.
- *Detumeszenzphase:* Sie kennzeichnet das Ende der Erektion, bei der es durch Kontraktion der glatten

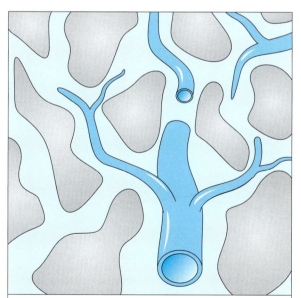

Abbildung 8-6 In der flakziden Phase (E0) ist die glatte Muskulatur der Corpora cavernosa und der penilen Arterien maximal kontrahiert, während der Blutausstrom aus den Schwellkörpern über die subtunikalen Venenplexus ungehindert erfolgt.

8 PENILE GEFÄSSE

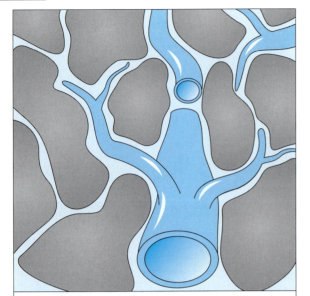

Abbildung 8-8 Während der Erektion erfolgt die Relaxation der kavernösen Muskulatur und der penilen Arterien: Die Folge ist eine massive Steigerung des Bluteinstroms in den Penis. Die Zunahme des intrakavernösen Drucks führt schließlich zum Verschluß der subtunikalen Venenplexus und damit zum reduzierten venösen Abstrom.

Arteriell bedingte Erektionsstörungen können als empfindlicher Indikator insbesondere in der Frühsymptomatik einer beginnenden generalisierten *Atherosklerose* gewertet werden. Ähnlich wie bei der Angina pectoris führen degenerative Prozesse der Gefäße zu einer funktionell unzureichenden Durchblutung, wobei der Alterungsprozeß ab dem 20. Lebensjahr nachweisbar sein kann (Abb. 8-10). Die aufgrund atherosklerotischer Vorgänge einsetzende Symptomatik der erektilen Dysfunktion beginnt allmählich mit verzögert einsetzenden und sich zunehmend abschwächenden Tumeszenzphasen. Schließlich kommt es zu einem zunehmenden Rigiditätsverlust bis hin zum vollständigen Sistieren der Erektionen. Insgesamt zeigt sich bei atherosklerotisch begründeter erektiler Dysfunktion eine Korrelation zwischen dem Grad der Athero-/Arteriolosklerose und der Ausprägung der Erektionsstörung. Bestimmte *Risikofaktoren* bedingen eine deutliche Progredienz dieses Krankheitsbilds, wobei das gleichzeitige Vorliegen von zwei oder mehr Risikofaktoren zu einem Multiplikatoreffekt führt. Hierbei sind vor allem Nikotinkonsum, Fettstoffwechselstörungen und das Vorliegen eines Diabetes mellitus zu nennen. So berichtet jeder zweite Diabetiker über das Auftreten einer erektilen Dysfunktion im Rahmen seiner Erkrankung.

Da der adäquate arterielle Einstrom für die Durchblutung des Penis unmittelbar abhängig ist von der Durchblutung der A. iliaca interna, können aufgrund des reduzierten arteriellen Inflows im Rahmen eines iliakalen Verschlußsyndroms zusätzlich zu der peripheren arteriellen Verschlußkrankheit Erektionsstörungen auftreten, wobei diese der peripheren arteriellen Insuffizienz zeitlich sogar vorgeschaltet sein können.

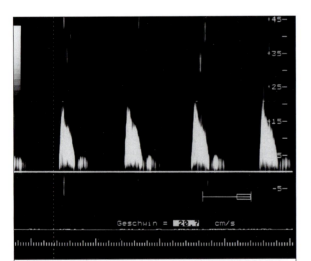

Abbildung 8-9 Bei beginnender Rigidität ist aufgrund des angestiegenen intrakavernösen Drucks sowohl ein Rückgang des systolischen Flows (jetzt 20,7 cm/sec) als auch eine Verringerung des diastolischen Flusses nachweisbar (s. Abb. 8-7).

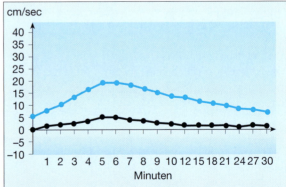

Abbildung 8-10 Arterielle Minderperfusion: Bei schwerer arterieller Minderperfusion kommt es nur zu einem insuffizienten systolischen Fluß (blaue Kurve). Ein für eine vollständige Erektion notwendiger intrakavernöser Druck wird nicht erreicht, und der diastolische Fluß (schwarze Kurve) sistiert infolgedessen im positiven Bereich (s. Abb. 8-2).

Gefäß- und Schwellkörpermuskulatur zu einer Reduktion des arteriellen Einstroms und zu einer massiven Zunahme des venösen Abstroms kommt. Eine rasche intrakavernöse Druck- und Volumenreduktion ist die Folge.

Spezieller Teil

> Inzidentiell gilt dabei, daß aufgrund einer verminderten arteriellen Perfusion bei 8% der Aortenaneurysmen und bei bis zu 80% der aortoiliakalen Stenosen und Verschlüsse mit einer konsekutiven erektilen Dysfunktion zu rechnen ist.

Zusätzlich kann eine arterielle Minderperfusion durch Hypo- oder Aplasien einzelner Penisgefäße bedingt sein. Aufgrund der häufigen Variationen der penilen Gefäße jedoch ist es nicht selten schwierig bis unmöglich, mit den dopplersonographischen Verfahren eine Korrelation zwischen einer kongenitalen Gefäßdys- oder -aplasie und dem aktuell vorliegenden Beschwerdebild zu treffen.

Wertigkeit und Besonderheiten der verschiedenen Methoden

In der bildgebenden funktionellen Diagnostik der erektilen Dysfunktion hat sich heutzutage hinsichtlich der Abklärung einer möglichen arteriellen Insuffizienz die *farbkodierte Duplexsonographie* als Goldstandard durchsetzen können. Durch die Verbesserung der sonographischen Diagnostik in den letzten Jahren kann zum jetzigen Zeitpunkt eine der Erektionsstörung zugrundeliegende vaskuläre Dysfunktion nahezu in allen Fällen sicher diagnostiziert werden. Allerdings sollte bei jüngeren Männern mit primärer Erektionsstörung die *Indikation zur Pharmakoangiographie* etwas großzügiger gestellt werden, weil sich kongenitale Malformationen der Pudendalgefäße und der penilen Arterien der sonographischen Diagnostik entziehen können.

Im Vergleich mit der Pharmakoangiographie stellt die *CW-Doppleruntersuchung* bei entsprechender Übung eine sehr präzise Untersuchungsmethode dar (Abb. 8-11a und b): In 95% der Fälle gelingt mit dieser Methode die schnelle und sichere dopplersonographische Darstellung der Penisarterien.

> Der unerfahrenere Untersucher dagegen sollte aufgrund der fehlenden Bildinformation bei Verwendung des CW-Dopplers mit einer erheblich längeren Untersuchungsdauer rechnen.

Gegenüber der Duplexsonographie liegt der Vorteil des CW-Dopplers in der weiten Verbreitung und im vergleichsweise günstigen Anschaffungspreis. Die *duplexsonographischen Meßverfahren* ermöglichen jedoch über eine Korrektur des Dopplerwinkels entsprechend dem Längsverlauf des Gefäßes die Feststellung absoluter Geschwindigkeiten. Aufgrund der Bildinformation ist weiterhin ein wesentlich schnelleres Auffinden der Arterien und ihrer unterschiedlichen Segmente durchführbar (Abb. 8-12); in der farbkodierten Duplexsono-

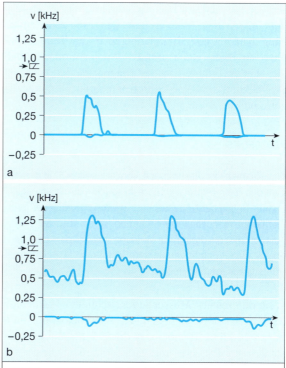

Abbildung 8-11 Normalbefund des semiquantitativen CW-Dopplerspektrums der profunden Penisarterie nach intrakavernöser Applikation von 5 µg PGE_1.
a) Während der Flakzidität.
b) Zum Zeitpunkt der Tumeszenz.

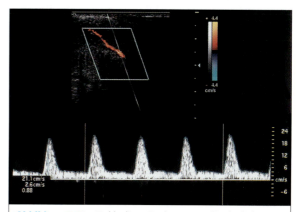

Abbildung 8-12 Farbkodierte Duplexsonographie der linken profunden Penisarterie bei einem 56jährigen Patienten mit erektiler Dysfunktion und Diabetes mellitus. Im oberen Bildteil ist der systolische Fluß rotkodiert dargestellt. Das Dopplerspektrum weist einen pathologisch erniedrigten systolischen Flow von 21,1 cm/sec auf.

graphie kommen zusätzlich Verlaufsanomalien und Gefäßverschlüsse besser zur Darstellung.

Da die Anwendung der Duplexsonographie und vor allem der farbkodierten Duplexsonographie eine wesentlich schnellere Dopplerfrequenzanalyse ermöglicht, tragen diese Meßverfahren den rasch ablaufenden hämodynamischen Veränderungen in der Tumeszenzphase am besten Rechnung. Es ist daher eindeutig, daß die Duplexverfahren in der Diagnostik der erektilen Dysfunktion der CW-Dopplersonographie weit überlegen sind.

FEHLERQUELLEN

> Im Rahmen der Bestimmung von arteriellen Flußwerten werden *Fehlinterpretationen* insbesondere durch ein ungenaues Timing der Untersuchung sowie aufgrund einer fehlerhaften manuellen Durchführung verursacht: So zieht eine zu spät durchgeführte Messung zum Zeitpunkt der beginnenden Rigidität verminderte systolische Flußwerte im Dopplerspektrum nach sich.

Weiterhin reichen Messungen ausschließlich innerhalb der ersten fünf Minuten nach Pharmakoapplikation nicht aus, da häufig erst nach dieser Zeitspanne insbesondere bei Patienten mit Gefäßerkrankungen der systolische Flow seinen maximalen Wert erreicht.

Die *nicht korrekte Haltung der Dopplersonde* stellt besonders innerhalb der CW-Dopplersonographie die Hauptfehlerquelle dar. Wenn der Winkel zwischen Dopplersonde und zu untersuchendem Gefäß einen Wert von deutlich mehr als 45° annimmt, errechnet sich ein geringerer Amplitudenwert und es entsteht der Eindruck einer vaskulären Minderversorgung. Bei der Durchführung der Duplexverfahren ist vor allem auf die korrekte Einstellung des Dopplerwinkels zu achten, der idealerweise nicht kleiner als 20° und nicht größer als 60° sein sollte.

Eine weitere Fehlerquelle kann durch morphologische Korrelate einer *Gefäßerkrankung* entstehen, z.B. können Gefäßstenosen zu örtlichen Geschwindigkeitserhöhungen führen. Eine daraus folgende Fehlinterpretation der Meßergebnisse kann jedoch vermieden werden, wenn der Meßort regelmäßig gewechselt wird.

SPEZIELLER UNTERSUCHUNGSGANG

> Die Aufzeichnung der Dopplerspektren sollte sofort nach dem Injektionszeitpunkt mit den profunden Arterien beginnen, da die dorsalen Penisarterien auch im Zustand beginnender Rigidität noch gut darstellbar sind.

Bis zehn Minuten nach der Injektion sollten die Ableitungen in einminütigen Abständen durchgeführt werden, danach alle drei Minuten bis zur vollständigen Rigidität, oder – falls diese nicht eintritt – bis 30 Minuten post injectionem.

Bei *Patienten mit höherem Lebensalter* ist zu beachten, daß eine generelle Veränderung des arteriellen Peakflows festzustellen ist. Zum einen kommt es im höheren Lebensalter nach Pharmakostimulation zu einer Geschwindigkeitsabnahme des arteriellen Einstroms im Vergleich zu jüngeren Patientengruppen, zum anderen tritt eine pharmakoinduzierte Erektion erst nach längerer Zeit auf.

DOKUMENTATION

Die *semiquantitative Bewertung* der CW-dopplersonographischen Testergebnisse erfolgt zum einen über den Vergleich der jeweiligen Arterie mit der kontralateralen Arterie. Zum anderen sollte als weiterer Vergleich eine periphere Arterie gemessen werden: Eine normal perfundierte profunde Penisarterie entspricht in der Amplitudenhöhe etwa einer A. radialis. Als *wichtigstes Bewertungskriterium* sollte die Amplitudenhöhe herangezogen werden, die ein Maximum in der Tumeszenzphase mit anschließendem Abfall bei eintretender Rigidität zeigt (s. Abb. 8-2). Die erhobenen Befunde können z.B. wie folgt dokumentiert werden:

+ deutliches Signal; Penisarterie ist normal perfundiert
(+) mäßig reduzierter systolischer Fluß
((+)) deutlich reduzierter systolischer Fluß
− kein Fluß feststellbar.

Bei unauffälligem penilem Gefäßstatus tritt eine Steigerung der Amplitude immer nach intrakavernöser Injektion einer vasoaktiven Substanz auf. Sowohl atherosklerotische Prozesse als auch partielle Stenosen und Gefäßhypoplasien können eine herabgesetzte Amplitudenhöhe nach sich ziehen; ein Verschluß oder eine Gefäßaplasie entspricht einem fehlenden Signal. Weiterhin sollten die Amplitudenhöhen im kontralateralen Vergleich beurteilt werden, da an vergleichbaren Meßpunkten unterschiedliche Amplitudenhöhen auf isolierte Gefäßveränderungen (z.B. Stenosen, Dysplasien, Plaques) hinweisen können.

Während ein normaler Kurvenverlauf spitzwinklig ist, findet sich eine glockenförmige Pulskurvenkonfiguration vor allem bei arterieller Minderperfusion und ist ein Hinweis auf degenerative Veränderungen des Gefäßbetts bei Atherosklerose (Abb. 8-13).

Die *Beurteilung der pharmakoinduzierten Erektionsstärke* richtet sich nach dem jeweiligen Erektionszustand:

- E0: keine Tumeszenz
- E1: geringgradige Tumeszenz
- E2: mittelgradige Tumeszenz
- E3: volle Tumeszenz
- E4: volle Tumeszenz und mittelgradige Rigidität
- E5: volle Tumeszenz und volle Rigidität.

SPEZIELLER TEIL

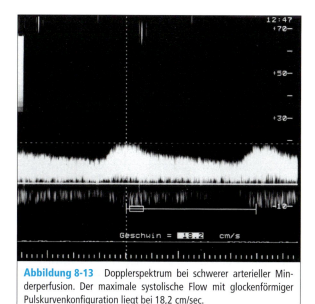

Abbildung 8-13 Dopplerspektrum bei schwerer arterieller Minderperfusion. Der maximale systolische Flow mit glockenförmiger Pulskurvenkonfiguration liegt bei 18,2 cm/sec.

schwindigkeit einer bedeutenden interindividuellen Variation unterliegt und zusätzlich vom applizierten Vasodilatator abhängig ist. Zur Bestimmung der maximalen systolischen Flußgeschwindigkeit der profunden Penisarterien nach intrakavernöser Injektion von 5 µg PGE_1 empfehlen wir einen Normwert von 28 ± 4 cm/sec.

Als weiteres Bewertungskriterium dient die *Summe der systolischen Flußwerte beider profunden Penisarterien*: Sie berücksichtigt die Variationsbreite der penilen Gefäßversorgung und gibt einen Hinweis darauf, inwieweit ein grenzwertiger systolischer Flußwert einer profunden Arterie durch einen überdurchschnittlichen Flußwert der kontralateralen Arterie bei entsprechenden anatomischen Verhältnissen kompensiert werden kann.

> Ist dieser Wert größer als 50 cm/sec, so kann von einer suffizienten Perfusion ausgegangen werden. Jedoch kann eine Differenz von > 10 cm/sec auf beginnende arterielle Läsionen hinweisen. Die maximale systolische Flußgeschwindigkeit der Dorsalarterien liegt im Durchschnitt höher; ein Hinweis auf arterielle Läsionen ergibt sich bei der Unterschreitung des Cut-Off-Werts von 30–40 cm/sec.

Im Rahmen der Duplexsonographie ist die *maximale systolische Flußgeschwindigkeit* der profunden Arterien allgemein als entscheidender und zuverlässigster Bewertungsparameter anerkannt. In der Literatur wird dieser Wert häufig mit 25 cm/sec als sogenannter unterer Cut-Off-Wert angegeben, wobei es sich gezeigt hat, daß im Normalkollektiv meist höhere Geschwindigkeiten meßbar sind. In eigenen Studien konnten wir jedoch zeigen, daß diese untere restriktive Grenze verlassen werden sollte, da die maximale systolische Flußge-

Weiterhin sollten innerhalb der farbkodierten Duplexsonographie dorso- bzw. interkavernöse Shunts im *B-Bild* dokumentiert werden, da selbst bei Patienten mit deutlich reduzierten maximalen systolischen Flußwerten rigide Erektionen bei Vorliegen solcher Gefäßanastomosen auftreten können. Zusätzlich sollten, wie in Abbildung 8-14 dargestellt, innerhalb eines Zeichenschemas der profunden Penisarterien Perfusionsstörungen, wie z.B. Stenosen, *graphisch dokumentiert* werden.

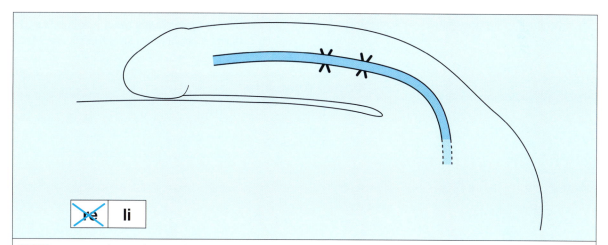

Abbildung 8-14 Schematische Darstellung der linken profunden Penisarterie im beispielhaften Untersuchungsbogen bei einem 56jährigen Patienten mit erektiler Dysfunktion bei arteriellen Perfusionsstörungen.
Befund: zusätzlich zu einem beidseits reduzierten systolischen Flußwert der Aa. profundae penis ließen sich im B-Bild stenotische Veränderungen der linken profunden Penisarterie nachweisen, die schematisch dokumentiert werden.
Diagnose: erektile Dysfunktion aufgrund arterieller Perfusionsstörung mit nachgewiesenen Stenosierungen der linken A. profunda penis.

Die Pharmakostimulation bedingt in Normalkollektiven eine deutliche Zunahme des Durchmessers der profunden Penisarterien von bis zu 0,6 mm. Jedoch ist die Bestimmung dieses Wertes diagnostisch nicht relevant und auch technisch mit dem Großteil der handelsüblichen Schallköpfe nur ungenau durchführbar. Auch sollte auf die Bestimmung des peripheren Widerstands verzichtet werden, da dieser Wert, der direkt abhängig ist vom diastolischen Flußwert, deutlichen Schwankungen je nach Erektionsstadium unterliegt.

Zusammenfassung

Vielfältige Krankheitsbilder können eine Dysfunktion der arteriellen penilen Perfusion bedingen, so z.B. atherosklerotische Veränderungen, Gefäßtraumen oder auch angeborene Gefäßhypoplasien. Die funktionellen Auswirkungen, die sich daraus am Erfolgsorgan ergeben, lassen sich am aussagekräftigsten durch die minimal-invasive Doppler- und Duplexsonographie über die Bestimmung des maximalen systolischen Flußwerts der profunden Penisarterien als wichtigsten Untersuchungsparameter wiedergeben. Innerhalb der Untersuchung muß vor allem das Timing berücksichtigt werden, um den systolischen Flow optimal zu ermitteln. Hier liegt der entscheidende Vorteil der farbkodierten Duplexsonographie gegenüber den anderen wesentlich preisgünstigeren dopplersonographischen Verfahren: Die viel einfachere Darstellung der Arterien im Bildmodus ermöglicht ein präzises Erfassen der raschen hämodynamischen Veränderungen nach Pharmakostimulation. Insgesamt stellen dopplersonographische Verfahren die wichtigsten Screening-Untersuchungen zur Differenzierung zwischen einer vaskulären und einer anderweitigen Verursachung der erektilen Dysfunktion dar. Hinsichtlich ihrer funktionellen Aussagefähigkeit sind sie der penilen Angiographie sogar weit überlegen.

Fragen

1. Wie häufig sind Männer in der Altersgruppe von 40–70 Jahren von Erektionsstörungen betroffen?
   a) Zu etwa 30%
   b) Zu etwa 40%
   c) Zu etwa 50%
   d) Zu etwa 60%
   e) Zu etwa 70%
2. Was muß hinsichtlich der Pharmakoinjektion im Vorfeld der dopplersonographischen Diagnostik beachtet werden?
   a) Die Injektion sollte am proximalen Penisschaft im Bereich des lateralen Penisrückens vorgenommen werden.
   b) Triple-drug-Mixturen führen stets zu einer effektiveren Relaxation als die jeweilige Monosubstanz.
   c) Als häufigste Nebenwirkung sind prolongierte Erektionen (Erektion länger als vier Stunden) beobachtet worden.
3. Die Bestimmung des maximalen systolischen Flußwerts erfolgt stets
   a) Schon im nativen Zustand, weil sich im nativen Zustand die Schwellkörper sonographisch am günstigsten beurteilen lassen
   b) Im Stadium der beginnenden Tumeszenz
   c) Im Stadium der vollen Tumeszenz
   d) Im Stadium der beginnenden Rigidität

Richtige Antworten

1. c
2. a
3. b, c + d

2 Venöse Abflussstörung

Indikation

Die Indikation zur Abklärung eines venösen Lecks mit dopplersonographischen Verfahren ist immer dann gegeben, wenn *trotz suffizientem arteriellem Einstrom keine erektile Antwort* auftritt. Nach chirurgischer Intervention – z.B. durch Ligatur dorsaler Penisvenen – ermöglichen Doppler- und Duplexsonographie eine *Verlaufskontrolle*.

Pathophysiologische Grundlagen

Bei 20–30% der Patienten liegt der Erektionsstörung ein isoliertes venöses Leck zugrunde; bei etwa 50–60% dieser Patienten besteht eine venöse Abflußstörung mit einer gleichzeitigen arteriellen Minderperfusion.

> Der grundsätzliche pathophysiologische Mechanismus des erhöhten venösen Abstroms liegt in der Unverhältnismäßigkeit zwischen arteriellem Zufluß und vorzeitigem venösen Abfluß des Blutes aus den Corpora cavernosa im Rahmen einer Erektion (Abb. 8-15).

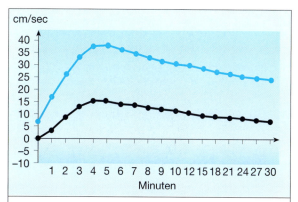

Abbildung 8-15 Venöse Abflußstörung: Aufgrund des kontinuierlichen pathologisch erhöhten venösen Ausstroms ist der intrakavernöse Druck auch nach höherer Dosierung des Vasodilatators (hier 20 µg PGE_1) bei der venösen Abflußstörung permanent verringert. Daraus resultieren zum einen die kontinuierlich hohen systolischen Flußwerte (blaue Kurve), zum anderen der weit über dem 5 cm/sec Cut-Off-Wert liegende diastolische Flow (schwarze Kurve) (s. Abb. 8-2).

Es ist dabei jedoch zu beachten, daß das Phänomen des venösen Lecks aus mehreren Faktoren heraus resultiert und somit lediglich ein Symptom darstellt. Aus kausalpathologischer Sicht kann es deshalb nicht als direkte Ursache einer erektilen Dysfunktion angesehen werden. Häufigste Ursache eines erhöhten venösen Abstroms ist eine elektronenmikroskopisch nachweisbare *Degeneration der glatten Schwellkörpermuskulatur* mit Verkalkungen und Einlagerung von Fetten zwischen den glatten Muskelzellen. Diesen Vorgängen kann eine gestörte Autoinnervation bzw. Denervierung zugrunde liegen, z.B. durch Diabetes mellitus, Operationen oder Beckentraumen. Eine Schädigung der glattmuskulären Strukturen kann auch durch Noxen (z.B. Nikotin) bedingt sein.

Demgegenüber liegt eher selten eine *Störung der Faserstruktur der Tunica albuginea* vor. Eine solche Texturstörung mit struktureller Degeneration der elastischen Fasern in kollagenes Bindegewebe besteht z.B. bei Patienten mit Induratio penis plastica (IPP). Morphologisch liegt hier eine Ausbildung von narbigen Plaques in der Tunica vor, die klinisch meist mit einer Penisdeviation, penilen Schmerzen und bei 10% der Patienten mit einer erektilen Dysfunktion einhergeht. Bei über 60% der Patienten mit gleichzeitiger erektiler Dysfunktion läßt sich ein venöses Leck nachweisen.

Ein erhöhter Abstrom tritt häufig über die V. dorsalis penis profunda und über die Vv. profundae penis auf. Auch korporospongiöse Shunts, ektope Venen oder posttraumatische bzw. iatrogene Fisteln können ein venöses Leck bedingen.

Wertigkeit und Besonderheiten der verschiedenen Methoden

Die *Cavernosographie* stellt zusammen mit der Cavernosometrie noch immer den Goldstandard in der Diagnostik des venösen Lecks dar (Abb. 8-16). Diese Verfahren sind jedoch innerhalb des diagnostischen First-Line-Screenings aufgrund ihrer Invasivität sowie des erheblichen Zeitaufwands ungeeignet und sollten nur nach ausgiebiger Vordiagnostik bei entsprechender operativer Konsequenz eingesetzt werden.

Die *farbkodierte Duplexsonographie* ist im Vergleich hierzu eine vergleichsweise preis- und zeitsparende Alternative. Eine venöse Leckage wird aufgrund der charakteristischen arteriellen Flußwerte mit einer *Sensitivität von 90–100%* und einer *Spezifität von 60–80%* mit dieser indirekten Methodik festgestellt. Eine direkte Beurteilung des venösen Abflusses ist im Vergleich zur Cavernosometrie/-graphie jedoch nicht aussagefähig.

Im Vergleich zu den duplexsonographischen Verfahren läßt die CW-Dopplersonographie nur semiquantitative Rückschlüsse zu. Der CW-Doppler ist in der Diagnostik des venösen Lecks deshalb abzulehnen.

8 Penile Gefässe

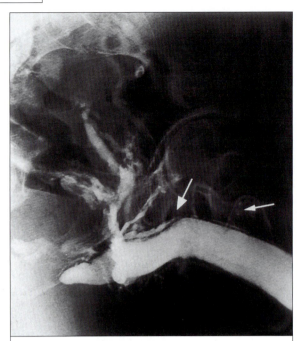

Abbildung 8-16 Cavernosographie bei venöser Leckage; Projektion in Lauensteintechnik, seitliche Darstellung der mit Kontrastmittel gefüllten Corpora cavernosa zum Zeitpunkt der rigiden Erektion: erhöhter venöser Abstrom über die tiefe dorsale Penisvene (breiter Pfeil) mit rechtsseitig betontem Abstrom über die tiefen Beckenvenen. Markierung der im linken Corpus cavernosum plazierten Butterflykanüle (schmaler Pfeil).

des Vasodilatators erfolgt deshalb an aufeinanderfolgenden Meßzeitpunkten (höchstens einmal täglich) bis zu der präparateabhängigen Höchstdosierung. Sollte zu diesem Zeitpunkt noch immer ein *erhöhter diastolischer Flow* zu messen sein, so ist von einer venösen Leckage als Ursache der Erektionsstörung auszugehen. Penile venöse Signale selbst sind eher rauschend monoton und zeigen eine fehlende Atemabhängigkeit (Abb. 8-17). Bei der Doppleruntersuchung der profunden Penisarterien zum Zeitpunkt der Tumeszenz verursacht der gesteigerte diastolische Fluß ein vergleichsweise ähnlich rauschendes Geräusch, das jedoch Folge der Relaxation der Schwellkörpermuskulatur und der dadurch bedingten Widerstandsabnahme ist.

Duplexsonographisch liegen bei der rein venös bedingten erektilen Dysfunktion die *maximalen systolischen Flußgeschwindigkeiten* der profunden Arterien genau wie bei normalen Schwellkörperverhältnissen im Normbereich und sind daher diagnostisch nicht hilfreich. Die Aussagekraft des maximalen systolischen Flußwerts ist jedoch relevant für die Prognose eines operativen Eingriffs. Im Vorfeld einer chirurgischen Intervention muß aufgrund der nicht seltenen *Vergesellschaftung einer arteriellen mit einer venösen Perfusionsstörung* sichergestellt sein, daß nach dem Eingriff überhaupt eine suffiziente arterielle Versorgung vorliegt.

Fehlerquellen

Zusätzlich zu den bereits in der Diagnostik arterieller Perfusionsstörungen beschriebenen Fehlerquellen treten solche in der Diagnostik des venösen Lecks hauptsächlich dann auf, wenn die Zeitdauer der Untersuchung zu kurz gewählt wird, also ein *falsch-positiver diastolischer Dip* gemessen wird.

Weiterhin muß beachtet werden, daß der Verdacht eines erhöhten venösen Abstroms erst dann erhoben werden darf, wenn die vorangegangene Pharmakostimulation mit einer *genügend großen Menge des Vasodilatators* durchgeführt wurde.

Spezieller Untersuchungsgang

Erhöhte diastolische Flußwerte nach hochdosierter Pharmakoapplikation lassen auf das Vorliegen einer kavernösen Insuffizienz schließen. Die *sonographische Untersuchung* nach Gabe einer jeweils *höheren Menge*

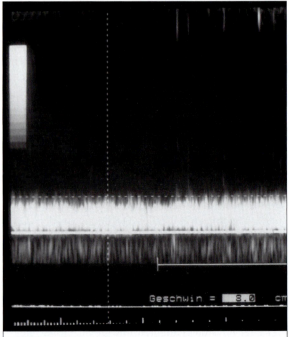

Abbildung 8-17 Duplexsonographisch erhobenes Dopplerspektrum der tiefen Penisvene. Ein atemunabhängiges, monoton rauschendes Signal kommt zur Darstellung.

> Im Gegensatz zu Normalbefunden, bei denen ein starker Rückgang des systolischen Flußwerts aufgrund des steigenden intrakavernösen Drucks nachweisbar ist, erreicht die Flußgeschwindigkeit bei einem venösen Leck vergleichsweise langsamer ihren Ausgangswert. Das eigentliche, wenn auch indirekte Bewertungskriterium bei venöser Leckage ist der minimale diastolische Flußwert als Ausdruck für die Kompetenz des venösen Verschlußapparats.

Ein venöses Leck ist sehr wahrscheinlich, wenn bei gleichzeitig adäquatem arteriellen Einstrom eine minimale enddiastolische Geschwindigkeit von > 5 cm/sec feststellbar ist (s. Abb. 8-15).

DOKUMENTATION

Die Dokumentation des diastolischen Flußwerts erfolgt parallel zur Messung des maximalen systolischen Flows. Es ist jedoch zu beachten, daß der Zeitpunkt des niedrigsten diastolischen Flows nur selten mit dem systolischen Maximalwert zusammenfällt. Wie auch bei der Untersuchung der arteriellen Gefäße gilt daher, daß *bis 30 Minuten post injectionem* die profunden Arterien alterierend untersucht werden müssen. Bei einer rein venösen Leckage als Ursache der Erektionsstörung lassen sich in der Regel keine arteriellen Perfusionsstörungen nachweisen (Abb. 8-18).

Die Dokumentation des diastolischen Flows der Dorsalarterien ist für die sonographische Diagnose eines venösen Lecks nicht entscheidend.

ZUSAMMENFASSUNG

Zusammen mit einem suffizienten arteriellen Einstrom ist die effektive Drosselung des venösen Abstroms die Voraussetzung für das Entstehen und den Erhalt einer rigiden Erektion. Pathophysiologisch kommen mehrere Faktoren für das Auftreten des venösen Lecks in Frage, wie z.B. Dysfunktion der kavernösen Sinus, der subtunikalen Venennetze mit der benachbarten Fascia albuginea oder auch der penilen Venen. Nach Pharmakoinjektion auch höherer Dosierungen eines Vasodilatators kommt es nicht – wie vergleichsweise im Normalkollektiv – zu einer rigiden Erektion. Innerhalb der sonographischen Diagnostik kommt der *Erhebung des minimalen diastolischen Flußwerts* die größte Bedeutung zu; dieser Wert fungiert als indirekter Parameter der Kompetenz des venösen Verschlußapparats.

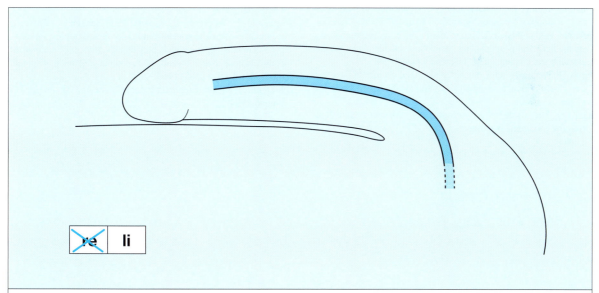

Abbildung 8-18 Schematische Darstellung der linken profunden Penisarterie im Untersuchungsbogen bei einem 23jährigen Patienten mit Erektionsstörungen aufgrund eines venösen Lecks.
Befund: Bei normaler Perfusion lassen sich im Gegensatz zu Abbildung 8-15 keine morphologisch nachweisbaren Gefäßveränderungen dokumentieren.
Diagnose: erektile Dysfunktion bei venöser Leckage ohne Beteiligung des profunden Gefäßsystems.

8 PENILE GEFÄSSE

FRAGEN

1. Ursächlich kommen beim venösen Leck am ehesten in Frage:
   a) Traumen der Tunica albuginea
   b) Texturstörungen der Tunica albuginea mit struktureller Degeneration der elastischen Fasern
   c) Degenerationen der glatten Schwellkörpermuskulatur
   d) Korporospongiöse Shunts

2. Welche Aussage(n) zum venösen Leck ist/ sind richtig?
   a) Die Messung des maximalen systolischen Flows besitzt bei dieser Erkrankung keine diagnostische Relevanz.
   b) Zum Zeitpunkt des maximalen systolischen Flows sollte stets der minimale diastolische Flow dokumentiert werden, weil zu diesem Zeitpunkt der minimale diastolische Flow in der Regel seine höchste Aussagekraft besitzt.
   c) Oft erreicht der diastolische Flow erst in der letzten Hälfte der Untersuchung seinen niedrigsten Wert.
   d) Besonders hoch ist die Aussagekraft des diastolischen Flußwerts der Dorsalarterien.

3. Wie hoch ist die Sensitivität der farbkodierten Duplexsonographie in der Detektion eines venösen Lecks?
   a) 60–70%
   b) 70–80%
   c) 80–90%
   d) 90–100%

RICHTIGE ANTWORTEN

1. c
2. c
3. d

LITERATUR

Basturba MD, deTejada S, Dinlenc CZ, Sarazen A, Krane RJ, Goldstein L: Arterial priapism: diagnosis, treatment and long-term follow-up. J Urol 151 (1994) 1231.

Chung WS, Park YY, Kwong SW: The impact of aging on penile hemodynamics in normal responders to pharmacological injection: a Doppler sonographic study. J Urol 157/6 (1997) 2129.

Feldman HA, Goldstein I, Hatzichristou DG et al: Impotence and its medical and psychosocial correlates: results of the Massachusetts male aging study. J Urol 151 (1994) 54.

Jarow JP, DeFranzo AJ: Long-term-results of arterial bypass surgery for impotence secondary to vascular disease. J Urol 156 (1996) 982.

Kim ED, McVary KT: Long-term-results with penile vein ligation for venogenic impotence. J Urol 153 (1995) 655.

Mancini M, Bartolini M, Maggi M, Innocenti P, Forgi G: The presence of arterial anatomical variations can affect the results of duplex sonographic evaluation of penile vessels in impotent patients. J Urol 155 (1996) 1919.

Virag R, Nollet F, Greco E, Floresco J: Long-term evaluation of local complications of self-intracavernous injections (SICI). Int J Impotence Res 6 (1994) A37.

Wegner HEH, Andresen R, Knispel HH, Banzer D, Miller K: Evaluation of penile arteries with color coded duplex sonography: prevalence and possible therapeutic implications of connections between dorsal and cavernous arteries in impotent men. J Urol 153 (1995) 1469.

Zilbergeld B: Die neue Sexualität der Männer. DGVT Verlag, Tübingen 1994.

9

BECKEN- UND BEINVENEN

THOMAS WUPPERMANN

INHALT

I Allgemeiner Teil 183
   Ultraschallanatomie 183
   Allgemeiner Untersuchungsgang 184
II Spezieller Teil 186
  1 Tiefe Bein- und Beckenvenenthrombose 186
   Indikation 186
   Pathophysiologische Grundlagen 186
   Wertigkeit und Besonderheiten der verschiedenen
   Methoden 189
   Fehlerquellen 190
   Spezieller Untersuchungsgang 191
   Dokumentation 193
   Zusammenfassung 193
   Fragen 194
  2 Varikophlebitis 194
   Indikation 194
   Pathophysiologische Grundlagen 194
   Wertigkeit und Besonderheiten der verschiedenen
   Methoden 194
   Fehlerquellen 195
   Spezieller Untersuchungsgang 195
   Dokumentation 196
   Zusammenfassung 197
   Fragen 197
  3 Primäre Varikosis 197
   Indikation 197
   Pathophysiologische Grundlagen 197
   Wertigkeit und Besonderheiten der verschiedenen
   Methoden 199
   Fehlerquellen 199
   Spezieller Untersuchungsgang 199
   Dokumentation 201
   Zusammenfassung 201
   Fragen 202
  4 Perforansinsuffizienzen 202
   Indikation 202
   Pathophysiologische Grundlagen 202
   Wertigkeit und Besonderheiten der verschiedenen
   Methoden 202
   Fehlerquellen 203
   Spezieller Untersuchungsgang 203
   Dokumentation 204
   Zusammenfassung 204
   Fragen 204
  5 Postthrombotisches Syndrom 205
   Indikation 205
   Pathophysiologische Grundlagen 205
   Wertigkeit und Besonderheiten der verschiedenen
   Methoden 206
   Spezieller Untersuchungsgang und Fehlerquellen 207
   Dokumentation 209
   Zusammenfassung 209
   Fragen 210

I ALLGEMEINER TEIL

Wie bei Arterienkrankheiten erfordert die Ultraschalluntersuchung bei *Venenerkrankungen* eine *Stufendiagnostik* mit mehreren sich ergänzenden Methoden.

> Eine einzelne der verschiedenen Ultraschallmethoden allein reicht bei Venenerkrankungen praktisch nie aus.

Darüber hinaus ist bei jedem der in Frage kommenden Krankheitsbilder, d.h. Phlebothrombose, Varikophlebitis, primäre Varizen, postthrombotisches Syndrom mit Perforansinsuffizienzen, die diagnostische Treppe aus den zur Verfügung stehenden Ultraschallmethoden in anderer Abfolge zusammengesetzt.

ULTRASCHALLANATOMIE

Da Orientierungspunkte, wie etwa im Phlebogramm die Knochen, weitgehend nicht zur Darstellung kommen, benötigt der Anfänger Zeit, sich in die Ultraschallanatomie einzudenken.

> Der räumliche Verlauf der Venen und die zahlreichen Varianten weichen vielfach von den aus Atlanten erlernten Bildern ab (Abb. 9-1).

Man unterscheidet bei den Beinvenen drei Gruppen:
- oberflächliche Venen
- tiefe Venen
- Perforansvenen.

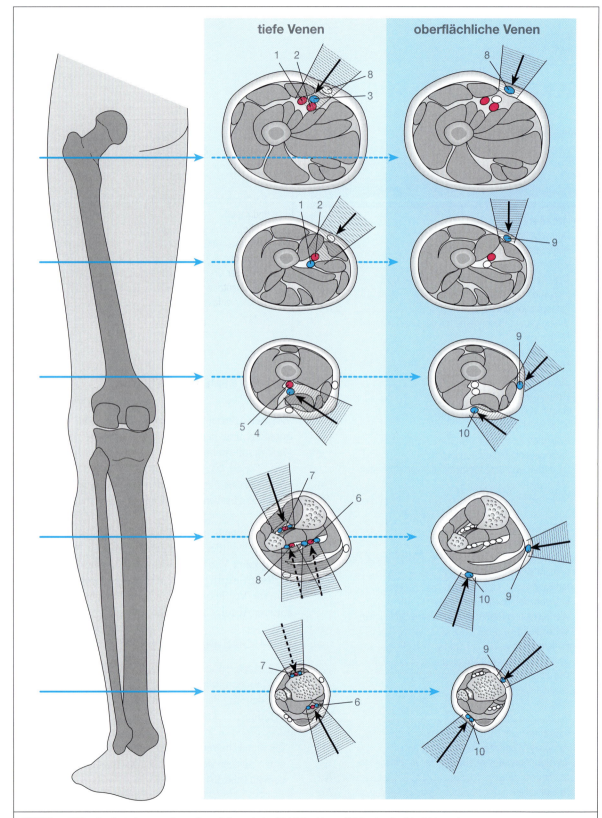

Abbildung 9-1 Sondenhaltung zur Darstellung tiefer und oberflächlicher Venen (Pfeil zeigt die Schallrichtung).
1 = A. femoralis superficialis, 2 = A. profunda femoris, 3 = V. femoralis, 4 = V. poplitea, 5 = A. poplitea, 6 = A. und Vv. tibiales posteriores, 7 = A. und Vv. tibiales anteriores, 8 = A. und Vv. peroneae, 9 = V. saphena magna, 10 = V. saphena parva.

Oberflächliche Venen

Das epifasziale Venennetz wird vom Stamm der *V. saphena magna* und der *V. saphena parva* gesammelt. Die V. saphena parva mündet vom lateralen Fußrand aufsteigend in der Kniekehle in die V. poplitea, während die V. saphena magna an der Innenseite des Unterschenkels und Oberschenkels entlang läuft. Unterhalb des Lig. inguinale mündet sie als bogenförmiges Endsegment, das im Verlauf einem Hirtenstab ähnelt und bildhaft „*Crosse*" (franz. Bischofskrummstab) genannt wird. In diese bogenförmige Crosse münden mehrere Seitenäste mit beträchtlichen Lagevarianten, die für die Varizenchirurgie von großer Bedeutung sind.

Tiefe Venen

Von der *V. femoralis communis* aus beginnt nach Passage des Leistenbands die *V. iliaca externa*, welche sich medial der Arterie verlaufend an der Beckenwand entlang in die Tiefe senkt und am tiefsten Punkt nach Aufnahme der *V. iliaca interna* zur *V. iliaca communis* wird. Diese steigt von dort zum Zusammenfluß der rechten und linken Seite in die *V. cava* auf. Links wird die V. iliaca communis von der rechten A. iliaca communis überkreuzt, welche häufig eine narbige Verengung des Venenlumens, den sogenannten Mayschen Venensporn ausbildet. Die V. iliaca hat im Unterschied zu den Beinvenen in der Regel keine Venenklappen.

Distal des Leistenbands ist die *V. femoralis communis* ein kurzes Stück zu verfolgen. Sie liegt medial der Arterie (Merke: I-V-A-N: Innen, Vene, Arterie, Nerv). Nach kurzem Verlauf von 1–2 cm teilt sie sich einerseits in die *V. profunda femoris*, andererseits in die *V. femoralis superficalis*, die parallel zur Oberschenkelarterie unter dieser verläuft, sich im Adduktorenkanal um die Arterie und auf die dorsale Seite des Oberschenkels wendet und in die V. poplitea übergeht, welche zunächst posterolateral, dann medial der Arterie verläuft. Die V. profunda femoris findet sich zwischen A. femoralis superficialis und A. profunda femoris und ist nur ein kurzes Stück in die Tiefe verfolgbar.

Die Anatomie der Venen in der Knieregion ist variantenreich. Die *V. poplitea* bildet nur in 55% ein einzelnes Gefäß. Für die Ultraschallanatomie sind vor allem die verschiedenen Variablen der Mündung der V. saphena parva und der Soleusvenen von Bedeutung. Die *V. saphena parva* mündet bogenförmig, zu 80% oberhalb, zu 20% auf oder unterhalb des Kniegelenkspalts in die V. poplitea. Typisch ist der bogenförmige Verlauf ihres Mündungssegments. *Soleusvenen* dagegen münden immer als Gruppe mehrerer nahe beieinanderliegender Venen meist unterhalb des Kniegelenkspalts in deutlich flacherem Winkel in die V. poplitea.

Am Unterschenkel verlaufen die Venen paarweise die Unterschenkelarterien begleitend zum Konfluens. Die Vv. tibiales anteriores münden nach Passage der Faszie von anterolateral in den Konfluens, während die Vv. peroneae aus der Tiefe der Wade her zum Konfluens aufsteigen. Die Vv. tibiales posteriores drainieren die Medialseite der Wadenmuskulatur. Alle drei Venenpaare sammeln sich im Konfluens in 55% zu einem Gefäß, in 40% zu zwei Gefäßen, die sich in eine gedoppelte V. poplitea fortsetzen und in 5% zu drei Gefäßen, welche die V. poplitea darstellen.

Perforansvenen

Von besonderer klinischer Relevanz ist die Ultraschallanatomie der Perforansvenen am Unterschenkel. Es existieren etwa 100 Perforansvenen als Verbindungen zwischen oberflächlichem und tiefem Venensystem. Ihre Insuffizienzen variieren stark und sind vor allem im distalen Drittel der Unterschenkelinnenseite von großer klinischer Bedeutung. Sie münden selten direkt in die V. saphena parva oder magna, sondern bilden meist Verbindungen zwischen tiefen Venen und oberflächlichen Seitenästen oder Muskelvenen.

ALLGEMEINER UNTERSUCHUNGSGANG

> Wenn möglich sollten Beinvenen beim aufrechtstehenden Patienten untersucht werden, da eine maximale Venenfüllung die Prozedur sehr erleichtert. Die Untersuchung der tieferen Beckenvenen erfolgt am liegenden Patienten.

Nach der *klinischen Untersuchung* wird zuerst mittels *CW-Doppler* (Continuous-Wave-Doppler) die Durchgängigkeit der Beckenvenen geprüft. Hierzu wird unter vertiefter In- und Exspiration und unter Valsalva-Manöver die atemabhängige Schwankung der Flußkurve in den Leistenvenen geprüft. Danach folgt die Untersuchung mittels *Kompressionssonographie* oder *Duplex*. Die Sondenauswahl und die Haltung der Sonde ändern sich von einer Etage des Beins zur anderen. Die Beckenvenen werden am besten mit einem Schallkopf von *5 MHz* untersucht. Ihr Verlauf wird von der Leiste aufsteigend entlang der V. iliaca externa zur V. iliaca communis in die V. cava untersucht. Allerdings kann die Darstellung durch ultraschallreflektierende Darmgase und/oder Adipositas erschwert werden. Eine Kompression der Venen ist in dieser Region allenfalls zu Beginn der V. iliaca externa möglich.

Die V. femoralis communis unterhalb des Leistenbands und die V. profunda femoris werden dagegen mit einem *7,5-MHz-Schallkopf* bei etwa 30% medialer Neigung untersucht. Eine halbe Handbreit unterhalb des Leistenbands wird der bogenförmige Abgang der Crosse, d.h. die V.-saphena-magna-Mündung, bei senkrecht gehaltener Sonde dargestellt, wobei die seitwärts nach oben und unten abgehenden erweiterten Nebenäste dieses „Venensterns" aufgezeigt und Refluxe sowohl in der V. saphena magna als auch in den Nebenästen aufgesucht werden können.

Der Verlauf der V. femoralis am Oberschenkel sollte im Querschnitt nach distal fortschreitend mit der *7,5-MHz-Sonde* untersucht werden. Die pulsierende A. femoralis superficialis dient als Leitstruktur. Oft sind die distale V. femoralis superficialis und die proximale V. poplitea von medial her im Adduktorenkanal nicht komplett zu erkennen. Dann muß dieses Venensegment von der Kniekehle aus nach oben hin aufsteigend untersucht werden.

Zur Darstellung der V. poplitea und der einmündenden Venen muß der stehende Patient dem Untersucher den Rücken zuwenden. Beim liegenden Patienten erfolgt die Untersuchung in Bauchlage. Die *7,5-MHz-Sonde* wird dabei nach medial gekippt, so daß Arterie und Vene auseinanderprojiziert werden. In dieser Sondenhaltung werden die Kniekehlengefäße von proximal nach distal fortschreitend untersucht. Der Abgang der Soleusvenen wird mit einer *7,5-MHz-Sonde* am besten aus der Tiefe der Kniekehle heraus in gleicher Sondenhaltung verfolgt. Diese Venen münden in die V. poplitea in der Regel unterhalb des Kniegelenksspalts. Sie sind im Mündungsbereich schmaler als auf Wadenhöhe, so daß sie im B-Bild einem kleinen Fischschwarm gleichen können, der im flachen Winkel auf die V. poplitea zieht, während die V. saphena parva bogenförmig oberhalb des Kniegelenks mündet und dadurch in der Regel gut von ihnen unterschieden werden kann.

Die Soleusvenen werden immer aus der Tiefe der Kniekehle aufsteigend bis in die Wadenmuskulatur verfolgt. Zur Untersuchung der tiefen Unterschenkelvenenpaare wird die *5-MHz-Sonde* empfohlen. Die Suche nach Thromben sollte im Querschnitt mittels Kompressionstest durchgeführt werden, die Suche nach postthrombotischen Veränderungen hingegen im Längsschnitt.

Die Untersuchung der Vv. tibiales anteriores wird von anterolateral her, handbreit unter der Patella, wo sie die Faszie durchbohren, begonnen und nach distal fortgesetzt. Die Vv. tibiales posteriores werden von dorsomedial, die Vv. peroneae direkt von dorsal an der Wade untersucht.

Nach Perforansinsuffizienzen sollte nur beim sitzenden oder stehenden Patienten gesucht werden, wenn die Venen optimal gefüllt sind. Wegen der zahlreichen anatomischen Varianten muß man sich an klinischen Hinweisen orientieren. Besonders Hämosiderinpigmentierung und lokale Überwärmung sind wichtige klinische Zeichen. Vor allem medial, oberhalb der Knöchelregion am distalen Unterschenkel, sind die klinisch relevanten Perforansvenen zu finden. Die in der Varizenchirurgie angegebenen Höhenmaße von der Fußsohle aus für die Cockett-Perforansvenen entsprechen weder dem anatomischen Befund noch sind sie bei der Ultraschallsuche hilfreich.

Die sorgfältige Dokumentation des Untersuchungsbefunds ist wichtiger Bestandteil jeder Untersuchung. Abbildung 9-2 zeigt als Beispiel den Befundbogen, der an unserer Klinik verwendet wird.

II SPEZIELLER TEIL

1 TIEFE BEIN- UND BECKENVENENTHROMBOSE

INDIKATION

Thrombosen, insbesondere perioperativ entstandene, bleiben bei der klinischen Untersuchung etwa zur Hälfte unentdeckt. Ohne zusätzliche nichtinvasive Ultraschalldiagnostik ist deshalb sowohl eine ambulante wie auch eine stationäre *Thrombosediagnostik* unzuverlässig.

Eine weitere wichtige Indikation ist die *Therapiekontrolle*. In der Klinik kann man, statt wie früher mittels Phlebogramm, zwischen verschiedenen Lysezyklen an einer Verkleinerung der Thromben den Lyseerfolg abschätzen. Ambulant ist der Erfolg der Antikoagulation am Wachstumsstillstand von Unterschenkelthrombosen nachzuweisen. In beiden Fällen erspart die Kompressionssonographie dem Patienten überflüssige Phlebogramme.

PATHOPHYSIOLOGISCHE GRUNDLAGEN

> Die beiden für die Ultraschalldiagnostik von Thrombosen entscheidenden Methoden sind der CW-Doppler und die Kompressionssonographie.

Sie beruhen auf unterschiedlichen pathophysiologischen Grundlagen.

Der *CW-Doppler* erfaßt den gestörten Blutfluß in Becken- und Oberschenkelvenen. Normalerweise ändert sich die Flußgeschwindigkeit des Blutes in den Becken- und Oberschenkelvenen in Abhängigkeit von forcierter Ein- und Ausatmung. Dies geschieht nur zum Teil auch in der V. poplitea, nie aber in den Unterschenkelvenen. Beim Valsalva-Manöver kommt es bei einem Normalbefund zum kompletten Stopp des Blutflusses in den Leistenvenen.

In akustische Signale umgewandelt sind diese Flußphänomene unter dem Oberbegriff „spontaneous sounds"

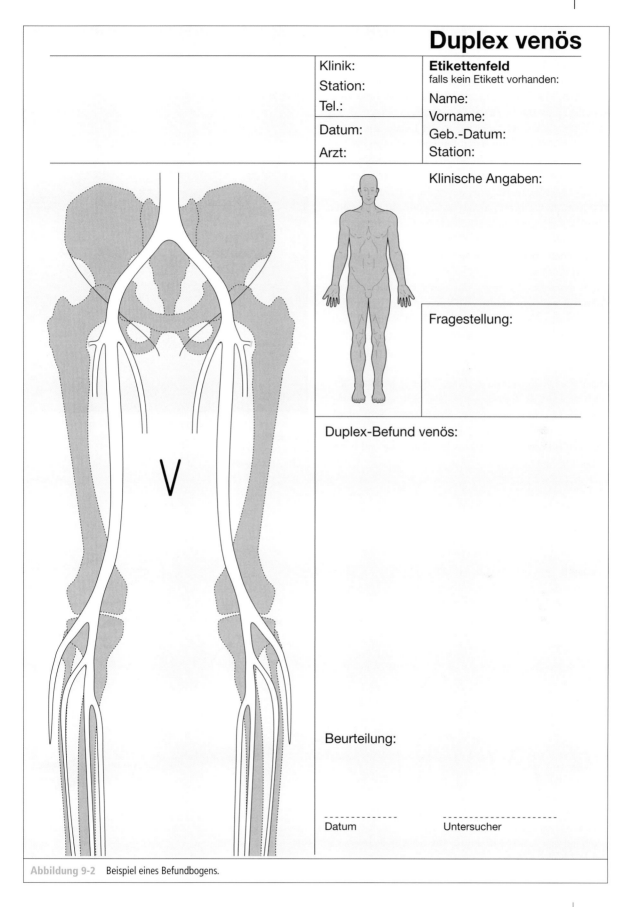

Abbildung 9-2 Beispiel eines Befundbogens.

(*S-Sounds*) zusammengefaßt. Davon zu unterscheiden sind die augmented sounds (*A-Sounds*), die im Normalfall als Flußbeschleunigung in den Leistenvenen bei peripherer Wadenkompression zu erkennen sind.

Bei einer Thrombose in der Oberschenkel- und Beckenetage kommt es zu einer einseitigen Veränderung des Flußmusters der *S-Sounds* in der Leiste mit Aufhebung der Atemregulation und fehlendem Stopp bei Valsalva-Manöver (Abb. 9-3a und b). Die thrombosetypischen Veränderungen der *A-Sounds* dagegen zeigen einerseits eine Verspätung der herzwärtsgerichteten Flußbeschleunigung bei Wadenkompression, zum anderen einen kompensatorisch erhöhten Fluß in oberflächlichen Venen.

Tiefe Venen ohne pathologischen Befund sind komplett komprimierbar.

Die *Kompressionssonographie* von Thrombosen beruht demnach auf dem niedrigen Druck in den Venen. Dadurch lassen sich die tiefen Oberschenkel- und Unterschenkelvenen durch Druck von außen mit einer Ultraschallsonde bei der B-Bildtechnik leicht komprimieren.

> Im Fall einer Thrombose in diesen Venensegmenten läßt sich dagegen die thrombosierte Vene nicht mehr zusammendrücken, das Venenlumen verschwindet nicht unter Druck. Darüber hinaus schwillt die Vene über das Lumen der begleitenden Arterie hinaus an (Abb. 9-4a und b bis Abb. 9-6a und b).

Vermehrte Binnenreflexe im Venenlumen, ein sichtbares Thrombusende, fehlender Blutfluß und ungenügende Erweiterung der V. femoralis beim Preßversuch sind weniger zuverlässige Kriterien der Kompressionssonographie von Thrombosen.

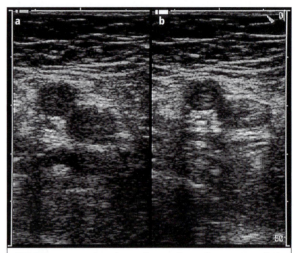

Abbildung 9-4 Thrombose der V. femoralis im Querschnitt [7,5 MHz].
a) Ohne Kompression.
b) Mit Kompression.

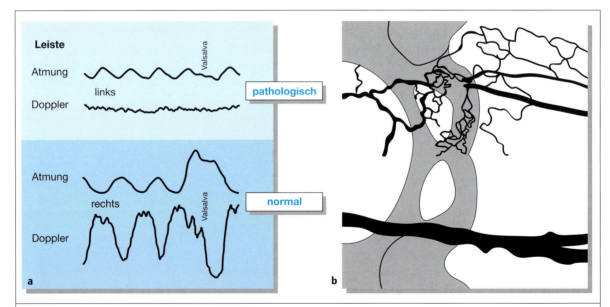

Abbildung 9-3 Dopplerultraschalluntersuchung bei Beckenvenenthrombose.
a) Darstellung der Kurven.
b) Schematische Darstellung der Phlebographiebefunde.

SPEZIELLER TEIL

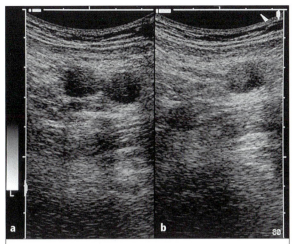

Abbildung 9-5 Ausschluß einer Thrombose der V. femoralis ohne (a) und mit Kompression (b) mit völligem Verschwinden der normalen V. femoralis unter Kompression.

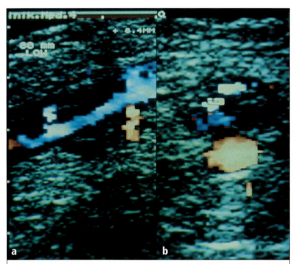

Abbildung 9-6 Umflossener Thrombus in der V. poplitea [7,5 MHz]. Deutliche Größenzunahme des Venenumfangs.
a) Querschnitt.
b) Längsschnitt.

WERTIGKEIT UND BESONDERHEITEN DER VERSCHIEDENEN METHODEN

Sensitivität, Spezifität und Genauigkeit sind als Maß für die Wertigkeit der Ultraschalldiagnostik für jede Methode in jedem Segment der Bein- und Beckenvenen unterschiedlich. In der Summe sind sie jedoch der Phlebographie bei der Thrombosediagnostik gleichwertig.

Die komplette Thrombosediagnostik mit Ultraschall setzt sich in der Regel aus CW-Doppler und Kompressionssonographie zusammen. Nur in Einzelfällen wird der Einsatz des Farbduplex notwendig.

Der *CW-Doppler* (Tab. 9-1) besitzt in den Beckenvenen eine Genauigkeit von 95%. Sie sinkt am Oberschenkel auf 75% und leistet an der V. poplitea und an den Unterschenkelvenen mit rund 50% nicht mehr als die klinische Untersuchung.

> Der CW-Doppler ist deshalb zur Abklärung von Unterschenkel- und Poplitealvenenthrombosen ungeeignet.

Die *Kompressionssonographie* mittels B-Bilddiagnostik besitzt eine hohe Zuverlässigkeit von der Leiste bis zum Unterschenkel (Tab. 9-2). An der V. femoralis und der V. poplitea liegen Sensitivität und Spezifität der Kompressionssonographie zwischen 95% und 100%. An den tiefen Unterschenkel- und Muskelvenen fallen Sensitivität und Spezifität mit 89–100% nicht hinter die Phlebographie zurück (s. Tab. 9-1 und Tab. 9-2).

> Eindeutig besser als das Phlebogramm kann die Kompressionssonographie die häufigen Soleusvenenthrombosen diagnostizieren.

Tabelle 9-2 Sensitivität und Spezifität der Kompressionssonographie von Thrombosen auf verschiedenen Etagen des Beinvenensystems.

	Sensitivität (%)	Spezifität (%)
V. femoralis	95–96	97–99
V. poplitea	95–98	95–99
Unterschenkelvenen	89–96	98–100

Tabelle 9-1 Etagenabhängige Genauigkeit (%) verschiedener Ultraschallmethoden bei der Thrombosediagnostik.

Etage	Becken	Oberschenkel	Knie- und Muskelvenen	Unterschenkel
CW-Doppler	95	75	55	< 50
Kompressionssonographie	70	97	95	80–90
Farbduplex	80	97	95	95

Die zusätzliche *farbkodierte Duplexsonographie* bringt keine nennenswerte Erhöhung der Spezifität und Sensitivität bei der Kompressionssonographie. Am Unterschenkel kann sie jedoch in schwierigen Fällen die Untersuchungszeit abkürzen. Auch bei der Differenzierung zwischen postthrombotischem Syndrom und frischer Thrombose, wie bei der Entdeckung umflossener, nicht okkludierender Thrombusteile, ist sie hilfreich (s. Abb. 9-6a und b).
In besonders schwierigen Fällen läßt sich die Aussagekraft des Farbduplex durch zusätzliche Gabe eines Echokontrastmittels verbessern.

Tabelle 9-4 Die Zuverlässigkeit der Kompressionssonographie im Vergleich zur Phlebographie bei der Diagnose einer tiefen Thrombose.

	vollständig untersucht	unvollständig untersucht*
Sensitivität (%)	91–100	30–63
Spezifität (%)	97– 99	70–91

* Eine vollständige Untersuchung dieser Patienten war nicht durchzuführen, da es sich um schwer traumatisierte Patienten handelte.

FEHLERQUELLEN

Jede der Ultraschallmethoden kann zu diagnostischen Irrtümern führen, die beim Wissen um diese Fehlerquellen vermieden worden wären (Tab. 9-3).
Der *CW-Doppler* kann in der Beckenetage frische und alte Obstruktionen nur unzureichend differenzieren. So kann zum Beispiel ein linksseitiger Beckenvenensporn nicht von einer frischen Thrombose unterschieden werden. Auch können ältere großlumige Beckenvenenkollateralen das gleiche Flußmuster wie normale Beckenvenen vortäuschen. Kleine nicht okkludierende Thromben können mit dem CW-Doppler übersehen werden (s. Tab. 9-3).
Häufigste Fehler beim Einsatz des CW-Dopplers sind der Versuch, Unterschenkelvenen und die V. poplitea abzuklären, und die Unterlassung eines Seitenvergleichs an den Leistenvenen.
Die *Kompressionssonographie* verliert rund 30% ihrer hohen Spezifität und Sensitivität, wenn der Patient nicht gründlich untersucht werden kann, zum Beispiel nach einem Trauma (Tab. 9-4). *Falsch-negative Ergebnisse* bei der Untersuchung der tiefen Beinvenen können entstehen, wenn diese im Längsschnitt statt im Querschnitt bei Thromboseverdacht untersucht werden, da eine Komprimierbarkeit der Vene und damit ein Normalbefund vorgetäuscht werden, während in Wirklichkeit die Vene nur durch Richtungsänderung aus dem Schallfeld tritt.
Bei starkem Unterschenkelödem können Soleusvenenthrombosen übersehen werden, da sie sich vom umgebenden Gewebe schlecht abheben. Dieses Manko läßt sich erst durch einen mehrstündigen Kompressionsverband beheben.
Beim postthrombotischen Syndrom können vernarbte Venen bei der *Kompressionssonographie* als schwer komprimierbar erscheinen und so eine Thrombose vortäuschen (s. Tab. 9-3).
Ein *seltener Fehler* ist das Übersehen flottierender Thrombusspitzen, die so schmal sein können, daß das Venenlumen fast völlig komprimierbar ist und damit in diesem Segment fälschlicherweise thrombusfrei erscheint.
Ein *großer Nachteil* der Kompressionssonographie ist die Tatsache, daß zuverlässige Kriterien für das Thrombusalter bisher nicht definiert werden konnten, während im Phlebogramm Thrombusretraktionen und Kollateralenbildung grobe Hinweise auf Alterungsprozesse am Thrombus liefern.
Was die Übersichtlichkeit betrifft, so ist die Kompressionssonographie, da sie jeweils nur kleine Abschnitte des Venensystems auf einem Bild darstellen kann, der Phlebographie eindeutig unterlegen.

Tabelle 9-3 Nachteile der Ultraschalldopplerdiagnostik tiefer Thrombosen.

CW-Doppler	– nur in der Beckenetage ausreichend zuverlässig – unzureichende Differenzierung zwischen Beckenvenensporn, alten und neuen Strombahnhindernissen
Kompressionssonographie	– im Becken nicht ausreichend zuverlässig – postthrombotisches Syndrom und frischer Thrombus schwer zu unterscheiden – „flottierender" Thrombus kann übersehen werden – keine Altersbestimmung möglich
Farbduplex	Ablenkung durch Farbartefakte

SPEZIELLER UNTERSUCHUNGSGANG

Bei Verdacht auf eine tiefe Thrombose beginnt die Diagnostik immer mit der *klinischen Untersuchung* des Beins.

> Es ist ein klassischer Anfängerfehler, ohne vorausgehende klinische Untersuchung die Diagnostik mit dem technisch aufwendigsten Gerät zu beginnen.

Bauchwandkollateralen und Zeichen der chronisch-venösen Insuffizienz in der Knöchelregion müssen registriert werden und deuten auf länger zurückliegende Thrombosierungen im tiefen Beinvenensystem hin.

Die genaue Lokalisation des Druckschmerzes an der Wade erleichtert außerordentlich die Suche nach frischen Soleusvenenthrombosen.

Der *Ablauf der Ultraschalluntersuchung* soll systematisch nach standardisiertem Muster *von oben nach unten* erfolgen. Sie beginnt stets mit dem *CW-Doppler* in Rückenlage des Patienten. Nach Auffinden der Leistenvene wird mit dem Wechsel der Blutflußgeschwindigkeit bei wiederholter tiefer Ein- und Ausatmung und beim Preßversuch die Durchgängigkeit der Beckenvenen mit Hilfe der S-Sounds geprüft. Der *Seitenvergleich* zwischen rechts und links darf nie unterlassen werden, da erst hierbei diskrete Veränderungen des Flusses erkannt werden können.

> Fehlende oder gestörte Atemregulation des Blutflusses sowie unveränderter Blutfluß beim Valsalva-Manöver sind sichere Zeichen einer Abflußstörung in den Beckenvenen (s. Abb. 9-3a und b).

Einseitiges Auftreten gilt bis zum Ausschluß des Gegenteils durch die Phlebographie als Beckenvenenthrombose, beidseitiges Auftreten als Kavathrombose. Nach Prüfung der S-Sounds erfolgt im Seitenvergleich die Aufzeichnung der A-Sounds bei Wadenkompression. Verzögerung der A-Sounds im Seitenvergleich oder einseitig beschleunigter Fluß über der V. saphena magna sind wichtige Hinweise auf eine Femoralvenenthrombose.

Nach der CW-Doppleruntersuchung der Leiste folgt die *Kompressionssonographie* des Beins. Von der Leiste abwärts zur Kniekehle wird die Vene im Querschnitt mit einer 7,5-MHz-Sonde beschallt. Als Leitgefäß dient die pulsierende A. femoralis, die auch zum Größenvergleich mit der Vene bei Thromboseverdacht wichtig ist. An Oberschenkel und Kniekehle ist die Vene am besten durch eine quergehaltenen Sonde von medial her darzustellen (Abb. 9-7). Schwierigkeiten können im distalen Oberschenkeldrittel auftreten, wenn beide Gefäße die Lage zueinander ändern und gleichzeitig in die Tiefe absteigend außerhalb des Schallkegels geraten. Wenn die Darstellung von anteromedial her mißlingt, muß dieser Gefäßabschnitt von distal aufsteigend aus der Kniekehle heraus untersucht werden.

Die V. poplitea wird in Bauchlage von medial her schräg beschallt, um Arterie und Vene auseinanderzuprojizieren. Die Abgänge der Soleusvenen und der Abgang der V. saphena parva müssen auf einwachsende Thromben hin untersucht werden. Folgt man aus der Kniekehle mit der 7,5-MHz-Sonde dem Verlauf der Soleusvenen zur Wade hin, so sind sie im Falle der Thrombosierung stark verdickt und sofort zu erkennen. Durch vorherige Palpation mit anschließender Hautmarkierung des maximalen Druckschmerzes läßt sich die Suche nach Soleusthrombosen abkürzen. Nach Untersuchung der Soleusvenen wird auf eine 5,0-MHz-Sonde umgewechselt und der Verlauf der tiefen Venen am Unterschenkel unter wiedeholtem Andruck des Schallkopfs verfolgt, wobei beim Normalbefund die dünnwandigen Venen im Vergleich zu den dickwandigen Arterien verschwinden. Aus der Kniekehle absteigend werden Schritt um Schritt nach distal die Leitvenen am Unterschenkel im Querschnitt unter wieder-

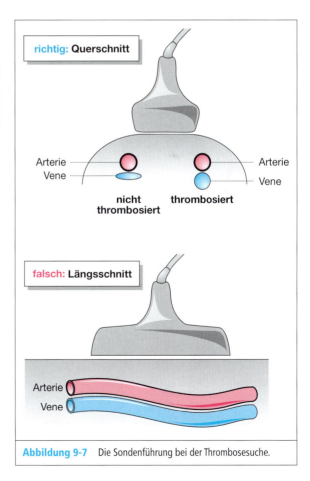

Abbildung 9-7 Die Sondenführung bei der Thrombosesuche.

holter Kompression untersucht. Die Vv. tibiales posteriores und peroneae sind am besten direkt von dorsal her zu schallen, während die Vv. tibiales anteriores von anterior her beginnend am Ort des Fasziendurchtritts zur Darstellung kommen.

Nur bei schwierigen Detailfragen kann der farbkodierte Duplex, eventuell sogar kombiniert mit Echokontrastmittel weiterhelfen.

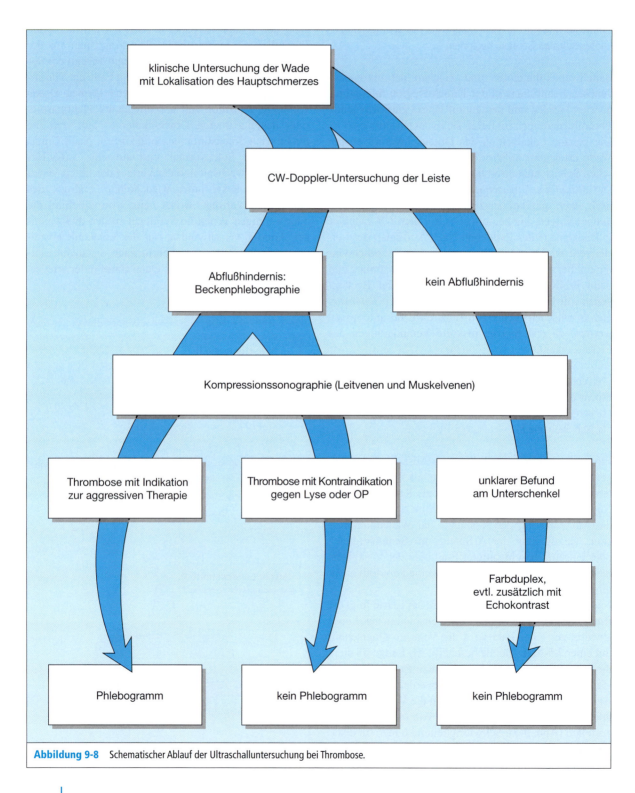

Abbildung 9-8 Schematischer Ablauf der Ultraschalluntersuchung bei Thrombose.

Spezieller Teil

> Die gründliche Ultraschalluntersuchung reicht zur Thrombosediagnostik aus.

Nur wenn bei Nachweis einer Thrombose mittels Ultraschall eine Lysetherapie oder Thrombektomie ansteht, empfiehlt es sich auch heute noch aus juristischen Gründen, zusätzlich die Thrombose mit einem Phlebogramm zu dokumentieren (Abb. 9-8).

> Die wichtigsten Ultraschallkriterien sind:
> - Veränderung der S-Sounds bei Atmung und Valsalva-Manöver (CW-Doppler)
> - nicht komprimierbare, verdickte Vene (Kompressionssonographie)
> - Darstellung umflossener Thromben und Thrombusspitzen, Reflux zur Differenzierung von postthrombotischem Syndrom (PTS) und Thrombus (Farbduplex).

DOKUMENTATION (Abb. 9-9)

Die sorgfältige Dokumentation ist integrierter Bestandteil der Ultraschalluntersuchung.
Nicht nur zum Nachweis der Durchführung, sondern vor allem zur Übersicht über die Ausdehnung der Thrombose ist die Dokumentation wichtig.
Die Befunde des *CW-Dopplers* werden mittels *Analogkurve* an der Leistenvene geschrieben und die verschiedenen Manöver, d.h. Inspiration (I), Exspiration (E) und Valsalva-Manöver (V) auf der Kurve eingezeichnet. Die Dokumentation erfolgt stets im Seitenvergleich. Bei den A-Sounds werden Wadenkompression (K) und Flußbeschleunigung über der V. saphena magna (S) dokumentiert (s. Abb. 9-3a und b).
Die Aufzeichnung der *Kompressionssonographie* erfolgt für jede Etage, d.h. Oberschenkel, Kniekehle, Soleusvenen und Unterschenkelleitvenen getrennt *mit und ohne Kompression* auf ein Papierbild pro Etage. Ein zweigeteiltes Bild mit und ohne Kompression wird empfohlen (s. Abb. 9-5a und b). *Papierbild* und *Videoband* sind zur Dokumentation gleichwertig.
Es empfiehlt sich dringend, wegen der besseren Übersichtlichkeit direkt in eine vorgedruckte Abbildung des Beinvenensystems die *Ausdehnung der Thrombose* einzuzeichnen, so daß alle pathologischen Befunde nach Abschluß der Untersuchung auf einen Blick zu übersehen und zu befunden sind (s. Abb. 9-9).

ZUSAMMENFASSUNG

Die Ultraschalldiagnostik tiefer Beinvenenthrombosen erfordert immer neben der klinischen Untersuchung den Einsatz des CW-Dopplers und der B-Bildsonographie.

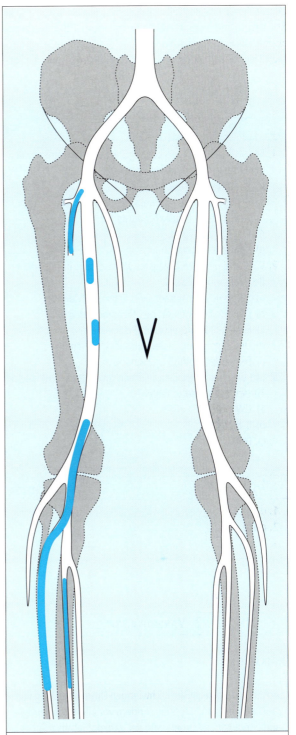

Abbildung 9-9 Graphische Dokumentation einer tiefen Beinvenenthrombose mit Befundung.
Befund: Thrombose der Vv. peroneae und Vv. tibiales anteriores, der V. poplitea sowie kleine umflossene Thromben in der distalen V. femoralis. Thrombosierung der V. profunda femoris. Beckenetage frei (unauffälliger Doppler, keine Kollateralen).
Beurteilung: 3-Etagen-Thrombose, rechts.
Procedere: keine Phlebographie, da keine Indikation zu Lyse oder Thrombektomie (Alter).

Damit wird bei der Thrombosediagnostik die gleiche Spezifität und Sensitivität wie mit dem Phlebogramm erzielt. Die methodischen Fehler sind weitgehend vermeidbar. Die schematische Einhaltung des Untersuchungsgangs wird empfohlen. Zur Dokumentation müssen feste Regeln eingehalten werden, um eine Vergleichbarkeit der Befunde mit nachfolgenden Untersuchungen zu gewährleisten.

FRAGEN

1. Mit welcher Methode können Beckenvenenthrombosen zuverlässig diagnostiziert werden?
    a) Kompressionssonographie
    b) Antegrades Phlebogramm
    c) Farbkodierte Duplexsonographie
    d) CW-Doppler
    e) Klinische Untersuchung
2. Was sind die zuverlässigsten Ultraschallkriterien einer Beinvenenthrombose?
    a) Stopp des Blutflusses beim Valsalva-Manöver
    b) Erhöhte Echogenität des Thrombus im B-Bild
    c) Fehlende Kompressibilität der Vene
    d) Umfangszunahme der Vene im Querschnitt
    e) Fehlender Blutfluß im Farbduplex
3. Mit welcher Methode kann man grob ältere und frische Thrombosen unterscheiden?
    a) CW-Doppler
    b) B-Bild
    c) Duplex
    d) Farbduplex mit Echokontrastmittel
    e) Antegrades Phlebogramm
    f) Kernspintomographie
4. Welche Ultraschallfrequenz eignet sich am besten zur Untersuchung der V. femoralis?
    a) 7,5 MHz
    b) 5,0 MHz
    c) 3,0 MHz
5. Welche Aussage zur Soleusvenenthrombose ist richtig?
    a) Vor Ultraschalluntersuchungen sollte eine klinische Untersuchung der Wade zur Auffindung des maximalen Schmerzpunkts durchgeführt werden.
    b) Die Untersuchung mittels CW-Doppler ist erfolgversprechend.
    c) Es sollte eine Kompressionssonographie in Bauchlage von der V. poplitea ausgehend erfolgen.
    d) Die Diagnose wird bevorzugt durch ein antegrades Phlebogramm gestellt.

RICHTIGE ANTWORTEN

1. d
2. c + d
3. e
4. a
5. a + c

2 VARIKOPHLEBITIS

INDIKATION

Nicht nur zur gelegentlich schwierigen Unterscheidung von Varikophlebitis und Erysipel, sondern vor allem zur Beurteilung der genauen Ausdehnung der Varikophlebitis trägt der Ultraschall entscheidende Informationen bei.

PATHOPHYSIOLOGISCHE GRUNDLAGEN

Die Ultraschalldiagnostik der Varikophlebitis beruht wie die der Thrombose auf dem niedrigen Innendruck der Venen: Im Normalfall ist durch leichten Druck mit dem Schallkopf von außen her die Vene so komprimierbar, daß das Lumen verschwindet. Im Falle einer Varikophlebitis ist das Varizenlumen durch den Thrombus über die Norm erweitert und nicht oder nur teilweise durch Andruck des Schallkopfs komprimierbar.

WERTIGKEIT UND BESONDERHEITEN DER VERSCHIEDENEN METHODEN

Obwohl schon das klinische Bild unübersehbar ist, sind Spezifität und Sensitivität der *Kompressionssonographie* nicht zu berechnen, da die Referenzmethode Phlebographie in der Regel bei der Diagnostik versagt.

Sicher ist aber die Kompressionssonographie derzeit die zuverlässigste diagnostische Methode bei der Varikophlebitis.

Ihr entscheidender Vorteil gegenüber allen anderen konkurrierenden Methoden liegt darin, daß ein Einwachsen *mündungsnaher Thromben* der V. saphena magna und der V. saphena parva in das tiefe Venensystem auf einen Blick erkannt werden kann.

Fehlerquellen

Bei richtiger Bedienung des Geräts, ausreichender Kenntnis der Anatomie und genügender Sorgfalt bei der Untersuchung ist die Methode *absolut zuverlässig*.

Spezieller Untersuchungsgang

Unter Verwendung einer *7,5-MHz-Sonde mit Wasservorlaufstrecke* wird die V. saphena magna in Rückenlage des Patienten, die V. saphena parva in Bauchlage abgesucht. Man beginnt über dem geröteten verdickten und schmerzhaften Strang und folgt aufsteigend bis zur Mündung dem Verlauf der V. saphena magna bzw. der V. saphena parva mit dem Schallkopf (Abb. 9-10). Wegen des stark geschwungenen Verlaufs oberflächlicher Venen empfiehlt es sich im Querschnitt, nicht im Längsschnitt zu schallen. Das Bild ist unverkennbar, insbesondere im Querschnitt, und zeigt eine *nicht komprimierbare, wurstförmig aufgetriebene oberflächlich liegende Vene* (Abb. 9-11a und b).

Als nächster Schritt nach der Bestätigung der klinischen Verdachtsdiagnose mit Ultraschall wird die Mündung der Vene in das tiefe Venensystem – bei der V. saphena magna die Leiste, bei der V. saphena parva die Kniekehle – untersucht, auch wenn dort äußerlich keinerlei Entzündungszeichen zu erkennen sind. In einem dritten Untersuchungsabschnitt muß nun das *tiefe Venensystem* mittels Kompressionssonographie untersucht werden, da sich im Falle ausgedehnter Varikophlebitiden bei rund einem Drittel der Patienten gleichzeitig Phlebothrombosen finden. Nicht selten zeigt sich dabei ein mündungsnaher Thrombus, der von der V. saphena magna in die V. femoralis communis oder von der V. saphena parva in die V. poplitea vorwächst (Abb. 9-12a und b). Die Diagnose ist auf einen Blick mittels B-Bild möglich.

> Ins tiefe Venensystem einwachsende Thromben sind in der Regel klinisch asymptomatisch, jedoch emboliträchtig.

Sie verändern das Therapieschema von der ambulanten Behandlung zur umgehenden stationären Einweisung in eine chirurgische Klinik.

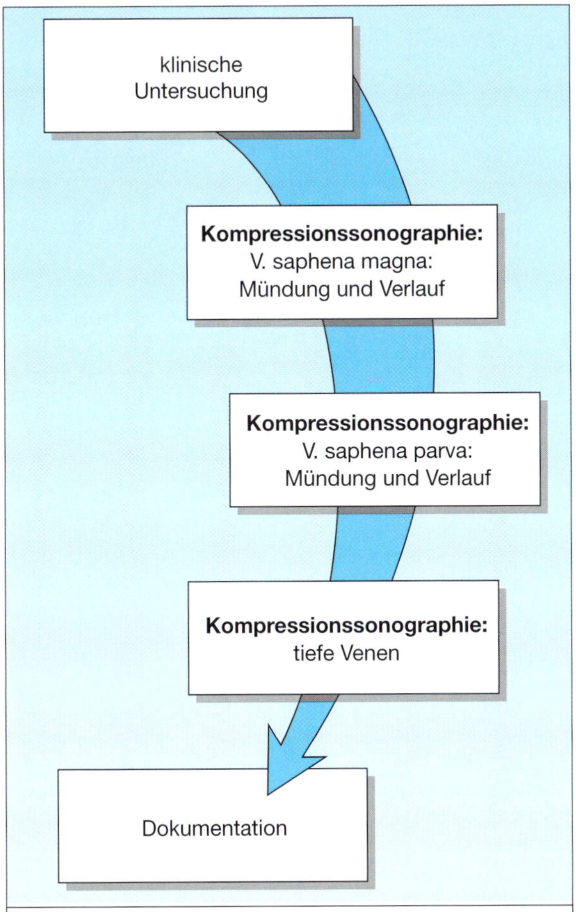

Abbildung 9-10 Schematischer Ablauf der Ultraschalluntersuchung bei Varikophlebitis

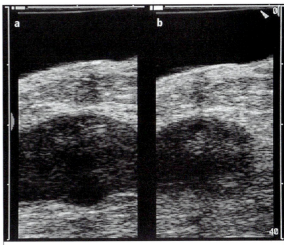

Abbildung 9-11 Varikophlebitis im Querschnitt [7,5 MHz mit Wasservorlaufstrecke].
a) Ohne Kompression.
b) Mit Kompression.

BECKEN- UND BEINVENEN

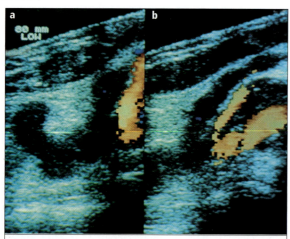

Abbildung 9-12 Varikophlebitis über der V. saphena parva in die V. poplitea vorwachsend [7,5 MHz mit Wasservorlaufstrecke].
a) Querschnitt.
b) Längsschnitt.

Die wichtigsten Ultraschallkriterien sind:
- verdickte, nicht komprimierbare, epifasziale Venen (B-Bild mit Wasservorlaufstrecke)
- eventuell Thrombus im Mündungsgebiet der V. saphena magna oder parva
- unauffällige tiefe Venen und Muskelvenen (B-Bild).

DOKUMENTATION

In der Regel wird der Dokumentation der Ultraschalluntersuchung zuwenig Aufmerksamkeit geschenkt, wenn erst einmal die Diagnose gestellt ist. Sie ist jedoch *integrierter Bestandteil der Untersuchung*. Im epifaszialen Venensystem muß neben der Varikophlebitis die Mündung der V. saphena magna und der V. saphena parva mit und ohne Kompression dokumentiert werden. Ebenso ist es notwendig, jedes befallene Segment des tiefen Venensystems mit und ohne Kompression abzubilden.

Aufgefundene Thromben müssen sowohl im *Längs-* wie auch im *Querschnitt* abgebildet sein.

Papierbild und Videoband sind gleichwertig. Wegen der besseren Übersichtlichkeit sollten neben der Dokumentation auf Bild oder Band *morphologische Befunde auf einer vorgedruckten Zeichnung des Beinvenensystems* eingetragen werden, um sie nach Abschluß der Untersuchung auf einen Blick zusammenfassend beschreiben zu können (Abb. 9-13).

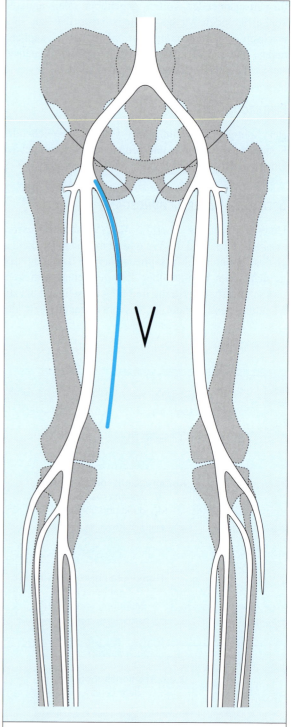

Abbildung 9-13 Graphische Dokumentation einer Varikophlebitis mit Befundung.
Befund: Ausgedehnte Varikophlebitis der V. saphena magna, Thrombusspitze reicht über die V.-saphena-magna-Mündung hinaus in die V. femoralis communis. Tiefe Venen und sonstige oberflächliche Venen frei.
Beurteilung: Varikophlebitis.
Procedere: Überweisung in die Chirurgie.

SPEZIELLER TEIL

ZUSAMMENFASSUNG

> Die Kompressionssonographie ist zur Methode der Primärdiagnostik der Varikophlebitis geworden.

Folgende Vorteile haben die Ultraschalluntersuchung zum wichtigsten diagnostischen Instrument bei Varikophlebitis gemacht:

- genaue Bestimmung der Ausdehnung
- schnelles Erkennen von in das tiefe Venensystem einwachsenden Thromben, die der klinischen Untersuchung völlig entgehen
- gleichzeitige Diagnose tiefer Thrombosen, die häufiger sind als bisher angenommen.

Optimal ist die Dokumentation sowohl mit Bild als auch mit einem gezeichneten Befund.

FRAGEN

1. Wie häufig sind Varikophlebitiden von tiefen Thrombosen begleitet?
   a) 10%
   b) 30%
   c) 65%
2. Was muß bei einer Varikophlebitis der Beinvenen immer mituntersucht werden?
   a) Die tiefen Venen
   b) Die Mündungen der V. saphena magna und der V. saphena parva in das tiefe Venensystem
   c) Die Lymphknotenstationen in der Leiste
   d) Die Beinarterien zum Ausschluß eines Buerger-Syndroms?
3. Welche apparatetechnischen Voraussetzungen müssen zur Untersuchung einer Varikophlebitis erfüllt sein?
   a) 5,0-MHz-Schallkopf
   b) 3,0-MHz-Schallkopf
   c) 7,5-MHz-Schallkopf
   d) Wasservorlaufstrecke

RICHTIGE ANTWORTEN

1. b
2. a + b
3. c + d

3 PRIMÄRE VARIKOSIS

INDIKATION

Die Indikation zur Ultraschalluntersuchung primärer Varizen ist breit und deckt sich mit jener der Phlebographie in vielen Punkten. Bei klinischem Verdacht auf primäre Varikosis kann der CW-Doppler klären, ob eine nennenswerte *Insuffizienz der V. saphena magna* besteht, wo deren oberer und unterer Insuffizienzpunkt liegen und ob ein Phlebogramm überhaupt notwendig ist.

Die Duplex- und Farbduplexuntersuchung erlauben darüber hinaus eine *Kontrolle nach Varizentherapie.*

> Über Phlebographie und Varikographie hinaus können Duplex und Farbduplex wichtige morphologische und hämodynamische Details bei primärer Varikosis und beim Varizenrezidiv aufdecken, welche das therapeutische Vorgehen richtunggebend beeinflussen.

PATHOPHYSIOLOGISCHE GRUNDLAGEN

Ein Normalbefund epifaszialer Venen ist am geringen Kaliber und am Fehlen eines Refluxes zu erkennen.

Das entscheidende pathophysiologische Kriterium der Varikosis ist die *Klappeninsuffizienz in epifaszialen Varizen*. Diese führt zum *Reflux* als Auswirkung einer regionalen Umkehr der Blutflußrichtung, durch den Varizen hämodynamisch charakterisiert sind.

Die pathologische Hämodynamik im epifaszialen Venensystem, welche eine Insuffizienz beweist, ist nicht in allen Etagen gleich.

Bei der *Mündungsinsuffizienz der V. saphena magna* ist der Reflux beim Preßversuch neben der Erweiterung der Venen das beweisende Signal (Abb. 9-14 und Abb. 9-15a und b).

Bei der *Insuffizienz der V. saphena parva* kommt ein Reflux beim Pressen dagegen selten vor. Deswegen muß er durch Kompression der Wade ausgelöst werden. Die Erweiterung der Mündung im B-Bild hat deshalb in der Kniekehle größere diagnostische Bedeutung als in der Leiste (Abb. 9-16 bis Abb. 9-18).

9 BECKEN- UND BEINVENEN

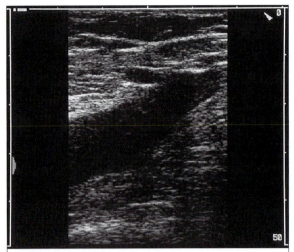

Abbildung 9-14 Mündung der V. saphena magna mit Seitenast, Längsschnitt [7,5 MHz].

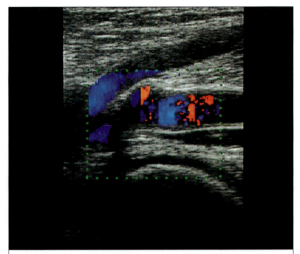

Abbildung 9-16 Insuffiziente und erweiterte V. saphena parva, Längsschnitt [7,5 MHz].

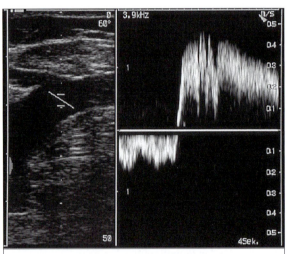

Abbildung 9-15 Stammvarikosis der V. saphena magna mit Seitenast [Refluxdokumentation mit Doppler, 7,5 MHz].

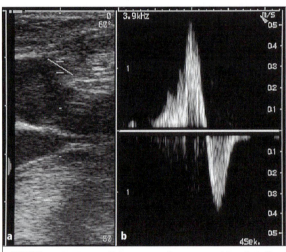

Abbildung 9-17 Insuffiziente V. saphena parva (a), mit Reflux nach Kompression der Wade (b) [7,5 MHz].

Es sind bestimmte Regionen, die für die Ultraschalluntersuchung des varikösen Refluxes besonders wichtig sind: V.-saphena-magna- und V.-saphena-parva-Mündung sind charakterisiert durch den bogenförmigen Verlauf der sogenannten Crosse.

Während die V.-saphena-magna-Mündung praktisch immer schnell aufzufinden ist, ergibt sich an der Mündung der V. saphena parva sowohl wegen der hohen Zahl anatomischer Varianten als auch wegen der in ihrer Nähe mündenden Soleusvenen die Gefahr einer Verwechslung.

Dort münden zusätzlich mehrere Nebenäste (s. Abb. 9-15 und Abb. 9-19) in den sogenannten Venenstern mit großer anatomischer Varianz, die, wenn sie übersehen werden, trotz korrekt durchgeführter Varizenoperation zur Quelle von Lokalrezidiven werden.

Das Mündungsgebiet der V. saphena magna mit Crosse und Nebenästen des „Venensterns" und das Mündungsgebiet der V. saphena parva mit Verbindungsästen zu anderen epifaszialen Venen sind das Ursprungsgebiet der Varikosis. Besonders im Bereich der V. saphe-

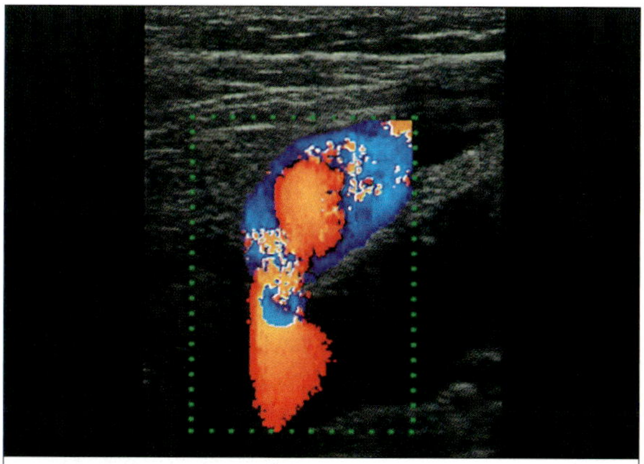

Spezieller Teil

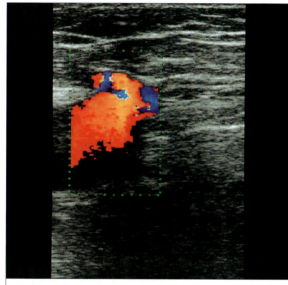

Abbildung 9-18 Farbkodierter Duplex an insuffizienter V. saphena parva [7,5 MHz].

Abbildung 9-19 Stammvarikosis der V. saphena magna mit Reflux in Crosse und Seitenast [7,5 MHz].

na magna kann mittels CW-Doppler sowohl die *Refluxdauer* als auch die *Refluxlänge* bestimmt werden. Die Refluxdauer korreliert an der V.-saphena-magna-Mündung mit dem Ausmaß der Venenerweiterung. Die Refluxstrecke von der V.-saphena-magna-Mündung bis zum unteren Insuffizienzpunkt kann ebenfalls mittels CW-Doppler zuverlässig bestimmt werden und korreliert eng mit dem Phlebogramm.
Durch oberen Insuffizienzpunkt, in der Regel die Mündung, und unteren Insuffizienzpunkt des Refluxes wird der *Rezirkulationskreislauf* bestimmt, der das entscheidende pathophysiologische Modell bei der primären Varikosis beschreibt.

Wertigkeit und Besonderheiten der verschiedenen Methoden

Die Ultraschalldiagnostik einer primären Varikosis mittels CW-Doppler weist sowohl mit der Refluxdauer als auch mit der Refluxstrecke eine hohe Korrelation zu röntgenmorphologischen Veränderungen im Phlebogramm auf. Je stärker die Erweiterung der V.-saphena-magna-Mündung ist, desto länger hält ein Reflux nach dem Preßversuch an. Die Strecke einer im Röntgenbild erweiterten Vene entspricht genau der mittels Ultraschall gemessenen Refluxstrecke.
Bei Vergleich der mittels Duplex gemessenen B-Bildcharakteristika der V.-saphena-magna- und V.-saphena-parva-Mündung mit den Werten im Phlebogramm beträgt die Sensitivität 96% und die Spezifität 75% bei einer Genauigkeit von 89%. An der V.-saphena-parva-Mündung beträgt die Sensitivität 90%, die Spezifität 67%, die Genauigkeit 77%.

Fehlerquellen

An der Crosse, im Mündungsbereich der V. saphena magna, bilden insuffiziente Nebenäste die *wichtigste Fehlerquelle* der Untersuchung *mittels CW-Doppler*.
Ein mit CW-Doppler festgestellter Reflux kann eine Insuffizienz der *V. saphena magna* vortäuschen, obwohl nur der Nebenast insuffizient ist. Bei einer Nachuntersuchung mittels Farbduplex kann dieser Irrtum jedoch leicht aufgeklärt werden.
An der Mündung der *V. saphena parva* bedeutet das Fehlen eines Refluxes beim Provokationsversuch mittels Valsalva-Manöver noch keineswegs eine Suffizienz der V. saphena parva, da zwischen der Druckerhöhung in den Beckenvenen und der Mündung der V. saphena parva in die V. poplitea mehrere meist suffiziente Klappen der V. femoralis liegen. Der Reflux in der V. poplitea muß also durch periphere Kompression in der Wadenmuskulatur provoziert werden. Eine im B-Bild sichtbare Erweiterung der V. saphena parva ist deshalb zuverlässiger zum Nachweis einer lokalen Insuffizienz geeignet als der Reflux unter Valsalva-Manöver. Vollends zum Scheitern verurteilt ist der Versuch, mittels CW-Doppler eine Insuffizienz der V. saphena parva nachweisen zu wollen. Allein die Vielzahl der Gefäßvarianten in der Kniekehle läßt schon den Versuch, mit einer blinden Methode wie dem CW-Doppler eine Parvainsuffizienz nachweisen zu wollen, abenteuerlich erscheinen.

Spezieller Untersuchungsgang (Abb. 9-20)

Vor einer Untersuchung bei primären Varizen muß der Patient Schuhe und Strümpfe ausziehen, da auf andere

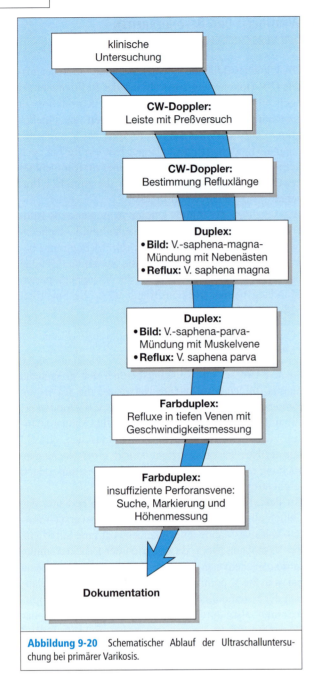

Abbildung 9-20 Schematischer Ablauf der Ultraschalluntersuchung bei primärer Varikosis.

dungsinsuffizienz der V. saphena magna zu erkennen. Bei Suffizienz der V.-saphena-magna-Mündung kommt es beim Preßversuch nicht zum Reflux, während für die Insuffizienz im Bereich der Crosse ein turbulenter, stark beschleunigter Reflux mit Verbreiterung des Flußspektrums typisch ist (s. Abb. 9-15).

Danach wird entlang des Verlaufs der V. saphena magna mit dem CW-Doppler unter Preßversuchen in handbreiten Schritten hinab bis zum unteren Insuffizienzpunkt geschallt, wo kein Reflux mehr nachweisbar ist. Dies dient der Bestimmung der Refluxstrecke und ist dem Phlebogramm zur Einteilung der Insuffizienz der V. saphena magna in drei Schweregrade nach Hach gleichwertig.

Der dritte Untersuchungsschritt erfolgt mittels *Duplex*. Er beginnt mit der Untersuchung der V.-saphena-magna-Crosse in der Leiste mit einer 7,5-MHz-Sonde mit Wasservorlaufstrecke. Es wird entlang der V. femoralis communis die Sonde von vorne in der Leistengegend so lange hin und her gefahren, bis sich die nach medial abgehende Crosse im B-Bild darstellt. Eine erweiterte V.-saphena-magna-Mündung und erkennbar erweiterte Nebenäste werden dokumentiert. Danach wird unter Zuschaltung der *Farbkodierung* beim Valsalva-Manöver geprüft, ob ein Farbumschlag als Zeichen der Insuffizienz auftritt. Die Insuffizienz kann auch über den zugeschalteten *PW-Doppler* als *Reflux* abgebildet werden. An den Nebenästen gelingt allerdings die Darstellung mittels Farbe besser.

> Die Diskrepanz zwischen einem mittels CW-Doppler nachgewiesenen Reflux und einer im B-Bild fehlenden Erweiterung der V. saphena magna weist auf eine Insuffizienz von mündungsnahen Nebenästen hin.

Nach sorgfältiger Untersuchung der V.-saphena-magna-Mündung mit ihren Nebenästen und dem Nachweis von Refluxen wird beim stehenden Patienten zügig dem Verlauf der V. saphena magna, am besten im Querschnitt, nach distal gefolgt bis zum vorher mit CW-Doppler markierten unteren Insuffizienzpunkt, um abgehende Seitenäste darzustellen.

Die Untersuchung der V. saphena parva erfolgt von der Kniekehle aus mit einer 7,5-MHz-Sonde, ohne Wasservorlaufstrecke, wobei der Patient dem Untersucher den Rücken zuwenden muß.

Mit der nach innen gekippten Duplexsonde wird von medial und distal her schräg in die Kniekehle geschallt, um die übereinanderliegenden V. poplitea und A. poplitea nebeneinander zu projizieren. Entlang der V. poplitea wird auf- und absteigend nach einmündenden Gefäßen, insbesondere nach Verbindungsästen zur V. saphena magna, gesucht. Die V. saphena parva stellt sich im Fall einer Insuffizienz immer im Mündungsbereich erweitert dar (s. Abb. 9-16 bis Abb. 9-18). Sie mündet zu 80% oberhalb

Weise die Einschätzung des *klinischen Schweregrads*, vor allem in der Knöchelregion, nicht gelingt.

Varizen sind nur beim Stehenden maximal gefüllt und deshalb nur im Stehen optimal zu untersuchen.

Die Untersuchung der V. saphena magna und der V. saphena parva muß aufgrund anatomischer und pathophysiologischer Besonderheiten stufenweise mit verschiedenen Geräten erfolgen.

Die Ultraschalluntersuchung mit *CW-Doppler* beginnt beim stehenden Patienten in der Leiste, um eine Mün-

des gut erkennbaren Kniegelenkspalts, zu 10% auf Höhe des Kniegelenkspalts und zu 10% unterhalb davon. Eine Verwechslung mit den ebenfalls auf Höhe des Kniegelenkspalts mündenden Soleusvenen ist möglich.
Abschließend werden die *tiefen Venen*, wie beschrieben, untersucht. Die *Suche nach insuffizienten Perforansvenen*, die zur Abklärung jeder primären Varikosis gehört, wird im nächsten Abschnitt beschrieben.

> Die wichtigsten Ultraschallkriterien sind:
> - Reflux und Refluxlänge in epifaszialen Venen (CW-Doppler)
> - Erweiterung der Mündung der V. saphena magna und/oder parva (Duplex, Farbduplex)
> - unauffällige tiefe Venen (B-Bild, Farbduplex)
> - drei Perforansinsuffizienzen (Farbduplex).

DOKUMENTATION (Abb. 9-21)

Die sorgfältige Dokumentation ist fester Bestandteil der Untersuchung. Die Befunde, welche mit dem CW-Doppler erhoben wurden, sind als *Analogkurve* zu schreiben. Alle anderen Befunde müssen sowohl mit *B-Bild* als auch mit dem Doppler als *Duplexbild* dokumentiert sein. Bei schwieriger anatomischer Situation sollte man sich nicht auf das Duplexbild beschränken, weil damit die Teilausschnitte des B-Bildes zu klein werden. Hier sollte zuerst das B-Bild, danach das Duplexbild aufgenommen werden.
Bei der Darstellung von Nebenästen ist es für den Operateur hilfreich, wenn anhand mehrerer B-Bilder die Crosse als *Zeichnung* rekonstruiert wird.
Videodokumentation und Papierbilddokumentation sind gleichwertig. Nach Abschluß der Untersuchung sollten alle Details zur besseren Übersicht in einer *vorgefertigten Zeichnung* eingetragen werden.

ZUSAMMENFASSUNG

> Die gründliche Ultraschalluntersuchung der primären Varikosis erfolgt im Stehen und erfordert die Verwendung von CW-Doppler, Duplex und Farbduplex.

Je nach Region wird die Verwendung einer Wasservorlaufstrecke zur 7,5-MHz-Sonde empfohlen. Zu untersuchen sind V.-saphena-magna-Mündung, V.-saphena-parva-Mündung, die tiefen Venen und Perforansinsuffizienzen. Über den bloßen Nachweis einer Insuffizienz hinaus können zahlreiche für den Chirurgen wichtige Details, wie Nebenäste an der V. saphena magna, an der V. saphena parva und Perforansinsuffizienzen dargestellt werden.

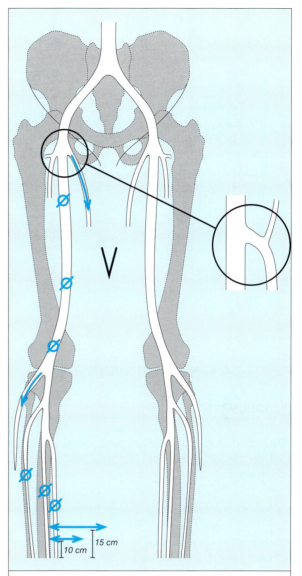

Abbildung 9-21 Graphische Dokumentation einer primären Varikosis mit Befundung.
Befund: Insuffizienz der V.-saphena-magna-Mündung mit großem Nebenast zur V. epigastrica. Insuffizienz der V. saphena parva. Zwei Perforansinsuffizienzen (Höhe: 10 und 15 cm) oberhalb des Innenknöchels. Tiefe Venen frei, ohne Reflux.
Beurteilung: Primäre Varikosis der V. saphena magna und V. saphena parva mit Perforansinsuffizienzen.
Procedere: Operation.

> Die Entscheidung zum Phlebogramm hängt letztendlich vom operierenden Chirurgen ab. Es ist im Prinzip aber überflüssig. Vor einer Rezidivoperation müssen jedoch zusätzlich zur Ultraschalluntersuchung ein Phlebogramm und eine Varikographie angefertigt werden.

9 BECKEN- UND BEINVENEN

FRAGEN

1. Welche Kriterien müssen an der V.-saphena-magna-Mündung geprüft werden, um eine Insuffizienz komplett zu beschreiben?
   a) Reflux mit CW-Doppler
   b) B-Bild der Crosse mit Nebenästen
   c) Reflux in der Crosse
   d) Reflux in den Nebenästen
2. Mit welcher Sondenhaltung wird die V.-saphena-parva-Mündung untersucht?
   a) Direkt von *hinten* in pa-Stellung der Sonde
   b) Von *hinten* mit schräg nach medial gekippter Sonde
   c) Von *vorne* und *oben*
3. Wie wird am einfachsten das Ausmaß der V.-saphena-magna-Insuffizienz bestimmt?
   a) Mit CW-Doppler über Refluxlänge
   b) Mit Flußgeschwindigkeitsmessung in der V.-saphena-magna- und V.-saphena-parva-Mündung
   c) Mit Refluxmessung in den tiefen Venen

RICHTIGE ANTWORTEN

1. a, b, c + d
2. b
3. a

4 PERFORANSINSUFFIZIENZEN

INDIKATION

> Die Suche nach Perforansinsuffizienzen ist der schwierigste Teil der Ultraschalldiagnostik bei chronischen Venenerkrankungen.

Sie ist jedoch fester Bestandteil jeder Untersuchung sowohl bei primären Varizen wie beim postthrombotischen Syndrom, da sie entscheidend zur Pathogenese örtlicher Hautveränderungen bei der chronisch-venösen Insuffizienz bis hin zum Ulcus cruris beiträgt.

PATHOPHYSIOLOGISCHE GRUNDLAGEN

Suffiziente Perforansvenen drainieren das venöse Blut der Haut in die tiefen Venen. Sie sind nicht durch Ultraschall darstellbar. Insuffiziente Perforansvenen sind *erweiterte transfasziale Verbindungsvenen* zwischen oberflächlichem und tiefem Venensystem und hämodynamisch durch *Pendelflüsse* gekennzeichnet (Abb. 9-22). Sie ermöglichen dadurch am Oberschenkel und am Unterschenkel Privatkreisläufe zwischen oberflächlichem und tiefem Venensystem, in denen bei Insuffizienz der Klappen das rückfließende Blut rezirkuliert.

Der Blutfluß in insuffizienten Perforansvenen ist nicht kontinuierlich. Vielmehr handelt es sich um Pendelflüsse zwischen tiefem und oberflächlichem Venensystem, die durch Gelenkbewegung und Muskelkontraktion bzw. Erschlaffung der Wadenmuskulatur ausgelöst werden. In Ruhe kann kein Fluß an insuffizienten Perforansvenen gemessen werden.

WERTIGKEIT UND BESONDERHEITEN DER VERSCHIEDENEN METHODEN

Es gibt mehrere Methoden zur Suche nach Perforansinsuffizienzen. Ein Vergleich dieser Methoden mittels Spezifität und Sensitivität ist nicht zulässig, da normale Perforansvenen in vivo nicht nachweisbar sind. Zum Vergleich wird die Zahl richtiger und falscher Markie-

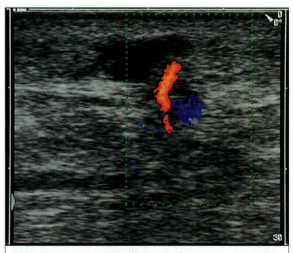

Abbildung 9-22 Zwei insuffiziente Perforansvenen mit gegenläufigem Pendelfluß [7,5 MHz].

SPEZIELLER TEIL

Tabelle 9-5 Perforansinsuffizienz: Trefferquote (%) der verschiedenen Suchmethoden bezogen auf Operationsbefunde (im Mittel 3,5 insuffiziente Perforansvenen).

	richtige Markierung	keine Markierung
Klinik	34	66
Phlebographie	45	56
CW-Doppler	55	45
Farbduplex	76	24

rungen durch den Operationsbefund belegt. Von den eingesetzten Ultraschallmethoden ist der *farbkodierte Duplex* die zuverlässigste aller Methoden mit rund 76% richtigen Markierungen (Tab. 9-5). CW-Doppler und B-Bild mit Trefferquoten von 50%, Phlebographie und klinische Untersuchung mit Trefferquoten von 45 und 35% schneiden deutlich schlechter ab.

Wichtig für die Diagnostik von Perforansinsuffizienzen ist deren Lokalisation am Unterschenkel. Einerseits sind über 100 Perforansvenen am Unterschenkel angelegt, andererseits beruhen die klinischen Veränderungen bis hin zum Ulcus cruris auf wenigen stark variablen Perforansinsuffizienzen, die vor allem am distalen Unterschenkel auftreten.

Am Oberschenkel sind klinisch bedeutsame Perforansvenen deutlich seltener.

In der Chirurgie ist es üblich, Perforansinsuffizienzen mit dem Namen bekannter Varizenchirurgen wie Cockett, Boyd, May, Bassi zu benennen und deren Position von der Fußsohle aus gemessen auf der imaginären Linton-Linie zu markieren. Dieses Schema hat sich allerdings als anatomisch nicht nachvollziehbar erwiesen und ist somit höchstens als Hilfskonstruktion brauchbar, wenn kein Farbduplex zur Verfügung steht.

FEHLERQUELLEN

Insuffiziente Perforansvenen speisen häufig ausgedehnte oberflächliche Varizennetze und treten oft nahe beieinander mehrfach auf. Im Verlauf in die Tiefe wechseln sie mehrmals die Richtung. Dies erschwert die Suche sehr, weswegen es eine 100%ige Trefferquote nicht gibt.

Der notwendige Zeitaufwand verleitet dazu, nach Auffinden einer Insuffizienz die Suche abzubrechen. Da in der Regel aber mindestens *drei insuffiziente Perforansvenen* vorliegen, wird die gesamte Trefferquote dadurch zu gering.

Die Suche darf erst abgebrochen werden, wenn drei Perforansinsuffizienzen aufgefunden sind.

SPEZIELLER UNTERSUCHUNGSGANG (Abb. 9-23)

Jede Untersuchung von Perforansinsuffizienzen setzt klinische Erfahrung voraus. Das Gerät allein garantiert niemals den Erfolg.

Um realistische Trefferquoten zu erreichen, sollte nach insuffizienten Perforansvenen nur am ödemfreien, herabhängenden Unterschenkel gesucht werden. Am ergiebigsten ist die Suche an der Innenseite des Unterschenkels, wobei das distale Drittel besonders interessant ist wegen der Bedeutung für Spätfolgen der primären Varikosis oder des postthrombotischen Syndroms.

Da das chirurgische Schema mit Vorgabe bestimmter Höhenlokalisationen von insuffizienten Perforansvenen, von der Sohle aus gemessen, anatomisch nicht haltbar ist, müssen *klinische Symptome* der Perforansinsuffi-

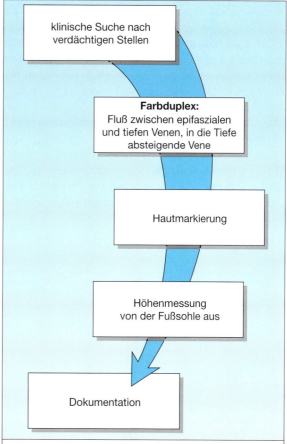

Abbildung 9-23 Schematischer Ablauf der Ultraschalluntersuchung bei insuffizienten Perforansvenen.

zienz wie Faszienlücken, pigmentierte Hautareale, überwärmte Hautareale oder Ulkusnarben als Wegweiser zu ausgeprägten insuffizienten Perforansvenen dienen. Sie liegen meist am oberen Rand des suspekten Areals.

Am sitzenden Patienten beginnt man mit der 7,5-MHz-Sonde mit Wasservorlaufstrecke am herabhängenden Bein die Suche in klinisch suspekten Arealen oberhalb des Innenknöchels.

Der *charakteristische Pendelfluß* zwischen Oberfläche und Tiefe wird entweder durch rhythmische Wadenkompression oder durch rhythmische Fußbewegungen provoziert.

Ohne diese *Provokationsmanöver* können insuffiziente Perforansvenen kaum je gefunden werden.

> Die wichtigsten Ultraschallkriterien sind:
> - in die Tiefe absteigende Venen (Farbduplex)
> - häufiger Richtungswechsel, so daß sie sich selten in ganzer Länge darstellen lassen (Farbduplex)
> - zeitverschobener Fluß zwischen oberflächlichen und tiefen Venen bei Fuß- oder Wadenkompression (Farbduplex)
> - große morphologische Vielfalt (Farbduplex).

Der Pendelfluß bei Perforansinsuffizienz ist am Farbwechsel unter Provokationsmanövern in dem in die Tiefe ziehenden Venensegment zu erkennen (s. Abb. 9-22). Das Mündungsgebiet der insuffizienten Perforansvene im epifaszialen oberflächlichen Varizennetz muß möglichst weit eingeengt werden, um diesen Bereich auf der Haut markieren zu können.

> Man darf sich nie mit dem Auffinden einer einzelnen insuffizienten Perforansvene begnügen.

Häufig liegen mehrere Perforansinsuffizienzen vor. Die Suche ist darum so lange unvollständig, bis mindestens *drei insuffiziente Perforansvenen* an einem Unterschenkel geortet und auf der Haut markiert sind.

Dokumentation

Nach Auffinden insuffizienter Perforansvenen ist die genaue Dokumentation deswegen so wichtig, weil die Perforansinsuffizienzen vom Operateur aufgefunden werden müssen.

Kurz vor einer Operation sollen diese Mündungsgebiete *direkt auf der Haut eingezeichnet* werden.

Wenn der Eingriff später erfolgt, müssen auf einer vorgefertigten Zeichnung wenigstens die *Höhenangaben* von der Fußsohle aus in Zentimeter gemessen und eingetragen werden (s. Abb. 9-20). Eine *genaue Zeichnung* mit Beziehung der Perforansmündung zu vorbestehenden Hautveränderungen erleichtert die Suche für den Operateur.

Papierbilder oder Videoband sind zur Dokumentation des Befunds notwendig, haben aber keine praktische Bedeutung für die Auffindung der Perforansvenen bei der Operation.

Zusammenfassung

> Die Suche nach Perforansinsuffizienzen ist einer der schwierigsten, aber auch einer der wichtigsten Teile der Ultraschalldiagnostik jeder Form chronisch-venöser Insuffizienz. Pathophysiologisches Merkmal ist der Pendelfluß zwischen tiefen und oberflächlichen Venen.

Er ist am einfachsten mittels Farbduplex zu finden. Die Farbduplexuntersuchung ist deshalb allen konkurrierenden Methoden bei der Suche nach insuffizienten Perforansvenen deutlich überlegen, auch wenn alle insuffizienten Perforansvenen in der Regel nicht gefunden werden. Die Dokumentation sollte mindestens Höhenangaben über die aufgefundene insuffiziente Perforansvene enthalten. Besser ist eine genaue Beschreibung der Lage in bezug auf Hautveränderungen.

Fragen

1. Wie groß ist die Differenz der Trefferquoten bei der Diagnostik von Perforansinsuffizienzen zwischen Phlebogramm und Farbduplex?
   a) 10%
   b) 30%
   c) 50%

2. Was ist wichtig bei der Dokumentation von Perforansinsuffizienzen?
   a) Ein antegrades Phlebogramm
   b) Eine Darstellung des Pendelflusses mit farbkodiertem Duplex
   c) Höhenlokalisation am Unterschenkel gemessen von der Fußsohle aus

3. Wo finden sich klinisch am häufigsten wichtige insuffiziente Perforansvenen am Unterschenkel?
   a) An der Innenseite des Unterschenkels
   b) In der Knöchelregion
   c) Im Bereich von Hämosiderinpigmentierungen und lokaler Überwärmung
   d) Auf der Linton-Linie in den Cockett-Regionen

RICHTIGE ANTWORTEN
1. b
2. c
3. a, b + c

5 Postthrombotisches Syndrom

INDIKATION

Die Indikation zur Ultraschalldiagnostik bei Verdacht auf ein postthrombotisches Syndrom stellt sich bei Thromboseanamnese, subjektiven Beschwerden des Patienten und klinischem Verdacht nach Untersuchung des Beins. Neben der *Erstdiagnose* dient die Ultraschalluntersuchung zur *Verlaufskontrolle* des postthrombotischen Syndroms. Anhand der Messung der Refluxe in den tiefen Venen als pathophysiologische Leitgröße des postthrombotischen Syndroms sind Hinweise zur Kompressionstherapie möglich, d.h. in der Praxis:
- Festlegung, ob eine Therapie nötig ist
- Einstufung der Kompressionsklasse
- Festlegung der Länge des Kompressionsstrumpfs, den der Patient benötigt
- Abschätzung, wann ein Wechsel des Kompressionsstrumpfs angezeigt ist.

Erstmals ist damit bei der Führung dieser Patienten eine Anpassung der Kompressionstherapie an dem wirklichen Bedarf durch Messung physiologischer Größen möglich geworden.

PATHOPHYSIOLOGISCHE GRUNDLAGEN

Ist der Klappenapparat in den tiefen Venen gesund, so erfolgt bei Provokationsmanövern kein Reflux des Blutes, d.h. eine Richtungsänderung des Blutflusses in der untersuchten Vene findet nicht statt.

Der Verschluß von tiefen Venen, ihre partielle Wiedereröffnung und Klappenzerstörung in verschiedenen Segmenten des tiefen Venensystems sind Ursachen für die Störung des Rückflusses des venösen Blutes in den tiefen Venen, die unter dem Oberbegriff *Reflux* zusammengefaßt werden.

Obwohl Refluxe nicht die einzige Ursache für die Entstehung des postthrombotischen Syndroms sind, ist die Pathophysiologie der Hämodynamik des postthrombotischen Syndroms die komplizierteste von allen Venenerkrankungen. Diese pathologischen Refluxe haben sich erst etwa ein Jahr nach der Thrombose ausgebildet. Sie gehen dem klinischen Bild des postthrombotischen Syndroms um Jahre voran und sind deshalb sowohl für die frühzeitige Prognose des Krankheitsbilds als auch für die Steuerung der Therapie die bisher wichtigste bekannte Meßgröße.

> Als Maß für die Größe des venösen Refluxes hat sich die leicht zu messende Refluxgeschwindigkeit bewährt. Dabei sind erst Refluxgeschwindigkeiten > 10 cm/sec sicher als postthrombotisch zu klassifizieren.

Das Ausmaß der *Refluxgeschwindigkeit* erlaubt eine zuverlässige Unterscheidung zu geringgradigen Refluxen bei primärer Varikosis oder bei Normalpatienten. Diese hämodynamische Leitgröße beim postthrombotischen Syndrom ist nicht sofort nach der Thrombose komplett ausgebildet, sondern dauert bis zur *maximalen Ausbildung im Schnitt ein Jahr*.

> An der Refluxgeschwindigkeit sind die pathologischen Refluxe des postthrombotischen Syndroms sicher von den wesentlich geringeren Refluxen bei primärer Varikosis mit normalem tiefen Venensystem zu unterscheiden.

Die Charakterisierung des Refluxes als postthrombotisch beruht aber nicht nur auf der *Refluxgeschwindigkeit*. Eine *Refluxdauer* von über 0,5 Sekunden und die Form der *Refluxkurven*, mit dem im Vergleich zu anderen Refluxen fehlenden Klappenschluß sind typische pathophysiologische Merkmale des postthrombotischen Syndroms (Abb. 9-24a bis c).

Die Merkmale des in der Richtung geänderten Flusses in den tiefen Venen unter Provokationsmanövern beschreiben aber die komplexe Störung bei postthrombotischem Syndrom nicht vollständig.

Besonders ungünstig für die Prognose des Krankheitsbilds scheint das gleichzeitige Vorliegen von *Obstruktion und Reflux* im tiefen Venensystem zu sein. Ausgeprägte Refluxe in der *V. poplitea* scheinen per se in besonderem Maße zur Ulkusbildung zu prädisponieren. Je größer die Refluxgeschwindigkeit in der V. poplitea ist, desto höher ist die Wahrscheinlichkeit der Entstehung des klinischen Bildes eines postthrombotischen Syndroms. Eine Erklärung für die Dominanz des Refluxes in der V. poplitea für die Entwicklung des klinischen Bildes ist bisher nicht gefunden.

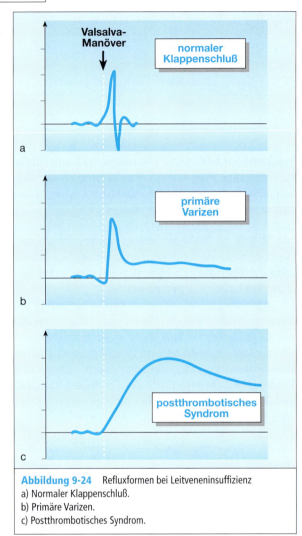

Abbildung 9-24 Refluxformen bei Leitveneninsuffizienz
a) Normaler Klappenschluß.
b) Primäre Varizen.
c) Postthrombotisches Syndrom.

Wertigkeit und Besonderheiten der verschiedenen Methoden

Die verschiedenen Ultraschalluntersuchungsmethoden unterscheiden sich voneinander in Spezifität und Sensitivität beträchtlich (Tab. 9-6). Zum Einsatz kamen bisher B-Bildsonographie, CW-Doppler sowie farbkodierter Duplex mit und ohne Flußgeschwindigkeitsbestimmung. Der *CW-Doppler* alleine besitzt bei einer Sensitivität von 71% und einer Spezifität von 92% im Vergleich zum Phlebogramm keine ausreichende diagnostische Zuverlässigkeit am tiefen Venensystem, ist aber besonders geeignet, um Refluxe in oberflächlichen Venen, die sich zum postthrombotischen Reflux in den tiefen Venen addieren und damit die Gefahr der Ulkusbildung erhöhen, zu erkennen.

Das *B-Bild* erlaubt eine rasch orientierende Übersicht an Oberschenkel und Kniekehle und ist sehr hilfreich, da typische „Binnenreflexe", besonders in der V. poplitea ein postthrombotisches Syndrom zuverlässig beweisen (Abb. 9-25). Fehlen sie jedoch, ist das Krankheitsbild keineswegs ausgeschlossen.

Im Vergleich zum Phlebogramm beträgt die Sensitivität des B-Bildes nur 67%, die Spezifität jedoch 92%.

Mit *farbkodiertem Duplex* ist die Ultraschalldiagnostik des postthrombotischen Syndroms am zuverlässigsten und schnellsten (s. Abb. 9-21). Flußumkehr mit Farbwechsel unter Valsalva-Manöver in einer tiefen Vene ist das entscheidende diagnostische Kriterium. Die Sensitivität beträgt 91%, die Spezifität 89%.

Darüber hinaus ist eine Erhöhung der Sensitivität auf 93% und der Spezifität auf 95% nur mit zusätzlicher *Flußgeschwindigkeitsmessung* im Reflux möglich.

Dies gelingt dadurch, daß die Kriterien des postthrombotischen Refluxes, d.h. Refluxdauer > 0,5 sec, Refluxgeschwindigkeit > 10 cm/sec und typische Formveränderungen der Refluxkurve nachgewiesen werden (s. Abb. 9-24a bis c). Refluxe, welche diese Kriterien nicht erfüllen, gelten als nicht postthrombotisch (Abb. 9-26). Trotz hoher Spezifität und Sensitivität des Farbduplex darf nicht vergessen werden, daß gerade beim postthrombotischen Syndrom sich in besonderem Maße die farbkodierte Ultraschalluntersuchung mit Flußmessung und das Phlebogramm ergänzen.

Die lokale hämodynamische Bedeutung des Pendelflusses insuffizienter Perforansvenen für die Ulkusentstehung ist in der Praxis schon lange bekannt. Zuverlässige Messungen des Blutflusses in insuffizienten Perforansvenen mit Duplex stehen aber noch aus. Die vielgliedrige pathophysiologische Beweiskette beim postthrombotischen Syndrom zeigt also noch Lücken auf, auch wenn die Farbduplexuntersuchung eine sichere Ultraschalldiagnose schon jetzt erlaubt.

Tabelle 9-6	Vergleich aller Ultraschallmethoden beim postthrombotischen Syndrom.			
	B-Bild	CW-Doppler	farbkodierte Duplex-sonographie	farbkodierte Duplexsonographie mit Flußgeschwindigkeitsmessung
Sensitivität (%)	67	71	91	93
Spezifität (%)	92	92	89	95
Genauigkeit (%)	83	85	90	94

SPEZIELLER TEIL

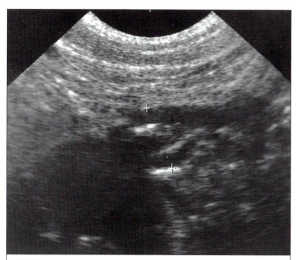

Abbildung 9-25 Binnenreflexe in der V. poplitea beim postthrombotischen Syndrom, Längsschnitt [7,5 MHz].

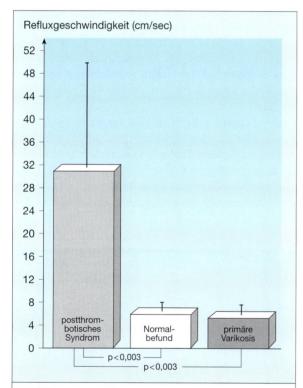

Abbildung 9-26 Refluxgeschwindigkeit (cm/sec) in tiefen Venen bei Patienten mit postthrombotischem Syndrom.

> Morphologische Veränderungen sind die Stärke des Phlebogramms, während hämodynamische Störungen mittels Farbduplex quantitativ zuverlässiger und sensibler erfaßt werden können.

Morphe und Funktion entsprechen sich jedoch nicht völlig, sondern sind ergänzende Teile des gleichen Krankheitsbilds.

SPEZIELLER UNTERSUCHUNGSGANG (Abb. 9-27) UND FEHLERQUELLEN

Vor der Ultraschalluntersuchung wird der Patient im Stehen *klinisch untersucht*, weil sich hierdurch wichtige Hinweise für die Ultraschalluntersuchung ergeben. Wenn im Stehen Kollateralen in der Leiste, unter der Schambehaarung und an der Bauchwand zu erkennen sind, liegen an der Beckenvene mit Sicherheit postthrombotische Veränderungen vor. Für die Routine ist dann eine Ultraschalluntersuchung dieser Region überflüssig. Wenn jedoch therapeutische Konsequenzen anstehen, wie etwa die Anlage eines Palma-Shunts, so führt die Ultraschalluntersuchung nicht weiter. Es muß dann als nächster diagnostischer Schritt ein *selektives Phlebogramm* von beiden Leistenvenen aus mit *blutiger Durchmessung* unter Belastung erfolgen.

Über die Leiste hinaus müssen ausgeprägte Kollateralen am Bein als Hinweis auf örtliche Okklusion der tiefen Venen beachtet werden. Besonders wichtig ist immer die *Untersuchung der Knöchelregion*, um Hinweise auf den Grad der chronisch-venösen Insuffizienz zu sammeln. Auch insuffiziente Perforansvenen sind zu beachten. Erst die Kombination aus Klinik und Ultraschall ergibt ein komplettes Bild der Erkrankung.

Zur Ultraschalluntersuchung des postthrombotischen Syndroms gehören CW-Doppler, B-Bild und Farbduplex. Mit dem *CW-Doppler* beginnt die Untersuchung am stehenden Patienten. Unter Valsalva-Manöver wird nach einem Reflux in der V. saphena magna gesucht, um eine zusätzlich vorhandene epifasziale Varikosis nicht zu übersehen.

Darauf folgt eine Untersuchung der tiefen Venen mit der *B-Bildtechnik*. Besonders sorgfältig muß die V. poplitea ausgeschallt werden. Ein pathologischer Befund in dieser Region ist von großer prognostischer Bedeutung für die Entwicklung des klinischen Bildes.

> Zu achten ist insbesondere auf Binnenreflexe in der V. poplitea. Wenn sie vorliegen, ist ein postthrombotisches Syndrom der tiefen Venen sicher, fehlen sie jedoch, darf es keinesfalls ausgeschlossen werden (s. Abb. 9-25).

Nach den Hauptkriterien des postthrombotischen Syndroms, nämlich nach Refluxen in den tiefen Venen, wird mittels *Farbduplex* gesucht. Ab der Leiste, d.h. der V. femoralis communis bis zu den distalen Unterschenkelvenen, wird unter wiederholtem Valsalva-Manöver nach Farbumschlägen gesucht. Apparative Voraus set-

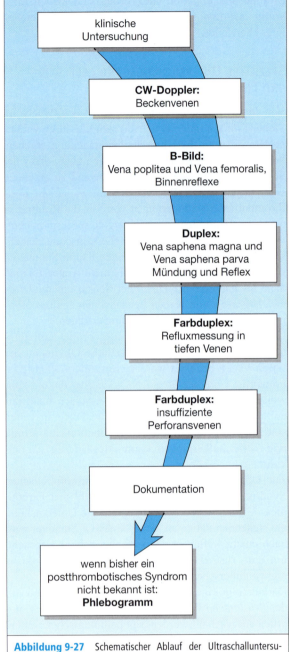

Abbildung 9-27 Schematischer Ablauf der Ultraschalluntersuchung bei postthrombotischem Syndrom.

Bei knapp signifikanten Unterschieden zwischen den drei Methoden ist die Dekompression der Blutdruckmanschette an der Wade die zuverlässigste.

Bei der Untersuchung mittels Farbduplex geht man immer schrittweise von proximal nach distal unter wiederholter Refluxprovokation entlang der V. femoralis voran, bis beim Pressen der erste eindeutige Farbumschlag auftritt (Abb. 9-28). Die Sonde sollte dabei im Längsverlauf des Gefäßes geführt werden, nicht etwa quer wie bei der Thrombosediagnostik. Dort, wo unter Valsalva-Manöver ein Farbumschlag der Vene auftritt, wird nachfolgend mit einem Einschallwinkel von unter 60° die *maximale Flußgeschwindigkeit* gemessen und notiert (Abb. 9-29a und b).

Die Unterschenkelleitvenen müssen einzeln unter peripheren Kompressionsmanövern am Fuß von oben nach unten herab untersucht werden. Besonders im Gebiet früherer Frakturen oder chirurgischer Eingriffe sollte die Untersuchung in kleinen Schritten erfolgen, da dort auch bei scheinbar unauffälligem Phlebogramm unter Umständen eine lokal gestörte Hämodynamik beobachtet werden kann. Refluxe in den tiefen Unterschenkelvenen entwickeln meist nur geringe Flußgeschwindigkeiten, da selbst bei ausgedehnten Schäden von dem ursprünglich besonders reichlichen Klappenbesatz in der Regel zumindest noch Reste funktionsfähig bleiben.

Venenabschnitte, die im B-Bild verschlossen erscheinen, müssen mittels farbkodiertem Duplex sorgfältig abgesucht werden. Dadurch können Scheinverschlüsse, die aus mehreren Kollateralenstraßen entstehen, gut von komplett verschlossenen Venen, die eine besonders schlechte Prognose im Hinblick auf die Ausbil-

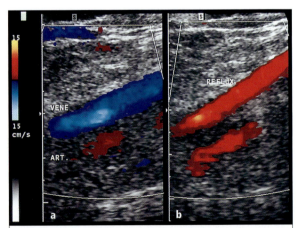

Abbildung 9-28 Reflux in postthrombotisch veränderter V. poplitea.
a) Normale Atmung.
b) Pressen.
ART. = Arterie

zung ist eine ausreichende Bildempfindlichkeit des Geräts im Low-Flow-Bereich.

> Alternativen zur Refluxprovokation durch Valsalva-Manöver sind periphere Wadenkompression oder plötzliche Entlüftung einer vorher um die Wade aufgeblasenen Blutdruckmanschette.

Spezieller Teil

DOKUMENTATION (Abb. 9-30)

> Eine sorgfältige Dokumentation, auch wenn sie Zeit kostet, ist integrierter Bestandteil der Untersuchung.

Die mittels Farbduplex gemessene Flußgeschwindigkeit wird in eine *vorbereitete Skizze* des Venensystems an der Stelle, an der sie aufgefunden wurde, eingetragen. Ebenso wird mit Perforansinsuffizienzen verfahren, deren *Höhe in Zentimeter* von der Fußsohle aus eingezeichnet wird. Damit sind zum Abschluß der Untersuchung die an verschiedenen Stellen abgeleiteten pathophysiologischen Refluxgeschwindigkeiten als Gesamtbefund zu überblicken und zu beurteilen. Eine Beschreibung des klinischen Bildes schließt den Befund ab, da erst pathophysiologischer Befund und klinisches Bild die Gesamtinformation über das Krankheitsbild ergeben.

Jedes mittels Duplex diagnostizierte postthrombotische Syndrom sollte nach der Erstdiagnose durch Ultraschall *einmal phlebographiert* werden. Dies sollte jedoch nicht früher als *ein Jahr nach der Thrombose* erfolgen, da bis zu diesem Zeitpunkt noch morphologische Veränderungen auftreten können. Eine wiederholte phlebographische Kontrolle jedoch ist heute obsolet und kann durch die Duplexuntersuchung voll ersetzt werden.

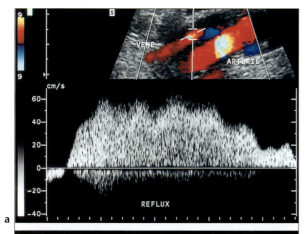
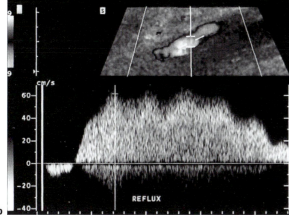

Abbildung 9-29 Reflux (a) in postthrombotisch veränderter V. poplitea (Winkel 59°) mit Ableitung des Flußspektrums und Messung einer Refluxgeschwindigkeit von 61,4 cm/sec (b).

ZUSAMMENFASSUNG

In der Vergangenheit wurde die Diagnose eines postthrombotischen Syndroms häufig erst dann gestellt, wenn ausgeprägte Beschwerden vorlagen oder Ulcera cruris auftraten. Dies sollte bei Kenntnis der Duplexuntersuchung Vergangenheit sein. Bei der Ultraschalldiagnostik des postthrombotischen Syndroms müssen CW-Doppler, B-Bild und Farbduplex mit Flußmessung eingesetzt werden. Die Untersuchung erfordert trotzdem nicht mehr zeitlichen Aufwand als ein Phlebogramm mit Rüstzeit. Pathophysiologisches Leitsymptom ist der Reflux mit einer Geschwindigkeit von über 10 cm/sec in den tiefen Venen.

Die Diagnostik des postthrombotischen Syndroms darf sich aber nicht nur auf die tiefen Venen beschränken, sondern muß gleichzeitig oberflächliche Varizen und vor allem insuffiziente Perforansvenen zusätzlich erfassen.

dung des klinischen Vollbildes bedeuten, unterschieden werden.

Ist die Untersuchung der tiefen Venen mit B-Bildtechnik und Farbduplex mit Flußmessung abgeschlossen, so folgt als letzter Schritt die Suche nach *insuffizienten Perforansvenen*. Sie ist fester Bestandteil jeder Ultraschalluntersuchung eines postthrombotischen Syndroms und wurde im vorangehenden Kapitel beschrieben.

> Die wichtigsten Ultraschallkriterien sind:
> - Binnenreflexe in den Venen (B-Bild)
> - Farbumschlag von einer Dauer > 0,5 sec in tiefen Venen bei Valsalva- oder Kompressionsmanöver (Farbduplex)
> - Refluxgeschwindigkeit > 10 cm/sec (Farbduplex mit Geschwindigkeitsmessung)
> - typische Formveränderung der Spektralkurve des Dopplers (PW-Doppler).

> Die Ultraschalluntersuchung mit sorgfältiger Dokumentation ist ein wesentlicher Schritt in die Zukunft einer frühzeitigen Diagnosestellung und einer besseren Therapiesteuerung bei der lebenslangen Erkrankung „postthrombotisches Syndrom".

9 BECKEN- UND BEINVENEN

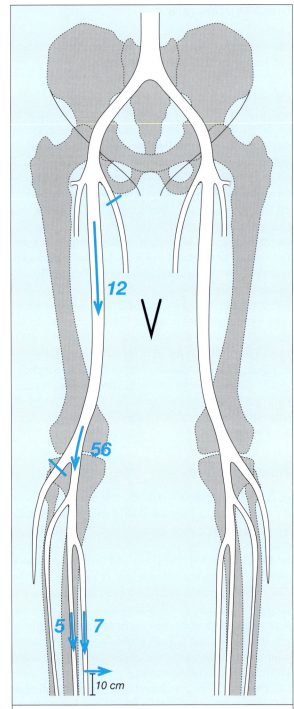

Abbildung 9-30 Graphische Dokumentation eines postthrombotischen Syndroms mit Befundung.
Befund: Binnenreflexe in der V. poplitea, langstreckiger Reflux in der V. femoralis (12 cm/sec), kurzstreckiger Reflux in der V. poplitea (56 cm/sec), geringe Refluxe in der V. peronea (5 cm/sec) und der V. tibialis posterior (7 cm/sec). Kein Reflux in der V. saphena magna oder V. saphena parva, Perforansinsuffizienz am Innenknöchel (Höhe: 10 cm).
Beurteilung: postthrombotisches Syndrom, rechts.
Procedere: Phlebogramm, Perforansunterbindung, Kompressionsstrumpf.

FRAGEN

1. Was sind die zuverlässigsten Ultraschallkriterien eines postthrombotischen Syndroms?
   a) Refluxgeschwindigkeit > 10 cm/sec
   b) Dauer des Refluxes > 0,5 sec
   c) Fehlendes Zeichen des Klappenschlusses in der Refluxkurve
2. Wie lange dauert die Ausbildung des maximalen Refluxes in einer postthrombotisch geschädigten Vene nach einer Phlebothrombose?
   a) 1 Woche
   b) 1 Monat
   c) 1 Jahr
3. Welche Ultraschallmethode hat die höchste Spezifität und Sensitivität bei der Diagnostik des postthrombotischen Syndroms?
   a) CW-Doppler
   b) Farbduplex
   c) Farbduplex mit Flußgeschwindigkeitsmessung

RICHTIGE ANTWORTEN

1. a, b + c
2. c
3. c

LITERATUR

Bork-Wölwer L, Wuppermann T: Verbesserung der nichtinvasiven Diagnostik der Vena-saphena-magna- und der Vena-saphena-parva-Insuffizienz durch die Duplexsonographie. Vasa 20 (1991) 343.

Evers EJ, Wuppermann T: Ultraschalldiagnostik beim postthrombotischen Syndrom. Ultraschall in Med 16 (1995) 259.

Fischer M, Wuppermann T: Einführung in die Dopplersonographie. Urban & Schwarzenberg, München–Wien–Baltimore 1985.

Habscheid W, Wilhelm T: Diagnostik der tiefen Beinvenenthrombose durch Real-time-Sonographie. Dtsch med Wochenschr 113 (1988) 586.

Markel A, Manzo RA, Bergelin RO, Strandness jr. E: Valvular reflux after deep vein thrombosis. Incidence and time of occurence. Vas Surg 15 (1992) 377.

Nicolaides A, Vasdekis SN, Clarke GH, Nicolaides AN: Quantification of venous reflux by means of duplex scanning. Vasc Surg 10 (1990) 670.

Szendro G, Nicolaides AN, Zukowsky AJ: Duplex scanning in the assessment of deep venous incompetence. Vasc Surg 4 (1986) 237.

Stiegler H, Rotter G, Standl R, Mosavi S, Kothen HJV, Weichenrain B, Baumann G: Wertigkeit der Farb-Duplex-Sonographie in der Diagnose insuffizienter Vv. perforantes. Vasa 23 (1994) 109.

Wuppermann T.: Doppler- und Duplexsonographie der Venen. Internist (Berlin) 35 (1994) 539.

10 Becken- und Beinarterien

Thomas Wuppermann, Florian Capell, Olaf Dittrich, Ernst-Jörg Evers, Wilhelm Müller, Elke Naumann

Inhalt

I Allgemeiner Teil 211
   Ultraschallanatomie 212
   Allgemeiner Untersuchungsgang 214
   Dokumentation 215
II Spezieller Teil 217
  1 Knöcheldruckmessung 217
    Indikation 217
    Pathophysiologische Grundlagen 217
    Wertigkeit und Besonderheiten der Methode 217
    Fehlerquellen 217
    Spezieller Untersuchungsgang 218
    Dokumentation 218
    Zusammenfassung 218
    Fragen 218
  2 CW-Doppleruntersuchung 219
    Indikation 219
    Pathophysiologische Grundlagen 219
    Wertigkeit und Besonderheiten der Methode 220
    Fehlerquellen 220
    Spezieller Untersuchungsgang und Dokumentation ... 220
    Zusammenfassung 221
    Fragen 221
  3 Duplexuntersuchung der Beckenetage 221
    Indikation 221
    Pathophysiologische Grundlagen 221
    Wertigkeit und Besonderheiten der verschiedenen Methoden 222
    Fehlerquellen 223
    Spezieller Untersuchungsgang 223
    Dokumentation 223
    Zusammenfassung 223
    Fragen 224
  4 Ultraschalluntersuchung der Leiste 224
    Indikation 224
    Pathophysiologische Grundlagen 224
    Wertigkeit und Besonderheiten der verschiedenen Methoden 225
    Fehlerquellen 225
    Spezieller Untersuchungsgang 225
    Dokumentation 225
    Zusammenfassung 226
    Fragen 226
  5 Ultraschalluntersuchung der A. femoralis superficialis und der A. poplitea 226
    Indikation 226
    Pathophysiologische Grundlagen 226
    Wertigkeit und Besonderheiten der verschiedenen Methoden 227
    Fehlerquellen 229
    Spezieller Untersuchungsgang 230
    Dokumentation 230
    Zusammenfassung 230
    Fragen 231
  6 Ultraschalluntersuchung des Truncus tibiofibularis und der Unterschenkelarterien 231
    Indikation 231
    Pathophysiologische Grundlagen 232
    Wertigkeit und Besonderheiten der verschiedenen Methoden 232
    Fehlerquellen 233
    Spezieller Untersuchungsgang 233
    Dokumentation 234
    Zusammenfassung 234
    Fragen 234

I Allgemeiner Teil

Nicht etwa die komplette Darstellung aller wichtigen Arterien, sondern die Klärung lokaler Probleme der Morphologie und Hämodynamik erkrankter Gefäßabschnitte mit Erhebung exakter Daten zum Ausmaß der Erkrankung ist die Hauptaufgabe der Ultraschalldiagnostik. Hierbei ist der Ultraschall sowohl der klinischen Untersuchung als auch der Angiographie in bezug auf die Funktionsdiagnostik eindeutig überlegen.

> Ultraschalldiagnostik der Bein- und Beckenarterien bedeutet nicht die Anwendung eines einzigen Verfahrens, sondern den abgestuften Einsatz mehrerer ineinandergreifender Methoden.

So werden am gleichen Bein folgende Verfahren angewandt:
- Taschendoppler zur Knöcheldruckmessung
- bidirektionaler CW-Doppler zur Ableitung von Flußkurven in der Leiste und in der Kniekehle

10 Becken- und Beinarterien

- Duplexuntersuchung mittels B-Bild und Spektralanalyse zur Untersuchung von Stenosen und Verschlüssen.

Die *Farbduplexuntersuchung* als zusätzlicher Schritt dient einerseits der schnellen Suche nach Stenosen und Verschlüssen, andererseits der Lösung von Spezialfragen, wie der Messung von Verschlußstrecken und der Untersuchung von Unterschenkelarterien.

Beschränkung auf nur eine Methode führt zu einem unvollständigen, nicht selten irreführenden Befund.

Es müssen aber auch nicht alle diese Methoden an sämtlichen Abschnitten des Gefäßbaums angewandt werden, und ihre Abfolge ist nicht konstant, sondern ändert sich von Segment zu Segment:

- Die infrarenale Aorta wird mittels B-Bild untersucht.
- Beckenarterien werden zuerst indirekt mit dem CW-Doppler in der Leiste beurteilt, anschließend mit Duplex und Farbduplex untersucht.
- An der Profundagabel wird zuerst das B-Bild eingestellt, danach die Farbe zugeschaltet, um Stenosen schnell zu erkennen.
- Auch in der A. femoralis superficialis und in der A. poplitea sind Stenosen oder Verschlüsse am schnellsten mittels Farbduplex zu orten. Eine Quantifizierung der Stenosen erfolgt jedoch mit dem PW-Doppler durch Spektralanalyse des Blutflusses.
- In der A. poplitea werden mittels CW- oder PW-Doppler vor der Farbduplexuntersuchung der A. femoralis superficialis Flußkurven abgeleitet, die verhindern sollen, daß kurzstreckige Verschlüsse oder mittelgradige Stenosen im Adduktorenkanal übersehen werden.
- Der Truncus tibiofibularis ebenso wie Abgang und Verlauf aller drei Unterschenkelarterien sind der Untersuchung durch den Farbduplex vorbehalten.

Trotzdem können nicht alle diagnostischen Fragen an Becken- und Beinarterien mit Ultraschall allein gelöst werden. Manches ist durch eine Angiographie zuverlässiger zu klären.

ULTRASCHALLANATOMIE

Anders als das gewohnte Bild aus dem Anatomieatlas oder das Angiogramm im ap-Strahlengang, erfordert die Ultraschalluntersuchung die Fähigkeit zur *dreidimensionalen anatomischen Vorstellung*, die eingeübt werden muß.

Nach der Teilung der infrarenalen Aorta auf Nabelhöhe senkt sich die *A. iliaca communis* rechts und links entlang der Beckenwand bis zum Abgang der A. iliaca interna ins Foramen obturatorium. Von dort verläuft sie als *A. iliaca externa* entlang dem Rand des kleinen Beckens zur Leiste (Abb. 10-1). Das Leistenband markiert ihren Übergang in die *A. femoralis communis*. In

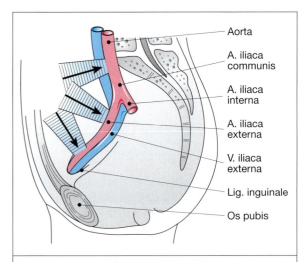

Abbildung 10-1 Verlauf der Beckengefäße bis zum Durchtritt durch die Lacuna vasorum (Pfeil zeigt die Schallrichtung an).

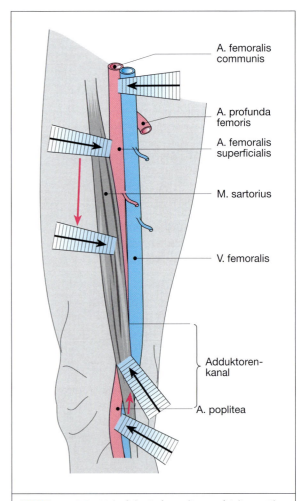

Abbildung 10-2 Verlauf der A. femoralis superficialis am Oberschenkel (Pfeil zeigt die Schallrichtung an).

ALLGEMEINER TEIL

der Leiste lateral der Venen liegend, gabelt sie sich nach kurzer Verlaufstrecke von 1–2 cm in die A. profunda femoris und in die A. femoralis superficialis.

Die *A. profunda femoris* ist als Versorgungsgefäß der gesamten Oberschenkelmuskulatur und als Hauptkollaterale bei Verschlüssen der A. femoralis superficialis von besonderer diagnostischer Bedeutung. Ihr Abgang aus der A. femoralis communis in die Tiefe verläuft zu 50% posterolateral, zu 40% streng dorsal und zu 10% medial. Im Zwickel zwischen A. profunda femoris und A. femoralis superficialis verläuft die V. femoralis superficialis.

Die *A. femoralis superficialis* verläuft als Fortsetzung der A. femoralis communis am Oberschenkel zunächst ventral der V. femoralis bis zum Adduktorenkanal (Abb. 10-2). An der Unterseite des M. sartorius steigt sie schräg medialwärts ab und tritt zusammen mit der V. femoralis im distalen Oberschenkeldrittel in den von Faszien gebildeten Adduktorenkanal ein. Dort ändert sie allmählich ihre Lage zur Vene, so daß auf der Rückseite des Oberschenkels die Vene lateral und die Arterie

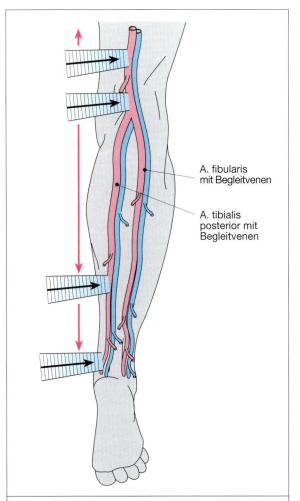

Abbildung 10-4 A. poplitea, Truncus tibiofibularis und dorsale Unterschenkelarterien mit Begleitvenen Oberschenkel (Pfeil zeigt die Schallrichtung an).

medial liegt. In der Kniekehle, von dorsal her gesehen, liegt die Arterie unter der Vene.

Aus der Fossa poplitea steigt die *A. poplitea* in die Tiefe des Unterschenkels ab und teilt sich dabei in drei Arterien auf:
- A. tibialis anterior
- A. tibialis posterior
- A. fibularis.

In 90% gibt die A. poplitea zuerst die A. tibialis anterior durch die Membrana interossea zwischen Tibia und Fibula zur Vorderseite des Unterschenkels ab (Abb. 10-3). Nach Abgang der A. tibialis anterior verläuft der Truncus tibiofibularis 1–2 cm weiter und teilt sich dann in die medial verlaufende A. tibialis posterior und die nach lateral ziehende A. fibularis auf (Abb. 10-4).

Die häufigste Variante des oben beschriebenen Gefäßverlaufs am Unterschenkel ist mit 6% eine hohe Teilung

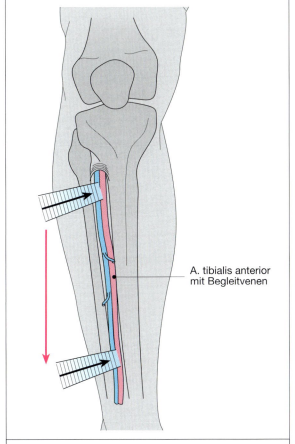

Abbildung 10-3 A. tibialis anterior mit Begleitvenen (Pfeil zeigt die Schallrichtung an).

der A. poplitea knapp unterhalb des Kniegelenkspalts mit Abgang der A. tibialis anterior oder eines gemeinsamen Truncus tibiofibularis aus der A. tibialis anterior und der A. fibularis. Zweithäufigste Variante ist mit 4% ein gemeinsamer Abgang aller drei Unterschenkelgefäße auf gleicher Höhe aus der A. poplitea.

Die Arterien sind am Unterschenkel in der Regel von paarig angelegten kaliberstarken Venen begleitet und liegen in zwei voneinander getrennten Faszienlogen.

Von vorne gesehen liegt die *A. tibialis anterior* mit ihren Begleitvenen unter den Dorsalflektoren auf der Membrana interossea (s. Abb. 10-3).

Von der Wade her gesehen verläuft die *A. fibularis* mit Begleitvenen nahe der medialen inneren Unterkante der Fibula auf der Lamina profunda der Fascia cruris. Die *A. tibialis posterior* mit Begleitvenen zieht von der Tibia durch die tiefen Plantarflektoren getrennt nach peripher und kommt der Oberfläche hinter dem Innenknöchel sehr nahe (s. Abb. 10-4).

Am Fuß wird bisher der Verlauf der Arterien nicht mit Ultraschall verfolgt.

ALLGEMEINER UNTERSUCHUNGSGANG

Becken- und Beinarterien werden am einfachsten beim auf dem *Rücken liegenden Patienten* untersucht. Für die Untersuchung der Unterschenkelarterien ist die Seitenlage oder die Bauchlage günstiger.

Nach der klinischen Untersuchung von Bein und Becken mit Pulstastung, Auskultation und Ratschow-Lagerungsprobe hat sich für die Praxis ein mehrstufiges Vorgehen bei der Ultraschalluntersuchung bewährt (Abb. 10-5).

Der *erste Schritt* der Ultraschalluntersuchung ist die Knöchel- oder Fußrückenarteriendruckmessung mittels eindirektionaler 8-MHz-Dopplersonde (s.u.). Sie wird immer mit einer Blutdruckmessung am Arm kombiniert, um Druckdifferenz und Druckquotienten berechnen zu können.

Als *zweiter Schritt* folgt die Ableitung von Flußkurven in der Leiste mit der zweidirektionalen 4-MHz-Dopplersonde im Seitenvergleich mit Eichzacken und Nullinie. Bei auffälliger Diskrepanz zwischen Klinik, systolischem Knöcheldruck und Flußkurve sollte die Untersuchung nach einem Belastungsversuch wiederholt werden.

Erst im *dritten Schritt* kommt das Duplexgerät stufenweise zum Einsatz an Becken, Leiste, Oberschenkel und in der Kniekehle. Mit einer 3,5- oder 5-MHz-Sektorsonde wird auf Nabelhöhe das B-Bild der *Aorta* gesucht und von der Bifurkation aus abwärts beiderseits der Verlauf der *A. iliaca communis* und *A. iliaca externa* im Becken verfolgt (s. Abb. 10-1). Häufig gelingt dies wegen Atembewegungen der Bauchdecke, wegen Adipositas oder Darmgasbildung nur unvollständig (s. Abb. 10-13).

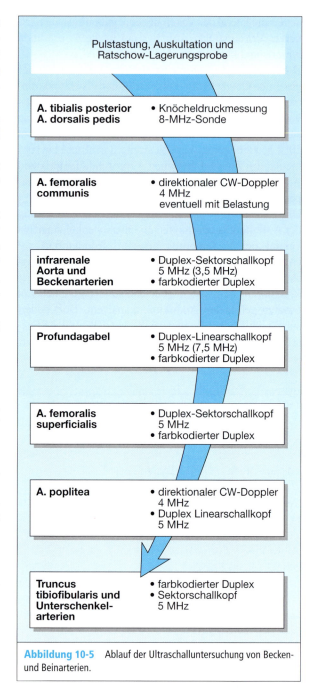

Abbildung 10-5 Ablauf der Ultraschalluntersuchung von Becken- und Beinarterien.

In allen mit dem *B-Bild* gut einsehbaren Segmenten wird der *Doppler* zugeschaltet, um vorhandene Stenosen oder poststenotische Veränderungen des Flußprofils zu erkennen.

War im zweiten Schritt der *Verdacht auf eine Beckenstenose* erhoben worden, so wird nun versucht, die Stenose mittels *Duplex und Farbduplex* genau zu lokalisieren und die Flußgeschwindigkeit zu messen. Durch Bewegungen der Darmschlingen entstehen häufig verwirrende Artefakte, welche die Untersuchungszeit sehr verlängern können.

Nach Unterquerung des Leistenbands ist die *A. femoralis communis* mit der Profundagabel über einen linearen 5- bis 7,5-MHz-Schallkopf bei Kippung nach medial auf 30° und eventuell leichter Drehung gut einsehbar (s. Abb. 10-2).

> Läßt sich der Profundaabgang im Längsschnitt nicht sofort auffinden, so kann er im Querschnitt unterhalb oder neben der A. femoralis superficialis als kleineres Lumen identifiziert werden.

Hier ist sowohl das *B-Bild* darzustellen als auch das *Frequenzspektrum* obligatorisch aus wenigstens zwei Gefäßen aufzuzeichnen. Die normokalibrige A. profunda femoris ist meist nur im Anfangsteil ihres Verlaufs einzusehen. Seitenäste werden häufig nicht dargestellt. Stenosen oder Verschlüsse sind hier in der Regel mit Farbduplex einfach zu erkennen.

Anschließend wird im Längsschnitt der Verlauf der *A. femoralis superficialis* an der Oberschenkelinnenseite mit leicht nach medial gekippter Sonde verfolgt, bis das Gefäß in der Tiefe des Adduktorenkanals verschwunden ist.

> Im Adduktorenkanal kann durch manuellen Druck von unten eine bessere Beurteilung dadurch erzielt werden, daß die Arterie gegen die Sonde angehoben wird.

Wenn bei dicken Oberschenkeln die A. femoralis superficialis früh im Adduktorenkanal außer Sicht gerät, muß in Bauchlage von dorsomedial her aus der Kniekehle aufsteigend entlang der A. poplitea aufwärts geschallt werden.

Die *Kniekehle* wird in Bauchlage oder Seitenlage bei leicht angewinkeltem Knie mit einer 5-MHz-Sonde von lateral her geschallt, so daß Arterie und Vene übereinanderliegend abgebildet werden (s. Abb. 10-4).

Die *A. poplitea* wird nach distal so weit wie möglich verfolgt mit Darstellung des Abgangs der *A. tibialis anterior* von vorne oder hinten. Sie tritt etwa handbreit unterhalb des Patellarandes durch die Faszie nach vorne. Von der lateralen Vorderseite her kann sie anschließend im ganzen Verlauf am Unterschenkel von schrägseitlich angeschallt und – meist begleitet von zwei großkalibrigen Venen – unter der Muskelschicht der Dorsalflektoren mit farbkodiertem Duplex verfolgt werden (s. Abb. 10-3).

In Seitenlage des Patienten werden nun mit der 5-MHz-Sektorsonde der Truncus tibiofibularis, die A. fibularis und die A. tibialis posterior weiter untersucht. Die *A. fibularis* ist als direkte Fortsetzung des *Truncus tibiofibularis* zwischen den Schallschatten von Tibia und Fibula pulsierend zu erkennen und weiter nach peripher zu verfolgen. Die *A. tibialis posterior* liegt 1–2 Querfinger näher zur Oberfläche auf der Muskelgruppe der tiefen Plantarflektoren in direkter Projektion auf die Tibia und kommt hinter dem Innenknöchel der Oberfläche am nächsten. Häufig ist es notwendig, die Unterschenkelarterien zusätzlich von distal her nach proximal zu verfolgen.

> Bei schlechter Sicht auf die Arterien hilft die Kompression des Fußgewölbes, um ihre Lage an dem Aufleuchten der Farbe unter der kurzen Rückflußbeschleunigung in den begleitenden Venen zu erkennen.

Dokumentation

Folgende Vorschriften sind bei der Dokumentation einzuhalten:
- Die Duplexsonographie bedeutet sowohl Darstellung im *B-Bild* als auch Darstellung des *Dopplerspektrums*. Es wird empfohlen, wenigstens den diagnostisch interessierenden Abschnitt in bildfüllender Form als B-Bild darzustellen.
- *Kranial* ist auf dem Bildrand links, *kaudal* ist rechts darzustellen.
- Bei farbkodierter Untersuchung sollen *arterielle Flüsse rot* und *venöse Flüsse blau* kodiert wiedergegeben werden.
- Die sorgfältige Dokumentation des pathologischen Befunds in *zwei Ebenen* ist integraler Bestandteil der Untersuchung.

Dokumentiert werden müssen obligat:
- A. femoralis communis
- A. femoralis superficialis
- A. profunda femoris
- A. poplitea.

Fakultativ dokumentiert werden
- infrarenale Aorta
- Beckenarterien
- Unterschenkelarterien.

Sowohl B-Bild als auch winkelkorrigierte Geschwindigkeit sind beim Normalbefund im Längsschnitt darzustellen.

> Die Graduierung von Stenosen erfolgt mit Hilfe des Dopplerspektrums, niemals mit Hilfe des B-Bilds oder des farbkodierten Bildes.

Aus dem Verhältnis der Spitzengeschwindigkeiten von intrastenotisch zu prästenotisch kann der exakte Stenosegrad berechnet werden.

Es wird dringend empfohlen, der Übersichtlichkeit halber die pathologischen Befunde zusätzlich in einen Untersuchungsbogen einzuzeichnen (Abb. 10-6).

10 Becken- und Beinarterien

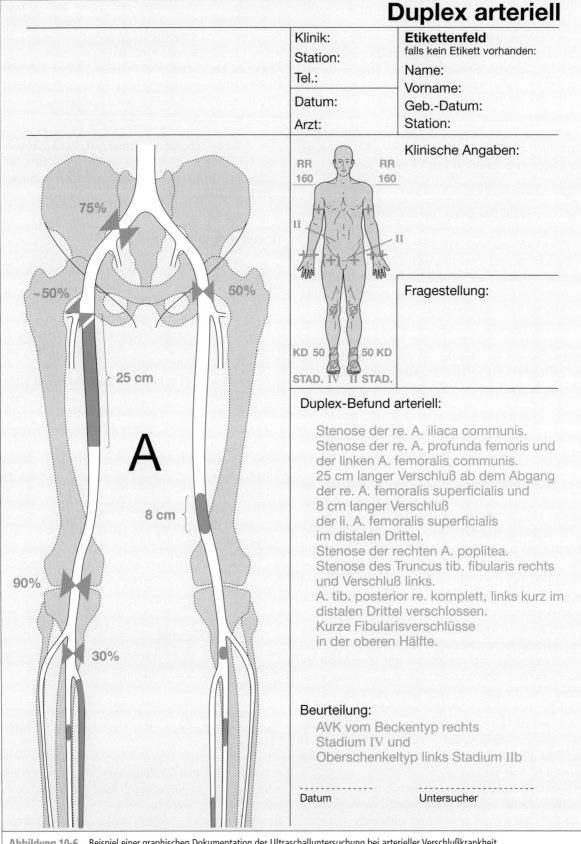

Abbildung 10-6 Beispiel einer graphischen Dokumentation der Ultraschalluntersuchung bei arterieller Verschlußkrankheit.

II SPEZIELLER TEIL

1 KNÖCHELDRUCKMESSUNG

INDIKATION

Mit dem systolischen Knöcheldruck wird in der täglichen Praxis der *Schweregrad* jeder Beinarterienerkrankung abgeschätzt und der *Erfolg einer invasiven Therapie* kontrolliert.

> Die Knöcheldruckmessung ist daher die wichtigste Untersuchungsmethode bei arterieller Durchblutungsstörung der Beine und des Beckens.

Normalwerte schließen eine arterielle Durchblutungsstörung bis in die Peripherie weitgehend aus.

PATHOPHYSIOLOGISCHE GRUNDLAGEN

Die Knöcheldruckmessung beruht auf der Komprimierbarkeit der elastischen Arterienwand durch eine Druckmanschette von außen. Sie mißt die Summe aller durch Strombahnhindernisse im Verlauf der Becken- und Beinarterien gebildeten *Druckgradienten* zwischen dem Systemdruck und der A. tibialis posterior auf Knöchelhöhe bzw. der A. dorsalis pedis am Fußrücken. Eine Differenzierung zwischen Fußrücken- und Knöcheldruck ist nur dann sinnvoll, wenn bekannt ist, daß die Gefäßverbindungen zwischen ihnen verschlossen sind.

WERTIGKEIT UND BESONDERHEITEN DER METHODE

Etwa ab einem Restlumen von 30% ist der Puls nicht mehr tastbar, obwohl noch ein arterieller Blutfluß besteht. Der Knöcheldruck ist weit über diese Einengung des Lumens hinaus meßbar und somit viel empfindlicher als die Pulstastung.
Die Messung des Knöcheldrucks oder des Fußrückenarteriendrucks mittels *eindirektionaler Dopplersonde* ist einfach und zuverlässig und wird immer in Relation zum Systemdruck gesetzt. Die Fehlerbreite im Vergleich zur direkten blutigen Druckmessung liegt bei 5%. Im Normalfall liegt der Druck etwa 5–15 mmHg über dem Druck am Arm.
Der *Grad der arteriellen Verschlußkrankheit (AVK)* läßt sich anhand des Knöcheldrucks abschätzen:
- Ein Knöcheldruck von 100 mmHg zeigt eine sehr gut kompensierte arterielle Verschlußkrankheit an.
- Zwischen 80 und 100 mmHg liegt der Bereich ausreichender Kompensation.
- Ein Druck zwischen 60 und 80 mmHg wird als Bereich gefährdeter Kompensation betrachtet.
- Drücke unter 60 mmHg sind nur bei einer dekompensierten arteriellen Verschlußkrankheit zu finden.

> Der Druckquotient aus Arm- und Knöchelarteriendruck, alternativ die Druckdifferenz zwischen systolischem Blutdruck an Arm und Knöchel liefert den entscheidenden Wert.

Eine *Druckdifferenz* zwischen Armarteriendruck und Knöcheldruck beweist bei korrekter Messung ab –10 mmHg das Vorliegen einer Arterienerkrankung. Wenn dagegen der Druck am Knöchel mehr als 40 mmHg über dem Armarteriendruck liegt, besteht eine Mediasklerose.
Druckquotienten aus Arm- und Knöchel- oder Fußrückenarteriendruck > 0,9 sind normal. Werte < 0,9 sind pathologisch und zeigen eine hämodynamisch wirksame Obstruktion der arteriellen Strombahn an. Ein Quotient von unter 0,5 gilt als kritisch.

FEHLERQUELLEN

Bei der Messung des Knöchel- oder Fußrückenarteriendrucks können folgende Phänomene das Ergebnis verfälschen:
- Ödem
- Mediasklerose
- Werte < 30 mmHg
- zu hoch am Bein proximal eines Gefäßverschlusses angelegte Blutdruckmanschetten
- Blutdruckschwankungen bei labilem Hypertonus
- zu kurze Ruheperiode vor der Messung.

Am häufigsten entstehen Fehler bei Patienten mit schwankenden Blutdruckwerten durch *zeitversetzte Messung* zwischen Arm und Bein. Dieser Fehler ist einfach zu beheben, wenn der Patient vor der Messung zehn Minuten lang ruhig liegt, damit sich ein Ruheblutdruck einstellen kann. Alternativ muß der Armarteriendruck nachgemessen werden.
Ein *Beinödem* verfälscht wie ein Wasserkissen den Manschettendruck. Das Blutflußgeräusch verschwindet beim Ödem erst bei überhöhtem Manschettendruck, so daß falsch-normale Knöchel- oder Fußrückenarteriendrücke vorgetäuscht werden.
Die *Mediasklerose* führt besonders bei langjährigem Diabetes mellitus und chronisch terminaler Niereninsuffizienz zu einer Verhärtung der Gefäßwand, so daß diese nicht mehr oder nur unvollständig komprimiert werden kann. Dies führt bei der Messung zu über dem Systemdruck liegenden Druckwerten.
Liegt die *Manschette oberhalb eines Verschlusses*, z.B. an der Wade, so wird die Druckminderung durch einen distal davon liegenden Gefäßverschluß nicht mehr erfaßt. Der Wert in der Knöchelregion erscheint dann falsch-normal, da der Druck stets für den Ort der kom-

primierenden Manschette und nicht für den Ort der aufgesetzten Meßsonde gilt.

Spezieller Untersuchungsgang

Apparative Voraussetzungen für die Knöcheldruckmessung sind ein *Blutdruckmeßgerät* und ein *unidirektionaler Taschendoppler mit 8-MHz-Sonde.*
Da Knöcheldruckmessung ohne Blutdruckmessung am Arm halbe Arbeit wäre, wird vor jeder Druckmessung am Knöchel oder Fußrücken der Blutdruck an beiden Armen gemessen. Danach wird bei dorsalflektiertem Fuß hinter dem Innenknöchel an der A. tibialis posterior und an der A. dorsalis pedis auf dem Fußrücken – immer an beiden Beinen – gemessen (Abb. 10-7).

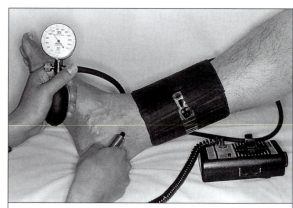

Abbildung 10-7 Messung des systolischen Knöcheldrucks.

> Wenn sich die A. dorsalis pedis am Fußrücken nicht auffinden läßt, so besteht sehr häufig dennoch ein Signal im Zwischenzehenraum zwischen erstem und zweitem Zeh.

Die A. fibularis kann hinter dem Außenknöchel gemessen werden.
Die Blutdruckmanschette wird hierzu tief am Unterschenkel knapp über dem Knöchel straff angewickelt. Auf die Sondenspitze wird Ultraschallgel getropft, der Lautsprecher eingeschaltet und zuerst hinter dem Innenknöchel, danach auf dem Fußrücken das *typisch peitschende, pulssynchrone, arterielle Strömungsgeräusch* durch Verschieben der Sonde gesucht.
Anschließend wird die Blutdruckmanschette aufgepumpt, bis das arterielle Signal verschwindet. Bei in gleicher Position gehaltener Sonde wird der Druck aus der Manschette langsam abgelassen und auf dem Manometer registriert, ab wann das arterielle Flußgeräusch wieder zu hören ist. Dieser Druckwert ist der *systolische Knöcheldruck*. Bei Meßwerten, die nicht zum Beschwerdebild oder zum klinischen Befund passen, oder die nur gering unter dem Systemdruck liegen, ist ein *Belastungstest* angezeigt.
Hierzu werden vor der Messung 20 Kniebeugen oder Zehenstände durchgeführt, welche über die ischämische Reaktion zu einem Druckabfall im Beinarteriensystem führen. Wenn der Wiederanstieg des Knöcheldrucks nach Belastung länger als 60 Sekunden bis auf 90% des Ausgangswerts verzögert ist, liegt trotz normaler Ruhedrücke eine arterielle Durchblutungsstörung vor.

Dokumentation

Die gemessenen *Werte* für Blutdruck, Knöcheldruck und Fußrückenarteriendruck werden am besten sofort in eine *Gefäßfigur* eingetragen (s. Abb. 10-6). Es muß stets an beiden Beinen und Armen gemessen werden, um den *Seitenvergleich* zu ermöglichen. Liegt eine arterielle Verschlußkrankheit im Stadium IV vor, so empfiehlt es sich, immer mit der Messung des Knöcheldrucks auch die Messung des Fußrückenarteriendrucks zu kombinieren.

Zusammenfassung

Die Messung des systolischen Knöcheldrucks bzw. des Fußrückenarteriendrucks und die Berechnung von Druckdifferenz, Druckgradient oder Druckquotient zwischen System- und Knöcheldruck bzw. Fußrückenarteriendruck sind das Minimum an apparativer Untersuchung bei arterieller Verschlußkrankheit. Die Messung ist in der Lage, auch bei nicht mehr tastbaren Pulsen die Gesamtheit aller Strombahnhindernisse am erkrankten Bein zu quantifizieren. Vor jeder weitergehenden nichtinvasiven oder invasiven Untersuchung müssen der Knöcheldruck oder der Fußrückenarteriendruck vorliegen.

FRAGE

1. Fehlerquellen bei der Knöcheldruckmessung sind
   a) Mediasklerose
   b) Knöchelödem
   c) zu hoher Sitz der Manschette
   d) labiler Hypertonus
   e) nicht tastbarer Puls

RICHTIGE ANTWORT

1. a, b, c + d

2 CW-DOPPLERUNTERSUCHUNG

INDIKATION

> Die CW-Doppleruntersuchung von Becken- und Beinarterien ist vor allem an der Leiste indiziert, da die Beckenarterien mit anderen Ultraschallmethoden häufig nur schlecht zu beurteilen sind.

Wenn sich neben den üblichen Beschwerden der *Wadenclaudicatio* bei Belastung zum Beispiel *Schmerzen in Oberschenkel, Gesäß oder Hüfte* einstellen, die nach dem Wadenschmerz beginnen oder wenn *beim Treppensteigen verstärkte Claudicatio* und Ermüdung auftreten, so ist an eine hämodynamisch relevante Beckenstenose zu denken. *Klinische Hinweise* wie Abschwächung der Leistenpulse oder Stenosegeräusche im Bereich des Unterbauchs und fortgeleitet über der Leiste verstärken diesen Verdacht.

Palpation und Auskultation sollten immer gemeinsam erfolgen. Bei *gering- bis mittelgradigen Stenosen* findet sich oft keine Veränderung der Pulsqualität, so daß mehr als die Hälfte aller Beckenstenosen der Palpation in der Leiste entgehen.

Der *fehlende Leistenpuls* hat eine Spezifität von 92%, entspricht also mit großer Wahrscheinlichkeit einer *hochgradigen Stenose* oder einem *Verschluß* der Beckenarterie. Ein unauffälliger Tastbefund in der Leiste dagegen hat bei einer Sensitivität von 30% nur geringe Aussagekraft im Hinblick auf Beckenstenosen.

Durch zusätzliche *Auskultation über dem Unterbauch* wird die Sensitivität zwar auf 37,5% etwas erhöht. Die Spezifität der Auskultation ist mit 61% jedoch zu gering. In 39% der Befunde hört der Untersucher also ein Geräusch, obwohl keine Stenose vorhanden ist, während besonders hochgradige Stenosen der Auskultation entgehen können. Die Wahrscheinlichkeit eines Irrtums durch alleinige klinische Untersuchung ist daher sehr hoch.

> Weil das Übersehen einer Beckenarterienstenose den Erfolg aller therapeutischen Maßnahmen am Bein in Frage stellt, sind wir dazu übergegangen, grundsätzlich bei jedem Patienten mit arterieller Verschlußkrankheit eine *CW-Dopplerkurve* beiderseits in der Leiste abzuleiten.

PATHOPHYSIOLOGISCHE GRUNDLAGEN

Der CW-Doppler der Leiste zeigt beim *normalen Blutfluß* einen vorwärtsgerichteten, hochamplitudigen systolischen Flußanteil mit steilem Anstieg und einen niedrigamplitudigen, rückwärtsgerichteten, frühdiastolischen Anteil gefolgt von einem vorwärtsgerichteten, spätdiastolischen Flußanteil. Die Grenze zwischen systolischem und diastolischem Fluß liegt auf der Nullinie. Es handelt sich somit um das Flußkurvenbild eines typischen Hochwiderstandsflusses (Abb. 10-8).

Je nach Schweregrad zeigt die schon *in Ruhe* hämodynamisch relevante Beckenstenose zuerst einen Verlust des diastolischen Rückwärtsflusses, dann eine Abnahme der Amplitude.

Bei *Verschlüssen* und *hochgradigen Stenosen* liegt darüber hinaus der diastolische Fluß oberhalb der Nullinie aufgrund des abnehmenden peripheren Widerstands (Abb. 10-9b).

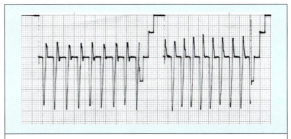

Abbildung 10-8 Normale Flußkurven der rechten und linken Leistenarterien ohne Anhalt für Beckenarterienstenose.

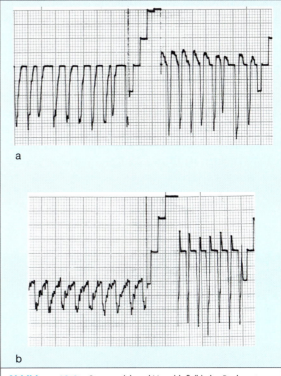

Abbildung 10-9 Stenose (a) und Verschluß (b) der Beckenstrombahn rechts bei unauffälliger Strombahn links.

10 BECKEN- UND BEINARTERIEN

> Das pathophysiologische Hauptmerkmal der Stenose ist also bei eingeschränkter Einsehbarkeit der Beckenarterien die poststenotische Flußkurve.

WERTIGKEIT UND BESONDERHEITEN DER METHODE

Der CW-Doppler wird in der Leiste abgeleitet und kann deshalb ausschließlich poststenotische Flußveränderungen, wie sie hinter mittel- und hochgradigen Stenosen der Beckenarterien und der Aorta auftreten, diagnostizieren. Im Vergleich zum Angiogramm der Beckenetage beträgt die Sensitivität des Beckendopplers in Ruhe 87%, seine Spezifität 69%. Durch Belastungstest kann beim reinen Beckentyp die Sensitivität auf 94%, die Spezifität auf 85% deutlich erhöht werden (Tab. 10-1). *Sichere Kriterien* des Beckenarterienverschlusses zeigt folgende *Trias*:

- fehlender frühdiastolischer Rückflußanteil
- Minderung der systolischen Amplitude um mehr als 50% im Vergleich zur Gegenseite
- hoher diastolischer Fluß mit Entfernung des Fußpunkts von der Nullinie.

Eine Quantifizierung des Stenosegrads mit CW-Doppler in Ruhe oder nach Belastung ist unsicher. Allenfalls die Unterscheidung zwischen hochgradiger Stenose bzw. Verschluß und Normalbefund ist zuverlässig. Bei beidseitigen Beckenarterienstenosen zeigt der Belastungstest, welche von beiden die höhergradige ist, gleiche Winkel der Sonde zur Gefäßachse vorausgesetzt.

FEHLERQUELLEN

Die CW-Dopplerkurve kann eine *Stenose* im Verlauf der Beckenarterien nicht lokalisieren. Geringe Seitendifferenzen in der systolischen Amplitude zwischen rechts und links sind beim CW-Doppler häufig nicht stenosebedingt. Für Abweichungen sind *unterschiedliche Beschallungswinkel* oder *nachgeschaltete Verschlüsse* der A. femoralis superficialis verantwortlich zu machen. Von geringgradigen Beckenstenosen sind sie nicht sicher abzugrenzen.

Wenn bei technisch schwieriger Ableitung die arterielle Flußkurve von venösen Signalen überlagert wird, können vieldeutige *Mischkurven* entstehen. Die Venen können bei der Untersuchung jedoch manuell abgedrückt werden, so daß wieder eine rein arterielle Flußkurve entsteht.

Im *Zweifelsfall* muß die Untersuchung nach Belastung wiederholt werden, um Seitendifferenzen zu verdeutlichen oder auszuschließen.

SPEZIELLER UNTERSUCHUNGSGANG UND DOKUMENTATION

Nach *klinischer Untersuchung* und *Knöcheldruckmessung* erfolgt die Ableitung der Flußkurven in beiden Leisten mittels *bidirektionalem CW-Doppler*. Die Unterwäsche darf dabei die Leiste nicht bedecken. In der Regel ist die Untersuchung von einer Person allein durchzuführen. Nur bei erheblicher Adipositas muß die Fettschürze durch eine Hilfskraft angehoben werden.

Patienten müssen bei der Untersuchung *flach liegen*. Nach Auftragen von Ultraschallgel wird die Sonde möglichst in einer schrägen Position mit einem *Winkel von 45°* auf die durch Pulstastung ermittelte Stelle locker aufgesetzt. Wenn das typische, pulssynchrone, arterielle Geräusch bei eingeschaltetem Lautsprecher zu hören ist, wird der Sondenwinkel so lange korrigiert, bis akustisch das Optimum erreicht und auf dem Bildschirm die Flußkurve gut zu erkennen ist. Wenn der Puls fehlt, muß zuerst das venöse Flußgeräusch in der Leistenfalte aufgesucht und anschließend die Sonde nach lateral verschoben werden, bis das arterielle, pulssynchrone Signal ertönt.

Dann wird auf dem Schreiber mit Eichzacke und Nullinie über *zehn Herzaktionen* die Flußkurve registriert, anschließend der Papierstreifen 1–2 cm bei abgeschaltetem Schreiber weitergezogen und danach wieder die Leistenpulskurve der Gegenseite geschrieben. *Zuerst* wird immer die *rechte Seite*, danach die linke Seite dokumentiert.

Bei nicht durch Änderung der Sondenhaltung korrigierbarer Seitendifferenz wird möglichst direkt nach der Registrierung in Ruhe, ein Belastungstest mit 20 Kniebeugen oder Zehenhochständen durchgeführt und anschließend die Dokumentation der Flußkurve wiederholt.

Die Untersuchung selbst ist in der Regel schneller durchgeführt als Aus- und Ankleiden. Nach Abschluß der Untersuchung erfolgt die *ordnungsgemäße Beschriftung* und *Befundung*.

Tabelle 10-1 Sensitivität und Spezifität der Untersuchung mit direktionalem CW-Doppler bei Verdacht auf Beckenarterienstenose ohne und mit Belastung im Vergleich zur Angiographie.

	Beckendoppler in Ruhe	Beckendoppler mit Belastung
Sensitivität (%)	87	94
Spezifität (%)	69	85

ZUSAMMENFASSUNG

Die ungenügende diagnostische Ausbeute aus Pulstastung und Auskultation der Beckenetage läßt sich durch Ableitung einer Analogkurve in beiden Leisten deutlich erhöhen.

> Beckenarterienstenosen stellen die Hauptindikation zur CW-Doppleruntersuchung bei arterieller Verschlußkrankheit.

Zwar gelingt die Quantifizierung des Stenosegrads nur ungenügend und eine genaue Lokalisation der Stenose im Bereich der Beckenetage ist unmöglich, jedoch kann die Methode zumindest nach einem Belastungsversuch zuverlässig höhergradige Stenosierungen oder Verschlüsse in den Beckenarterien erkennen.

FRAGE

1. Die zuverlässigsten Kriterien der Beckenarterienstenose bei Untersuchung mittels direktionalem CW-Doppler sind:
   a) Seitengleiche Amplitudenminderung
   b) Seitendifferente Amplitudenminderung
   c) Stenosegeräusch im Unterbauch
   d) Fehlender Leistenpuls
   e) Fehlender frühdiastolischer Rückflußanteil
   f) Verschiebung des Fußpunkts der Kurve von der Nullinie (hoher diastolischer Fluß)
   g) Veränderungen der Eichzacke

RICHTIGE ANTWORT

1. b, e + f

---

3 DUPLEXUNTERSUCHUNG DER BECKENETAGE

INDIKATION

Die Indikation zur Duplexuntersuchung der Beckenetage ergibt sich vor allem
- bei Verdacht auf eine Beckenarterienstenose aus gezielter Anamnese, klinischen Befunden, pathologischem oder grenzwertigem Befund der CW-Doppleruntersuchung
- bei Verdacht auf ein Aortenaneurysma
- vor lumeneröffnenden Eingriffen (Angioplastie).

Das gleiche gilt für *Therapiekontrollen* nach Eingriffen an der Beckenetage, wenn die Lokalisation des kontrollbedürftigen Gefäßabschnitts bekannt ist, wie zum Beispiel nach gefäßchirurgischen Eingriffen, nach perkutaner transluminaler Angioplastie (PTA) und nach Stentimplantation.

PATHOPHYSIOLOGISCHE GRUNDLAGEN

> Die Stenose oder der Verschluß werden bei der Duplexuntersuchung nicht an morphologischen Wandveränderungen gemessen. Ausschließlich hämodynamische Veränderungen des Blutflusses in der untersuchten Region sind Grundlage der Diagnostik.

In der normalen Beckenarterie liegt die systolische Flußgeschwindigkeit bei 100–140 cm/sec, die diastolische bei 12–26 cm/sec (Tab. 10-2).

Tabelle 10-2 Normalbefund der Flußgeschwindigkeiten im PW-Doppler bei einem Schallwinkel unter 60°.

	Normalwerte:		
	systolisch (cm/sec)	Rückfluß (cm/sec)	diastolisch (cm/sec)
A. iliaca externa	100–140	30–50	11–26
A. femoralis communis	90–140	30–50	8–25
A. femoralis superficialis	80–110	25–45	8–21
A. poplitea	55–82	18–38	4–16

In der Stenose sind die pathophysiologischen Merkmale des Flußspektrums
- erhöhte Flußgeschwindigkeit
- Auftreten von Turbulenzen
- Anteil laminarer und retrograder Flüsse.

Sie erlauben eine halbquantitative Abschätzung des Stenosegrads (s. Tab. 2-1).

> Die Messung des prä- und poststenotischen Spitzenflusses ermöglicht eine exakte Berechnung des Stenosegrads mit Hilfe der Kontinuitätsgleichung, jedoch nur an nicht verzweigten Gefäßen (Abb. 10-10a und b und Abb. 10-11).

10 Becken- und Beinarterien

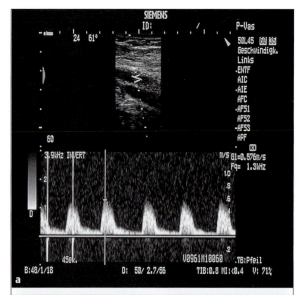

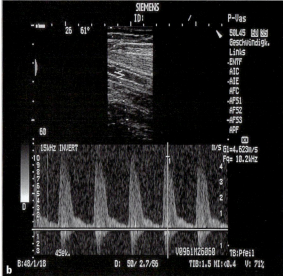

Abbildung 10-10 A. femoralis superficialis.
a) Prästenotische Spitzengeschwindigkeit 66 cm/sec (Meßwinkel 54°).
b) Intrastenotische Spitzengeschwindigkeit 439 cm/sec (Meßwinkel 57°).

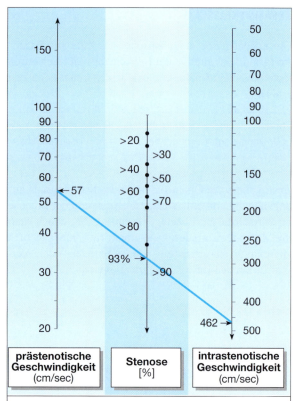

Abbildung 10-11 Exakte Flußgeschwindigkeitsmessung nach der Kontinuitätsgleichung (s. Abb. 10-10a und b).

Während in anderen Gefäßregionen der Farbduplex bei der Suche nach Stenosen und Verschlüssen gute Dienste leistet, ist er in der Beckenetage wegen der Vielzahl von Farbartefakten durch Reflexion des Ultraschalls an Darmgasen für das schnelle Screening weniger geeignet.

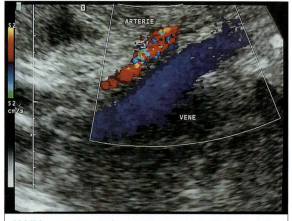

Abbildung 10-12 Beckenarterienstenose mit Aliasing und Darstellung der V. iliaca.

WERTIGKEIT UND BESONDERHEITEN DER VERSCHIEDENEN METHODEN

Duplex und *Farbduplex* untersuchen das B-Bild des Gefäßes und Flußveränderungen in ihm. Während die Frequenzanalyse des *Dopplerspektrums* eine Quantifizierung der Stenose erlaubt, ist dies mit *Farbduplex* allein nicht möglich, da das farbkodierte Dopplerspektrum schon an geringgradigen Stenosen Turbulenzen und ab mittelgradigen Stenosen Aliasing zeigt (Abb. 10-12). Filiforme Stenosen können im farbkodierten Duplex als Verschlüsse imponieren (s. Tab. 2-1).

FEHLERQUELLEN

Die infrarenale Aorta kann in der Regel gut untersucht werden. Im Becken ist dagegen sowohl die Darstellung der Gefäße im B-Bild als auch die gezielte Ableitung des Dopplerspektrums häufig nicht möglich.

Bei schlanken und gut vorbereiteten Patienten ist in der Regel knapp die Hälfte der Beckenstrombahn einsehbar, während an adipösen oder schlecht vorbereiteten Patienten im Mittel nur ein Viertel der Beckenstrombahn beurteilt werden kann. Haupthindernis bei der Duplex- und Farbduplexuntersuchung an Beckenarterien sind also *Darmgase* und *Adipositas*. Durch *Bewegung der Bauchdecken* bei der Atmung ist die Beurteilung des Stenosegrads darüber hinaus erschwert (Abb. 10-13).

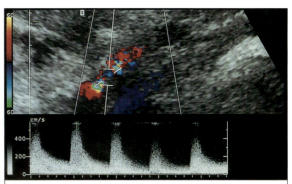

Abbildung 10-13 Hochgradige Beckenarterienstenose (Spitzengeschwindigkeit 587 cm/sec, Schallwinkel 51°). Amplitudenschwankung des Spektrums durch Bauchdeckenbewegung beim Atmen.

Von der *Beckenstrombahn* sind bei 73% der Patienten die A. iliaca communis direkt am Abgang aus der Aorta und bei 92% der Patienten das Endstück der A. iliaca externa gut einsehbar. Alle anderen Segmente sind allenfalls bei 25% der Untersuchten gut zu beurteilen. Da ein großer Teil der Beckenarterienstenosen nahe am Abgang der A. iliaca communis aus der Aorta liegt und somit überwiegend in den besser einsehbaren Gefäßabschnitten der Beckenstrombahn, gelingt es in der Mehrzahl der Fälle trotzdem, Beckenarterienstenosen mittels Duplex zu lokalisieren. Die Untersuchung ist jedoch in der Regel schwieriger als am Bein.

SPEZIELLER UNTERSUCHUNGSGANG

Beim *liegenden Patienten* beginnt die Duplexuntersuchung der Beckenstrombahn mit einer 3- oder 5-MHz-Sektorsonde in Nabelhöhe mit *Darstellung der infrarenalen Aorta*.

Unter *B-Bildkontrolle* wird die zur Mitte hin schräg gekippte Sonde entlang der Beckenstrombahn bis zu deren tiefsten Punkt am *Abgang der A. iliaca interna* geführt und verfolgt dann die *A. iliaca externa* bis zum Leistenband. Stets müssen *beide Seiten* untersucht werden.

Gerät der Verlauf der Arterie durch Darmgasüberlagerung außer Sicht, so sollte die Untersuchung neu begonnen werden. Ist die Sicht auf die A. iliaca externa behindert, so muß vom Leistenband aus gegen die Stromrichtung entlang dem Gefäß geschallt werden.

Während der B-Bilduntersuchung muß – wenn im CW-Doppler Beckenstenosen nachgewiesen wurden – wiederholt in allen einsehbaren Gefäßabschnitten die Frequenzanalyse zugeschaltet werden, um die Stenose lokalisieren zu können und – wenn möglich – zu quantifizieren. Alternativ kann eine mittels Farbe als verdächtig identifizierte Region mit Hilfe der Frequenzanalyse im PW-Mode analysiert werden. Dies gelingt jedoch keineswegs immer. Nur in gut einsehbaren Gefäßsegmenten beschleunigt der Farbduplex aufgrund des Aliasings das Auffinden einer Stenose (s. Abb. 10-12). Insgesamt verlängert aber das Zuschalten der Farbe die Untersuchung der Beckenstrombahn erheblich.

DOKUMENTATION

Bei der Duplexuntersuchung erfolgt die Dokumentation durch *kleinformatige Bilder*. Nach der Untersuchung werden aus Gründen der Übersicht Stenosen oder Verschlüsse an der richtigen Stelle in ein *vorgegebenes Schema*, wenn möglich mit Angabe des *Stenosegrads* eingezeichnet (s. Abb. 10-6).

ZUSAMMENFASSUNG

Die Beckenetage ist für die Duplexuntersuchung der schwierigste Abschnitt aller beinversorgenden Arterien. Um nichts zu übersehen, sollte immer eine Ableitung der Flußkurven in der Leiste, unter Umständen nach Belastung, vorgeschaltet sein.

Während die infrarenale Aorta praktisch immer gut zu beurteilen ist, muß sich die Duplexuntersuchung in der Beckenstrombahn oft auf die Suche und Messung vermuteter Stenosen beschränken. In seltenen Fällen von gut einsehbarer Beckenstrombahn beschleunigt die Zuschaltung von Farbe das Auffinden des pathologischen Befunds.

10 BECKEN- UND BEINARTERIEN

FRAGEN

1. Die Duplex- und Farbduplexuntersuchung der Beckenarterien ist eingeschränkt durch
   a) Bauchdeckenbewegungen beim Atmen
   b) Darmgasüberlagerung
   c) Lebensalter
   d) Adipositas

2. Die systolische Flußgeschwindigkeit in der normalen Beckenarterie beträgt etwa
   a) 180 cm/sec
   b) 140 cm/sec
   c) 100 cm/sec

RICHTIGE ANTWORTEN

1. a, b + d
2. b + c

4 ULTRASCHALLUNTERSUCHUNG DER LEISTE

INDIKATION

In der Leistenregion liegen *drei* diagnostisch besonders *wichtige Arterienabschnitte* dicht beieinander:
- A. femoralis communis
- Abgang der A. femoralis superficialis
- Abgang der A. profunda femoris.

Durch klinische Untersuchung oder mittels CW-Doppler sind diese drei Gefäße nicht zu differenzieren.
Die *A. femoralis communis* ist eine bevorzugte Region von Plaque- und Stenosebildung. Darüber hinaus ist sie für Bypass-Operationen am Bein von großer Bedeutung.
Die *A. femoralis superficialis* ist häufig am Abgang stenosiert oder verschlossen. Ob ihr Anfangsteil noch zu sondieren ist oder nicht, entscheidet über die Durchführbarkeit einer Angioplastie bei Femoralisverschluß.
Die *A. profunda femoris* geht aus der A. femoralis communis in die Tiefe ab.

> Wir haben gefunden, daß bei der Angiographie selbst unter Einbeziehung von Schrägaufnahmen noch 30% der Profundaabgangsstenosen dem Nachweis entgehen.

Sie ist beim Diabetiker besonders häufig stenosiert und bei Verschluß der A. femoralis superficialis das für den Erhalt des Beines entscheidende Kollateralgefäß.
Diese Aussagen über die Gefäßsegmente in der Leiste belegen die Indikation zur Duplex- und Farbduplexuntersuchung. Alle anderen diagnostischen Methoden inklusive der Angiographie sind in dieser Region dem Ultraschall unterlegen.
Dies gilt allerdings nur für abgangsnahe Stenosen. Der Profundastamm selbst entzieht sich der Sonographie, so daß auf ein Angiogramm, z.B. in Zusammenhang mit einer Profundarevaskularisierung nicht verzichtet werden kann.

PATHOPHYSIOLOGISCHE GRUNDLAGEN

Nach dem Abgang aus der A. femoralis communis leiten die A. profunda femoris und die A. femoralis superficialis das Blut in unterschiedliche Versorgungsgebiete. Die *A. profunda femoris* versorgt die Oberschenkelmuskulatur, während die *A. femoralis superficialis* als Blutleiter die Unterschenkelmuskulatur bedient. Zwischen beiden Versorgungsgebieten bestehen zahlreiche präformierte Anastomosen.
Da der *Femoralisverschluß* der häufigste Verschlußtyp bei arterieller Gefäßerkrankung der Beine ist, kommt der Beurteilung des Kollateralflusses über die A. profunda femoris besondere diagnostische Bedeutung zu. Bei Verschluß der A. femoralis superficialis zeigt die nicht stenosierte A. profunda femoris deshalb eine erhöhte Flußgeschwindigkeit bei sonst unverändertem Flußspektrum.
Bei *stenosierter A. profunda femoris* und offener A. femoralis superficialis erhöht sich die Flußgeschwindigkeit in der A. profunda femoris. Bei einer Stenose der A. profunda femoris und einem gleichzeitigen Verschluß der A. femoralis steigt sie weiter an. Die *Flußgeschwindigkeit in der A. profunda femoris* wird also nicht nur durch den Stenosegrad in ihr selbst, sondern zusätzlich durch die Abflußmöglichkeit in der A. femoralis superficialis beeinflußt, so daß die Flußgeschwindigkeit zur Quantifizierung der Profundastenose nur mit Einschränkung herangezogen werden darf (Tab. 10-3). Die Messung von Stenosegraden in den Leistengefäßen ist deshalb schwierig und muß die Durchgängigkeit der alternierenden Arterie beachten.

Tabelle 10-3 Veränderung der Flußgeschwindigkeit in der A. profunda femoris in Abhängigkeit von der Durchgängigkeit der A. femoralis superficialis (n = 50).	
Durchgängigkeit der A. profunda femoris und A. femoralis	Fluß-geschwindigkeit
unauffällige A. profunda femoris offene A. femoralis superficialis	93,0 ± 27 cm/sec
unauffällige A. profunda femoris verschlossene A. femoralis superficialis	99,0 ± 23 cm/sec
stenosierte A. profunda femoris offene A. femoralis superficialis	176,0 ± 72 cm/sec
stenosierte A. profunda femoris verschlossene A. femoralis superficialis	202,0 ± 139 cm/sec

WERTIGKEIT UND BESONDERHEITEN DER VERSCHIEDENEN METHODEN

An den *oberflächennahen Gefäßen der Leistenregion* gibt es keine Alternativen zu *Duplex* und *Farbduplex*. Die Untersuchung erfolgt in der Reihenfolge B-Bild, Farbdoppler und Spektrum. Mittels Farbduplex lassen sich Stenosen in diesen drei Gefäßen am schnellsten auffinden oder ausschließen (Abb. 10-14).
Die oberflächennahen A. femoralis communis und A. femoralis superficialis sind in der Regel ebensogut wie im Angiogramm darzustellen.
Dagegen sind Stenosen am Abgang der A. profunda femoris im Standardangiogramm nur in etwa 20% zu diagnostizieren, bei zusätzlicher Schrägaufnahme im seitlichen Strahlengang insgesamt in 68%.
Die Durchgängigkeit der A. profunda femoris als Hauptkollaterale des häufigen Femoralisverschlusses, die einen besonders hohen Stellenwert im Gesamtbefund haben, kann hingegen ohne Angiogramm nicht abschließend beurteilt werden, da Profundastamm, Profundaäste und unter Umständen das Empfängersegment der A. femoralis superficialis nicht oder nicht ausreichend sonographisch beurteilt werden können.

FEHLERQUELLEN

Gefäßverkalkungen sind die Hauptursache für Fehler bei der Duplexuntersuchung in der Leiste, da sie sowohl die Spektralanalyse wie die Farbduplexuntersuchung so verfälschen, daß eine Stenose im Schallschatten übersehen wird.
Postoperativ können Hämatom, Ödem oder Drainage die Untersuchung für einige Tage sehr erschweren. Darauf kann durch Veränderung des Einschallwinkels und der Puls-Repetitions-Frequenz Einfluß genommen werden.
Darüber hinaus können Fehler bei der Bestimmung des Stenosegrads in der A. profunda femoris entstehen, wenn sie mit einem Verschluß der A. femoralis superficialis kombiniert ist, weil dabei die Spitzenfrequenz überhöht ist (Tab. 10-3).

SPEZIELLER UNTERSUCHUNGSGANG

A. femoralis communis, A. profunda femoris und A. femoralis superficialis können in der Leiste in einem Bild dargestellt werden, wenn man einen 5-MHz-Linearschallkopf auf das pulsierende Gefäß im *Längsschnitt* aufsetzt und danach die Sonde so weit wie möglich *nach medial* kippt. Damit werden der Abgang der A. femoralis superficialis in Fortsetzung der A. femoralis communis und die schräg nach unten in die Tiefe ziehende A. profunda femoris auseinanderprojiziert und als Gefäßgabelung dargestellt.

> Bei Orientierungsschwierigkeiten ist eine Suche des Gefäßes im Querschnitt hilfreich.

Nach hinreichender *B-Bilddarstellung* wird an allen drei Gefäßen mittels *Farbe* nach Stenosen gesucht und anschließend das *Flußspektrum im Längsschnitt* abgeleitet. Die Quantifizierung vorhandener Stenosen in der Profundagabel ist jedoch schwierig.

DOKUMENTATION

In der Leiste müssen die A. femoralis communis, der Abgang der A. femoralis superficialis und der Abgang der A. profunda femoris im Längsschnitt im *B-Bild* dokumentiert sein sowie aus zwei dieser drei Abschnitte das *winkelkorrigierte Flußspektrum* abgeleitet werden. Bei Einsatz des *Farbduplex* sollte zusätzlich die Dokumentation der *Blutströmung* in Farbe erfolgen. Nach

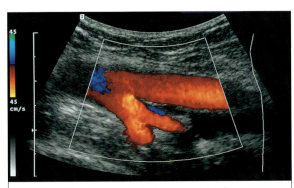

Abbildung 10-14 Normalbefund der A. profunda femoris.

Erstellung der Abbildungen sollte ein pathologischer Befund in eine *vorgedruckte Zeichnung* eingetragen und anschließend beschrieben werden (s. Abb. 10-6).

ZUSAMMENFASSUNG

Die Untersuchung der Arterien in der Leistenregion stellt eine klare Indikation für Duplex und Farbduplex dar. Von besonderer Wichtigkeit ist die Suche nach einer Profundaabgangsstenose. Die Strömungsgeschwindigkeit als Kriterium der Stenose muß hier mit Vorsicht bewertet werden.

Kalzifizierende Plaquebildung mit Schallschatten (Black-Box-Phänomen) kann die Beurteilbarkeit sowohl am Femoralis- als auch am Profundaabgang erheblich erschweren und zur Fehleinschätzung führen.

FRAGEN

1. Die Profundaabgangsstenose wird beim Standardangiogramm im ap-Strahlengang übersehen in
   a) 20%
   b) 50%
   c) 80%

2. Die Flußgeschwindigkeit in der A. profunda femoris ist überhöht bei
   a) Beckenarterienstenosen
   b) Femoralisverschluß
   c) Hyperthyreose
   d) Diabetes mellitus

RICHTIGE ANTWORTEN

1. c
2. b

5 ULTRASCHALLUNTERSUCHUNG DER A. FEMORALIS SUPERFICIALIS UND DER A. POPLITEA

INDIKATION

Beim klinischen Befund einer *arteriellen Verschlußkrankheit (AVK)* vom Oberschenkeltyp bzw. zur *Therapiekontrolle nach Katheterintervention* und operativen Maßnahmen besteht die Indikation zur Ultraschalluntersuchung.

Beim *Femoralisverschluß* werden Beginn und Ende gesucht, um die Verschlußlänge zu bestimmen.

In *Stenosen* wird die prä- und intrastenotische Flußgeschwindigkeit am winkelkorrigiert abgeleiteten Flußspektrum gemessen.

Im *Gefolge invasiver Maßnahmen* wird nach Restenosen gefahndet und die Durchgängigkeit von Stents geprüft. Zur Beurteilung eines Bypass wird die obere und die untere Anastomose dargestellt und im Bypass die winkelkorrigierte Flußgeschwindigkeit gemessen.

PATHOPHYSIOLOGISCHE GRUNDLAGEN

Eine B-Bilddarstellung von Stenosen verbietet die Bestimmung des Stenosegrads, da *konzentrische Stenosen* zu einer anderen Flächenreduktion und damit Beeinflussung der Hämodynamik als *exzentrische Stenosen* führen. Die Ultraschalldiagnostik am Oberschenkel quantifiziert also *Störungen der Hämodynamik* durch Analyse des Dopplerfrequenzspektrums.

Die wichtigsten pathophysiologischen Befunde werden mittels Frequenzanalyse des Dopplerspektrums in der Stenose gesucht.

Bei *Femoralisverschluß* – mit 60% der häufigste aller pathologischen Befunde bei Durchblutungsstörungen vom Oberschenkeltyp – kommt es in jedem Fall zu einer Veränderung des postokklusiven Blutflusses. Diese Kollateralflußkurve hinter dem Verschluß wird mit Hilfe des Dopplerspektrums beurteilt.

Typisch sind
- Verschwinden des Spektralfensters
- Höhenminderung der Amplitude
- Gipfelabrundung der Hüllkurve
- erhöhter diastolischer Fluß.

Die Strömungsgeschwindigkeit kann gemessen werden. Die normale systolische Flußgeschwindigkeit der A. femoralis superficialis liegt bei 80–110 cm/sec, die diastolische bei 8–21 cm/sec (s. Tab. 10-2).

> Bei einer Stenose ist der wichtigste pathophysiologische Befund am Fluß in der Stenose selbst zu erheben.

Die Spektralanalyse ermöglicht es, aus Kurvenform, systolischem Fenster und Strömungsgeschwindigkeit den Stenosegrad in Schritten von 25% zu schätzen.

Da bei der Untersuchung mittels Farbduplex Turbulenzen schon hinter einer geringgradigen Stenose erscheinen, kann hiermit nicht auf den Stenosegrad geschlossen werden (s. Tab. 2-1).

Der exakte Stenosegrad wird aus den mit gepulstem Doppler gemessenen prä- und intrastenotischen Spitzengeschwindigkeiten nach der Kontinuitätsgleichung mittels Nomogramm errechnet, jedoch nur in Gefäßabschnitten ohne Verzweigung (s. Abb. 10-10a und b und Abb. 10-11).

WERTIGKEIT UND BESONDERHEITEN DER VERSCHIEDENEN METHODEN

Bei der Untersuchung der A. femoralis und der A. poplitea kommen immer verschiedene Ultraschallmethoden zur Anwendung (Abb. 10-15).
Die Ableitung der *Dopplerkurve* aus der A. poplitea schützt mit einer Sensitivität von 92% und einer Spezifität von 87% davor, ein höhergelegenes Strombahnhindernis, insbesondere im Adduktorenkanal, zu übersehen (Abb. 10-16).
Zur schnellen Feststellung von Stenosen ebenso wie zur Verschlußstreckenmessung in der A. femoralis ist der *Farbduplex* die Methode der Wahl.

Die Auswahl von zur Katheterdilatation geeigneten Patienten sollte schon vor der Angiographie mittels farbkodiertem Duplex an Hand der Verschlußlänge erfolgen (Abb. 10-17).

Zwischen angiographisch bestimmter Verschlußstrecke und der mittels farbkodiertem Duplex gemessenen Länge des Verschlusses besteht eine enge Korrelation

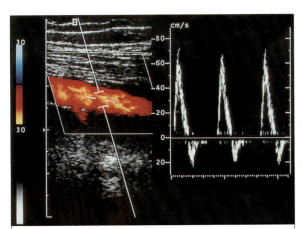

Abbildung 10-15 Unauffälliges Flußbild der A. femoralis superficialis in Farbduplex und PW-Doppler.

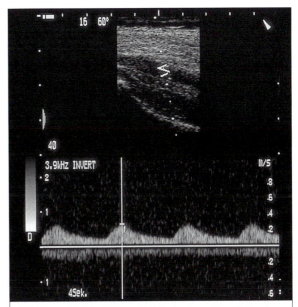

Abbildung 10-16 Kollateralfluß in der A. poplitea hinter einem langstreckigen Femoralisverschluß (v = 22 cm/sec, Meßwinkel 60°).

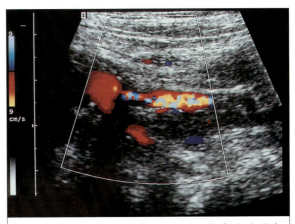

Abbildung 10-17 Femoralisabgangsstenose mit Aliasing im Farbduplex.

bei nur geringer Fehlerrate. Geräte unterschiedlicher Farbqualität liefern hierbei gleichwertige Meßergebnisse.

Echokontrastmittel bringen keine nennenswerte Verbesserung.

Kollateralen, die am Beginn des Verschlusses abgehen, sind bei 70% der kurzstreckigen Verschlüsse zu finden und liefern deshalb einen brauchbaren Hinweis auf die Länge der Verschlußstrecke, während Kollateralen am Verschlußende keine besondere diagnostische Aussagekraft bezüglich der Verschlußlänge besitzen (Abb. 10-18).

Auch zur Therapiekontrolle, postoperativ wie nach Angioplastie und Stentimplantation ist der farbkodierte Duplex die Methode der Wahl.

Ein Oberschenkel-Bypass sollte heute initial mit farbkodiertem Duplex untersucht werden (Abb. 10-19). Die proximale Anastomose und Stenosen in seinem Verlauf sind einfach zu finden. Nur bei distalen Anastomosen muß gelegentlich Echokontrastmittel zu Hilfe genommen werden, insbesondere bei kruralen Anastomosen.

Der wesentliche Fortschritt der Duplexuntersuchung eines Bypasses gegenüber der Angiographie besteht darin, daß die *winkeladaptierte Strömungsgeschwindigkeit* gemessen werden kann (Abb. 10-20 und 10-21). Sie ist ein wichtiger prognostischer Parameter für die Offenheitsrate des Bypasses:

- Bei einer Strömungsgeschwindigkeit > 45 cm/sec beträgt die Ein-Jahresoffenheitsrate mehr als 95%.
- Bei einer Strömungsgeschwindigkeit < 45 cm/sec findet sich in 50% eine revisionsbedürftige Stenose und die Verschlußrate ist deutlich erhöht.
- Bei einer maximalen enddiastolischen Strömungsgeschwindigkeit < 20 cm/sec liegt mit Sicherheit eine hochgradige Bypass-Stenose vor, es sei denn, eine Sympathikolyse wurde durchgeführt.

Auch bei Kontrolle von Therapieergebnissen nach PTA und Stentimplantation hat der farbkodierte Duplex im Vergleich zur digitalen Subtraktionsangiographie eine Sensitivität von 98% und eine Spezifität von 100%, während beim nicht farbkodierten Duplex sowohl die Spezifität mit 90% als auch die Sensitivität mit 55% deutlich niedriger ausfallen (Abb. 10-22 und 10-23a und b).

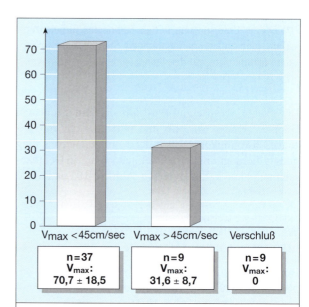

Abbildung 10-19 Femoropoplitealer Bypass: Duplexsonographische Meßergebnisse der maximalen Flußgeschwindigkeit v_{max} (cm/sec) (n = 55 Beine nach Bypassoperation).

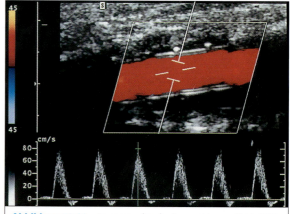

Abbildung 10-20 Femoropoplitealer Bypass (ringverstärkte PTFE-Prothese): Flußgeschwindigkeit 79 cm/sec, Meßwinkel 60°.

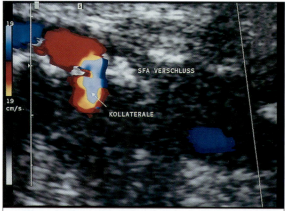

Abbildung 10-18 Obere Kollaterale bei kurzstreckigem Verschluß der A. femoralis superficialis.
SFA = A. femoralis superficialis.

Zusammenfassend kann für die Untersuchung der A. femoralis und der A. poplitea die Ableitung einer CW-Dopplerkurve an der A. poplitea als Screening-Test vor der Duplexuntersuchung besonders im Hinblick auf versteckte Stenosen im Adduktorenkanal empfohlen werden.

Die Untersuchung mittels *farbkodiertem Duplex* ist sowohl für die *Primärdiagnostik* wie auch zur *Therapiekontrolle* nach PTA, Stentimplantation und Bypass-Operation eine heute unerläßliche diagnostische Methode.

SPEZIELLER TEIL

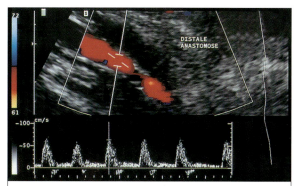

Abbildung 10-21 Distale Anastomose eines femoropoplitealen Bypass mit unauffälligem Flußspektrum.

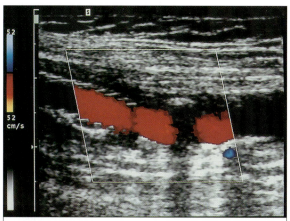

Abbildung 10-22 Stentende mit unauffälligem Fluß. Schallschatten durch großen Plaque (Black-Box-Phänomen).

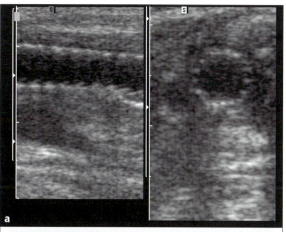

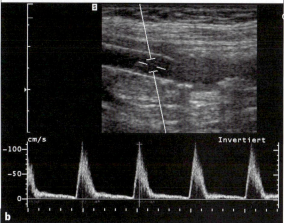

Abbildung 10-23 Stent in der A. femoralis superficialis mit unauffälligem Fluß (v = 110 cm/sec, Meßwinkel 60°). Im Längsschnitt typische Muster der Metallfäden, im Querschnitt Stent von Flüssigkeitshof umgeben („Rohr im Rohr").
a) Längs- und Querschnitt (B-Bild).
b) Duplexuntersuchung.

Die Darstellung des *Flußspektrums* mittels Frequenzanalyse und die winkeladaptierte Strömungsgeschwindigkeitsmessung sind zur *Quantifizierung von Stenosen*, sowohl bei der *Primärdiagnostik* wie zur *Therapiekontrolle* nach PTA, Stentimplantation und Bypass der Angiographie diagnostisch deutlich überlegen.

FEHLERQUELLEN

Sowohl in der Leiste wie distal der Kniekehle sind *Hämatome, Ödeme* oder *Drainagen* bei der Duplexuntersuchung sehr störend und beeinträchtigen in den ersten postoperativen Tagen das Untersuchungsergebnis. Durch Veränderung des Einschallwinkels und der Puls-Repetitions-Frequenz kann Einfluß darauf genommen werden.
Bei *dickem Oberschenkel* wird auch der Adduktorenkanal zu einer schwierigen Region. Um hier Stenosen oder kurzstreckige Verschlüsse nicht zu übersehen, sollte deshalb in der A. poplitea eine Flußkurve geschrieben werden. Die poststenotische oder postokklusive Veränderung der Flußkurve ist oft einfacher zu erkennen als das Strombahnhindernis selbst (s. Abb. 10-16).
Bei Bestimmung der Verschlußlänge sollte auf Kollateralen am oberen Ende des Verschlusses geachtet werden, da sie ein Hinweis auf kurzstreckige Verschlüsse sind.
Dies ist bei Kollateralen distal des Verschlusses nicht der Fall.
Stents können bei flüchtiger Betrachtung im B-Bild übersehen werden. Ein Querschnitt mit dem für den Stent typischen Bild des „Rohr im Rohr" klärt die Situation in jedem Fall. Bei der Untersuchung eines *Bypass* macht in einem Drittel der Fälle die Darstellung der distalen Anastomose auch längere Zeit nach der

Operation Schwierigkeiten, besonders bei Anastomosen auf Unterschenkelarterien. Die Verwendung eines Echokontrastmittels erleichtert hier die Untersuchung.

SPEZIELLER UNTERSUCHUNGSGANG

Nach *klinischer Feststellung* einer arteriellen Verschlußkrankheit vom Oberschenkeltyp, nach *Knöcheldruckmessung* und nach *Abklärung der Beckenetage* muß zum Ausschluß von Stenosen oder kurzstreckigen Verschlüssen im Adduktorenkanal, die der Duplexuntersuchung entgehen können, eine *CW-* oder eine *PW-Dopplerkurve* von der A. poplitea auf Höhe des Kniegelenkspalts geschrieben werden.

Am einfachsten ist dies in *Bauch- oder Seitenlage* des Patienten. Nach Auftragen von Ultraschallgel wird die Sonde in etwa 45° Schräglage locker aufgesetzt und nach Kontrolle auf dem Bildschirm die *Dopplerkurve beidseits* geschrieben.

Danach dreht sich der Patient auf den *Rücken* und es wird mit der 5-MHz-Sektorsonde mit *zugeschalteter Farbe* nach Stenosen im Verlauf der A. femoralis superficialis vom Abgang bis in die Kniekehle gesucht. Bei Verschlüssen wird das obere Ende, eventuell mit Darstellung einer abgehenden Kollaterale, und danach das untere Ende gesucht. Beginn und Ende des Verschlusses werden auf der Haut markiert und die Länge gemessen. Die Länge der Verschlußstrecke entscheidet mit über die Indikation zur PTA.

> Zur Bestimmung des distalen Verschlußendes empfiehlt sich die Reduktion der Puls-Repetitions-Frequenz bzw. die Einstellung des Low-Flow-Bereichs, da postokklusiv die Flüsse oft sehr langsam sind.

Der Verlauf der A. femoralis im Adduktorenkanal ist gelegentlich von oben her kommend nicht bis zur A. poplitea zu verfolgen. In diesem Fall muß erneut die Lage gewechselt und von der Kniekehle aus nach oben geschallt werden, um Stenosen oder das Verschlußende genau zu lokalisieren. *Hilfreich* für die verbesserte Darstellung der A. femoralis superficialis ist auch ein Anheben des Gefäßes mit der freien Hand von der Rückseite des Oberschenkels gegen die untersuchende Sonde.

Zuletzt werden die mittels Farbe lokalisierten *Stenosen eingestellt*, nach *Winkelkorrektur des Schallstrahls* auf unter 60° das Dopplerspektrum aus dem Bereich der höchsten Stenosierung abgeleitet und mittels Frequenzanalyse die *Strömungsgeschwindigkeit* gemessen. Aus den Merkmalen des Dopplerspektrums wird der *ungefähre Stenosegrad* geschätzt.

Will man den *Stenosegrad exakt* bestimmen, so werden sowohl die *intrastenotische* maximale Strömungsgeschwindigkeit als auch die *prästenotische Strömungsgeschwindigkeit* gemessen, beide Werte in ein Diagramm eingesetzt und daraus der exakte Stenosegrad abgelesen (s. Abb. 10-10a und b und 10-11).

Stents müssen immer im Längs- und Querschnitt dargestellt werden (s. Abb. 10-23a und b) und das Flußspektrum ist am Ausgang abzuleiten (s. Abb. 10-22).

> Erweist es sich als schwierig, einen Winkel unter oder um 60° einzustellen, sollte entweder zusätzlich eine keilförmige Wasservorlaufstrecke benutzt werden oder aber der elektrische Schwenk der Schallstrahlrichtung. Auch ein Wechsel von Linearschallkopf auf Curved-Array-Schallkopf kann hilfreich sein.

Bei einem *Bypass* ist die obere und die untere Anastomose im B-Bild und mit Farbduplex zu untersuchen und das Frequenzspektrum abzuleiten. Im Bypass selbst sind insbesondere Nahtstellen zwischen verschiedenen Anteilen genau zu überprüfen. Ohne Bestimmung der Strömungsgeschwindigkeit ist die Untersuchung unvollständig.

DOKUMENTATION

Die mittels farbkodiertem Duplex gefundenen Stenosen bzw. gemessenen Verschlußlängen sind als B-Bild im Längsschnitt – bei Bedarf auch im Querschnitt – zu dokumentieren und das winkelkorrigierte Dopplerfrequenzspektrum aufzuzeichnen.

In einem vorgedruckten Schema werden die erhobenen Befunde graphisch dokumentiert mit Angaben zum
- Ort der Stenose
- Grad der Stenose
- Verschlußlänge
- Stenosegrad nach PTA oder Stent.

Bei einem Bypass werden obere und untere Anastomose mit Darstellung morphologischer Besonderheiten und die Strömungsgeschwindigkeit im Bypass dokumentiert.

ZUSAMMENFASSUNG

Die Anforderungen an die Ultraschalluntersuchung gehen über die einfache Feststellung einer AVK vom Oberschenkeltyp weit hinaus.

Eine sorgfältige Ultraschalluntersuchung vom Abgang der A. femoralis superficialis bis in die A. poplitea erfordert den Einsatz von CW-Doppler, Farbdoppler und Duplex nacheinander zur Quantifizierung von Stenosen, zur Verschlußstreckenbestimmung und zur Beurteilung der Therapieergebnisse nach Operation oder PTA.

An der vollständigen Beantwortung und Dokumentation dieser Fragestellungen wird die Qualität der Ultraschalluntersuchung bewertet.

SPEZIELLER TEIL

FRAGEN	
1. Die Frequenzanalyse einer in der Stenose abgeleiteten Flußkurve zeigt folgende Kriterien: Strömungsgeschwindigkeit auf 200% erhöht, systolisches Fenster ausgefüllt, verbreitertes Spektrum und erhöhte diastolische Frequenz. Wie hoch schätzen Sie den Stenosegrad? a) 25–50% b) 50–75% c) 75–90% 2. Worauf weist eine vom proximalen Beginn eines Verschlusses der A. femoralis superficialis abgehende große Kollaterale hin?	a) Auf den Beginn eines längerbestehenden Verschlusses b) Auf einen kurzen Verschluß c) Auf einen frischen Verschluß d) Sie ist bedeutungslos 3. Warum ist bei der Farbduplexuntersuchung das poststenotisch auftretende Aliasing nicht zur Stenosequantifizierung zu gebrauchen? a) Da es nur bei höchstgradigen Stenosen auftritt b) Da es bereits an der geringgradigen Stenose beobachtet wird

RICHTIGE ANTWORTEN
1. b
2. a + b
3. b

6 ULTRASCHALLUNTERSUCHUNG DES TRUNCUS TIBIOFIBULARIS UND DER UNTERSCHENKELARTERIEN

INDIKATION

Bei der *arteriellen Verschlußkrankheit* der Beine besteht sehr oft ein arteriosklerotischer Mitbefall der Unterschenkelarterien.
Bei Patienten mit einer arteriellen Verschlußkrankheit vom Oberschenkeltyp fanden wir am Unterschenkel
- bei 24% nur noch *Gefäßfragmente*
- bei 55% nur noch *ein* durchgängiges Gefäß
- bei 18% *zwei* durchgängige Gefäße
- bei 2,3% *drei* durchgängige Unterschenkelgefäße (Abb. 10-24).

Da bei der arteriellen Verschlußkrankheit der Beine die *therapeutischen Optionen* entscheidend vom *Status der Unterschenkelarterien mitbestimmt* werden, belegen diese Zahlen hinreichend die Notwendigkeit einer gründlichen Untersuchung der Unterschenkelarterien mit Ultraschall.
Zweifelsohne ist die technisch gut ausgeführte Angiographie der diagnostische Standard für Unterschenkelarterien. Leider sind aber bei manchen Angiogrammen die Unterschenkelarterien nicht ausreichend dargestellt, so daß ein Teil der Patienten vor einem therapeutischen Eingriff erneut angiographiert werden müßte, wenn nicht die Ultraschalldiagnostik zur Verfügung stünde. Sie kann mit hoher Sensitivität und Spezifität feststellen, ob das Gefäß offen ist, ob Stenosen vorliegen und ob kurze oder lange Verschlüsse bestehen (Tab. 10-4).

Darüber hinaus muß bei *Hochrisikopatienten für eine Kontrastmittelgabe*, wie z.B. bei manifester Herzinsuffizienz, grenzwertig kompensiertem Nierenversagen

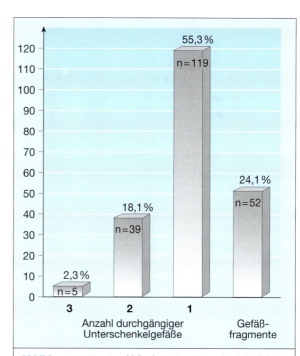

Abbildung 10-24 Anzahl durchgängiger Unterschenkelgefäße bei AVK vom Oberschenkeltyp (n = 215 Beine).

10 BECKEN- UND BEINARTERIEN

Tabelle 10-4 Verteilung der verschiedenen Formen von Strombahnhindernissen an den Unterschenkelarterien (n = 100 Beine mit AVK).

Gefäß	offen	Stenose	Verschluß kurz	Verschluß lang
Truncus tibiofibularis	71%	19%	10%	
A. tibialis anterior	52%	6%	10%	32%
A. fibularis	74%	3%	8%	15%
A. tibialis posterior	39%	4%	6%	51%

oder Hyperthyreose, primär versucht werden, die Unterschenkelarterien mittels Farbduplex abzuklären. Kontrastmittelallergie ist im Vergleich dazu nur selten eine Indikation.

PATHOPHYSIOLOGISCHE GRUNDLAGEN

Unterschenkelarterien sind *Hochwiderstandsgefäße*, in denen der Abstrom des Blutes in die Versorgungsgebiete der A. tibialis anterior, A. fibularis und A. tibialis posterior durch Strombahnhindernisse regional stark behindert werden kann. Die zahlreichen als *Kollateralen* nutzbaren Verbindungen zwischen ihnen können eine regionale Unterversorgung lange Zeit kompensieren und versagen erst dann, wenn erhöhter Bedarf an Blutzufuhr, etwa bei der Heilung einer Wunde entsteht. Es ist deshalb besonders bei einer arteriellen Verschlußkrankheit im Stadium IV wichtig zu klären, ob eine Unterschenkelarterie oder ihr Nachbargefäß eine verletzte Region versorgen kann, d.h. ob das Gefäß stenotisch, kurzstreckig oder auf ganzer Länge verschlossen ist. Danach erst sollte über Therapiemöglichkeiten entschieden werden.

WERTIGKEIT UND BESONDERHEITEN DER VERSCHIEDENEN METHODEN

Eine *deutliche Differenz zwischen Knöchel- und Fußrückenarteriendruck* am gleichen Bein weist auf einen unterschiedlichen arteriosklerotischen Befall der Unterschenkelarterien bei nicht funktionstüchtigem Plantarbogen hin. Ob es sich dabei allerdings um eine oder mehrere Stenosen, einen kurzen oder langen Verschluß handelt oder ob eine unterschiedlich stark ausgeprägte Mediasklerose die Meßergebnisse verfälscht, bleibt offen.

> Mit dem Farbduplex gelingt es dagegen zuverlässig, wichtige Details an den Unterschenkelarterien darzustellen.

Nach unserer eigenen Erfahrung war ein Mehrgefäßbefall mindestens doppelt so häufig wie arteriosklerotische Veränderungen an nur einer Unterschenkelarterie. Im *Farbduplex* ließen sich folgende Befunde gut unterscheiden (s. Tab. 10-4):
- Stenosen
- kurze Verschlüsse (Abb. 10-25)
- komplette Verschlüsse einer Unterschenkelarterie.

Der Truncus tibiofibularis und die A. fibularis waren mit 70% am häufigsten durchgängig, während dies bei der A. tibialis anterior nur in 52%, bei der A. tibialis posterior nur in 39% der Fall war. Stenosen waren je nach Gefäß in 3–6% Ursache des Strombahnhindernisses, während der Truncus tibiofibularis in fast 20% stenosiert war. Diese Stenosen traten überwiegend im proximalen Gefäßdrittel auf. Kurze Verschlüsse kamen in 6–10% vor, während langstreckige oder komplette Unterschenkelarterienverschlüsse je nach Gefäß bei 15–41% gefunden wurden.

Die Sensitivität und Spezifität der Untersuchung von Unterschenkelarterien mit Farbduplex schwankt zwischen 87 und 94% bzw. zwischen 87 und 79%, abhängig von der Erfahrung des Untersuchers und der Qualität des Geräts.

> Mit farbkodiertem Duplex ist es also möglich, bei hinreichender Übung die Unterschenkelarterien recht zuverlässig zu beurteilen, so daß diese Technik dem erfahrenen Untersucher eine realistische Alternative zur Angiographie bietet.

Sie kann im Einzelfall durch Ableitung eines Flußspektrums ergänzt werden. Die *B-Bilduntersuchung* von Unterschenkelarterien ist dagegen wenig sinnvoll.

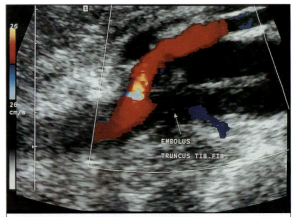

Abbildung 10-25 Frischer Embolus im Truncus tibiofibularis mit Abgang der A. tibialis anterior. Schallrichtung von dorsomedial. TRUNCUS TIB.FIB. = Truncus tibiofibularis.

SPEZIELLER TEIL

FEHLERQUELLEN

Das Ergebnis der Farbduplexuntersuchung von Unterschenkelarterien wird durch verschiedene Faktoren beeinflußt. An 100 untersuchten Unterschenkeln fanden wir bei 8,5% das Ergebnis der Ultraschalluntersuchung durch die Angiographie nicht bestätigt.
An erster Stelle der Einflußfaktoren stehen
- *mangelnde Erfahrung* des Untersuchers
- *falsche Einstellung* des Geräts
- zu *geringe Empfindlichkeit* der Farbkodierung des verwendeten Geräts.

Bei gleicher Sensitivität kann dadurch die Spezifität um rund 15% sinken.
Es gibt darüber hinaus *„schwierige Beine"*, insbesondere bei langjährigem Diabetes mellitus, bei denen mit Zunahme der Fehlbeurteilung zu rechnen ist, da die Mediasklerose und zahlreiche störende Reflexe im Gewebe die Sensitivität und Spezifität im Schnitt um 5% absenken.
Auch Patienten mit einer *arteriellen Verschlußkrankheit im Stadium IV* sind schwieriger zu untersuchen, als Patienten im Stadium II.
Der *Ort des Strombahnhindernisses* ist als Fehlerquelle ebenso bedeutungsvoll.
Am häufigsten waren Fehler bei der Beurteilung von
- Truncus tibiofibularis
- proximaler A. fibularis
- distaler A. tibialis posterior.

An allen anderen Segmenten waren Irrtümer deutlich seltener.

SPEZIELLER UNTERSUCHUNGSGANG

Vor einer Untersuchung der Unterschenkelarterien mit Farbduplex muß immer der *Knöchel- und der Fußrückenarteriendruck* gemessen werden.
Die Untersuchung mit Farbduplex wird entweder in *Rückenlage* bei angewinkeltem Bein und *anschließender Seitenlage* oder alternativ in Bauchlage durchgeführt. Sie beginnt immer an der *A. poplitea* unter Einstellung einer möglichst geringen Puls-Repetitions-Frequenz mit einem 5-MHz-Linearschallkopf. Von der A. poplitea aus wird der *Truncus tibiofibularis* von medial her angeschallt und nach distal bis zur Aufzweigung in *A. fibularis* und *A. tibialis posterior* abgefahren. Ab da werden beide Gefäße getrennt *bis zum oberen Sprunggelenk* verfolgt. Bei unübersichtlicher Gefäßsituation wird der Gefäßverlauf zusätzlich von distal nach proximal abgefahren. Die A. tibialis anterior wird vom Abgang aus dem Truncus tibiofibularis bis zum Faszendurchtritt verfolgt (Abb. 10-26). Anschließend wird von vorne seitlich die A. tibialis anterior unter Beachtung der begleitenden Venen nach unten hin abgefahren (Abb. 10-27).

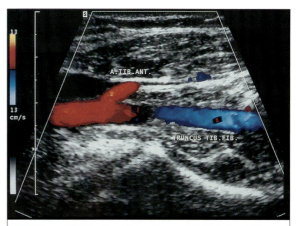

Abbildung 10-26 Unauffälliger Truncus tibiofibularis mit Abgang der A. tibialis anterior. Schallrichtung von dorsomedial.
A.TIB.ANT. = A. tibialis anterior, TRUNCUS TIB.FIB. = Truncus tibiofibularis.

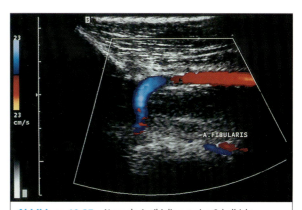

Abbildung 10-27 Normale A. tibialis anterior. Schallrichtung von prätibial.

Wenn bei Verschlüssen die Orientierung verlorengeht und kein spontaner Fluß in den Venen erkennbar ist, kann durch *periphere rhythmische Kompression des Fußgewölbes* in den begleitenden kaliberstarken Venen der Rückfluß beschleunigt und damit das Auffinden der Arterie erleichtert werden.

> Bei starker Kalzifizierung mit Behinderung der Einsicht in das Gefäß wird zunächst versucht, den Einschallwinkel zu verändern und gegebenenfalls die Puls-Repetitions-Frequenz zu reduzieren.

Wenn dies keinen Erfolg hat, werden der prästenotische und der poststenotische Fluß im Farb- und PW-Mode untersucht, um hieraus Rückschlüsse auf eine möglicherweise im Schallschatten verborgene Stenose ziehen zu können.

Die Untersuchungszeit hängt von der Übung des Arztes und von der Farbqualität des Geräts ab. Beim erfahrenen Untersucher dauert die Abklärung eines Unterschenkels zwei bis elf Minuten, im Mittel 4,6 Minuten, während ein weniger erfahrener Untersucher mit einem Gerät geringerer Farbqualität nach 20 Untersuchungen eine Zeit zwischen acht und 15 Minuten, im Mittel von 10,7 Minuten pro Unterschenkel erreicht hat.

DOKUMENTATION

Unterschenkelarterien sollten mit *Video* dokumentiert werden, da die Übersichtlichkeit mit kleinen Druckerbildern nicht zu erreichen ist. Darüber hinaus wird dringend empfohlen, die erhobenen Befunde in einem *graphischen Schema* sofort nach der Untersuchung einzuzeichnen, da andernfalls eine Rekonstruktion des Gesamtbefunds schon nach kurzer Zeit nicht mehr möglich ist (s. Abb. 10-6). Zusätzliche *schriftliche Befundung* ist selbstverständlich.

ZUSAMMENFASSUNG

> Da bei Gefäßerkrankungen der Beinarterien Therapie und Prognose wesentlich vom Befund an den Unterschenkelarterien abhängen, sind Risikopatienten und Patienten mit unzureichenden Angiogrammen eine zwingende Indikation für die Farbduplexuntersuchung der Unterschenkelarterien.

Allerdings ist die Untersuchung der Unterschenkelarterien wohl der schwierigste Teil einer Ultraschalluntersuchung am Bein. Mit einiger Übung und mit einem Gerät guter Farbqualität ist jedoch eine zufriedenstellende diagnostische Ausbeute zu erreichen. Bei sogenannten „schwierigen Beinen" kann es in Ausnahmefällen notwendig sein, zusätzlich Echokontrastmittel zu verwenden.

Zur Dokumentation werden eine Videoaufzeichnung und eine zusätzliche zeichnerische Darstellung der Befunde dringend empfohlen.

LITERATUR

Androulakis AE, Giannoukas AD, Labropoulos N, Katsamouris A, Nicolaides AN: The impact of duplex scanning on vascular practice. Int Angiology 15 (1996) 283–290.

Bollinger A, Barras JP, Mahler F, Zehender O: Kombinierte Druck- und Durchflußmessungen in der Beurteilung arterieller Durchblutungsmessungen. Dtsch Med Wochenschr 95 (1970) 1039–1043.

Jäger KA, Landmann J: Praxis der angiologischen Diagnostik. Springer, Berlin 1994.

Karasch T, Rieger R, Grün B, Strauss AL, Neuerburg-Heusler D, Roth FJ, Rieger H: Bestimmung der Verschlußlänge in Extremitätenarterien. Farbduplexsonographie versus Angiographie. Ultraschall Med 14 (1993) 247–254.

Langholz J, Stolke O, Heidrich H, Behrendt C, Blank B, Feßler B: Farbkodierte Duplexsonographie von Unterschenkelarterien. Darstellbarkeit und Zuordnung zu Fontainestadien. Vasa 33 (1991) 209.

Mahler F, Brunner HH, Fronek A, Bollinger A: Der Knöchelarteriendruck während reaktiver Hyperämie bei Gefäßgesunden und Patienten mit arterieller Verschlußkrankheit. Schweiz Med Wochenschr 105 (1975) 1786–1788.

Neuerburg-Heusler D, Karasch T: Stenosegradbestimmung an peripheren Arterien. Hämodynamische und sonographische Grundlagen. Vasa 25 (1996) 109–113.

Ranke C, Creutzig A, Alexander K: Duplex scanning of the peripheral arteries: Correlation of the peak velocity ratio with angiographic diameter reduction. Ultrasound Med Biol 18 (1992) 433–440.

Yao S, Hobbs JT, Irvine WT: Ankle systolic pressure measurement in arterial disease affecting the lower extremities. Br J Surg 56 (1969) 676–679.

FRAGEN

1. Wie hoch darf die Fehlerquote bei Farbduplexuntersuchung der Unterschenkelarterien durch einen erfahrenen Untersucher sein?
   a) 10%
   b) 30%
   c) 50%

2. Was kann die Farbduplexuntersuchung der Unterschenkelarterien erschweren?
   a) Langjähriger Diabetes mellitus
   b) Langjährige terminale Niereninsuffizienz
   c) AVK Stadium IV
   d) Verschluß der A. poplitea

RICHTIGE ANTWORTEN

1. a
2. a, b, c + d

C
AUSBLICK

11

Neue technische Entwicklungen und deren Anwendung in der Gefässdiagnostik

Rainer Haerten und Thomas Wuppermann

Inhalt

I Allgemeiner Teil 237
    Panoramabildverfahren 237
    Einsatz von Echosignalverstörkern 238
II Spezieller Teil 239
   1 Panoramabildverfahren SieScape 239
    Multimedia-Technologie 239
    Panorama-B-Bildverfahren SieScape 239
    Color SieScape 241
    3-D-Bildverfahren 241
    Zusammenfassung 243
    Fragen 243
   2 Echokontrastmittelsonographie 244
    Ultraschallkontrastmittel 244
    Harmonic Imaging 245
    Zusammenfassung 247
    Fragen 248

I Allgemeiner Teil

Für die schnell fortschreitende technologische Entwicklung auf dem Gebiet des Ultraschalls und deren diagnostische Umsetzung in der Sonographie sind derzeit zwei Strömungen richtungweisend:

- Innovationen der Mikroelektronik und Informationstechnik
- Einsatz von Echosignalverstärkern (Ultraschallkontrastmittel) in der Bildgebung.

Diese Entwicklung und ihre Integration in die Gerätetechnik unterliegen nicht nur technologischen Risiken, sondern müssen auch unter dem Aspekt des diagnostischen Nutzens in Relation zum Aufwand bewertet werden.

Panoramabildverfahren

2-D- und 3-D-Panoramabilder erweitern die eingeschränkten Bildausschnitte der konventionellen Sonographie, indem sie Schnittbilddarstellungen größerer Gefäßabschnitte und die räumliche Darstellung von Gefäßstrukturen ermöglichen.

Durch den Einsatz von Hochleistungsprozessoren in Ultraschallsystemen werden heute komplexe Methoden der On-line-Bildverarbeitung realisiert, die bislang nur off line mit leistungsfähigen Workstations oder PCs möglich waren. Ein spezieller programmierbarer Image-Prozessor ermöglicht zum ersten Mal die Erzeugung von zwei- und dreidimensionalen Panoramabildern in Echtzeit.

Wenn beim *Panoramabildverfahren „SieScape™"* der Schallkopf in der Schnittbildebene eine längere Strecke über die Körperoberfläche geführt wird, entsteht dabei interaktiv ein Übersichtsbild im B-Mode (Abb. 11-1). In der Gefäßdiagnostik erfassen, vermessen und dokumentieren diese SieScape-Bilder den Gefäßverlauf über eine Strecke von bis zu 60 cm.

Im *Color SieScape-Verfahren* wird zusätzlich wie beim Powerdoppler Information zum Blutfluß geliefert (Abb. 11-2). Hierdurch können anatomische Gefäßstrukturen und Verschlußstrukturen leichter dargestellt werden.

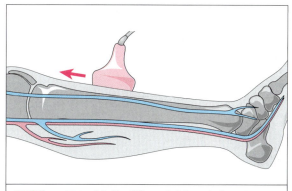

Abbildung 11-1 Schallkopfführung bei der Aufnahme eines Panoramabilds mit SieScape (schematisch).

Neue technische Entwicklungen und deren Anwendung in der Gefässdiagnostik

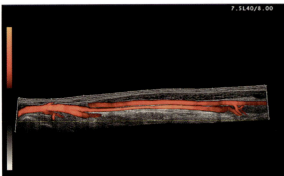

Abbildung 11-2 Darstellung der Oberschenkelarterien und -venen mit Color SieScape.

Beim *3-D-Verfahren („3-Scape™")* mit Führung des Schallkopfs senkrecht zur Schnittebene wird ein dreidimensionaler Datensatz im B-Mode und im Powerdoppler-Mode aufgenommen. Daraus werden Schnittbilder in beliebiger räumlicher Orientierung und Projektionsbilder aus beliebigen Richtungen rekonstruiert und interaktiv erzeugt (Abb. 11-3). Komplexe Gefäßstrukturen können gemeinsam mit dem sie umgebenden Gewebe oder isoliert von diesem aus verschiedenen Richtungen beurteilt und vermessen werden.

> Bei der Erzeugung dieser Panoramabilder handelt es sich um Echtzeitverfahren. Sie erlauben dem Untersucher sowohl die unmittelbare Beurteilung noch während der Entstehung wie auch den Rückgriff auf die originalen Echtzeitschnittbilder ohne Qualitätseinbuße in Orts- und Kontrastauflösung.

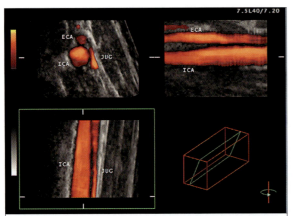

Abbildung 11-3 Darstellung extrakranieller Gefäße in verschiedenen Schnittebenen, aufgenommen mit 3-Scape.
ECA = A carotis externa, ICA = A. carotis interna, JUG = V. jugularis.

Einsatz von Echosignalverstärkern

Echokontrastmittel sind gekapselte Mikrobläschen, die intravenös injiziert oder infundiert werden und sich im Blutkreislauf verteilen. Sie sind ausreichend klein und stabil, um die Lunge zu passieren und in den arteriellen Kreislauf zu gelangen. Sie erzeugen um bis zu 25 dB stärkere Echos als Blutkörperchen. Dadurch wird die Empfindlichkeit für den Nachweis eines Blutflusses mit Doppler, Farbdoppler oder Powerdoppler gesteigert, insbesondere bei kleinen Gefäßen und niedriger Flußgeschwindigkeit.

Die Verstärkung unzureichender Dopplersignale in akralen Gefäßen sowie die Darstellung der Organ- und Tumorvaskularisierung sind aussichtsreiche Anwendungsgebiete dieser Technik.

Die Echos dieser Kontrastmittel enthalten nicht nur die Sendefrequenz, sondern auch Signalanteile mit der doppelten, der dreifachen, usw. Sendefrequenz. Diese Anteile werden zweite harmonische, dritte harmonische, usw. Frequenzanteile genannt und beim Harmonic Imaging genutzt. Im Falle des 2nd Harmonic Imaging ist die Echoempfangsfrequenz doppelt so hoch wie die Sendefrequenz. Doppler, Farbdoppler und Powerdoppler nutzen im wesentlichen nur die harmonischen Signalanteile des Kontrastmittels, während störende Signalanteile, z.B. von bewegten Gefäßwänden, unterdrückt werden. Die Flußdarstellung in Gefäßen ist damit weniger anfällig für Artefakte, d.h. klarer und empfindlicher.

In einer Weiterentwicklung des 2nd Harmonic Imaging wird die Breitbandtechnik der Schallköpfe genutzt, um alle erfaßbaren harmonischen Signalanteile zu empfangen und von der Grundfrequenz zu separieren. Diese „Wide Band Harmonic Imaging" genannte Technik verspricht, die Gefäßstrukturen bis in den Kapillarbereich hinein kontrastreich darzustellen, quasi-stationäres Kontrastmittel im parenchymatösen Gewebe zu erfassen und von minderperfundierten Gewebeanteilen abzugrenzen (Abb. 11-4). Hier eröffnet sich ein neuer Weg zur Beurteilung der Organperfusion.

> Echokontrastmittel dienen der Erhöhung der Nachweisempfindlichkeit für einen Blutfluß. Durch 2nd Harmonic Imaging können Wand- bzw. Organbewegungen effektiver unterdrückt und die Qualität der Flußdarstellung mit Kontrastmittel weiter gesteigert werden. Harmonic Imaging verspricht darüber hinaus die Möglichkeit der kontrastreichen Darstellung von Gefäßen bis in den Kapillarbereich hinein.

SPEZIELLER TEIL

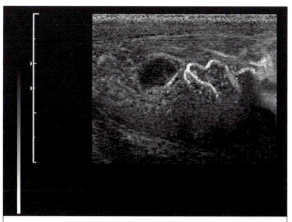

Abbildung 11-4 Darstellung der Vaskularisierung eines Lebertumors (Kaninchen) mit Harmonic Imaging (Echosignalverstärker Imagent®, Alliance Pharmaceutical Corp., San Diego). (Mit freundlicher Genehmigung von Dr. R. F. Mattrey, University of California, San Diego.)

II SPEZIELLER TEIL

1 PANORAMABILDVERFAHREN SIESCAPE

MULTIMEDIA-TECHNOLOGIE

Durch die Integration eines Hochleistungsprozessors in ein Ultraschallsystem ist es erstmals in der Entwicklung der Ultraschalltechnik möglich, komplexe Bildverarbeitungsalgorithmen für neue Formen der Bilddarstellung einzusetzen. Dieser Image-Prozessor ist eine Steckkarte mit zwei Videoprozessoren, welche speziell für die Bedürfnisse der Multimedia-Anwendungen entwickelt wurden und mehrere Milliarden Rechenoperationen pro Sekunde verarbeiten. Diese Technik kann definierte Verarbeitungsschritte mit originalen Bilddaten in Echtzeit durchführen. Die so gewonnenen neuen Bilder werden ohne Verzug und ohne den Umweg über eine Workstation oder einen PC auf dem Monitor des Systems dargestellt. Damit ist das konventionelle Postprocessing überwunden, das sich auf die statische Zuordnung eines Eingangsgrauwerts zu einem festen Ausgangswert und auf einfache Filterverfahren beschränkt. Der Image-Prozessor ist programmierbar und eröffnet zahlreiche Möglichkeiten für die Entwicklung innovativer Anwendungen in der Ultraschalldiagnostik.

Der Einsatz von programmierbaren Hochleistungsprozessoren in Ultraschallsystemen ermöglicht heute die Durchführung vielfältiger komplexer Bildverarbeitungsaufgaben in Echtzeit. Aus der Fülle der Möglichkeiten werden drei erfolgversprechende Varianten des Panoramabildverfahrens beschrieben: B-Bildverfahren SieScape, Color SieScape und 3-D-Bild (Tab. 11-1).

PANORAMA-B-BILDVERFAHREN SIESCAPE

> In der derzeitigen Realtime-Ultraschalldiagnostik sind die Bilder in ihrer Breite beschränkt. Mit dem SieScape-Verfahren ist es dagegen möglich, ein großes Übersichtsbild in Echtzeit aufzunehmen.

Zur Aufnahme eines *Panorama-B-Bilds* wird der Schallkopf in einer Ebene über die Körperoberfläche geführt (s. Abb. 11-1). Die Einzelbilder werden ohne Informationsverlust zum Gesamtbild zusammengefügt. Jeder verfügbare Schallkopf und jedes Bildformat (Parallel-, Sektor- bzw. Konvex-Scan) können ohne Hilfsmittel zur Erfassung der Schallkopfposition eingesetzt werden.

Um in zwei nacheinander aufgenommenen Bildern die örtlichen Veränderungen zu erfassen, wurde ein spezieller Korrelationsalgorithmus für den Image-Prozessor entwickelt, der zwei Quellen von Bewegungen berücksichtigt (Abb. 11-5):
- globale Bewegung des Schallkopfs
- lokale Organbewegungen und das Bildrauschen.

Die Abschätzung der Schallkopfbewegung aus der Analyse örtlicher Bewegungen, der Vergleich mit der

Tabelle 11-1	Anwendungen des Crescendo™MultiDimensional Image Prozessors.	
• automatische Konturerkennung	→	automatische Messungen
• adaptive Bildkontrastoptimierung*	→	sehphysiologisch optimierte Bilddarstellung
• Bewegungserkennung und -kompensation	→	Schallkopfpositionserfassung durch Analyse des Bildinhalts
• SieScape Panoramabildgebung	→	Darstellung und Vermessung großer Strukturen
• Color SieScape	→	Panoramabildgebung mit Flußdarstellung im Powerdoppler
• 3-D-Bild-Verfahren 3-Scape	→	Realtime 3-D-Bild-Aufnahme, Rekonstruktion und Bilddarstellung

* 1999 noch in Entwicklung

11 Neue technische Entwicklungen und deren Anwendung in der Gefässdiagnostik

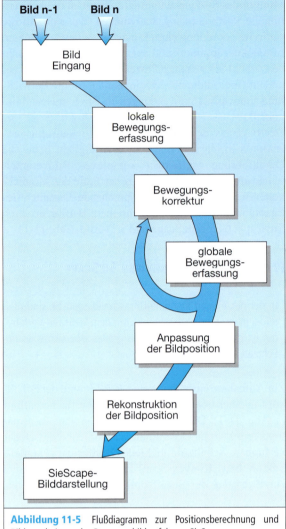

Abbildung 11-5 Flußdiagramm zur Positionsberechnung und Bildverarbeitung des Panoramabildverfahrens SieScape.

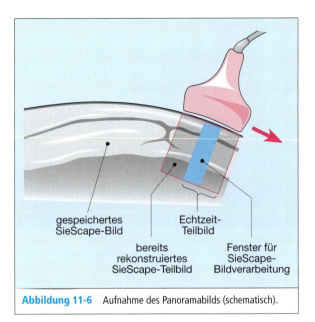

Abbildung 11-6 Aufnahme des Panoramabilds (schematisch).

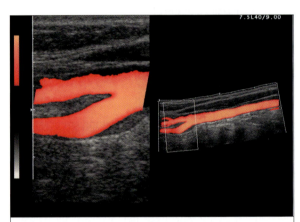

Abbildung 11-7 Panoramabild mit Color SieScape und Originalausschnittbild der Karotisbifurkation mit weichem Plaque.

tatsächlichen Bildinformation und die nochmalige Korrektur der Bewegung führen über geometrische Transformationen zum zusammengesetzten Bild. Die beschriebenen Rechenoperationen werden in einem rechteckigen Bildausschnitt ausgeführt, der auf dem Bildmonitor verfolgt werden kann (Abb. 11-6). In diesem Ausschnitt sowie rechts davon ist das der Schallkopfbewegung folgende Realtime-Bild dargestellt. Links ist der Teil des bereits berechneten Panoramabilds zu sehen.

Diese Technik erlaubt Übersichtsbilder bis zu einer Ausdehnung von 60 cm. Die Originalbilder bleiben im Hintergrund gespeichert, sind jedoch jederzeit durch Positionieren eines Lupenfensters im Panoramabild aufrufbar (Abb. 11-7). Distanz- und Umfangsmessungen werden über die gesamte Bildlänge mit unveränderter Genauigkeit durchgeführt.

Neben der Beurteilung und Vermessung ausgedehnter Prozesse ist der besondere Vorteil der Methode die bessere Vermittelbarkeit des Befunds.
So können folgende Strukturen vollständig abgebildet und vermessen werden:
- große abdominelle Organe und Raumforderungen
- langgestreckte Strukturen wie z.B. Muskeln und Sehnen
- Fehlbildungen der kindlichen Wirbelsäule
- Knoten der weiblichen Brust bezogen auf anatomische Markierungen
- paarige Organe wie Schilddrüse oder Hoden.

Color SieScape

Color SieScape ist die Kombination des Panorama-B-Bilds mit dem Powerdopplerverfahren. (Abb. 11-8). Die Wiedergabe des Blutflusses mit dem Powerdopplerverfahren bedeutet eine zusätzliche technische Anforderung, da Dopplcralgorithmen besonders empfindlich gegenüber Bewegungen von Organen, Gefäßwänden und auch des Schallkopfs sind. Sie verursachen die sogenannten *Flash-Artefakte*. Durch besondere Filter zur Unterdrückung lokaler Bewegungen konnten die diagnostischen Möglichkeiten zur Erfassung des Blutflusses mit dem Panoramabildverfahren erweitert werden.

Anwendungsmöglichkeiten mit Color SieScape, die zur Zeit noch Gegenstand klinischer Studien sind, umfassen z.B.:
- große Aortenaneurysmen
- Ausdehnung von Venenthromben und Venenerweiterungen
- große Einblutungen in Extremitäten
- Vaskularisierung parenchymatöser Organe.

3-D-Bildverfahren

Dreidimensionale Ultraschallbilder erlauben
- eine bessere Rekonstruktion von Schnittbildern in beliebigen Orientierungen
- die genauere Zuordnung komplexer Strukturen
- exakte Volumenmessung
- die Rekonstruktion von Oberflächenstrukturen
- die Projektionsdarstellung von Gefäßen aus beliebigen Blickrichtungen.

Technologische Barrieren haben jedoch bisher die Akzeptanz des 3-D-Ultraschalls in der klinischen Routine behindert. Eine dieser Barrieren war die Erfassung der Schallkopfposition, die entweder durch motorgetriebene Spezialschallköpfe oder mit einem auf den Schallkopf aufgesetzten Positionssensor erfolgte. Motorgetriebene Schallköpfe beschränken die Größe des erfaßbaren Volumens, Positionssensoren bedürfen eines zusätzlichen Aufwands für die Kalibrierung.

Nach dem bisherigen Stand der Technik erzeugen *einzeilige Array-Schallköpfe* transversale Schnittbilder mit relativ großen Schichtdicken, die überdies mit der Tiefe variieren (Abb. 11-9a). Die räumliche Auflösung in longitudinaler und sagittaler Richtung wird hierdurch im Vergleich zur transversalen Richtung deutlich reduziert. *Fortschreitende Array-Technologie* mit mehrzeiligen Schallköpfen erzeugt dünnere und über die Bildtiefe homogenere Schichtdicken (Abb. 11-9b). Eine hohe Orts- und Kontrastauflösung in allen Ebenen ist möglich. Abbildung 11-10a zeigt ein Schnittbild eines

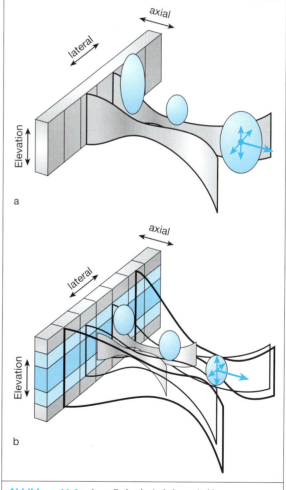

Abbildung 11-9 Array-Technologie (schematisch).
a) Einzeiliges Array.
b) Mehrzeiliges Multi-D™-Array.

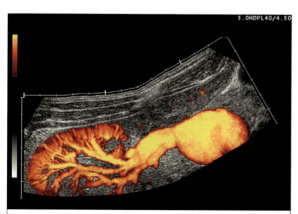

Abbildung 11-8 Darstellung von Niere mit Nierenarterie und -vene mit Color SieScape.

Schilddrüsenadenoms aus einem 3-D-Bilddatensatz, aufgenommen mit einem mehrzeiligen Linear-Array-Schallkopf (Multi-D™-Array) bei einer Frequenz von 10 MHz. Ein aus diesem Datensatz rekonstruiertes Oberflächenbild der Gefäße des Adenoms zeigt die komplexe innere Gefäßstruktur mit hoher Auflösung (Abb. 11-10b).

Eine *weitere Barriere* war eine für die Bildrekonstruktion erforderliche hohe Rechengeschwindigkeit. Während bis vor kurzem die Aufnahme und die Rekonstruktion von Bildern in verschiedenen Orientierungen zeitaufwendig waren und meist zusätzlich eine externe Workstation benötigten, eröffnen heute *schnelle Prozessoren* die Möglichkeit einer 3-D-Bildgebung in Echtzeit.

Der schon für SieScape und Color SieScape eingesetzte Image-Prozessor ist auch der Schlüssel zur Durchführung einer Realtime-3-D-Sonographie *(„3-Scape")*. Dieser Ansatz hat mit dem oben beschriebenen Panoramaverfahren vieles gemeinsam:

- Der Prozessor ist vollständig in das Ultraschallsystem integriert und kann mit allen verfügbaren Schallköpfen einschließlich der für dreidimensionale Darstellungen besonders vorteilhaften, neuartigen Multi-D-Arrays durchgeführt werden.
- Der Schallkopf wird aus der freien Hand entweder senkrecht zur originalen Schnittbildebene geführt oder um die Längsachse des Schallkopfs geschwenkt oder aber um die Mittelachse gedreht. Es werden keine Positionssensoren benötigt: Analog zum Sie Scape wird die Position des Schallkopfs aus der Ähnlichkeit der lokalen Bildinhalte nebeneinanderliegender Schnittbilder ermittelt.
- 3-D-Datenaufnahme und -rekonstruktion erfolgen gleichzeitig im B- und Powerdoppler-Mode, welche unabhängig voneinander zu- oder abgeschaltet werden können.

Durch die hohe Rechenleistung des Image-Prozessors können 3-D-Ultraschallbilder in *Echtzeit* rekonstruiert werden. Das rekonstruierte Bild kann bereits während der Aufnahme der originalen Schnittbilder beobachtet werden und erlaubt dem Untersucher die kontrollierte Schallkopfführung. Abbildung 11-11 zeigt links das Schnittbild während der Aufnahme des 3-D-Bilddatensatzes und rechts das während der Aufnahme entstehende Projektionsbild der Nierengefäße.

Verschiedene Formate, z.B. in transversaler, sagittaler, koronarer und beliebig schräger Orientierung (s. Abb. 11-3), auch solche, die mit konventioneller Schnittbildtechnik nicht zugänglich sind, werden auf dem Monitor des Ultraschallgeräts interaktiv in Echtzeit erstellt. Dazu gehören auch Maximum-Intensity-Projektionen (s. Abb. 11-11 und 11-12), Transparenzbilder und Oberflächenansichten (s. Abb. 11-10b). Sie können in jeder der drei Hauptachsen um 360° gedreht werden und so in der für die Beurteilung und Dokumentation vorteilhaftesten Orientierung eingestellt werden (s. Abb. 11-12).

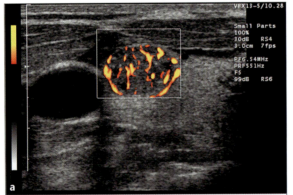

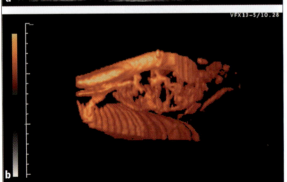

Abbildung 11-10 Schilddrüsenadenom.
a) Aufgenommen mit einem Multi-D™-Array.
b) Oberflächenrekonstruktion der Vaskularisierung des Adenoms mit 3-Scape.

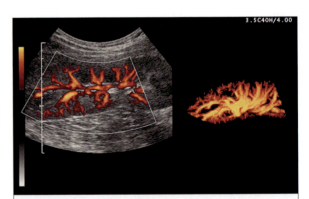

Abbildung 11-11 Nierengefäße.
Schnittbild während der 3-D-Datenaufnahme (links) und gleichzeitige Rekonstruktion der Gefäße nach der Maximum-Intensity-Projektionsmethode (rechts).

SPEZIELLER TEIL

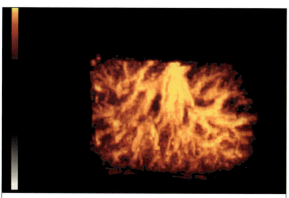

Abbildung 11-12 Interaktive Rekonstruktion von Projektionsbildern der Nierengefäße (360°-Drehung um drei Achsen).

- Eine langstreckige dreidimensionale Erfassung und Vermessung des multilokulären *Fortschreitens der Arteriosklerose* im peripheren Gefäßsystem wird das Auffinden lokaler Progressionen und damit die Früherkennung einer Stenosierung bei arteriosklerotischen Wandveränderungen sehr erleichtern.
- Die zuverlässige Darstellung *peripherer und akraler Gefäßerkrankungen* könnte beim Diabetes mellitus und bei Kollagenosen viele Angiogramme einsparen.

ZUSAMMENFASSUNG

Die *Panoramabildverfahren SieScape* im B-Mode und im Powerdoppler ermöglichen die Beurteilung, Vermessung und Dokumentation großräumiger Strukturen in ihrem anatomischen Zusammenhang. Die Aufnahme von Panoramabildern wird interaktiv mit Standardschallköpfen ohne den Einsatz von Positionsgebern durchgeführt und erleidet keine Einbußen in der Auflösung und Schärfe der Originalbilder.

3-D-Verfahren im Ultraschall ermöglichen die Rekonstruktion von anatomischen Strukturen und Gefäßen, welche der herkömmlichen 2-D-Schnittbildgebung nicht zugänglich sind; Schnittbilder in beliebiger Orientierung, Projektions- und Transparenzbilder sowie Oberflächenansichten werden möglich. Mit der mehrzeiligen Array-Technologie werden dünnere und homogenere Schichtdicken erreicht. Der Einsatz von Hochleistungsprozessoren erlaubt Aufnahme, Rekonstruktion und Wiedergabe von 3-D-Ultraschallbildern in Echtzeit.

Damit verbessern das zweidimensionale Panoramabildverfahren und die 3-D-Sonographie die Möglichkeiten der konventionellen Sonographie. Sie erlauben die Schnittbilddarstellung ausgedehnter Gefäßabschnitte und die räumliche Darstellung von Gefäßstrukturen und eröffnen neue und erweiterte Einsatzmöglichkeiten der Ultraschalldiagnostik.

Folgende Einsatzmöglichkeiten sind in Zukunft denkbar:
- 3-D-Sonographie wird für *angiologisch-gefäßchirurgische Fragestellungen* besonders bei der Frühbeurteilung von Operationsergebnissen, d.h. der Kontrolle extraanatomischer Anastomosen und der räumlichen Zuordnung von Hämatomen, beträchtliche Vorteile bringen.
- Denkbar ist auch eine genauere *Beurteilung des Aneurysmawachstums* als bisher durch Verwendung des Volumens statt des Durchmessers als Meßgröße.
- In der *intraabdominellen Tumordiagnostik* erlaubt eine dreidimensionale Darstellung mit Infiltraten und Kompressionseffekten an venösen und arteriellen Gefäßen eine sehr viel augenfälligere Visualisierung der Tumorumgebung und damit eine verbesserte Operationsplanung.
- Eine vereinfachte *3-D-Rekonstruktion extra- und intrakranieller Gefäße* würde den Fortschritt der extra- und transkraniellen Ultraschalldiagnostik wesentlich beschleunigen und die Gewichtung zwischen Ultraschall und angiographischer Diagnostik weiter zugunsten des Ultraschalls verschieben.

FRAGEN

1. Die Panoramabildverfahren SieScape und Color SieScape
   a) dienen zur Darstellung und Dokumentation ausgedehnter Organ- und Gefäßstrukturen
   b) sind nur mit speziellen Schallköpfen durchführbar
   c) erlauben Längen-, Umfangs- und Flächenmessung
   d) ergeben Übersichtsbilder mit der unverminderten Qualität der Originalbilder
2. Die 3-D-Ultraschallbildgebung 3-Scape
   a) arbeitet dank spezieller Hochleistungsprozessoren auch in Echtzeit
   b) benötigt immer den Einsatz einer zusätzlichen Workstation
3. 3-D-Ultraschallbilder können in folgenden Formaten rekonstruiert werden:
   a) Schnittbilder nur in orthogonalen Orientierungen
   b) Schnittbilder in beliebigen, auch schrägen Orientierungen
   c) Projektionsbilder
   d) Transparenzbilder
   e) Oberflächenansichten

Richtige Antworten
1. a, c + d
2. a
3. b, c, d + e

2 Echokontrastmittelsonographie

Ultraschallkontrastmittel

Ultraschallkontrastmittel bestehen aus gekapselten Gasbläschen in einer Emulsion, die intravenös injiziert wird. Die Gasbläschen heutiger Kontrastmittel sind so *klein* (< 9 µm) und *stabil*, daß sie die Lungenbarriere passieren und sich im gesamten Blutkreislauf verbreiten. Nach einer Dauer von wenigen Minuten lösen sich die Bläschen im Blut auf und ihre echoverstärkende Wirkung verschwindet.

Die wesentliche Eigenschaft, denen diese Echokontrastmittel ihre Bezeichnung verdanken, beruht darauf, daß die Gasbläschen um ein Vielfaches *echogener* sind als rote Blutkörperchen und deshalb um bis zu 25 dB stärkere Ultraschallechos erzeugen. Entsprechend wird die Empfindlichkeit für den Nachweis eines Blutflusses im B-Bild, im Doppler, im Farb- und im Powerdoppler gesteigert. Die *diagnostischen Vorteile* bestehen darin, daß niedrigere Flußgeschwindigkeiten in kleineren Gefäßen und in größerer Tiefe nachgewiesen und ausgewertet werden können.

> Lungengängige Echokontrastmittel werden generell zur Echosignalverstärkung bei Doppler-, Farbdoppler- und Powerdoppleranwendungen unter schwierigen Untersuchungsbedingungen eingesetzt, um die diagnostische Sicherheit zu erhöhen.

Die Echosignalverstärkung ist in folgenden Fällen von großer Bedeutung:
- Im Falle schwieriger Untersuchungsbedingungen verbessert die Kontrastmittelsonographie die Beurteilung von Nierenarterienstenosen und die Darstellung großer intrazerebraler Gefäße.
- Das Auffinden von langsamen Flüssen ermöglicht die Diagnose von Hämangiomen und intrazerebralen Tumoren.
- Da das Kontrastmittel sonographisch bis in kleinste Gefäße zu verfolgen ist, werden Perfusionsdefekte früher entdeckt.
- Die vollständigere Darstellung der Neovaskularisation von Lebertumoren und die Analyse der Anflut- und Abflußdynamik des Kontrastmittels verspricht eine bessere Differenzierung zwischen primären und sekundären Tumoren (Abb. 11-13a und b).

Es ist zu hoffen, daß die chemischen Eigenschaften von Ultraschallkontrastmitteln so gestaltet werden können, daß diese sich selektiv an definierte Gewebearten anlagern und dann organspezifisch geortet oder stimuliert werden können.

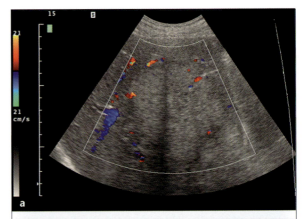
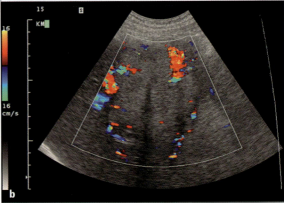

Abbildung 11-13 Vaskularisierung eines Leberhämangioms. (Mit freundlicher Genehmigung von Dr. M. Jenett, Universität Würzburg.)
a) Vor Kontrastmittelgabe.
b) Nach Kontrastmittelgabe (Echosignalverstärker Levovist®, Schering AG, Berlin).

Harmonic Imaging

Neben der echoverstärkenden Wirkung von Ultraschallkontrastmitteln ist deren „nichtlineares" Verhalten für die Diagnostik besonders interessant. Auf diesen nichtlinearen Eigenschaften der Kontrastmittelbläschen beruht die Technik des Harmonic Imaging in der Echosignalverarbeitung.

Gewebe und Blut sind vorwiegend „lineare" Streukörper. Das bedeutet, daß die empfangene Echofrequenz der Sendefrequenz entspricht (Abb. 11-14a): Echo- und Sendefrequenzen sind identisch (Grundfrequenz). Kontrastmittelbläschen dagegen sind nichtlineare Streukörper. Sie oszillieren unter der Einwirkung von Ultraschall mit multiplen Resonanzfrequenzen, d.h. harmonischen Frequenzen (Tab. 11-2):

Beim *2nd Harmonic Imaging* wird die Empfangsfrequenz so gewählt, daß sie der doppelten Sendefrequenz entspricht, z.B. 6 MHz bei einer Sendefrequenz von 3 MHz (Abb. 11-14b).

Tabelle 11-2 Definition der Grundfrequenz und der harmonischen Frequenzen der Echos von Ultraschallkontrastmitteln in Einheiten der Sendefrequenz f.

Echo-Frequenzen = 1 × Sendefrequenz f → Grundfrequenz
= 2 × Sendefrequenz f → zweite harmonische Frequenz
= 3 × Sendefrequenz f → dritte harmonische Frequenz
etc.

Der Einsatz von 2nd Harmonic Imaging hat folgende Vorteile:
- Lineare Gewebeechos, die beim spektralen Doppler, beim Farbdoppler und beim Powerdoppler den Nachweis niedriger Flußgeschwindigkeiten einschränken, werden unterdrückt.

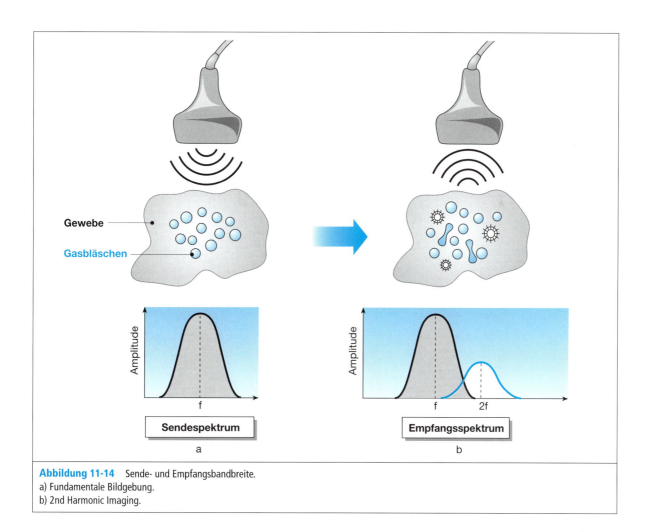

Abbildung 11-14 Sende- und Empfangsbandbreite.
a) Fundamentale Bildgebung.
b) 2nd Harmonic Imaging.

- Bei Untersuchungen mit Echokontrastmitteln werden die Echos von Organ- oder Gefäßbewegungen unterdrückt, d.h., beim Farbdoppler werden störende Bewegungs-Flash-Artefakte reduziert.
- Das beim Einsatz von Kontrastmitteln häufig eintretende sogenannte „color blooming" wird reduziert; damit wird eine anatomisch schärfere Darstellung von blutführenden Gefäßen erreicht.
- Durch die Reduktion von Gewebeechos eröffnet 2nd Harmonic Imaging die Möglichkeit, sehr langsame Flußgeschwindigkeiten und damit den Fluß bis in den Kapillarbereich hinein zu erfassen.

In einem als *Wide Band Harmonic Imaging* bezeichneten weiterführenden technischen Ansatz werden nicht nur die zweite harmonische Frequenz, sondern alle Echofrequenzen genutzt, soweit sie von der Bandbreite des Schallkopfs erfaßt werden können (Abb. 11-15a und b). Dazu gehören folgende Frequenzen:

- Grundfrequenz
- zweite harmonische Frequenz
- eventuell höhere harmonische Frequenzen.

Lineare Echosignalkomponenten in der Grundfrequenz werden eliminiert, während die nichtlinearen Signalkomponenten mit harmonischen Frequenzen verstärkt werden.

Mit Wide Band Harmonic Imaging kann außerdem die Anwesenheit bzw. der Fluß von Kontrastmittel in Gefäßen parenchymatöser Organe bis ins Kapillarsystem abgebildet werden. Dabei werden Gewebeechos weitgehend unterdrückt und eine deutliche Bildkontraststeigerung erzielt. Gefäße können ähnlich wie in der Angiographie dargestellt werden. Die Vaskularisierung und das Perfusionsmuster von Organen oder Tumoren sind besser zu beurteilen. Abbildung 11-16 demonstriert den Kontrastgewinn mit Wide Band Harmonic Imaging (b) im Vergleich zum konventionellen B-Bild (a). Im Beispiel eines Patienten mit einer Zyste und einem kleinen Tumor in der Niere ist der Tumor erst durch die Kontrastmittelanreicherung mit Wide Band Harmonic Imaging deutlich zu erkennen (Abb. 11-17a und b).

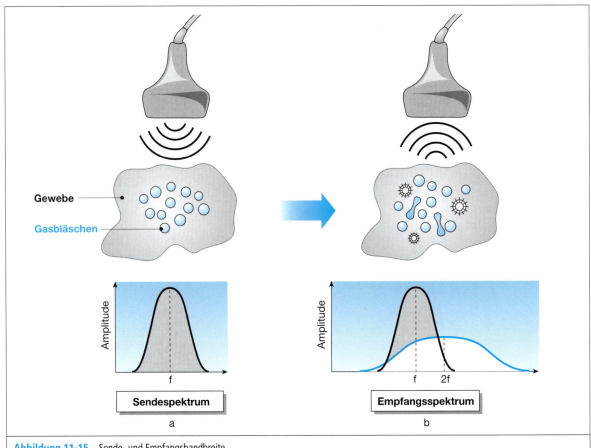

Abbildung 11-15 Sende- und Empfangsbandbreite.
a) Fundamentale Bildgebung.
b) Wide Band Harmonic Imaging.

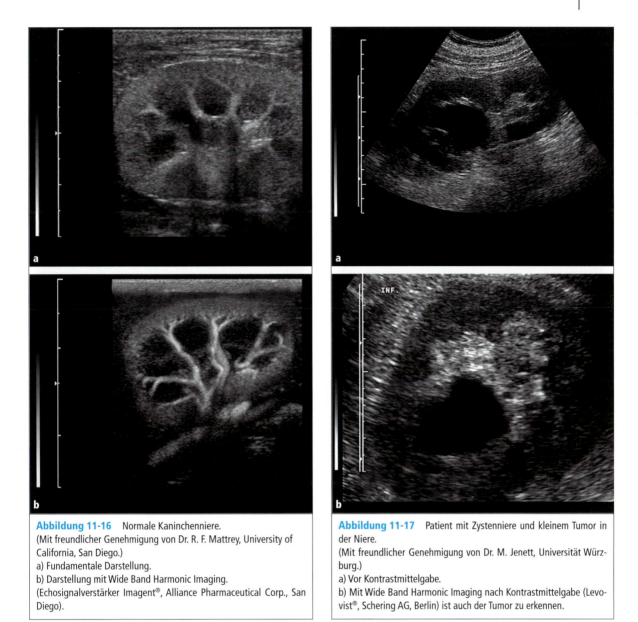

Abbildung 11-16 Normale Kaninchenniere.
(Mit freundlicher Genehmigung von Dr. R. F. Mattrey, University of California, San Diego.)
a) Fundamentale Darstellung.
b) Darstellung mit Wide Band Harmonic Imaging.
(Echosignalverstärker Imagent®, Alliance Pharmaceutical Corp., San Diego).

Abbildung 11-17 Patient mit Zystenniere und kleinem Tumor in der Niere.
(Mit freundlicher Genehmigung von Dr. M. Jenett, Universität Würzburg.)
a) Vor Kontrastmittelgabe.
b) Mit Wide Band Harmonic Imaging nach Kontrastmittelgabe (Levovist®, Schering AG, Berlin) ist auch der Tumor zu erkennen.

ZUSAMMENFASSUNG

Ultraschallkontrastmittel und die Harmonic-Imaging-Techniken sind vielversprechende Entwicklungen zur Verbesserung der Gefäßdiagnostik mit Ultraschall.
Lungengängige Echokontrastmittel werden generell zur Echosignalverstärkung bei Doppler-, Farbdoppler- und Powerdoppleranwendungen unter schwierigen Untersuchungsbedingungen eingesetzt, um die diagnostische Sicherheit zu erhöhen. Bisher sind bei der Anwendung in der Gefäßdiagnostik Vorteile an intrakraniellen Gefäßen, an peripheren Arterien, an Nierenarterien sowie bei der Gewebe- und Tumorvaskularisierung zu erkennen.
Harmonic Imaging ist eine Signalverarbeitungstechnik für die Kontrastmittelsonographie, welche die nichtlinearen Eigenschaften der Mikrobläschen nutzt.
Harmonic Imaging reduziert Artefakte durch Gewebebewegungen und durch „color blooming" beim Farb- und Powerdoppler und ermöglicht den Nachweis sehr niedriger Flußgeschwindigkeiten.
Mit Wide Band Harmonic Imaging wird eine kontrastreiche Darstellung der Vaskularisierung und Perfusion von Organen und Tumoren im B-Bild möglich.

FRAGEN

1. Echokontrastmittel
   a) werden oral eingenommen
   b) werden intravenös injiziert oder infundiert
   c) dienen vorwiegend zur Echosignalverstärkung bei unzureichender Geräteempfindlichkeit
   d) verbessern die diagnostischen Möglichkeiten in bestimmten Gefäßregionen

2. Harmonic Imaging
   a) ist eine neue Variante der Farbduplexsonographie
   b) nutzt die Eigenschaften von Echokontrastmitteln, harmonische Echofrequenzen zu erzeugen
   c) unterdrückt störende Gefäßwand- bzw. Organbewegungen bei der Flußdarstellung mit Echokontrastmittel
   d) reduziert Artefakte bei der Farb- bzw. Powerdopplerdarstellung eines Blutflusses mit Echokontrastmittel

RICHTIGE ANTWORTEN

1. b + d
2. b, c + d

LITERATUR

Kim Y, Kim JH, Basoglu C, Winter TC: Programmable ultrasound imaging using multimedia technologies: a next-generation machine. IEEE Trans Inf Tech Biomed 1 (1997) 19–29.

Wenig L, Tirumalai AP, Lowery CM, Nock LF, Gustafson DE, Behren PL von, Kim JH: US extended-field-of-view imaging technology. Radiology 203 (1997) 877–880.

Schmitt KJ, Haerten R: Das Panoramabildverfahren mit SieScape. Ultraschall in der Med 18 (1997) M18–M20.

Beissert M, Jenett M, Kellner M, Wetzler T, Haerten R, Hahn D: Panoramabild-Verfahren SieScape in der radiologischen Diagnostik. Radiologe 38 (1998) 410–416.

Nanda NC, Schlief R, Goldberg BB: Advances in Echo Imaging using Contrast Enhancement. Kluwer Academic Publishers, Dordrecht–Boston–London 1997.

Bogdahn U, Becker G, Schlachetzki F: Echosignalverstärker und transkranielle Farbduplex-Sonographie. Blackwell Wissenschafts–Verlag Berlin–Wien 1998.

SACHREGISTER

A

Abdomen, akutes 133, 145
Abdominalgefäße 121–148
Abschattungsartefakt 12
Adson-Test 99
Akralgefäße
 – 3-D-Sonographie 243
 – Thermoregulation 29–30
Alias-Effekt 6
Aliasing 6, 13
Aneurysma
 – s.a. Aortenaneurysma
 – s.a. Arterienaneurysma
 – Armarterien 103
 – Dialysefisteln 114–116
 – Embolisation 106
 – Extremitätenarterien, periphere 103–111
 – Femoralarterie 108
 – Halsgefäße 50
 – Hirnbasisarterien 65, 67
 – Poplitealarterie 103, 107
 – Ruptur 106
 – Schultergürtelarterien 103
 – 3-D-Sonographie 243
 – spurium 104, 109–111
 – teilthrombosiertes 110
 – thrombosiertes 106
 – verum 104, 110–111
 – verum sacculare 104
Angina abdominalis 133, 136
 – Beschwerden, belastungsinduzierte 134
Angiodysplasien, Armvenen 88
Angulus venosus 80
Aorta 28, **123–124**
 – abdominelle 121, 127–133
 – Arteriosklerose 127
 – infrarenale 212, 223
 – reitende 165
Aortenaneurysma
 – s.a. Aneurysma
 – abdominelles 127, 129
 – Ausmessung 128
 – Beckenarterien 131
 – Befunde 132
 – Duplexsonographie, Beckenetage 221
 – inflammatorisches 130
 – infrarenales, Ruptur 127
 – Ruptur 128
 – Thrombosierung 130
 – Viszeralarterien 131
 – Wandbeschaffenheit 130
Aortenbogen 38
Aortendissektion 127–128
 – Befunde 132
 – Dissektionsmembran 129–131
 – thorakale 47
 – Typ A/B 128
Aortenektasie 129
Aortenstenose
 – infrarenale 223
 – valvuläre 59
Arcus palmaris
 – profundus 91
 – superficialis 91–92
Armarterien 90
 – Aneurysma 103
 – Vaskulitis 97–98
Armödem, unklares 81
Armvenen 77–90
 – Angiodysplasien 88
 – Fehlbildungen 88–90
 – oberflächliche, Entzündungen 86
 – tiefe 78
Armvenenthrombose 77
 – Kompressionssonographie 82
 – Ultraschallverfahren, Wertigkeit und Nachteile 83
Array-Schallköpfe 241
Array-Technologie, fortschreitende 241
Artefakte
 – B-Bild 11–12
 – Doppler 11–12
 – Flash-Artefakte 241
Arteria(-ae)
 – axillaris, muskelstarke Patienten 93
 – – Stenose 94
 – basilaris 38
 – – Duplexsonographie, farbkodierte 47
 – – Thrombose 70, 73
 – brachialis 91
 – – Aneurysma 105
 – – Mediasklerose 96
 – – Stenose 94
 – bulbi 169
 – carotis s.a. Karotis …
 – – Strombahnhindernis 55–59
 – arotis communis 28
 – carotis communis 90
 – – CW-Doppler 41–42
 – carotis externa 28, 31

Sachregister

– – CW-Doppler 41
– carotis interna 38, 63
– – CW-Doppler 41
– – PW-Doppler 46
– cerebelli posterior inferior 69
– cerebri anterior 38, 65–66
– cerebri media 67
– – Fetus 157
– – PW-Doppler 44
– cerebri posterior 65
– – PW-Doppler 46
– dorsales penis 169
– facialis 38
– femoralis s.a. Femoralis …
– femoralis communis 212, **215**, **224**
– – Aneurysma 108
– femoralis superficialis 212–213, **215**, **224**, 226–231
– – Ultraschalluntersuchung 226–231
– fibularis 213–214, **215**, 233
– gastroduodenalis 134
– iliaca communis 212, 214
– iliaca externa 212, 214
– lienalis 124
– mesenterica inferior 122, **136**
– mesenterica superior 122, 124, 134–135
– ophthalmica 38
– – PW-Doppler 46
– poplitea 212–213, **215**, 226–231
– – Aneurysma 103, 105, 107
– – Ultraschalluntersuchung 226–231
– princeps pollicis 91
– profunda brachii 91
– profunda femoris 213, **224**
– – Flußgeschwindigkeit 214–215
– – Stenose 224
– radialis 91
– – Dialysefisteln 112
– scapularis 90
– subclavia 90
– – CW-Doppler 42
– – Duplexsonographie 43
– supratrochlearis 38
– temporalis 38
– thoracica interna 90
– tibialis anterior 213–214
– tibialis posterior 213–214, **215**, 233
– ulnaris 91
– uterina 156
– vertebralis 28, 38, 90
– – CW-Doppler 42
– – Duplexsonographie 43
arterielle Verschlußkrankheit 94–101, 226–230
– – Dokumentation, graphische 216

– Erektionsstörungen 174
– Extremität, untere 216
– Knöcheldruckmessung 217, 230
– Oberschenkeltyp 226–230
– 3-D-Sonographie 243
– Stadium IV 233
Arterien 23
– Strömungsprofile 27
Arterienaneurysma
– s.a. Aneursyma
– peripheres 104
Arteriitis temporalis 51
Arteriolen 23
Arteriosklerose
– s.a. Atherosklerose
– Aorta, abdominelle 127
– Armarterien 98
– Extremität, obere 96–97
– 3-D-Sonographie 243
arteriovenöse Malformation 65
– Fistelsignal 67
Atembewegungen, fetale 156
Atheromatose 53
Atherosklerose 47
– s.a. Arteriosklerose
– B-Bild 50
– Nierenarterienstenose 137
– Pathogenese 47
– Penisarterien 174
– Plaques 53
atrioventrikuläre Verbindung 161

B

Baker-Zyste 106
Banana-Tree 126
base line shift s. Null-Linienverschiebung
Basilaristhrombose/-verschluß 70, 73
Bauchaorta, infrarenale 123
B-Bild 10
– Artefakte 11–12
– Atherosklerose 50
– hirnversorgende Gefäße 37, 51
– Scanformate 10–11
Beam-Steering-Verfahren 171
Beckenarterien 211–234
– Aortenaneurysma 131
– Knöchel- oder Fußrückenarteriendruckmessung 214
Beckenarterienstenose 219–220
– Aliasing 222
– Knöcheldruckmessung 220
– Trias 220

Becken-Bein-Arteriographie 104
Beckenetage, Duplexsonographie **221–224**
Beckenstenose 214
Beckenstrombahn 223
Beckenvenen 123–124, 183–210
Beckenvenenthrombose, tiefe 140, 186–194
– Befundbogen 187
– Kompressionssonographie 188, 190–191
– Phlebogramm 193
– Valsalva-Manöver 191
Behçet-Syndrom 86
Beinarterien 211–234
– Knöchel- oder Fußrückenarteriendruckmessung 214
Beinödem, Knöcheldruckmessung 217
Beinvenen 183–210
– oberflächliche 183–185
– tiefe 183–185
Beinvenenthrombose, tiefe 140, 186–194
– Befundbogen 187
– Kompressionssonographie 188, 190–191
– Phlebogramm 193
– Valsalva-Manöver 191
Binnenreflexe 81
Black-Box-Phänomen 226
Blutdruck 26–27
– Autoregulation 24
Blutfluß 22
– Hoch-/Niederdrucksystem 23
– Physiologie und Pathophysiologie 21–34
– Stenose 32–34
– Strömungsgeschwindigkeiten 23
– Veränderungen, funktionelle 29–32
Blutflußstörungen, Herzfehler, fetale 152
Brain-sparing 153
Budd-Chiari-Syndrom 147
Buerger-Syndrom 86, 100
Bulbus caroticus 40

C

Cavernosonographie 179
Chromosomenaberrationen, Herzfehler, angeborener 164
Cimino-Shunt 112
Circulus arteriosus Willisii 150
– Kollateralisierung 65
Claudicatio intermittens 219
Coiling, Halsgefäße 50
Color SieScape 237, **241**
continuous wave s. CW-Dopppler
Corpus(-ora)
– cavernosa 169
– spongiosum 169

Crosse 185
Cruveilhier-von-Baumgarten-Syndrom 147
CW-Doppler 5–6
– Armvenen 78
– Armvenenthrombose 82
– Beckenarterien 219–221
– Beinarterien 219–221
– hirnversorgende Gefäße 40–42, 51
– Internastenose 59–60
– Karotisstenose 56, 58–59

D

Darmgasüberlagerung 137, 145
Darmwandnekrose, hämorrhagische 134
Demodulation 6
Detumeszenzphase, Erektion 173
Dialysefisteln 112–119
– A. radialis 112
– aneurysmatische 114–116
– Auskultation 113
– Fluß, diastolischer 114
– Hämatome 117
– normale 114
– Palpation 113
– Perforationen 116
– Serome 117
– Shuntvolumenbestimmung 118
– V. cephalica 112
Digitalarterienverschluß 99–100
Dip 28–29
Doppler
– Artefakte 11–12
– bi-direktioneller 4
– spektraler 5–10
– transkranieller 44–46
– – Karotisstenose 63
– Verfahren 4–5
Dopplereffekt 3
Dopplerformel 4
Dopplerfrequenz 4
Dopplerwinkelkorrektur 12
Drainagen, Femoralisverschluß 229
Ductus venosus 154, 157–158
Duplexsonographie
– Armvenen 78
– Beckenetage **221–224**
– Definition 10
– farbkodierte, Hirnbasisarterien 46–47
– – Hirnkreislauf, vorderer 66
– hirnversorgende Gefäße, extrakranielle 42
– Karotisdissektion 62
– Karotisstenose 57, 59

SACHREGISTER

E

Echokardiographie
- fetale 159–166
- transösophageale 143

Echokontrastmittel 238, 244–248
Echosignalverstärker, Einsatz 238
ECST 56
Ektasie, Halsgefäße 50
Embolie, Dialysefisteln 115
erektile Dysfunktion s. Erektionsstörungen
Erektion, Ablauf 172–174
Erektionsstärke, pharmakoinduzierte, Beurteilung 176–177
Erektionsstörungen 169, 172
- Abflußstörungen, arterielle 172–179
- – venöse 179–181
- arterielle Verschlußkrankheit 174
- Pharmakoangiographie 175
- terminale 171

Erythrozyten, Dopplerverfahren 4
Extremität
- obere, Arteriosklerose 96–97
- untere, arterielle Verschlußkrankheit 216

F

Fallot-Tetralogie 165
Farbänderung, richtungsbedingte/systematische, Farbdoppler 17
Farbaliasing 17
Farbdoppler 14–18
- Bildrate 17
- Farbänderung, richtungsbedingte/systematische 17
- Farbumschläge, geschwindigkeitsbedingte 17

Farbdopplerprozessor 16–17
Farbduplex 14
Farbduplexsonographie, Armvenenthrombose 82
Fast-Fourier-Transformation (FFT) 6–7
Faustschlußprobe 92
Femoralarterie 122
- s.a. A. femoralis ...

Femoralisaneurysma 105
Femoralisstenose/-verschluß 222, 224, 226
- Angiographie 228
- Dopplerspektrum 226
- Farbduplexuntersuchung 227
- Katheterdilatation 227
- Oberschenkel-Bypass 228

fetomaternales Gefäßsystem 149–159
Fetus
- A. cerebri media 157
- atrioventrikuläre Verbindung 161
- Gefäße 150, 159
- Herz 161
- Herzvitien 164
- Hypoxie 153
- Lungenhypoplasie 160
- Perikarderguß 161
- Pleuraerguß 161
- Ventrikel 161
- Vorhöfe 161

FFT (Fast-Fourier-Transformation) 6–7
FFT-Algorithmus 6
fibromuskuläre Dysplasie 134
- Nierenarterienstenose 137

Fingerarterien 90
Flash-Artefakte 241
Flußgeschwindigkeit
- Anstieg 32
- Berechnung 12
- diastolische 25
- systolische 25

Flußprofile, physiologische 27
Flußspektrum, normales 32
Fruchtwassermenge, Abnahme 156
Frühgeburt 155
Frühschwangerschaft 154
Fünfkammerblick 165
Fußrückenarteriendruck
- Arteriosklerose, Unterschenkelarterien 232
- Messung 214

G

Gefäße
- extra- und intrakranielle, 3-D-Sonographie 243
- fetale s. Fetus, Gefäße
- penile s. Penisgefäße

Gefäßsystem, fetomaternales 149–159
Gefäßverkalkungen, Leistenregion 215
Gefäßverlauf 17
Gefäßwiderstand 26–27
- Geschwindigkeitszeitkurve 25

Geschwindigkeitsverhältnisse, Berechnung 12
Gestose 158
Goldblatt-Mechanismus 137
Grauwert, dunklerer/hellerer 11

H

Hämatome
- Femoralisverschluß 229
- Thrombosierung, kompressionssonographische 107

Hämodynamik 21–27
Hagen-Poiseuille-Gesetz 26
Halsgefäße
– Aneurysma 50
– Coiling 50
– Ektasie 50
– Kinking 50
– Längenzunahme, Hypertonie 50
– Strömungsgeräusche 54
Hals- oder Nackenschmerz, einseitiger, plötzlicher 69
Halsrippensyndrom 99
Harmonic Imaging 245–247
Herz, Fetus 160–161, 164
Herzfehler
– angeborene, Chromosomenaberrationen 164
– – Vierkammerblick 164
– fetale 162, 164
– – Blutflußstörungen 152
– – Nachweis 163
– – nicht erkennbare 165
Herz-Minuten-Volumen, körperliche Belastung 24
Herzrhythmusstörungen, fetale 156, **159**, 164
Herzvitien, Fetus s. Herzfehler, fetale
Herz-Zeit-Volumen 21
Hirnarterien
– B-Bild 37
– Lagebeziehung 38
Hirnbasisarterien 44–46
– Aneurysma 65, 67
– Befundbogen 49
– Duplexsonographie, farbkodierte 46–47
– Maximalgeschwindigkeit, systolische 67
– neurologisches Defizit, fokales 65
– Normalbefund 68
– PW-Doppler 44–46
– Stenose 68
– Veränderungen 65–68
Hirndurchblutung 21, 24
Hirngefäße 37–75
– Abgänge 38
– B-Bild 51
– Befundbogen, extrakranielle Hirngefäße 48
– CW-Doppler 40–42, 51
– extrakranielle, Duplexsonographie 42
– fetale, Weitstellung 153
– Gefäßsegmente, pathologische 53
– Gefäßveränderungen ohne Strombahnhindernis 47–54
– Intima-Media-Dicke 51
– Kollateralverbindungen 38
– Plaques 53
– PW-Doppler 42
– Regulation, physiologische 30
– Ultraschallanatomie 37–38

Hirnkreislauf
– hinterer 38, 47
– – neurologisches Defizit, fokales 69
– – PW-Doppler 46
– vorderer 38, 44
– – Duplexsonographie, farbkodierte 66
– – PW-Doppler 66
– – Schlaganfall 54
– – Veränderungen 65–68
hirnversorgende Gefäße s. Hirngefäße
Hochdrucksystem 21, 23
– Blutfluß 23
Hochwiderstandsgefäße, Unterschenkelarterien 232
Hypertonie
– arterielle 137
– Halsgefäße, Längenzunahme 50
Hypothenar-Hammer-Syndrom 99
Hypoxie, Fetus 153

I

Iliakalarterien, Aufteilung 122
Impedanzunterschied 11
IMT (intima media thickness) s. Intima-Media-Dicke
In-Phase 7
Internakreislauf, Angebotsdruck, Verringerung 55
Internapseudookklusion 60
Internasignal 41
Internastenose/-verschluß 55, 63, 66
– CW-Doppler 59–60
– Konfetti-Phänomen 59
intestinale Gefäße, Regulation, verdauungsbedingte 31
intestinale Ischämie, chronische 124, 133
Intima-Media-Dicke, hirnversorgende Gefäße 51
I-Signal 7

K

Kapillaren 23
Kardiotokographie 155
Karotisdissektion 56
– Duplexsonographie 62
– Re-Entry 56
Karotisgabel, Variationen 39–40
Karotispseudookklusion 55
Karotisstenose 66
– Befundbeispiel 64
– CW-Doppler 56, 58–59
– Doppleruntersuchung, transkranielle 63
– Duplexsonographie 57, 59
– Ermittlung des Stenosegrads 56
– Fehlerquellen 57–58

Sachregister

– hämodynamisch wirksame 55
– Kollateralisierung 62
– kritische 55
– Restperfusion 61
– Theorie, embolische/hämodynamische 56
Karotisstrombahn
– extrakranieller Teil 47
– Hindernisse 54–63
– Intima-Media-Dicke 51–52
– Längsschnitt 51–52
– Querschnitt 51–52
Karotis-TEA 57
Katheterdilatation, Femoralisverschluß 227
Kavafehlbildungen 143
Kavathrombose 142–143
– isolierte 140
Kindsbewegungen, Abnahme 156
Kinking, Halsgefäße 50
Klippel-Trenaunay-Syndrom 88
Knöchel(arterien)druckmessung 214, 217–218
– arterielle Verschlußkrankheit 217, 230
– Arteriosklerose, Unterschenkel 232
– Beckenarterienstenose 220
– Fehlerquellen 217
– Mediasklerose 217
– systolische 218
Kollateralen/Kollateralisierung
– Circulus arteriosus Willisii 65
– hirnversorgende Gefäße 38
– Karotisstenose 62
– Unterschenkelarterien 232
Kompressionssonographie 84, 86
– Armvenenthrombose, Ultraschallkriterien 82
– Bein- und Beckenvenenthrombose 188, 190–191
– Nachteile 190
– postthrombotisches Syndrom 190
– Varikophlebitis 194
Kompressionsversuch, hirnversorgende Gefäße 40
Konfetti-Phänomen 67
Kontinuitätsgleichung 32
Kontrastmittel 244
Konvexabtastung 10–11
Kostoklavikularsyndrom 99
Kreislauf
– großer/kleiner 21
– portalvenöser 126–127, **144–148**
Kreislaufregulation 22
– Stellglieder 25

L

Leberpforte, Raumforderungen, maligne 145
Lebervenen
– Morphologie, intrahepatische 147
– Thrombose 147
Lebervenenthrombose 147
Leberzirrhose 144
Leistenarterie, Veränderungen 103
Leistenpuls, fehlender 219
Leistenregion 224–226
– Gefäßverkalkungen 215
– Ultraschalluntersuchung 224–226
Ligamentum-arcuatum-mediale-Syndrom 135
Linearabtastung 10–11
Linear-Array-Schallkopf 242
Loop-Grafts 112
Lungenhypoplasie, Fetus 160
Lungenkreislauf 21

M

Mediainfarkt, Karotisstenose 56
Mediasklerose
– A. brachialis 96
– Knöcheldruckmessung 217
Mediaverschluß 67
Mehrfachreflexionen 11
Mesenterialarterien 28
Mesenterialarterienembolie 133
Mesenterialinfarkt 133, 145
– Thrombose 133
Mesenterialvenenthrombose 133
Mosaikphänomen, Stenose 34
Multi-D-Arrays 242
Multifrequenzschallköpfe 123
Multimedia-Technologie 239
Muskeldurchblutung 21

N

Nabelschnurarterien 151–152, 156
Nabelschnurgefäße, Untersuchung 156
Nabelvene 151
NASCET 56
neurologisches Defizit, fokales 54
– Gefäßerkrankungen, entzündliche 62
– Hirnbasisarterien 65
– Hirnkreislauf, hinterer 69
Niederdrucksystem 21, 23
– Blutfluß 23
Niedrigwiderstandsfluß 27
Nierenarterien 28, 122, **124–126**, **137–140**
– Aortenaneurysma 129
Nierenarterienstenose **137–140**
– Atherosklerose 137

– fibromuskuläre Dysplasie 137
– Kriterien, diagnostische 138
– reno-aortaler Index/-Quotient 138–139
Nierendurchblutung 21
Nierengefäße, Datenaufnahme, dreidimensionale 242
Nierenvenen 123
Nierenvenenthrombose 140, 143
non occlusive disease, Mesenterialinfarkt 133
Normalfluß 33
Notch-Phänomen 154
Nulldurchgangsdetektor 8
Null-Linienverschiebung 13
Nyquist-Grenze 13

O

Oberschenkel-Bypass, Femoralisverschluß 228
Ödeme, Femoralisverschluß 229
Ösophagusvarizen 144
Ohm-Gesetz 26–27
Oligohydramnie 156

P

Pankreatitis, Pfortaderthrombose 146
Panorama-B-Bild 230, 239
– SieScape 239–240
Panoramabildverfahren 237–238
– SieScape 237, 239–244
Parkes-Weber-Syndrom 88
Patientenlagerung, hirnversorgende Gefäße, Untersuchung 40
Pectoralis-Minor-Syndrom 99
Penis, Schnittbild 170
Penisarterien 171
– Atherosklerose 174
– Flußwerte, systolische 177
– Gefäßhypoplasien 176
– Perfusionsstörungen 172–178
– Stenose 176
Penisgefäße 169–182
– Hypo- oder Aplasien 175
Penisvenen, Abflußstörungen 179–181
Perforansinsuffizienzen **202–203**
– Varikosis, primäre 201
Perforansvenen 183, 185
Perforansveneninsuffizienzen **204**
– Höhenangaben 204
– Pendelflüsse 202
– Pendelfluß 204
– postthrombotisches Syndrom 206, 209
– Provokationsmanöver 204

– Verbindungsvenen, transfaziale 202
Perfusion, feto- bzw. uteroplazentare 150
Perfusionsstörungen
– fetale 158
– feto- bzw. uteroplazentare 158
– plazentare 152
Perikarderguß, Fetus 161
Peritonismus 145
Pfortader, Transformation, kavernöse 146
Pfortaderthrombose, Pankreatitis 146
Phasendifferenzwinkel 16
Phlebitis 86–87
Phlebogramm 183
Phlebogramm/-graphie
– Armvenenthrombose 85
– Bein- und Beckenvenenthrombose, tiefe 193
– Subklaviathrombose 85
– Varikosis 197
PI s. Pulsatilitätsindex
Plaques
– Atherosklerosen 53
– hirnversorgende Gefäße 53
Plazenta
– Durchblutung 149
– lateral sitzende 156
Plazentapathologie, maximale 153
plazentare Störungen 150
Pleuraerguß, Fetus 161
Poplitealarterie, Aneurysma 103, 110
portale Hypertension 147–148
Portalvene 121
portalvenöser Kreislauf 123, 126, **127, 144–147**, 148
– Thrombose 145
postthrombotisches Syndrom 205–210
– Dokumentation, graphische 210
– Kompressionssonographie 190
– Perforansveneninsuffizienzen 206, 209
– Reflux, venöser 205
– Refluxgeschwindigkeit 207
– Valsalva-Manöver 207–208
Powerdoppler 18
– Winkelunabhängigkeit 19
Präeklampsie 150, 152
Priapismus 171
Profundagabel 212
Prostaglandin E_1 170
Prothesen, gestreckte 112
Pseudoflußbeschleunigung 17
PTFE-Prothesen 115
Pulsatilitätsindex 22, 151
Pulsdoppler s. PW-Doppler
Puls-Echoprinzip 10
pulsed wave s. PW-Doppler
Pulswiederholfrequenz (PRF) 5

SACHREGISTER

PW-Doppler 5–6
- Beschallung, transkranielle 45
- Einstellungen 12–14
- Grenzen 12–14
- Hirnbasisarterien 44–46
- Hirnkreislauf, vorderer 66
- hirnversorgende Gefäße 42

Q

Quadratur-Kanal 7
Quadratur-Phasendetektor 6–8
Quotientenbildung 32

R

Realtime-3-D-Sonographie 242
Rechtsherzinsuffizienz 140
Re-Entry, Karotisdissektion 56
Reflexionen, Ursachen 10–11
Reflux
 - variköser 198
 - venöser 205
Refluxgeschwindigkeit, postthrombotisches Syndrom 205, 207
reno-aortaler Index/-Quotient, Nierenarterienstenose 138–139
Resistance-Index 22, 151
Retroperitonalgefäße 121–148
reverse-flow 153
Reynold-Zahl (ReZ) 26
RI s. Resistance-Index
Riesenzellarteriitis 98
Riolan-Anastomose 134
Rückflußanteil, frühdiastolischer 28–29

S

Sägezahnmuster 153
Scanconverter 10
3-Scape^{TM} 238
Schallgeschwindigkeit 4
Schallschattenartefakt 11
Schilddrüsenadenom, Multi-D^{TM}-Array 242
Schlaganfall, Hirnkreislauf, vorderer 54
Schlingenprothesen 112
Schulterarterien 90
Schultergürtelarterien, Aneurysma 103
Schultervenen 77–90
Schwellkörperautoinjektionstherapie (SKAT) 172
Schwellkörperfibrose 171

Schwellkörpermuskulatur, glatte, Degeneration 179
Schwindel 69
Sehminderung, einseitige, plötzliche 54
Sektorabtastung 10–11
Sendefrequenz 4
Shunt-Aneurysmen 113
- Perforationen 116
Skalenussyndrom 99
small for gestational age (SGA) 152
Small-Vessel-Erkrankungen 98
Soleusvenen 185
Soleusvenenthrombose
- Druckschmerz 191
- Unterschenkelödem 190
3-D-Sonographie 238, **241**
- Aneurysmawachstum 243
- Tumordiagnostik, intraabdominelle 243
Spektralanalyse 6
Spiegelartefakt 12
Spiegelungen 12
Stenose
- Blutfluß 32–34
- filiforme 34
- Flußgeschwindigkeit 33
- Frequenzspektrum 33
- Mosaikphänomen 34
- Strömungsprofil 32
Stenosegrad, Bestimmung/Klassifikation 32–33
Straight-Grafts 112
Strömungsgeräusche, Halsgefäße 54
Strömungsprofile
- Arterien 27
- Blutfluß 23
- Stenose 32
- Venen 28–29
Subclavian-Steal-Phänomen/-Syndrom 70, 73, 96
- Hyperämie, reaktive 74
Subklaviastenose/-thrombose 81–86
- kavanahe 83
- linksseitige 70
systolisches Fenster 32

T

Takayasu-Arteriitis/-Syndrom 51, 98, 134
Tandemstenosen 63
TAV (time averaged velocity) 25
Thermoregulation, akrale Gefäße 29–30
Thoracic-Outlet-Syndrom 81, 99
Thrombangiitis obliterans 134
Thrombendarteriektomie (TEA) 56
Thrombose
- s.a. unter den einzelnen Gefäßthrombosen

– portalvenöser Kreislauf 145
TIA (transitorisch ischämische Attacke) 54
To-and-fro-Zeichen 107, 109
Transparent Energy Mode (T.E.M.) 18
Trapezabtastung 10–11
Triplex-Mode 14
– simultaner 14
Truncus
– brachiocephalicus 38, 90
– coeliacus 29, 122
– costocervicalis 38, 90
– pulmonalis 165
– thyreocervicalis 38, 90
– tibiofibularis 212, **215**, 231–234
Truncusverschluß, kompletter 135
Trunkusstenose/-verschluß 61, 135
Tumordiagnostik, intraabdominelle, 3-D-Sonographie 243
Tunica albuginea, Faserstruktur, Störungen 179
Typ-A/B-Dissektion 128

U

Ultraschallschnittbild 10
Umbilikalarterien 152
Unterschenkelarterien 231–234
– Hochwiderstandsgefäße 232
– Knöchel-/Fußrückenarteriendruck 232–233
– Kollateralen 232
Unterschenkelödem, Soleusvenenthrombose 190
Uterinarterien 151–152, 156
– Durchblutungssteigerung 149
– Durchmesserzunahme 154
– Wehentätigkeit 156
uteroplazentare Durchblutung 149, 152
uteroplazentofetale Einheit 150–151
Uterus duplex 156

V

Valsalva-Manöver 79, 186
– Bein- und Beckenvenenthrombose, tiefe 191
– postthrombotisches Syndrom 207–208
Varikographie, Varikosis 197
Varikophlebitis 194–197
– Dokumentation, graphische 196
– Kompressionssonographie 194
Varikosis, primäre 197–201
– Perforansinsuffizienz 201
– Refluxstränge 199
– Rezirkulationskreislauf 199
– Schweregrade 200

Varizen, epifasziale, Klappeninsuffizienz 197
Vaskulitis, Armarterien 98
Vena(-ae)
– axillaris 80, 88
– basilica 78
– brachialis 78
– cava 121–122, **123–124**, **140–144**, 185
– – Duchmesser 141
– – Kompressibilität 141
– – Kompression 142
– – Varianten, anatomische 143
– cephalica 77, 80
– – Dialysefisteln 112
– femoralis, Thrombose 188
– femoralis communis 185
– femoralis superficialis 185
– iliaca communis 185
– iliaca interna 185
– Insuffizienz 197
– interosseae anteriores/posteriores 78
– jugularis interna 80
– – Thrombose 84
– lienalis 123, 126, 146
– mediana cubiti 78
– mesenterica superior 123, 127, 146
– poplitea 185
– portae 123
– profunda femoris 185
– radialis 78
– saphena magna/parva 185
– subclavia 80
– – Doppelung 88
– – Engstellen 78
– ulnaris 78
Vena-cava-Syndrom, Links-Seitenlage 151
Venen 23
– Strömungsprofile 28–29
Venenstern 186, 198
venöse Insuffizienz, chronische 191
Ventrikel, Fetus 161
Ventrikelseptumdefekt, Echokardiographie 167
Vertebralarterien
– Befundkonstellationen 72
– Durchmesser 71
– hypoplastische 72
– Pulsatilität 71
Vertebralisdissektion 69, 72
Vertebralisstenose/-verschluß 69, 72
vertebrobasiläres Stromgebiet, Strombahnhindernisse 69–75
Vibrationssyndrom 99
Viszeralarterien
– Aortenaneurysma 131
– große 123

SACHREGISTER

– unpaare 124, 133–136
Volumenfluß 26–27
Vorhöfe, Fetus 161

W

Wachstumsretardierung, fetale 152, 155
Wandfilter 8
Wehentätigkeit, Uterinarterien 156
Wide Band Harmonic Imaging 238, 246
– Sende und Empfangsbandbreite 246

Widerstandsindizes 22
Windkesselfunktion 21
Winkelkorrektur 12
Winkelschätzfehler 12
Winkelunabhängigkeit, Powerdoppler 19

Z

zero-flow 153
Zwillingsschwangerschaften 152

CW-Doppler-/Farbduplexsonographischer extrakranieller Befund

Name: **Datum:**
Geb.-Datum: **Untersucher:**
Station: **Befund-Nr.:**

Fragestellung:

CW-Doppler:

STR:	rechts		links	
CCA:	rechts	HZ	links	HZ
ECA:	rechts	HZ	links	HZ
ICA:	rechts	HZ	links	HZ
VA:	rechts		links	
SA:	rechts		links	

Farbduplex:

Beurteilung:

....
Unterschrift